全国高等职业院校护理类专业第二轮教材

基础护理学

第2版

（供护理、助产专业用）

主　编　谭淑娟　崔德花
副主编　任　敏　李　建　郑　雯　林晓燕
编　者　（以姓氏笔画为序）
丁璐萍（曲靖医学高等专科学校）
王　玥（辽宁医药职业学院）
王春霞（重庆三峡医药高等专科学校）
王锐瑞（漯河医学高等专科学校）
任　敏（昆明卫生职业学院）
刘晨晨（云南省普洱卫生学校）
李　建（承德护理职业学院）
肖福娟（山东药品食品职业学院）
张　敏（重庆医药高等专科学校）
张　馨（邢台医学高等专科学校）
林晓燕（山东中医药高等专科学校）
郑　雯（长沙卫生职业学院）
赵立双（承德医学院附属医院）
黄思琪（广东江门中医药职业学院）
崔德花（曲靖医学高等专科学校）
董凤鸽（长春医学高等专科学校）
路雪燕（承德护理职业学院）
谭桂煌（益阳医学高等专科学校）
谭淑娟（承德护理职业学院）

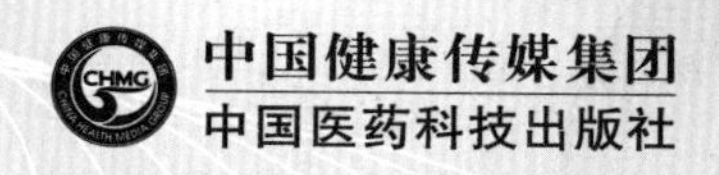
中国健康传媒集团
中国医药科技出版社

内容提要

本教材为“全国高等职业院校护理类专业第二轮教材”之一，是根据本套教材的编写指导思想和原则要求，结合护理专业人才培养目标和本课程的教学目标、内容与任务的要求编写而成。本教材具有专业针对性强、紧密结合岗位知识和职业能力要求、理论与临床联系密切、按章节融入思政内容，将价值塑造、知识传授和能力培养三者融为一体，对接护士执业资格考试要求等特点。内容主要涵盖出入院护理、护理安全与职业防护、医院感染的预防与控制、生命体征的评估与护理、舒适与安全、清洁护理、饮食护理、排尿护理、药物疗法等。本教材为书网融合教材，即纸质教材有机融合电子教材、教学配套资源（PPT、微课、视频等）、题库系统等，便教易学。本教材主要供全国高等职业院校护理、助产专业的师生使用，也可作为广大护理工作者进修提高的参考用书。

图书在版编目（CIP）数据

基础护理学/谭淑娟，崔德花主编．—2 版．—北京：中国医药科技出版社，2023. 1

全国高等职业院校护理类专业第二轮教材

ISBN 978 - 7 - 5214 - 3563 - 4

Ⅰ. ①基… Ⅱ. ①谭… ②崔… Ⅲ. ①护理学 - 高等职业教育 - 教材 Ⅳ. ①R47

中国版本图书馆 CIP 数据核字（2022）第 238767 号

美术编辑 陈君杞

版式设计 友全图文

出版 **中国健康传媒集团** | 中国医药科技出版社

地址 北京市海淀区文慧园北路甲 22 号

邮编 100082

电话 发行：010 - 62227427 邮购：010 - 62236938

网址 www. cmstp. com

规格 889 × 1194mm 1/16

印张 21 1/2

字数 616 千字

初版 2018 年 8 月第 1 版

版次 2023 年 1 月第 2 版

印次 2024 年 1 月第 3 次印刷

印刷 北京印刷集团有限责任公司

经销 全国各地新华书店

书号 ISBN 978 - 7 - 5214 - 3563 - 4

定价 69. 00 元

获取新书信息、投稿、为图书纠错，请扫码联系我们。

出版说明

为贯彻落实《国家职业教育改革实施方案》《职业教育提质培优行动计划（2020—2023年）》《关于推动现代职业教育高质量发展的意见》等有关文件精神，不断推动职业教育教学改革，对标国家健康战略、对接医药市场需求、服务健康产业转型升级，支撑高质量现代职业教育体系发展的需要，中国医药科技出版社在教育部、国家药品监督管理局的领导下，在本套教材建设指导委员会主任委员西安交通大学医学部李小妹教授，以及长春医学高等专科学校、江苏医药职业学院、江苏护理职业学院、益阳医学高等专科学校、山东医学高等专科学校、遵义医学高等专科学校、长沙卫生职业学院、重庆医药高等专科学校、重庆三峡医药高等专科学校、漯河医学高等专科学校、皖西卫生职业学院、辽宁医药职业学院、天津生物工程职业技术学院、承德护理职业学院、楚雄医药高等专科学校等副主任委员单位的指导和顶层设计下，通过走访主要院校对2018年出版的“全国高职高专院校护理类专业‘十三五’规划教材”进行了广泛征求意见，有针对性地制定了第二版教材的出版方案，旨在赋予再版教材以下特点。

1. 强化课程思政，体现立德树人

坚决把立德树人贯穿、落实到教材建设全过程的各方面、各环节。教材编写应将价值塑造、知识传授和能力培养三者融为一体，在教材专业内容中渗透我国医疗卫生事业人才培养需要的有温度、有情怀的职业素养要求，着重体现加强救死扶伤的道术、心中有爱的仁术、知识扎实的学术、本领过硬的技术、方法科学的艺术的教育，为人民培养医德高尚、医术精湛的健康守护者。

2. 体现职教精神，突出必需够用

教材编写坚持现代职教改革方向，体现高职教育特点，根据《高等职业学校专业教学标准》《职业教育专业目录（2021）》要求，以人才培养目标为依据，以岗位需求为导向，进一步优化精简内容，落实必需够用原则，以培养满足岗位需求、教学需求和社会需求的高素质技能型人才准确定位教材。

3. 坚持工学结合，注重德技并修

本套教材融入行业人员参与编写，强化以岗位需求为导向的理实教学，注重理论知识与岗位需求相结合，对接职业标准和岗位要求。在教材正文适当插入临床案例，起到边读边想、边读边悟、边读边练，做到理论与临床相关岗位相结合，强化培养学生临床思维能力和操作能力。

4. 体现行业发展，更新教材内容

教材建设要根据行业发展要求调整结构、更新内容。构建教材内容应紧密结合当前临床实际要求，注重吸收临床新技术、新方法、新材料，体现教材的先进性。体现临床程序贯穿于教学的全过程，培养学生的整体临床意识；体现国家相关执业资格考试的有关新精神、新动向和新要求；满足以学生为中心而开展的各种教学方法的需要，充分发挥学生的主观能动性。

5. 建设立体教材，丰富教学资源

依托“医药大学堂”在线学习平台搭建与教材配套的数字化资源（数字教材、教学课件、图片、视频、动画及练习题等），丰富多样化、立体化教学资源，并提升教学手段，促进师生互动，满足教学管理需要，为提高教育教学水平和质量提供支撑。

本套教材凝聚了全国高等职业院校教育工作者的集体智慧，体现了凝心聚力、精益求精的工作作风，谨此向有关单位和个人致以衷心的感谢！

尽管所有参与者尽心竭力、字斟句酌，教材仍然有进一步提升的空间，敬请广大师生提出宝贵意见，以便不断修订完善！

数字化教材编委会

主　编　谭淑娟　崔德花

副主编　任　敏　李　建　郑　雯　林晓燕

编　者　（以姓氏笔画为序）

丁璐萍（曲靖医学高等专科学校）

王　玥（辽宁医药职业学院）

王春霞（重庆三峡医药高等专科学校）

王锐瑞（漯河医学高等专科学校）

任　敏（昆明卫生职业学院）

刘晨晨（云南省普洱卫生学校）

李　建（承德护理职业学院）

肖福娟（山东药品食品职业学院）

张　敏（重庆医药高等专科学校）

张　馨（邢台医学高等专科学校）

林晓燕（山东中医药高等专科学校）

郑　雯（长沙卫生职业学院）

赵立双（承德医学院附属医院）

黄思琪（广东江门中医药职业学院）

崔德花（曲靖医学高等专科学校）

董凤鸽（长春医学高等专科学校）

路雪燕（承德护理职业学院）

谭桂煌（益阳医学高等专科学校）

谭淑娟（承德护理职业学院）

前言 PREFACE

为贯彻落实《国家职业教育改革实施方案》《职业教育提质培优行动计划（2020—2023年）》《关于推动现代职业教育高质量发展的意见》等有关文件精神，不断推动职业教育教学改革，对标国家健康战略、对接医药市场需求、服务健康产业转型升级，支撑高质量现代职业教育体系发展需要的大背景下，中国医药科技出版社对2018年出版的全国高职高专护理类专业“十三五”规划教材进行了广泛调研，在此教材基础之上启动全国高等职业院校护理类专业第二轮教材《基础护理学》编写工作。本轮教材修订在体例设计和内容编排上紧贴临床实际工作，部分章节增加了临床新知识和新技术应用，既体现“立德树人”的根本要求，又契合我国高职高素质实用型技术技能人才的培养目标。

本教材是护理专业的核心课程教材，通过本课程内容的学习，使护理专业学生能够系统地、全面地领悟专业特点和专业理念，掌握护理岗位中应具备的基本理论、基本知识和基本技能，同时为临床专业课程的学习奠定基础。内容主要涵盖护理安全与职业防护、医院感染的预防与控制、入院护理、生命体征的评估与护理、舒适与安全、清洁护理、饮食护理、排尿护理、冷热疗法、药物疗法等。本教材体例与内容编排形式具有以下特点：以护理岗位工作流程为主线，以护理程序为框架，把护理程序的科学思维方法贯穿整本教材，体现了整体护理的理念，突出对患者的人文关爱；教材结构更符合护理岗位工作流程，按门诊护理、入院护理、住院护理及出院护理顺序编写，每章以情境导入教学内容，更贴近临床工作，便于学生建立临床思维；以临床为依托，结合社会、行业对实用型护理技能人才的要求，在实用的基础上介绍临床新技术的应用，使毕业学生能符合临床需求，满足社会需要。本教材具有专业针对性强、紧密结合岗位知识和职业能力要求、理论与临床联系密切、按章节融入素质提升内容，将价值塑造、知识传授和能力培养三者融为一体，对接护士执业资格考试要求等特点。理论部分以“必需、够用”为度，详略得当；技能部分，强调操作流程的精练和规范，体现人文关怀。本教材为书网融合教材，配套数字媒体资源（PPT、微课视频、题库、课程知识点体系等）。本教材主要供高等职业院校护理、助产等专业的师生使用，可作为广大临床护理工作者进修提高的参考用书。

本教材由全国15所高等职业院校及临床一线专家合作编写而成。在教材编写过程中，参考了许多护理、医学教育专家学者的相关著作，得到了各编者所在单位相关领导和同事的大力支持，凝聚了所有编者的智慧和多年的教学经验，在此一并致以诚挚的谢意！因编者能力及水平所限，书中难免有疏漏之处，恳请使用本教材的广大师生和临床工作者予以斧正。

编　者

2022年9月

CONTENTS 目录

第一章　医院与门诊护理工作

学习目标

1. 通过本章学习，重点把握医院的类型与分级；门诊和急诊的护理工作内容。

2. 学会门诊护理工作及配合急诊抢救工作的方法；具有敏锐的观察、判断、解决问题的能力。

情境导入

情境描述　患者，女，30 岁。因突感腹部疼痛被家人送入某省医院就诊，该院有床位 1500 张，设有内科、外科、妇产科、皮肤科、手术室等科室。预检分诊护士询问病情后得知：患者早餐后突然下腹部坠痛，有排便感，停经已两个多月。

讨论　1. 该医院属于哪种类型的医院？

2. 门诊护士应如何协助完成就诊？

医院是对特定人群进行防病治病的场所，良好的医院环境和合理的设置布局对促进服务对象的健康起着至关重要的作用。因此，医院应以服务对象为中心，创造一个安全舒适的就诊环境，以满足服务对象的健康需求，促进和维护其身心健康。

第一节　医　院

PPT

一、医院的性质和任务

（一）医院的性质

原卫生部在 1982 年颁布的《全国医院工作条例》中明确指出，“医院是防病治病、保障人民健康的社会主义卫生事业单位，必须贯彻党和国家的卫生工作方针政策，遵守政府法令，为社会主义现代化建设服务”。这是我国医院的基本性质。

（二）医院的任务

《全国医院工作条例》在规定了医院性质的同时，也阐明了医院的任务，即“以医疗工作为中心，在提高医疗质量的基础上，保证教学和科研任务的完成，并不断提高教学质量和科研水平。同时做好扩大预防、指导基层和计划生育的技术工作”。

1. 医疗　医疗工作是医院的主要任务。医院的医疗工作包括门、急诊医疗和住院医疗两部分。其中门急诊是医疗工作的前沿，住院医疗是针对复杂、疑难或危重患者的诊治和护理。因此，医疗工作需要医生、护士以及医技部门的所有卫生技术人员密切合作，从而为患者提供优质的治疗护理服务。

2. 教学　医学教育包括学校教育和临床实践两个阶段，医院要承担医学专业学生在经过学校教育后的临床见习和实习任务。其次，医院也要对在职的医、护、技人员不断的开展继续学习和进修学习的培训，以提高服务理念与技术水平。

3. 科学研究　医院是为医学科学工作者提供科学研究与临床实践的重要场所，也是促进医学科学发展的重要科研基地。许多临床上的问题都是科学研究的课题，通过医学研究可解决医疗护理中遇到的问题，促进医学和护理学科的发展。同时，可将医学科学研究成果应用于临床，提高医疗护理质量。科研成果也将不断地充实教学内容，推动医疗教学的发展，三者之间相互促进，相辅相成。

4. 预防保健和社区卫生服务　各级医院都有预防保健和社区卫生服务的任务。如开展社区医疗和家庭服务，进行健康教育和普及卫生知识，开展健康咨询和疾病普查工作、指导基层计划生育工作等。

二、医院的类型

依据不同的划分条件，可将医院划分为不同的类型。

（一）按收治范围分类

1. 综合性医院　可收治各类疾病患者。医院内设有内科、外科、妇产科、儿科、皮肤科、耳鼻喉科、中医科等各类疾病的诊疗科室以及检验、影像、药剂等相应的医技部门，并配备相应的医疗技术人员和设备，具有一定的教学科研能力。

2. 专科医院　专科医院是为诊治某一类专科疾病而设置的医院。如传染病医院、眼科医院、肿瘤医院、妇产科医院、精神病防治院、职业病防治院等。

（二）按经营目的分类

1. 非营利性医院　是指为社会公众利益而设立和运营的医疗机构，不以营利为目的，其收入用于弥补医疗服务成本，实际运营中的收支结余不能用于投资者的回报，只能用于自身的发展，比如改善医疗条件、引进先进技术、开展新的医疗服务项目等。

2. 营利性医院　是指医疗服务所有收益可用于投资者经济回报的医疗机构。营利性医院根据市场需求自主确定医疗服务项目，并报卫生行政部门核准，营利性医院依据自主经营，医疗服务价格开放，实行市场调节价，根据实际服务成本和市场供求情况自主制定价格。

（三）按特定任务分类

按特定任务分类医院可分为军队医院、企业医院、教学医院、科研医院等。

（四）按所有制分类

依据所有制不同医院可分为全民所有制医院、集体所有制医院、个人所有制医院、中外合资医院等。

（五）按医院分级管理办法分类

根据原卫生部在1989年颁布的《医院分级管理标准》，医院实施标准化的分级管理。按照医院的任务和功能、设施条件、技术水平及管理水平的不同，将医院划分为三级（一、二、三级），十等（每级设甲、乙、丙三等，三级医院增设特等）。

1. 一级医院　是直接向一定人口（≤10万）的社区提供预防、医疗、保健和康复服务的基层医疗卫生机构。如农村乡镇卫生院、城市街道卫生院、某些企事业单位的职工医院。一级医院是承担社区初级卫生保健任务的主要机构。

2. 二级医院　是向多个社区（半径人口>10万）提供综合医疗卫生服务，并承担一定教学、科研任务的地区性医院。如一般市、县医院和直辖市的区级医院和相当规模的厂矿、企事业单位职工医院。

3. 三级医院　是向几个地区或全国范围提供医疗服务的医院，是国家高层次的医疗卫生机构。是医疗、教学、科研相结合的技术中心，具有指导一、二级医院的医疗工作和相互合作的任务。如国家、省、市直属的大医院和医学院的附属医院等。

三、医院的组织结构

我国医院内的组织部门主要是按照工作性质和任务来划分的，大致可分为三大系统：医疗部门、医疗辅助部门和行政后勤部门（图1-1）。

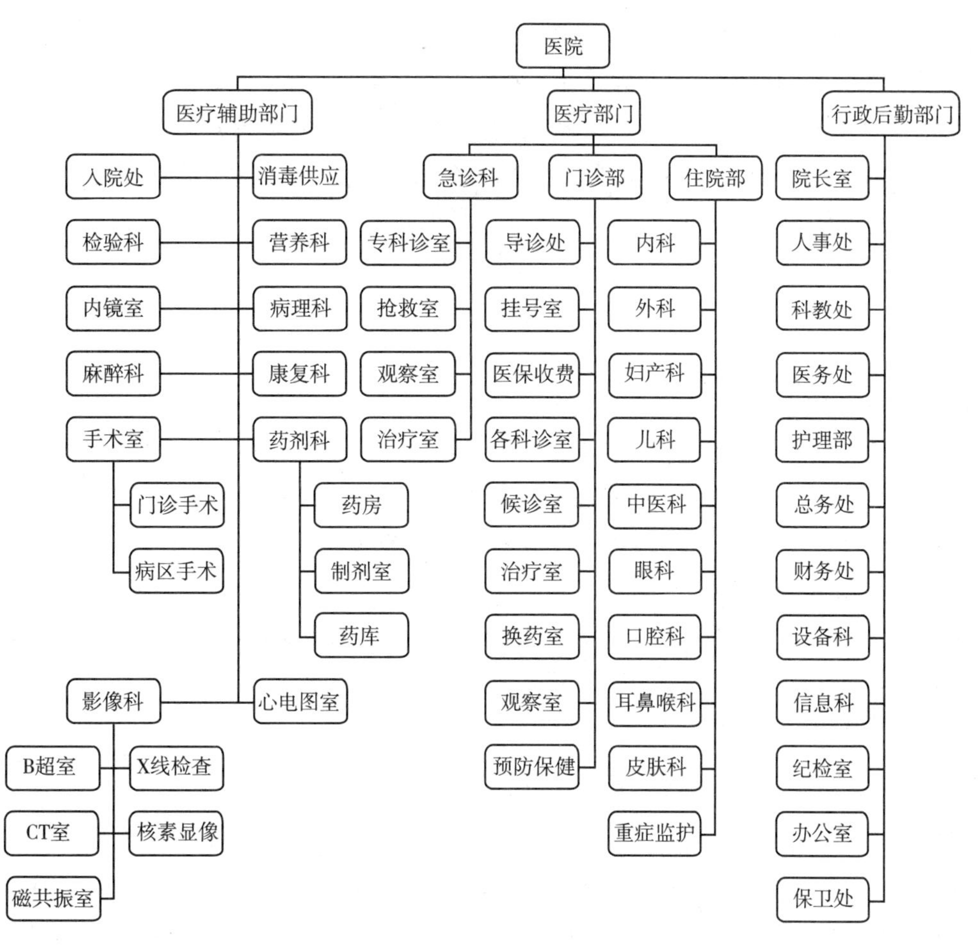

图1-1　医院的组织结构

第二节　门诊部

PPT

门诊部是医院面向社会的窗口，是医疗工作的第一线。门诊部的工作直接反映了医院的医疗护理质量及综合管理水平。门诊部包括门诊和急诊两大部分，分别承担预防保健工作，常见病、多发病的诊治，以及各种急性病发作、创伤、中毒等的急救。

一、门诊

医院每天都要接待大量的门诊患者，其就诊流程为挂号、候诊、诊察、收费和取药。门诊具有人员多、流动性大、季节性强、就诊时间短、病种复杂，容易产生交叉感染等特点，因此，门诊在设置布局、组织管理和医疗护理工作方面都有其特殊性。

（一）门诊的设置与布局

门诊的设置与布局以方便患者为目的。综合医院门诊的出入口需要设普通门诊出入口、急诊出入口及传染病出入口，以便于分散人流、防止交叉感染的发生。一般医院规模越大，门诊就诊的患者越多，出入口分得越细。出入口的设置既要考虑患者就诊方便，又要便于分科隔离和医院管理。门诊大厅应设立导诊处，配置多媒体查询屏及电子显示屏，便于就诊患者及时获得医疗服务信息。挂号、收费、药房、取药等窗口位置要适宜，交通流线要清晰、便捷，尽量使患者在就诊过程中不走回头路，避免进出与等候人员相互干扰。此外，门诊大厅内要备有醒目的标志和指路牌，使就诊程序简便、快捷。候诊厅的面积应依据患者的候诊量设计，要注意宽敞和舒适。候诊区要设在诊室附近，候诊椅充足，布局装饰突出专科特色，备有电视、饮水设施、常见病预防和康复等宣传读物，体现医院对患者的人文关怀，增加患者对医院的信任感。

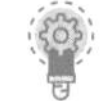
素质提升

门诊预约挂号

挂号是门诊医疗服务的起点，也是医院服务效率的反映。现场挂号是一种传统的挂号方式，但受窗口、挂号大厅面积的限制，经常会出现人员拥堵，或挂不上号的状况，导致患者不得不提前到医院挂号。预约挂号作为一种新的挂号方式，逐渐被推广应用。它的形式有多种，如电话预约、手机网络预约等。预约挂号不仅缩短了候诊时间，而且能让患者自主选择就诊时间和医师，真正解决了“就医难、挂号难、排队难”等问题。近些年，随着人工智能、互联网技术的引入，给患者带来了便捷的医疗服务，护理人员应如何将新技术与护理实践相结合，是我们需要思考的问题。科技创新是医疗服务质量提升的关键，因此，护理工作也应紧跟时代步伐，结合互联网科技提高护理的整体服务质量。

（二）门诊的护理工作

1. 预检分诊 为了缩短就诊时间，门诊就诊的患者应先预检分诊，后挂号就诊。预检分诊需由临床经验丰富的护士担任，护士应热情、主动地接待就诊患者，在简明扼要询问病史、观察病情的基础上作出初步判断，给予合理的分诊指导。对传染病或疑似传染病患者应进行及时隔离，防止传染病的传播扩散。

2. 安排候诊与就诊 患者挂号后，到各科候诊室等候就诊。在候诊就诊过程中，护士应做好候诊、就诊患者的护理工作。

（1）开诊前准备好诊疗所需的各种用物及检查器械，维持良好的诊疗和候诊环境。

（2）分理初诊和复诊病历，收集整理各种检查、化验单。

（3）根据患者病情测量体温、脉搏、呼吸、血压等，并记录于门诊病历上。

（4）根据患者挂号先后顺序安排就诊，必要时需协助医生进行诊断和检查等工作。

（5）随时观察候诊患者的病情变化，如遇有高热、剧痛、呼吸困难、出血、休克等患者应立即配合医生采取抢救措施或送急诊科就诊。对病情较重或年老体弱者，可适当调整就诊顺序提前就诊。

（6）指导患者正确留取各种检验标本，耐心、热情地解答患者提出的问题。

3. 健康教育 利用候诊时间开展健康教育，可采用口头、图片、墙报、录像或赠送有关健康教育宣传小册子等多种形式宣传和介绍预防保健及疾病防治知识，内容应通俗易懂，针对性强。

4. 治疗 门诊护士需根据医嘱执行治疗，如注射、输液、换药、导尿、灌肠等。严格遵守查对制度和操作规范，确保患者治疗安全、有效。

5. 消毒隔离　门诊人流量大、患者集中，易发生交叉感染，门诊护士需认真做好消毒隔离工作。对门诊各诊室、治疗室、换药室等密切接触患者的地方，应对其空气、地面、桌椅、平车等定期清洁、消毒，医疗垃圾按规定进行处理。遇传染病或疑似传染病患者，应分诊到隔离门诊就诊，并做好疫情报告。

6. 健康体检与预防接种　经过培训的护士可直接参与各类保健门诊的咨询和诊疗工作，如健康体检、疾病普查、预防接种等，以满足人们日益增长的健康和卫生保健需求。

二、急诊 微课

急诊科是诊治急、危、重症患者的场所，具有病情急、时间紧、患者多、周转快等特点。这就要求医院合理安排急诊力量，配备具有良好职业素质、高度责任心、抢救知识和经验丰富的医护人员，以便高效、安全、及时、准确地抢救患者的生命。此外，急诊科的组织管理、设备管理及技术管理也应达到标准化、程序化和制度化。

（一）急诊的设置与布局

急诊科是医院的独立科室，设有预检处、诊疗室、抢救室、监护室、观察室、清创室、药房、化验室、心电图室、挂号室和收费室等，形成一个相对独立的单元，以保证急救工作的顺利完成。

急诊科的设置和布局以方便患者就诊为目的，最大限度缩短就诊前的时间为原则，从而提高救治成功率。急诊科应设有专用电话、急救车、平车、轮椅等通讯运送工具，设有专用路线和宽敞的通道通往医院各临床科室，路标及其他标志清晰醒目，夜间有明显的灯光指示。抢救室内应光线明亮，安静整洁，物品摆放整齐有序。

（二）急诊的护理工作

1. 预检分诊

（1）患者被送入急诊科，预检分诊护士应立即出迎，运用急诊就诊的标准，做到一问、二看、三检查、四分诊。准确快速地做出判断，并护送到相应诊室或抢救室。

（2）遇有危重患者，立即通知值班医生及抢救室护士进行抢救。

（3）遇有意外灾害事件，立即通知医院相关部门并救治伤员。

（4）遇有法律纠纷、刑事案件或交通事故等，尽快通知医院保卫部门或直接与公安部门取得联系，并请家属或陪送人员留下。

2. 抢救工作

（1）物品准备　备好急救物品和药品是挽救患者生命的关键。因此，一切抢救物品要求做到“五定一率”，即定品种数量、定点安置、定人保管、定期消毒灭菌、定期检查维修，抢救物品的完好率达到100%。此外，急诊护士必须熟悉各种抢救物品的性能和使用方法，并能排除一般性故障，使所有抢救物品处于良好备用状态，以保证抢救工作的顺利进行。

（2）配合抢救

1）护士必须严格遵守操作规程，争分夺秒实施抢救　在医生到达之前，护士应根据患者的病情做出初步判断和处理。比如止血、测血压、配血、建立静脉通路、吸氧、吸痰、进行人工呼吸和胸外心脏按压等。在医生到达之后，及时汇报处理情况，并积极配合医生抢救，包括正确执行医嘱、严密观察病情变化并及时报告。

2）做好抢救记录　应及时、准确、清晰地做好抢救记录。记录内容包括患者和医生到达的时间、患者病情变化的情况、各项抢救措施执行及停止的时间、执行医嘱的内容。

3）认真执行查对制度　在抢救过程中，凡口头医嘱必须向医生复述一遍，双方确认无误后再执行，抢救结束，请医生及时补写医嘱和处方。各种抢救药品的空安瓿、空药瓶、输血袋等应统一集中安置，经两人核对确认与医嘱相符后方可弃去。

3. 病情观察　通常急诊科设有观察室，有一定数量的观察床，以收治暂时未确诊或已确诊但由于各种原因暂时不能住院的患者，或只需短暂治疗即可返家的患者。观察时间一般为 3 ~7 天。期间，急诊科护士需做好以下工作。

（1）入室登记、建立病案，准确、详细填写各项记录，书写病情报告。

（2）主动巡视和观察病情，及时执行医嘱，做好各项基础护理工作，加强心理护理。

（3）做好留观患者家属的管理工作，以保持观察室良好的秩序和环境。

目标检测

答案解析

一、选择题

A1/A2 型题

1. 医院的首要任务是（　）
   A. 医疗工作　　B. 教学工作　　C. 科学研究
   D. 预防保健　　E. 社区卫生服务
2. 属于我国城市医疗卫生网中三级医院的是（　）
   A. 县医院　　B. 街道卫生院　　C. 卫生学校
   D. 市妇幼保健院　　E. 医学院的附属医院
3. 三级医院的床位数一般不少于（　）
   A. 200　　B. 400　　C. 500
   D. 800　　E. 1000
4. 抢救时间的记录不包括（　）
   A. 患者到达时间　　B. 医生到达时间　　C. 家属到达时间
   D. 抢救措施落实时间　　E. 病情变化时间
5. 急诊留观时间一般为（　）
   A. 3 ~4 天　　B. 3 ~5 天　　C. 3 ~6 天
   D. 3 ~7 天　　E. 3 ~8 天
6. 门诊发现一肺结核患者，护士应立即采取的措施是（　）
   A. 安排提前就诊　　B. 进行卫生指导　　C. 测量生命体征
   D. 转急诊科就诊　　E. 转隔离门诊就诊
7. 抢救物品的管理要做到“五定一率”，其中不包括（　）
   A. 定点放置　　B. 定期检查维修　　C. 定人保管和使用
   D. 定期消毒灭菌　　E. 定品种数量
8. 护士在抢救患者时，不正确的做法是（　）
   A. 医生不在场时，可根据病情吸氧
   B. 抢救过程中使用的空安瓿应及时处理
   C. 执行口头医嘱时需向医生复述一遍并得到确认

D. 密切观察病情并准确记录

E. 医生未到达之前可先建立静脉通路

9. 患者，男性，55 岁。因消化性溃疡来门诊就诊，候诊过程中，患者突感上腹部剧烈疼痛，面色苍白，门诊护士应（　）

A. 转急诊室诊治　　B. 给患者注射止痛剂

C. 安慰患者耐心等候　　D. 请医生加速诊治前面的患者

E. 让患者就地平卧休息

10. 门诊护士在巡视候诊大厅时，发现一名患者持续咳嗽、呼吸急促，面色潮红，经询问患者已发热 3 天，护士应（　）

A. 给予患者平卧位休息　　B. 将患者转入发热门诊　　C. 详细询问病史

D. 给予患者吸氧　　E. 不做处理，继续候诊

11. 患者，女性，65 岁，文盲，因腹痛前来就诊。对于该患者，门诊护士首先应进行（　）

A. 心理安慰　　B. 卫生指导　　C. 查阅病历资料

D. 嘱患者深呼吸　　E. 预检分诊

12. 急诊护士在值班时突然接诊了 30 名煤气中毒的患者，急诊科人手不够，此时护士首先应（　）

A. 安排部分患者转院　　B. 通知护士长和医务科　　C. 通知保卫部门或报警

D. 参与抢救　　E. 预检分诊

13. 患者，男性，30 岁。因车祸导致开放性气胸，呼吸极度困难，被送入急诊。值班护士发现患者呼吸心跳停止，应立即（　）

A. 建立静脉通路　　B. 通知医生　　C. 通知保卫部门或报警

D. 进行胸外按压和人工呼吸　　E. 安慰患者家属

二、思考题

患者，男性，55 岁。因车祸导致左下肢外伤，伤口大量出血，被送入急诊。请问：

1. 医生未到达之前，值班护士可采取哪些措施？
2. 抢救实施中，护士主要需记录哪些内容？
3. 抢救过程中，应如何执行口头医嘱？

（张　馨）

书网融合……

本章小结

微课

题库

第二章　护理安全与职业防护

学习目标

1. 通过本章学习，重点把握影响护理安全的因素，医院常见的不安全因素及防范，护理职业防护、护理职业暴露、普及性预防、标准防护的概念，护理职业损伤危险因素，护理职业防护措施等。

2. 学会正确处理针刺伤方法、七步洗手法；具有规范的操作技术、较强的职业防护意识、良好的职业道德及责任感，关心爱护患者。

情境导入

情境描述　患者，男性，28 岁。因右上腹部撞伤伴剧烈腹痛半小时来院。查体：血压 70/40mmHg，脉搏 140 次/分，呼吸 28 次/分，脉氧 100%，神志清，面色苍白，胸廓无畸形，双肺呼吸音清，心律齐，无病理性杂音，腹部稍膨隆，腹式呼吸减弱，全腹压痛，以右上腹为甚，伴反跳痛，肝区叩痛，肝浊音界无缩小，肠鸣音减弱，双肾区无叩击痛，四肢活动可。初步诊断：肝破裂。护士遵医嘱为患者抽血查验血常规、血型、血交叉配血、凝血酶原活动度、血生化、传染病八项等。在操作过程中突然有人从身后经过碰了她一下，结果带血针头刺入左手食指指腹。

讨论　1. 当护士左手食指被带血针头刺伤时，她首先应该怎么做？

2. 针刺伤后处理方法和步骤有哪些？

随着社会的发展和人们生活水平的提高，大众对护理服务、健康保健的需求也不断提高，保证患者的安全和护士的职业安全已成为当今护理界重点关注的问题。护士主要的工作场所是医院，而医院是患者聚集、病原体较多且种类比较复杂的地方，护士在履行救死扶伤的职责时，潜在的职业危害日渐突出，对护士的身心健康造成不同程度的直接或间接的影响。因此，护士应能辨别职业损伤的危险因素，并采取积极、科学的防范措施，自觉做好职业防护，保障自身职业安全。

第一节　护理安全

PPT

一、相关概念

1. 护理安全　是指在实施护理的全过程中，患者不发生法律和法定的规章制度允许范围以外的心理、机体结构或功能上的损害、障碍、缺陷或死亡。

2. 患者安全　是指患者在接受诊疗的过程中，不发生医疗法律法规允许范围之外的对患者心理、机体构成损害障碍、缺陷或死亡，不发生护理人员在执业允许范围之外的不良执业行为的损害和影响。

护理人员在执业过程中，存在着各种不安全的危险因素，为了保证患者身心健康及治疗用药安全，避免医疗护理差错、事故的发生，应增强安全防范意识，采取有效措施消除或控制不安全因素，为患者提供优质护理，并保护护理人员自身安全，提高工作效率。

二、影响护理安全的危险因素

（一）护理人员对护理安全影响

护理人员是治疗护理的实施者，因此，护理人员素质水平的高低、人员配备情况是影响护理安全的首要因素。护理人员的素质包括政治思想素质、职业道德素质、业务素质等。当护理人员素质达不到护理职业的要求时，就有可能造成言语、行为不当或过失，护患沟通不融洽，给患者身心造成不良后果。护理人力资源缺乏，配备不合理，与患者的护理需求不断增加不匹配，使护士超负荷从事繁重的工作，造成责任心不强，注意力不集中，服务不到位，给患者带来不安全感。

（二）技术水平对护理安全影响

主要指由于护理人员技术水平低或不熟练，出现操作失误或操作错误、忽视细节性观察、违反操作常规、业务知识欠缺、临床经验不足、缺乏应急能力及应激性处理的经验等，对患者安全构成威胁。

特别是随着新技术、新项目大量引进，护理工作量大、复杂程度高、技术要求严，不仅增加了护理工作人员的压力，还可导致护理工作中承担的技术风险加大，影响护理安全。

（三）质量管理对护理安全影响

质量管理体制是护理安全管理的核心，管理制度不健全，业务培训不到位，管理监督不得力，人力资源配备不合理，设备物资管理不完善，交接班制度不严格等质量监控不力都是造成护理不安全的重要因素。

管理层不重视各种制度的建立和健全，管理措施不够有力，约束力不够，对患者存在的安全隐患预见性差，对护理人员缺乏有效的职业道德教育等，都是造成安全护理工作的隐患。

（四）医院环境对护理安全影响

（1）医院的基础设施、病区物品配置存在不安全的因素。如医院的药品质量不合格、失效、变质；护理用品数量不够充足、质量不能保证；设备性能效率低，不能达到规范标准等，急救物品放置不能达到“五定”。地面过湿、过滑，导致跌伤、骨折；不能及时使用保护具可致坠床、管路滑脱等。

（2）存在环境污染所致的隐性不安全因素。如消毒隔离制度措施不严密致院内交叉感染；昆虫叮咬，导致过敏性伤害，发生传染性疾病。

（3）医用危险品使用不当。如氧气、乙醚、乙醇等易燃易爆物品使用不当导致烧伤，各种电器治疗导致烫伤或灼伤，高压氧治疗导致气压伤，放射治疗导致放射性皮炎、皮肤溃疡。

（4）病区治安管理不严可发生偷盗、威胁生命健康案件，给患者带来经济损失及身心的不安全感。麻醉药管理不严、丢失，流入社会，易发生吸毒案件。

（五）患者自身对护理安全影响

1. 年龄　不同年龄患者对周围环境的感知和理解不同，从而决定人们面对变化的环境能否采取正确的自我保护措施。新生儿、婴幼儿自我保护意识差，需要依赖他人保护；儿童对外界事物好奇、喜欢探险，容易受伤；老年人器官功能退化，感觉功能减退，容易受到意外伤害。

2. 身心状态　身体状态功能良好是保证人们处于安全状态的基本前提。机体免疫力低下、身体虚弱、行动不便、意识障碍、感觉功能障碍、精神障碍、情绪紧张、焦虑等因素都可导致发生意外或伤害。如脑出血患者导致一侧肢体的感觉丧失，对温度及压力的改变不敏感而易发生烫伤、冻伤、坏死等；糖尿病患者眼部并发症容易导致失明，易引起跌倒、碰伤；精神病患者容易发生自伤或伤人等意外。

3. 对疾病的认知程度　患者的心理素质对疾病的认知程度及承受力会影响患者的安全。如擅自改变输液滴数、不按医嘱服药、不遵医嘱控制饮食、不定期复查、不配合治疗及护理操作等。

三、医院不安全因素及防范

（一）医源性不安全因素及防范

医源性损伤是指护理人员的言谈、操作行为不当以及医疗相关操作的副作用造成患者生理或心理上的损伤。如护士责任心不强，对患者缺乏尊重，没有耐心；操作时动作粗暴，不按操作规程实施操作；患者外出时将口服药放在床头柜上，导致发生差错；抢救器材性能失常，未能达到应急备用状态；护士急救技术及仪器操作掌握不熟练等，均可引起患者心理或生理上的损伤。因此，护士必须加强工作责任心，尊重患者，交谈时注意沟通技巧，操作时动作应轻稳，严格执行操作规程，避免医源性因素导致的患者损伤。

（二）物理性不安全因素及防范

1. 机械性因素　坠床和跌倒是医院中最常见的机械性因素导致的损伤。对婴幼儿以及偏瘫、躁动不安、意识不清等患者，应使用床挡、约束带等保护安全；对长期卧床初次下床、服用镇静剂或麻醉药的患者、活动不便以及视力减退的患者应注意搀扶，以防跌倒；保持病区内地面干燥、整洁，减少障碍物；浴室、洗手间地面防滑，且设置扶手和呼叫系统。

2. 温度性因素　护士在应用冷、热疗法时，操作不规范等可致患者冻伤、烫伤。因此，护士应严格掌握操作要领，在操作时遵守操作规程，注意观察局部皮肤的变化，防止伤害；其次，护士应注意安全使用和正确保管易燃易爆物品。

3. 压力性因素　身体局部长期受压可致压力性损伤；保护具等施压过大可导致损伤；高压氧舱治疗不当可致气压伤。因此，护士在工作中，必须加强对危重患者或长期卧床患者的护理，定时翻身、按摩等以促进受压部位的血液循环；正确使用保护具，及时观察肢体末端血液循环状况；应用高压氧舱治疗时，应掌握适应证，治疗时逐渐加压或减压，并注意观察患者的反应。

4. 放射性因素　临床接受放射性诊断和治疗的患者，治疗使用不当，易导致放射性皮炎、皮肤溃疡坏死。因此，操作时应正确使用防护设备；严格掌握照射剂量和时间；保持放射治疗部位皮肤清洁、干燥和完整，防止因物理和化学刺激损伤皮肤；尽量减少患者身体不必要的暴露。

（三）化学性不安全因素及防范

应用各种药物时，剂量过大或浓度过高、次数过多、方法不合理、配伍不合适，甚至用错药，均可引起化学性损伤。护士应具备一定的药理知识，掌握常用药物的保管原则和药疗原则；用药时，严格执行“三查八对”，药物应现用现配，注意配伍禁忌。

（四）生物性不安全因素及防范

微生物和昆虫等是引起生物性损伤的主要因素。在医院内微生物引起的损伤主要是指病区内各种微生物的感染，病区护理人员要严格执行医院预防、控制感染的各项制度，防止医院内感染的发生。其次，病房要有效地灭蚊、灭虱、灭蝇、灭鼠等，防止昆虫叮咬造成损伤。

第二节　护理职业防护

PPT

一、相关概念

1. 护理职业防护　在护理工作中采取多种有效措施，保护护士免受职业损伤因素的侵袭，或将其所受伤害降到最低程度。

2. 护理职业暴露　指护理人员在从事治疗、护理活动中，接触病原体、有毒有害物质及受到心理社会因素的影响，损害健康或危及生命的职业暴露。如经常暴露于感染患者的血液、体液及排泄物污染的环境中，如接触被污染的注射器、针头、各种导管、器械、敷料等；接触各种理化因素，如电磁辐射、光、热、有害气体等的刺激。

3. 标准预防　假定所有人的血液、体液、分泌物等体内物质都有潜在的传染性，接触时均应采取防护措施，防止职业感染中经血液传播疾病的策略。

二、职业损伤危险因素

（一）生物性职业损伤危险因素

护士职业损伤的生物性因素主要是指细菌、病毒、支原体等微生物对机体的伤害。护士在护理工作中，每天与感染这些微生物的各种分泌物、排泄物，及患者用过的各种器具、衣物等密切接触，因而容易受到病原微生物的侵袭。常见的是细菌和病毒。具体为：

1. 细菌　常见的致病菌为葡萄球菌、链球菌、肺炎球菌和大肠埃希菌等，主要通过呼吸道、消化道、血液、皮肤等途径感染护士。

2. 病毒　常见的为肝炎病毒、艾滋病病毒、冠状病毒等，主要通过呼吸道和血液感染护士。其中最危险的、最常见的是艾滋病病毒、乙型肝炎病毒和丙型肝炎病毒。

（二）化学性职业损伤危险因素

1. 化学消毒剂　护士在日常护理工作中，经常接触到化学消毒剂，如甲醛、含氯消毒剂、过氧乙酸、戊二醛等，这些消毒剂可通过皮肤、眼及呼吸道等途径对护士造成损伤。轻者可引起皮肤过敏、流泪、恶心、呕吐、气喘等症状，严重的可引起眼结膜灼伤、上呼吸道炎症、喉头水肿、肺炎等，甚至造成肝脏和中枢神经系统的损害。

2. 化疗药物　化疗药物不仅会使患者出现毒性反应，对经常接触化疗药物的护士，如果防护不当也会造成潜在危害。护士在进行药物的准备、注射及废弃物丢弃过程中，化疗药物均有可能通过皮肤、呼吸道、消化道等途径入侵护士体内。长期接触化疗药物的护士更有可能受到伤害，常表现为白细胞数量减少、自然流产率增高，甚至导致畸形、肿瘤及脏器损伤等。

3. 麻醉废气　手术工作人员长期暴露在麻醉气体下，可能导致的健康影响有疲劳、易怒、头痛，肝功能、肾功能、造血系统损害、行为改变等。

（三）物理性职业损伤危险因素

1. 机械性损伤　常见的有跌倒、扭伤、撞伤等，特别是负重伤对护士造成的危害不容忽视。护士由于职业关系在护理工作中常常会搬动患者或较重物品，如身体负重过大或用力不合理易导致不同程度的身体损伤。负重伤比较常见的是腰椎间盘突出症。引发主要原因包括：

（1）工作强度大　临床护士长期处于工作压力大、工作强度高、工作节奏快，精神高度紧张的状态中，身体承受力下降。

（2）外界温差的刺激　较大的温差刺激会阻碍腰部的血液循环，减少营养的供给，加快椎间盘的退变，引发腰肌劳损，使腰椎间盘突出症发生的危险大大增加。

（3）长期的积累损伤　临床护士在执行护理操作过程中，如搬运患者、协助患者翻身时，腰部负荷过大，如用力不均衡或弯腰姿势不当，容易造成腰部损伤。

2. 锐器伤　锐器伤是最常见的职业损伤因素之一。是一种由医疗锐器，如注射器针头、各种穿刺针、缝针、手术刀、剪刀、安瓿等造成的意外伤害，引起皮肤深部足以使受伤者出血的皮肤损伤。锐器伤是导致血源性传播疾病的最主要因素。常见原因包括：

（1）准备物品时被误伤。

（2）掰安瓿、抽吸药物时被划伤。

（3）双手回套针帽时被刺伤。

（4）注射、拔针时患者不配合被误伤。

（5）注射器、输液器毁形时被刺伤。

（6）分离、浸泡、清洗用过的锐器被误伤。

（7）整理治疗盘、治疗室台面时被裸露的针头或碎玻璃刺伤。

（8）处理医疗污物时导致误伤。

（9）手术中传递锐器时被误伤。

3. 放射性损伤　护士在为患者进行放射性诊断和治疗的过程中，如果防护不当或发生泄漏，也会导致放射性损伤，引发皮肤、眼部甚至血液系统的功能障碍。如皮肤的炎症、溃疡、癌症，眼部晶状体混浊等。

4. 温度性损伤　包括热水瓶、热水袋所致烫伤；氧气、乙醇等易燃易爆物品所致烧伤；烤灯、高频电刀所致灼伤等。

5. 噪声　长期处于声音强度超过 40dB 的环境中，可引起听力和神经系统的损害。医院噪声的主要来源包括监护仪、呼吸机的机械声、报警声，患者的呻吟声、小孩的哭闹声，电话铃声等。

（四）心理、社会职业损伤危险因素

护理工作导致护士出现心理卫生问题的主要原因包括：

（1）人力资源不足、危重患者增加使临床护理工作更加繁忙。

（2）非常态的人际环境、护患纠纷时面临的潜在暴力损害。

（3）面对患者痛苦、死亡等刺激。

（4）担心发生差错事故所致的压力。

（5）频繁的倒班所致身心疲惫等。

这些因素不仅影响护士身体、心理的健康，也影响社会群体对护士职业的选择。

三、护理职业防护措施

（一）手卫生与职业防护 微课

医院是病菌聚集的场所，其中通过医护人员的手传染病菌的发生率达到 7% ~10%，而危重患者的感染率则可达 30%。常见的感染有尿路感染、手术部位感染、肺炎和血液感染，通常由多重耐药细菌导致。

1. 洗手要求

（1）接触患者黏膜、破损皮肤或伤口前后，接触患者的血液、体液、分泌物、伤口辅料之后要洗手。

（2）给一位患者治疗结束摘除手套后，准备为另外一位患者开始治疗前要洗手。

（3）进行无菌操作前后，处理清洁物品、无菌物品之前，处理污染物品之后均应洗手。

（4）当护理人员的手有可见的污染物或被患者的血液、体液污染后要洗手。

经专家研究总结出洗手的五个重要时刻是：①在触碰患者之前。②在清洁和开始无菌程序前。③插入导管等设备之前。④在接触患者体液之后。⑤在触碰患者之后以及在触碰患者的周边物品之后。

2. 卫生洗手　护理人员洗手时应当彻底清洗容易污染微生物的部位，在进行洗手或手消毒时，禁止佩戴戒指、假指甲，并特别注意彻底清洗以下部位，如指尖、指甲缝、指关节等。

（1）采用流动水洗手，使双手充分浸湿。

（2）取适量肥皂或者皂液，均匀涂抹至整个手掌、手背、手指和指缝。

（3）认真揉搓，双手至少15秒钟，应注意清洗双手所有皮肤、清洗指背、指尖和指缝。

（二）护理防护用品的使用

防护用物包括帽子、口罩、防护镜或面罩、隔离衣、鞋套、手套等。用于防止血液或其他传染性物质接触护理人员的身体和衣物。防护用物种类和数量的选择取决于微生物的特点、所进行的操作和接触的类型。

从事医疗器械清洗工作人员在操作时，应当重视职业防护。

（1）穿戴工作衣、手套、隔湿围裙、袖套、口罩，必要时戴护目镜等，防止被医疗废物污染。

（2）防护用品有破损时应及时予以更换，有污染时应及时进行消毒处理。

（3）每次医疗器械清洗处理结束后，按要求脱去防护用品并彻底进行手消毒。

（4）当卫生防护用品在操作过程中被感染性废弃物污染时，应当及时对污染处进行消毒处理。

（5）戴手套。①有伤口时应戴双层手套操作，加强防护。虽然戴手套不能防止针刺伤，但可以减少血液进入人体的量从而减少感染的机会。②操作中，手套破损后应立即更换，脱手套后仍须立即洗手。③接触黏膜或未污染的皮肤时，应更换清洁的手套。④接触血液、体液、分泌物、排泄物及污染物品时，必须戴上清洁手套（不须消毒）。⑤手套使用后，应注意脱掉并洗手。特别是接触非污染的物体或表面前，以及诊治其他患者前，以避免把微生物转移给其他患者或地方。

（三）锐器伤的职业防护

锐器伤是一种由医疗利器，如注射器针头、缝针、各种穿刺针、手术刀、剪刀、碎玻璃、安瓿等造成的意外伤害，是使受伤者出血的皮肤损伤。锐器伤是护理人员职业暴露感染血源性传播疾病的主要途径，可能导致多种病原体的传播，其中危害最大的HBV、HCV和HIV的传播；同时，锐器伤会对护理人员造成较大的心理压力，表现为焦虑、抑郁等不良心理情绪。

素质提升

白求恩精神

1937年12月，白求恩组建一支国际医疗队到中国北部，与游击队一同战斗中救治伤员。1939年10月，白求恩在抢救伤员时左手中指被手术刀割破，因抗生素缺乏，伤口未能得到及时治疗，仍带伤坚持救治伤员，导致手指被细菌感染转为败血症，于1939年11月12日医治无效逝世。

白求恩同志在战场上救助了无数个伤员，因锐器伤失去了宝贵的生命。他的精神让全世界人民为之敬仰；他为中国乃至全世界卫生工作者留下了宝贵精神财富。学习白求恩国际主义精神，毫不利己、专门利人，对工作极端负责、对同志对人民极端热忱、对技术精益求精。白求恩精神激励我们医务工作者以患者服务为宗旨，全心全意为患者服务。

1. 锐器伤防护措施　锐器伤防护的关键是建立锐器伤防护制度，提高自我防护意识，规范操作行为。

（1）增强自我防护意识　护士在进行接触患者血液、体液的治疗和护理操作时，必须戴手套。操作完毕，脱去手套后立即洗手，必要时进行手的消毒。手部皮肤发生破损时，诊疗和护理操作时必须戴双层手套。在侵袭性诊疗、护理操作过程中，要保证充足的光线，器械传递要娴熟规范，特别注意防止被针头、缝合针、刀片等锐器刺伤或划伤。

（2）锐器使用中的防护　①抽吸药液时严格使用无菌针头，抽吸后必须立即单手操作套上针帽。②经三通装置静脉加药时须去除针头。③手持针头或锐器时勿将针尖或锐器面对他人，以免刺伤他人。使用安瓿制剂时，先用砂轮划痕，脱屑后用无菌纱布包裹安瓿颈部，再掰安瓿。

（3）纠正损伤的危险行为　①禁止用双手分离污染的针头和注射器。②禁止用手直接接触使用后的针头、刀片等锐器。③禁止用手折弯或弄直针头。④禁止双手回套针头帽，抽吸药液后可单手套上护针帽。⑤禁止将使用后的针头重新套上针帽，除抽动脉血进行血气分析操作以外。⑥禁止直接传递锐器（手术中锐器用弯盘或托盘传递）。⑦禁止徒手携带裸露针头等锐器物。⑧禁止徒手用消毒液浸泡针头。⑨禁止直接接触医疗垃圾。

（4）严格管理医疗废物　使用后的锐器应当直接放入耐刺、防渗漏的锐器盒内以防止刺伤。护理工作中使用便捷的符合国际标准的锐器回收器，严格执行医疗垃圾分类标准。医疗废物锐器不应与其他医疗垃圾混放，应放置在特定的场所。封好的锐器物容器在搬离病房前应有明确的标志，便于监督执行。

（5）和谐沟通相互配合　为不合作或昏迷躁动患者治疗时，易发生锐器伤害。因此，必须请求其他人员协助配合，尽量减少锐器误伤自己或患者。

（6）合理安排工作时间　根据工作性质，灵活机动的安排休息时间，使护士身心得以缓冲，减轻压力，焕发精神，提高工作效率，避免锐器伤的发生。

（7）加强护士健康管理　建立护士健康档案，定期体检及接种疫苗。建立损伤后登记上报制度；规范医疗锐器处理流程；监控受伤员工，追踪伤者健康状况。做好心理疏导，有效采取预防补救措施。

（8）使用安全器具　安全器具是指用于抽取动静脉血液、其他液体或注射药物的无针或有针装置，通过内在的设计降低职业暴露的风险，包括所有可以降低锐器伤风险的器具，如真空采血管、自动毁形的安全注射器、回缩或自钝注射器、带保护针套的注射器、安全型静脉留置针、中心静脉导管、可回缩手术刀等。

（9）制定完善的手术器械如刀、剪、针等摆放及传递的规定，规范器械护士的基本操作。

2. 锐器伤紧急处理

（1）如不慎被锐器刺伤，受伤护士要保持镇静，戴手套者迅速规范地脱下手套，立即用手从伤口的近心端向远心端挤压，挤出伤口的血液，尽可能排出污染的血液，禁止挤压或按压伤口局部，以免产生虹吸现象，将污染血液吸入血管，增加感染机会。用肥皂水清洗伤口，并用流动水反复冲洗 5 分钟，用等渗盐水冲洗黏膜。用 0.5% 碘伏或 2% 碘酊及 75% 乙醇消毒伤口，并进行包扎。

（2）向主管部门报告并及时填写锐器伤登记表。

（3）请专家根据患者血液中含病毒、细菌的多少和受伤者伤口的深度、暴露时间、范围等进行评估，并做相应处理。

（4）进行血清学检测，必要时建立追踪档案，采取相应措施。

（四）化疗药物损害的防护

1. 化疗药物损害概念　广义的化学治疗是指病原微生物、寄生虫所引起的感染性疾病以及肿瘤采用化学治疗的方法，简称化疗。理想的化疗药物应对病原体、寄生虫和肿瘤有高度选择性，而对机体的毒性很小。从狭义上讲，现在化疗多指对于恶性肿瘤的化学药物治疗。

2. 化疗药物损害原因　专业人员在接触、处理化疗药物过程中，如果操作不慎或长期接触均可造成对人体的潜在危害。常见的危害因素如下。

（1）药物准备和使用过程中可能发生的药物接触　如从药瓶中拔出针头时导致药物飞溅；打开安瓿时药物粉末、药液玻璃碎片向外飞溅；连接管、输液器、输液袋、输液瓶、药瓶的渗漏和破裂导致药物泄漏。

（2）注射操作过程中可能发生的药物接触　如针头脱落，药液溢出；玻璃瓶、安瓿使用中破裂，药物溢出；护士在注射过程中意外损伤自己等。

（3）废弃物丢弃过程中可能发生的药物接触　如丢弃被化疗药物污染的材料；处理化疗患者体液或排泄物；处置沾染了接受化疗药物治疗患者体液的被服及其他织物；清除溅出或溢出药物等。

3. 化疗药物损害的防护措施

（1）配制化疗药物的环境要求　条件允许应设专门化疗药物配药间，配备空气净化装置，在专用层流柜内配药，以防止药物对配制人员产生危害。操作台面应覆以一次性防渗透性防护垫，以吸附溅出的药液，减少药液污染台面。有条件的医院应设置化疗药物配制中心。

（2）配制化疗药物的准备要求　配制前用流动水洗手；戴帽子、口罩、护目镜；穿防渗透隔离衣；戴聚氯乙烯手套；若需戴双层手套，则在外面再戴一副乳胶手套。割锯安瓿前轻弹其颈部，使附着的药粉降落至瓶底。掰安瓿时应垫纱布，避免药粉、药液外溅，避免玻璃碎片飞溅，划破手套。

（3）执行化疗药物操作的要求　溶解药物时，溶媒应沿瓶壁缓慢注入瓶底，待药粉浸透后再晃动，防止药粉溢出。瓶装药液稀释后抽出瓶内气体，以防瓶内压力过高，药液从针眼处溢出。抽取药液后，不要将药液排于空气中。抽取的药液以不超过注射器容量的3/4为宜。操作结束后擦洗操作台。脱去手套后彻底冲洗双手并行沐浴，以减轻药物的毒副作用。静脉给药时戴手套；确保注射器及输液管接头连接紧密，以防药液外漏；加药速度不宜过快，以防药液从管口溢出。

（4）化疗药物外漏和人员暴露时的处理要求　若化疗药物外漏，应立即标明污染范围，避免他人接触。药液溢洒在桌面或地面上，应用吸水毛巾或纱布吸附，若是药粉，则用湿纱布轻轻抹擦，以防药粉飞扬污染空气，再用肥皂水擦拭污染表面。在配制、使用化疗药物和处理污染物的过程中，药液溅到工作服或口罩上，应立即更换；药液溅到皮肤上，应立即用肥皂水和清水清洗污染部位的皮肤；眼睛被污染时，应立即用清水或生理盐水反复冲洗。记录接触情况，必要时就医治疗。

（5）污染废弃物的处置要求　凡是与化疗药物接触过的废安瓿及药瓶、一次性注射器、输液器、棉球、棉签等，须放置在专用的密闭垃圾桶及有特别标记的防刺破、防漏的专用容器中，由专人封闭处理，避免污染空气。所有污染物、一次性防护衣、帽等须焚烧处理；非一次性物品如隔离衣等，应与其他物品分开放置、标记，高温处理。处理48小时内接受过化疗的患者的分泌物、排泄物、血液等时，须穿隔离衣、戴手套；被化疗药物或患者体液污染的床单等应单独洗涤。患者使用过的洗手池、马桶用清洁剂清洗。混有化疗药物的污水，应在医院污水处理系统中专门处理后再排入城市污水系统。

（五）负重伤的防护

1. 加强身体锻炼　健美操、广播体操、太极拳、瑜伽等，可以提高肌肉的柔韧性，关节的灵活性，预防下肢静脉曲张；加强腰部锻炼，尤其是腰背肌、腰椎活动度的锻炼，改善局部血液循环，预防椎间盘退变。

2. 保持正确的工作姿势

（1）工作间歇适当变换体位或姿势，缓解肌肉、关节疲劳，减轻脊柱负荷；尽可能抬高下肢或锻炼下肢，促进血液回流。

（2）站立时，双下肢轮流支撑身体重量，适当做踮脚动作，促进小腿肌肉的收缩及静脉血回流。

（3）站立或坐位时，保持腰椎伸直，使脊柱支撑力增大，避免过度弯曲造成腰部韧带劳损。

（4）弯腰搬重物时，伸直腰部，双脚分开，屈髋下蹲，后髋及膝关节用力，挺身搬起重物。

3. 使用劳动保护用品

（1）工作期间，护士可以佩戴腰围，以加强腰部的稳定性，休息时解下，以免长时间使用造成腰肌萎缩。

（2）协助体重较重患者翻身时选用合适的辅助器材。

（3）穿弹力袜或绑弹力绷带，减轻肢体沉重感或疲劳感，促进下肢血液回流，穿软底鞋。

4. 养成良好生活习惯

（1）选用硬板床或硬度、厚度适宜的床垫。

（2）从事家务劳动或活动时，避免长时间弯腰，或尽量减少弯腰次数。

（3）减少持重物的时间和重量。

（4）合理膳食，均衡营养，适当增加蛋白质的摄入，多食富含维生素 B、维生素 E 的食物，以营养神经，促进血流、改善血液循环。

5. 避免过重工作负荷　合理排班，避免护士工作强度过大，或一次性工作时间过长，以减轻身体负荷和职业压力。

目标检测

答案解析

一、选择题

A1/A2 型题

1. 某护士工作中不慎被污染的锐器刺伤左手食指，该护士首先应采取的措施是（　）
   A. 填写锐器伤登记表　B. 上报医院管理部门负责人
   C. 立即用无菌纱布按压伤口　D. 立即取伤口处血液做血清病毒学检查
   E. 立即从伤口近心端向远心端挤出伤口血液
2. 为加强实习生的岗前培训，某病区带教老师加强护士职业防护，其中的重点内容之一是血源性传播疾病的防护，导致其感染的最主要因素为（　）
   A. 跌倒　B. 扭伤　C. 烫伤
   D. 撞伤　E. 锐器伤
3. 某护士，在老年病科工作 8 年，由于经常需要帮助患者翻身，劳动强度大，出现腰椎间盘脱出，导致其损伤的职业因素属于（　）
   A. 化学性因素　B. 生物性因素　C. 放射性因素
   D. 机械性因素　E. 心理、社会因素
4. 某实习护士在带教老师的指导下为患者进行热疗，在热水中取敷布时将右手手背烫伤。此实习护士的损伤属于（　）
   A. 生物性损伤　B. 化学性损伤　C. 温度性损伤
   D. 机械性损伤　E. 放射性损伤
5. 某护士从毕业到现在已经在肿瘤病房工作 5 年，经常接触化疗药物，如果防护不当，可能出现的毒性反应不包括（　）
   A. 肿瘤　B. 畸形　C. 流产率增高
   D. 细菌性肺炎　E. 白细胞数量减少

6. 患者，女性，48 岁。肺癌术后进行第一个化疗疗程的治疗。护士抽取化疗药物时，一次抽吸药液剂量的要求是（ ）

A. 可不作限制　B. 以抽满注射器为佳　C. 只能抽取药物容量的 3/4
D. 不得超过注射器容量的一半　E. 以不超过注射器容量的 3/4 为宜

7. 为防止针刺伤，错误的做法是（ ）

A. 使用后的锐器直接放入耐刺、防渗漏的利器盒
B. 利用针头处理设备进行安全处置
C. 使用具有安全性能的注射器、输液器等医用锐器，以防刺伤
D. 将针套套回针头，以防扎伤别人
E. 针头为一次性物品不复用

A3 型题

（8 ~ 10 题共用题干）

某护士在为乙肝患者治疗护理时，不慎被患者用过的污染器具损伤。该护士非常担心自己是否会被感染。

8. 该护士发生血源性传播疾病危险性高的一项操作是（ ）

A. 做口腔护理　B. 协助患者进餐　C. 擦拭患者床单位
D. 进行侵袭性操作　E. 协助患者更换体位

9. 被污染器具损伤后，该护士首先应采取的措施是（ ）

A. 填写锐器伤登记表　B. 上报医院管理部门负责人
C. 立即用无菌纱布按压伤口　D. 立即取伤口处血液做血清病毒学检查
E. 立即从伤口近心端向远心端挤出伤口血液

10. 该护士暴露后进行 HBV 感染的监测，应（ ）

A. 定期查肝功和乙肝二对半　B. 做血培养以确定毒菌类别　C. 检测变异冠状病毒
D. 进行支原体的检查　E. 定期监测 CD4 细胞数量

二、思考题

1. 什么是标准预防？
2. 锐器伤紧急处理方法有哪些？
3. 被乙肝患者血液污染的针头刺伤后应采取哪些预防措施？

（谭淑娟）

书网融合……

本章小结

微课

题库

第三章　医院感染的预防与控制

学习目标

1. 通过本章学习，重点把握医院感染、无菌技术、灭菌概念；无菌技术操作原则、隔离消毒原则；各种物理化学消毒灭菌方法；医院感染分类、形成的主要因素及预防措施。

2. 学会正确使用常用化学消毒剂，规范完成各项无菌技术和隔离技术操作。具有无菌和隔离观念以及自我保护意识，工作认真、求实，预防和控制医院感染的发生。

医院因病原微生物种类繁多，各种侵入性医疗技术的应用，大量抗生素和免疫抑制剂的应用，使患者易发生医院感染。医院内感染成为威胁患者安全的一个重要因素，轻者增加患者的身心痛苦，严重者威胁患者的生命，给家庭、医院和社会造成严重的损失。有效控制医院感染的关键措施为清洁、消毒、灭菌、无菌技术、隔离、合理使用抗生素等。医务人员应熟悉相关法律、法规、标准、规范及医院的管理制度，掌握医院内感染理论、知识、技能，从思想上高度重视，将各项预防措施落实到位，以避免医院感染的发生。

第一节　医院感染

PPT

情境导入

情境描述　患者，女性，56 岁。2 天前下田干活时不慎被玻璃片刺破手指，未引起重视。2 天后患者出现高热、伤口处流脓等症状前来就诊。医生用生理盐水进行伤口冲洗并给予大量抗生素治疗，受伤后 7 天患者出现了张口困难、阵发性肌肉痉挛等症状，被诊断为破伤风，医嘱给予大量破伤风抗毒素治疗。护士为患者进行口腔护理时发现，患者的口腔上颚处有片状的假膜覆盖，不易拭去。

讨论　1. 给患者冲洗伤口时，如何准备生理盐水冲洗液？

2. 给该患者换药用过的换药碗、纱布、镊子应如何进行消毒灭菌？

3. 对该患者如何实施隔离？

4. 该患者口腔出现了什么情况？为什么会出现这种情况？如何预防和控制这类情况发生？

一、医院感染的概念和分类

（一）医院感染的概念

医院感染（nosocomial infection）又称医院获得性感染，狭义上指住院患者在住院期间遭受病原体侵袭而引起的诊断明确的感染或疾病，包括在住院期间的感染和在医院获得而在院外发生的感染，但不包括入院前已开始或入院时已处于潜伏期的感染。广义上指任何人在医院活动期间遭受病原体侵袭而引起的诊断明确的感染或疾病，包括患者、探视者和医院工作人员在医院内受到的感染，但主要是住院患者。若在医疗机构或医院患者中，短时间内发生 3 例以上同种同源感染病例的情况称为医院感染暴发。

（二）医院感染的分类

1. 按病原体的来源分类

（1）外源性感染（exogenous infections）　又称交叉感染，指身体外病原体通过直接或间接感染途径导致机体发生医院感染。如患者与患者之间、患者与医务人员之间或医院职工之间的直接感染，或通过水、空气、医疗器械等的间接感染。

（2）内源性感染（endogenous infections）　又称自身感染，指各种原因引起的患者在医院遭到自身固有病原体侵袭而发生的医院感染。病原体来自于患者身体某些部位，如皮肤、口咽、泌尿生殖道、肠道的正常菌群或外来的定植菌。当人体免疫功能下降，菌群失调或正常菌群发生移位等使它们成为条件致病菌时，可引起患者感染。

2. 按病原体的种类分类　分为细菌感染、真菌感染、病毒感染、衣原体感染、支原体感染、立克次体感染、螺旋体感染、放线菌感染等。引起医院感染的病原体以细菌、真菌及病毒为主。

3. 按感染发生的部位分类　全身各系统、各器官、各组织都可能发生医院感染，如呼吸道、胃肠道、血液系统、手术部位、眼部、皮肤软组织、泌尿道及中枢神经系统等。

二、医院感染的条件

医院内感染的形成必须具备传染源、传播途径和易感宿主三个环节，当三者同时存在并相互联系时构成了感染链，导致感染的发生。因此，医务人员可通过控制传染源、切断传播途径、保护易感人群等措施来切断感染链，达到预防医院感染发生的目的。

（一）感染源

感染源是指病原微生物生存、繁殖及排出的场所或宿主（人或动物）。在医院感染中，主要的感染源如下。

1. 患者自身　内源性感染的感染源是患者自身，寄居在患者身体某些特定部位（如皮肤、胃肠道、上呼吸道及口腔黏膜等）或来自外部环境定植在这些部位的常驻菌和暂居菌，在个体抵抗力下降或发生菌群易位时可引起患者自身感染或向外界传播感染。

2. 已感染的患者　感染后有临床症状的患者是最重要的感染源，病原微生物从患者体内不断排出，这些病原微生物往往具有耐药性、致病力强等特点，而且容易在另一易感宿主体内生长和繁殖。

3. 病原携带者　感染后无临床症状的患者，其体内的病原微生物不断生长繁殖并排出体外，是另一主要的感染源。可见于患者、患者家属、探视者和医院工作人员，因无症状易被忽视。

4. 医院环境　医院的空气、水源、食品、垃圾、设备、器械等，容易受各种病原微生物的污染而成为感染源。如铜绿假单胞菌、沙门菌等兼有腐生特性的革兰阴性杆菌，可在潮湿的环境或液体中存活并繁殖达数月以上。金黄色葡萄球菌、肺炎链球菌等在干燥的环境物体表面存活多日，随着时间的延长，其致病力降低。

5. 生物感染源　各种生物如蚊、蝇、蟑螂、蜱、螨、鼠等都可能感染或携带病原微生物成为感染源。其中鼠类不仅是沙门菌的重要宿主，也是鼠疫、流行性出血热等传染病的感染源。

（二）传播途径

传播途径是指病原微生物从感染源传至易感宿主的途径或方式。内源性感染主要通过病原体在机体的易位而导致，是自身直接接触感染；外源性感染的发生可有多种传播途径，主要的传播途径如下。

1. 接触传播　是病原体通过手、医疗器材等其他媒介物直接或间接接触导致的传播，是医院内感染最常见和主要的传播途径。

（1）直接接触传播　感染源直接将病原微生物传播给易感宿主。如母婴间风疹病毒、巨细胞病毒、人类免疫缺陷病毒（艾滋病病毒）的传播感染。患者与医务人员之间、患者与其他人员之间、医务人员与其他人员之间直接接触发生的传播感染。

（2）间接接触传播　病原微生物通过传播媒介传递给易感宿主。最常见的传播媒介是医务人员的手，因医务人员的手经常接触患者、患者分泌物、排泄物及患者污染的物品、环境，被污染后把病原微生物传递给其他患者、物品和周围环境；公用的医疗器械、用具消毒不严，如呼吸机相关性肺炎、导管相关血液感染等；医院水源、食物被病原微生物污染，如细菌性痢疾、霍乱等。

2. 空气传播　是指带有病原微生物的微粒子（$d \leq 5\mu m$）通过空气流动导致远距离的疾病传播。如开放性肺结核患者排出结核菌通过空气传播给易感人群。

3. 飞沫传播　是指带有病原微生物的飞沫核（$d > 5\mu m$）在空气中短距离（1m 内）移动到易感人群的口、鼻黏膜导致的疾病传播。患者在咳嗽、打喷嚏时可从口、鼻腔喷出含有病原微生物的小液滴，进行吸痰操作时可产生液体微粒，这些液滴或微粒形成了飞沫，飞沫在空气中飘浮时间不长，只能近距离传播给密切接触者。如白喉、麻疹、急性传染性非典型肺炎、猩红热、肺鼠疫等主要通过飞沫传播。

4. 生物媒介传播　指动物或昆虫携带病原微生物作为人体传播的中间宿主。病原体在动物或昆虫中感染、繁殖并传播。如蚊子叮咬传播疟疾、乙型脑炎、登革热等；宰杀感染动物时，病原微生物侵入破损的伤口或吸入含菌的气溶胶导致感染。

5. 消化道传播　食物中常带有各种致病菌，尤其是大肠埃希菌及铜绿假单胞菌可在患者肠道定植，增加感染机会。被污染的水源和食物被人食用后可引起传染病，如霍乱、伤寒、脊髓灰质炎等。

（三）易感宿主

易感宿主是指对某种疾病或传染病缺乏免疫力而易感染的人。如将易感宿主作为一个总体，则称为易感人群。医院是易感人群相对集中的地方，容易发生感染和感染的流行。病原体传播到宿主后是否引起感染主要取决于病原体的毒力和宿主的易感性。宿主的易感性取决于病原体的定植部位和宿主的防御功能。医院内感染常见的易感人群主要有：①婴幼儿及老年人，特别是早产儿及低体重儿。②机体免疫功能严重受损者。③营养不良者。④接受各种免疫抑制剂治疗者。⑤不合理使用抗生素的患者。⑥接受各种侵入性诊疗操作者。⑦手术时间及住院时间较长患者。⑧精神状态较差者。

三、医院感染的主要因素

1. 侵入性诊疗操作增多　现代诊疗技术尤其是各种侵入性诊疗的增加，如各种穿刺、置管、血液净化、器官移植等，破坏了皮肤黏膜及血液屏障功能，无菌操作及隔离不当可致使病原微生物入侵，从而导致医院内感染的发生。

2. 抗生素的广泛应用　治疗期间无适应证的预防性用药，术前和术后用药时间过长，用药剂量过大和联合用药过多，均可破坏体内正常菌群，导致耐药菌株增加、菌群失调，引起二重感染。

3. 医院环境　医院集聚各类感染患者，其环境易受各种病原微生物的污染，从而增加医院感染的机会。

4. 医院内感染管理机制不健全　医院内感染管理机构及管理制度不健全，医务人员缺乏医院内感染的相关知识、操作不规范等均会增加医院内感染的发生。

5. 易感人群增多　住院患者中的慢性病、恶性疾病、老年患者的比例增加、患者机体抵抗力减弱、放疗、化疗等治疗又降低患者机体的防御功能。

四、预防和控制医院感染 微课

（一）建立医院感染监控体系

1. 医院感染管理机构　住院床位100张以下的医院应指定分管医院内感染管理工作的部门。住院床位总数在100张以上的医院应设立三级管理组织，即医院感染管理委员会—医院感染管理科—医院感染管理小组。在医院内感染管理委员会的领导下，建立三级医院内感染护理管理体系：一级管理为病区护士长和兼职监控护士；二级管理为科护士长和护士长；三级管理为护理部副主任。形成自控、科控、院控三级质控网络，做到预防为主，及时发现、及时汇报、及时处理。

2. 医院感染管理小组　由科主任、护士长、质控医生和质控护士组成。病区负责人为本病区医院感染管理第一责任人，小组人员为病区内相对固定人员，医师要具有主治医师以上职称。根据本病区主要医院感染特点，如医院感染的主要部位、主要病原体、主要侵袭性操作和多重耐药菌，制定相应的医院感染预防与控制措施及流程，并组织落实。配合医院感染管理部门进行本病区的医院感染监测，及时报告医院感染病例，并定期对医院感染监测、防控工作的落实情况进行自查、分析，发现问题及时改进并做好相应记录。结合病区多重耐药菌感染及细菌耐药情况，落实医院抗菌药物管理的相关规定。

（二）健全各项规章制度

依据国家卫生行政部门颁发的法律法规、规范及标准，健全医院内感染各项管理制度，建立医院内感染监测网络，建立健全医院内感染暴发应急处置预案，发现患者应及时报告院感科并协助调查，进行病原学检查及药物敏感试验，立即查找感染源、感染途径，控制蔓延，积极治疗和隔离患者。

1. 管理制度　如清洁卫生制度、消毒隔离制度、医疗废弃物分类处理、消毒供应中心物品消毒管理制度、感染管理报告制度及《抗菌药物临床应用管理办法》等。

2. 监测制度　包括医院感染病例监测、医院感染的目标性监测、医院感染暴发监测、多重耐药菌感染的监测等，监测方法应遵循WS/T 312的要求。按照原卫生部《医院内感染监测规范》《病区医院感染管理规范》《医院消毒供应中心管理规范》等12项卫生行业标准（国卫通〔2016〕23号），包括对清洁、消毒、灭菌效果、一次性医疗器材及门、急诊常用器械的监测；对感染高发科室，如手术室、监护室、烧伤科、分娩室、血透室、早产儿及新生儿室、消毒供应室等进行重点监测。

3. 消毒质量控制标准　如医护人员手的消毒、空气消毒、物体表面的消毒灭菌，各种内镜、管道装置、接触患者血液及黏液的医疗器械消毒灭菌，医院污水污物的处理等，应符合原卫生部所规定的《医务人员手卫生规范》《消毒技术规范》，应遵守标准预防的原则。

（三）医院环境布局合理

医院布局合理，设施应有利于消毒隔离，二级以上医院建立规范合格的感染性疾病科。应有医院污水建筑处理设备，对医院内产生的污水进行无害化处理，保护环境。病区内病室、治疗室等各功能区域内的房间应布局合理，洁污分区明确，配备手卫生设施。应保持清洁干燥，通风良好，没有与室外直接通风条件的房间应配置空气净化装置。

（四）加强医院感染知识的教育

1. 建立专业人员培训制度　建立医院内感染专业人员岗位培训和考核制度，对全体工作人员进行相关法律法规、相关工作规范和标准、专业技术知识的培训，并做好考核。提高医院内感染专业人员的业务技术水平。工作人员应了解本病区、本专业相关医院感染特点，包括感染率、感染部位、感染病原体及多重耐药菌感染情况。

2. 合理使用抗生素　组织医务人员认真学习《抗菌药物临床应用管理办法》，严格掌握使用指征。

根据药物敏感试验选择敏感抗生素，选择合适的剂量、合理的给药途径和疗程。不宜使用无适应证的预防性用药，手术预防使用抗菌药物时间应控制在术前30分钟至2小时，避免术后停药过迟、用药剂量过大或联合用药过多。

3. 卫生宣教　病区医院感染管理小组应定期考核保洁员、配膳员的医院感染管理相关知识，如清洁与消毒、手卫生、个人防护等，并根据其知识掌握情况开展相应的培训与指导。应对患者、陪护及其他相关人员进行医院感染管理相关知识（手卫生、隔离等）的宣传及教育，增强预防和控制医院内感染的自觉性。

第二节　清洁、消毒和灭菌

PPT

一、清洁、消毒、灭菌的概念

1. 清洁（cleaning）　是指用清水、去污剂等清除物体表面的污迹、尘埃和有机物的过程，达到去除和减少病原微生物的目的。常用的清洁方法有水洗、清洁剂去污、机械去污和超声清洁法等。

2. 消毒（disinfection）　是指用物理、化学的方法清除或杀灭除芽孢以外的所有病原微生物，使其数量减少至无害程度的过程。

3. 灭菌（sterilization）　是指用物理或化学的方法杀灭全部微生物，即致病的和非致病的微生物，包括细菌芽孢和真菌孢子。

二、物理消毒灭菌法

（一）热力消毒灭菌法

利用热力使微生物的蛋白质凝固变性、酶失去活性，直接损伤细胞膜和细胞壁，从而导致其死亡。分干热法和湿热法两种，前者由空气导热，传导较慢；后者由水蒸气导热，传导快、穿透力强，相对干热法灭菌，湿热法所需时间短、温度低。

1. 燃烧灭菌法　是一种简单、迅速、彻底的灭菌法，包括焚烧和烧灼两种。

（1）焚烧法　常用于无保留价值的污染物品，如污染纸张、特殊感染（破伤风、气性坏疽、铜绿假单胞菌感染）的敷料处理。

（2）烧灼法　灭菌温度高，效果可靠，但对物品破坏性大，某些金属器械和搪瓷类物品，在急用时可采用。培养用的试管或烧瓶，当开启或关闭塞子时，将试管（瓶）口和塞子，在火焰上来回旋转3～5次，避免污染；金属器械可放在火焰上烧灼20秒；搪瓷容器倒入少量95%～100%乙醇后慢慢转动，使乙醇分布均匀，然后点火燃烧至熄灭。

注意事项：①燃烧时须远离易燃、易爆物品，如氧气、乙醚、汽油等。②在燃烧中途不得添加乙醇，以免火焰上窜而致烧伤或火灾。③贵重器械及锐利刀剪禁用此法灭菌，以免损坏器械或使刀刃变钝。

2. 干烤灭菌法　利用密闭的烤箱，通电升温后进行灭菌，其热力传播与穿透主要靠空气对流与介质的传导，灭菌效果可靠。适用于高温下不损坏、不变质、不蒸发的物品，如玻璃、金属、搪瓷、油脂及各种粉剂等的灭菌。灭菌所需的温度与时间，可根据不同的箱型和灭菌的物品来决定。一般使用干烤灭菌所需的温度和时间为：160℃需要2小时，170℃需要1小时，180℃需要30分钟。

注意事项：①干烤前物品应洗净，玻璃器皿应完全干燥。②物品包装体积不超过10cm×10cm×

20cm；油剂、粉剂的厚度不超过0.6cm；凡士林厚度不超过1.3cm。③物品摆放高度切勿超过烤箱内部高度的2/3，各物品之间应留有空隙；粉剂和油剂的包装也不宜太厚，以利热的穿透，灭菌时物品勿与烤箱壁直接接触。④灭菌时不宜中途打开烤箱或中途添加新的灭菌物品。⑤合成纤维、棉织品、塑料制品、橡胶制品、热性差的物品以及其他高温下容易损坏的物品，不可采用干烤法灭菌。⑥灭菌维持的时间应从烤箱内温度达到要求时算起，有机物灭菌温度不超过170℃，以防烤化。⑦灭菌结束后应等烤箱内部温度降至40℃以下再打开，以防玻璃器皿炸裂。

3. 煮沸消毒法　是家庭和某些基层单位常用的一种消毒方法。适用于耐湿、耐高温物品的消毒，如金属、搪瓷、玻璃、餐饮具、橡胶、布类等。将物品刷洗干净全部浸没在水中，水位高于物品3cm或以上，然后加热煮沸（100℃），水沸后5～10分钟可杀灭细菌繁殖体，煮沸15分钟可杀死多数细菌芽孢，热抗力极强的芽孢如肉毒芽孢需3小时。消毒后及时将物品取出放于无菌容器内，4小时内使用。如中途加入物品，则在第二次水沸后重新计时。煮沸金属器皿时可加入碳酸氢钠，使之成1%～2%的浓度，使沸点提高，达到105℃，能增强杀菌效果，又有去污防锈的作用。

注意事项：①煮沸消毒前，物品必须刷洗干净，完全浸没在水中。②保证物品各面与水接触，空腔导管须先在腔内灌水，器械的轴节及容器的盖要打开，大小相同的碗、盆不能重叠。③橡胶类物品用纱布包好，待水沸后放入3～5分钟取出。④玻璃类物品用纱布包裹，于冷水或温水时放入。⑤物品不宜放置过多，一般不超过消毒容器容量的3/4。⑥高山地区由于气压低，沸点也低，应延长消毒时间（海拔每增高300m，需延长煮沸时间2分钟）。

4. 压力蒸汽灭菌法　是热力消毒灭菌效果最可靠的一种方法，利用高压饱和蒸汽的高热所释放的潜热灭菌（潜热指1g 100℃水蒸气变成1g 100℃的水时，释放出2255J的热能）。主要用于耐高温、高压、潮湿物品，如各类器械、敷料、搪瓷、橡胶、耐高温玻璃用品及溶液等的灭菌。压力蒸汽灭菌器分下排气式压力蒸汽灭菌器和预真空压力蒸汽灭菌器两大类。

下排气式压力蒸汽灭菌器：灭菌时利用冷热空气的相对密度差异，借助容器上部的蒸汽压迫使冷空气自底部排气孔排出，利用饱和蒸汽释放的潜热灭菌。下排气式压力蒸汽灭菌器包括卧式压力蒸汽灭菌器（图3－1）和手提式压力蒸汽灭菌器（图3－2）。灭菌所需的温度、压力和时间根据灭菌器的类型、物品性质、包装大小而有所差别。当压力在102.8～122.9kPa时，温度可达121～126℃，20～30分钟可达灭菌目的。

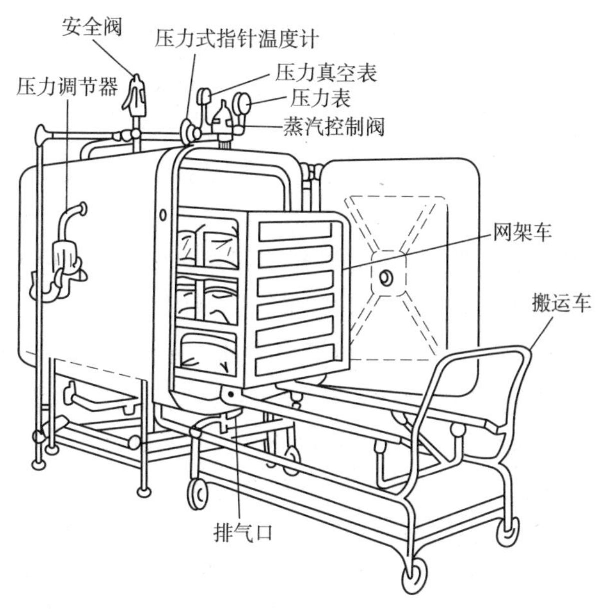

图3－1　卧式压力蒸汽灭菌器

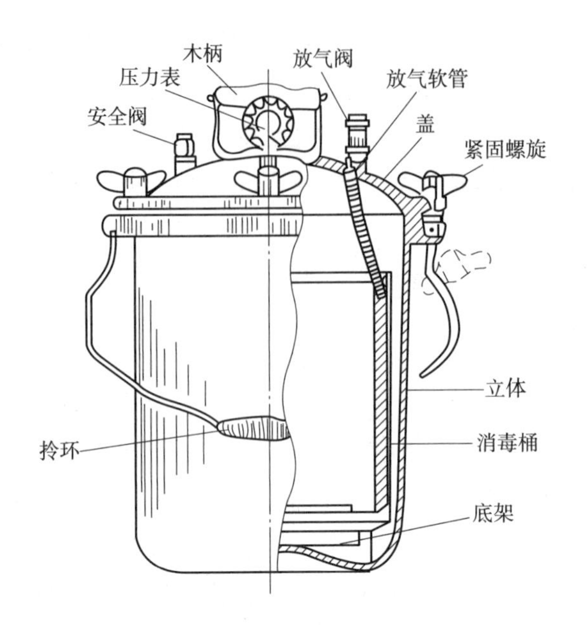

图 3－2　手提式压力蒸汽灭菌器

预真空压力蒸汽灭菌器：配有真空泵，在通入蒸汽前先将内部抽成真空，形成 2～2.6kPa 的负压，以利蒸汽穿透。压力在 184.4～210.7kPa 时，温度达 132℃；压力在 201.7～229.3kPa，温度达 134℃，保持 4 分钟即可灭菌。分为预真空和脉动真空两种。压力蒸汽灭菌器灭菌参数见表 3－1。

表 3－1　压力蒸汽灭菌器灭菌参数

灭菌器类别	物品类别	压力（kPa）	温度（℃）	最短时间（分钟）
下排气式	敷料	102.8～122.9	121～126	30
	器械	102.8～122.9	121～126	20
预真空式	敷料、器械	201.7～229.3	132～134	4

注意事项。①严格遵守操作规程：设备运行前应进行安全检查并预热。②包装合格：待灭菌物品在包装前洗净擦干或晾干，包内放化学指示卡，器械包重量不宜超过 7kg，敷料包重量不宜超过 5kg。灭菌包不宜过大过紧，体积不应大于 30cm×30cm×25cm。③装载合理：纺织类物品放入上层，器械类放于下层；盛装物品的容器应有孔，若无孔，应将容器盖打开，以利于蒸汽进入；物品放置总量不应超过卧式灭菌器容量的 80%，预真空灭菌器不得超过 90%，但不小于容量的 10%。各包之间留有空隙，以便于蒸汽流通、渗入包裹中央，排气时蒸汽能迅速排出，保持物品干燥。④被灭菌物品应待干燥后关闭容器口才能取出备用。⑤灭菌时随时观察压力及温度情况，当柜室温度达到要求时开始计时。⑥定期监测灭菌效果。

压力蒸汽灭菌效果的监测。①物理监测法：日常监测，即每次灭菌应连续监测并记录灭菌时的温度、压力和时间等灭菌参数。灭菌温度波动范围在 3℃内，时间满足最低灭菌时间的要求，同时应记录所有临界点的时间、温度与压力值，结果应符合灭菌的要求；定期监测，即每年用温度压力检测仪监测温度、压力和时间等参数，检测仪探头放置于最难灭菌部位。②化学监测法：此法比较简便，是目前广泛使用的常规检测手段。主要是通过化学指示剂的化学反应，灭菌后呈现的颜色变化来辨别是否达到灭菌要求。化学指示胶带法（图 3－3），使用时将其粘贴在需灭菌物品的包装外面；化学指示卡（图 3－4）放在灭菌包或标准试验包的中央部位，在 121℃持续 20 分钟或 132℃保持 4 分钟后，指示卡（或管）颜色变黑达到标准色，表示达到灭菌效果。③生物监测法：为最可靠的监测方法，每周测试 1 次，将嗜热脂肪杆菌芽孢生物指示物置于标准测试包的中心部位，将标准生物测试包或压力蒸汽生物 PCD（细胞程序性死亡），或使用一次性标准生物测试包，对满载灭菌器的灭菌质量进行生物监测。标准生物监测包或生物 PCD 置于灭菌器排气口的上方或生产厂家建议的灭菌器内最难灭菌的部位，经过一个灭菌周期后，自含式生物指示物遵循产品说明书进行培养；如使用芽孢菌片，应在无菌条件下将芽孢菌片接种到含 10ml 溴甲酚紫葡萄糖蛋白胨水培养基的无菌试管中，经（56 ±2）℃培养 7 天，检测时以培养基作为阴性对照（自含式生物指示物不用设阴性对照），以加入芽孢菌片的培养基作为阳性对照，观察培养结果。④B－D 试验检测法：B－D 试验可以迅速、准确测定灭菌器的性能。预真空压力蒸汽灭菌器每天开始灭菌运行前须进行空锅 B－D 试验，监测合格方可使用。试验包由纯棉布巾（50cm ×90cm）组成，将折好的布巾摞至 25cm 高度。将化学指示图夹放于中央层布巾之间，然后用布包裹成 23cm ×25cm ×30cm，重 4 ~5kg 的试验包。将试验包置放于灭菌柜底层靠近柜门与排气管口处，进行灭菌处理，灭菌结束后取出试验包化学指示图，观察其颜色变化。BD 试验指示图变色均匀，表示冷空气排除完全，说明灭菌器正常工作。若 BD 试验指示图变色不均匀，表示冷空气排除不彻底，不合格。

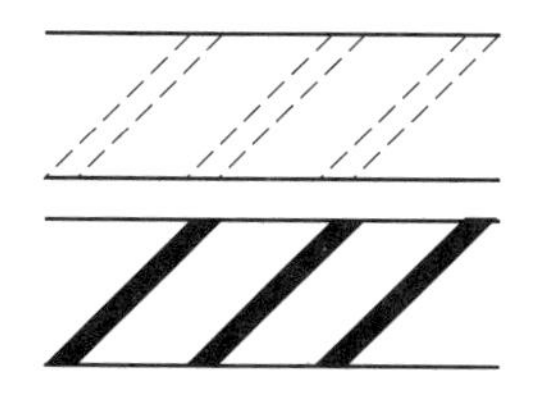

图 3－3 化学指示胶带

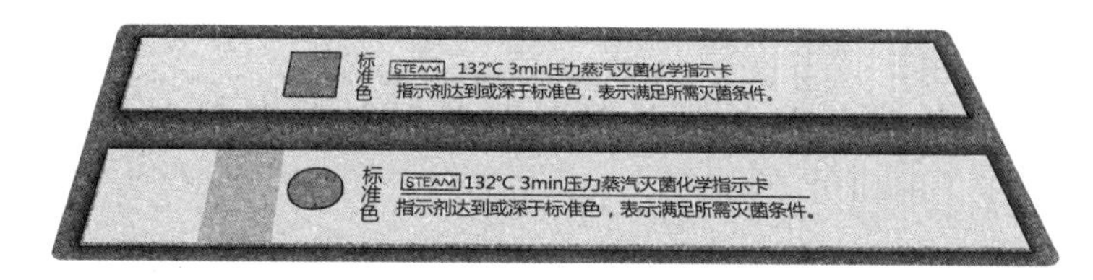

图 3－4 化学指示卡

（二）光照消毒法

光照消毒法主要利用紫外线和臭氧的作用，使菌体蛋白发生光解、变性而导致细菌死亡。紫外线杀菌力对杆菌强，对球菌较弱，对生长期细菌敏感，对芽孢敏感性差。

1. 日光暴晒法 利用日光的热、干燥和紫外线的作用。将物品放在直射日光下暴晒 6 小时，定时翻动，使物体各面均受到日光照射。常用于床垫、毛毯、棉被、书籍等物品的消毒。

2. 紫外线灯管消毒法 紫外线是波长在 100 ~400nm 的电磁波，消毒使用的是 C 波，杀菌力最强波长范围在 250 ~270nm，一般杀菌紫外线波长为 253.7nm。紫外线灯有普通直管热阴极低压汞紫外线灯、高强度紫外线消毒灯、低臭氧紫外线消毒灯和高臭氧紫外线消毒灯四种类型，有 15W、20W、30W、40W 四种规格。通电后汞气化放出紫外线 5 ~7 分钟后，空气中的氧气受紫外线照射电离产生臭氧，可增强杀菌效果。常用的紫外线消毒灯可采用悬吊式、移动式灯架或紫外线消毒箱。常用于物体表面和空气的消毒。

消毒方法。①空气消毒：消毒前清洁室内（紫外线易被灰尘微粒吸收，且穿透性差），关闭门窗，停止人员出入，室内安装紫外线灯数量为平均每立方米不小于 1.5W，一般每 $10m^3$ 安装 30W 紫外线灯管 1 支，有效距离不超过 2m，照射时间为 30 ~60 分钟。②物品消毒：选用 30W 紫外线灯管，消毒时应将物品摊开或挂起以减少遮挡，有效距离为 25 ~60cm，每面照射时间为 20 ~30 分钟。

注意事项。①保持灯管洁净。灯管表面一般每周用无水乙醇纱布擦拭 1 次，发现灯管表面有灰尘、油污时应随时擦拭。②消毒物品时应定时翻动物品，使各面受到直接照射。③加强个人防护。紫外线对眼睛及皮肤有强烈的刺激作用，可引起眼炎或皮炎。因此，照射时嘱患者离开照射房间或双眼戴墨镜，暴露的肢体用被单遮盖，照射后病室应通风换气。④消毒环境适宜。室内温度为 20 ~40℃，相对湿度为 40% ~60%。⑤记录消毒时间。从灯亮 5 ~7 分钟后开始计时，如需再次使用，应间歇 3 ~4 分钟。⑥定期监测杀菌效果及紫外线辐射强度。30W 紫外线新灯管辐射强度≥90$\mu W/cm^2$，高强度紫外线新灯管辐射强度≥180$\mu W/cm^2$，使用中辐射强度≥70$\mu W/cm^2$。当辐射强度低于 70$\mu W/cm^2$ 或使用时间超过 1000 小时，需更换灯管。

紫外线灯管消毒效果监测。①物理监测法：开启紫外线灯5分钟后，将紫外线强度仪放于紫外线灯垂直下方1m处，仪表稳定后所示结果即为所测灯管的辐照强度值。②化学监测法：开启紫外线灯5分钟后，将紫外线强度指示卡置于紫外线灯垂直下方1m处，照射1分钟后判断辐射强度。③生物监测法：空气和物品消毒后，对空气和物品表面取样进行细菌培养，检测细菌菌落数判断消毒效果。

3. 臭氧消毒法 臭氧发生器通电后可将空气中氧气转化成臭氧（浓度达到20mg/m^3）。臭氧主要依靠其强氧化性，杀灭细菌繁殖体和芽孢、病毒、真菌等，并可破坏肉毒杆菌毒素。主要用于空气、医院污水、诊疗用水及物品表面消毒。因臭氧对人体有毒（国家规定大气中臭氧浓度≤0.16mg/m^3），使用臭氧灭菌灯时，应关闭门窗，人员须离开现场。空气消毒后开窗通风30分钟方可进入。

注意事项：①臭氧对人体有害，国家规定大气中臭氧浓度≤0.16mg/m^3。空气消毒后开窗通风时间≥30分钟，人员方可入内。②臭氧具有强氧化性，可损坏多种物品，且浓度越高对物品损坏越重。③温湿度、有机物、水的浑浊度、pH值等多种因素可影响臭氧的杀菌作用。

（三）电离辐射灭菌法

电离辐射灭菌法，又称冷灭菌法，是应用放射性核素^{60}Co发射的高能γ射线或电子加速器产生的高能电子束（β射线）穿透物品，进行辐射灭菌的方法。此法具有广谱灭菌作用，适用于不耐高温的一次性医用塑料制品、橡胶、高分子聚合物精密医疗器械、生物医学制品及节育用具等在常温下的灭菌。如一次性注射器、输液器、输血器、聚乙烯心瓣膜、一次性导尿管等。使用时注意防止射线对人体的损害，应用机器设备传送物品，为提高灭菌效果应在有氧和湿度高的环境下进行灭菌。

注意事项：①放射线对人体有害，物品必须使用机械传送。②为增强γ射线的杀菌效果，灭菌应在有氧环境下进行。③湿度越高，杀菌效果越好。

（四）微波消毒灭菌法

微波是一种频率高、波长短的电磁波。在电磁波的高频交流电场中，物品中的极性分子发生极化，并频繁改变方向，互相摩擦，使温度迅速升高，达到消毒灭菌作用。微波可以杀灭细菌繁殖体、病毒、真菌、真菌孢子和细菌芽孢。常用于食品、餐具、医疗药品及耐热非金属材料器械的消毒灭菌。

注意事项：①微波对人体有一定的损害，避免长期接触和大剂量照射。②不用金属容器盛放消毒物品，物品高度不超过柜室的2/3，不接触四壁。③用湿布包裹消毒物品可提高消毒效果。

（五）空气净化法

常用层流通风、过滤除菌法，应用物理阻留、静电吸附等原理除去介质中的微生物。利用正压使室外空气通过孔隙小于0.2μm的高效过滤器，以垂直或水平呈流线状流入室内，以等速流过房间后流出。机器工作30~60分钟即可达到消毒要求。凡在送风系统上装备高效空气过滤器的房间，称生物洁净室。主要用于手术室、器官移植病房及烧伤病房等。

（六）超声波消毒法

超声波消毒法是利用频率在20~200kHz的超声波作用，使细菌细胞机械破裂和原生质迅速游离，达到消毒目的。如超声洗手器，用于手的消毒；超声洗涤机，用于注射器的清洁和初步的消毒处理。

（七）过氧化氢等离子灭菌

过氧化氢在灭菌器内高频电磁场作用下形成等离子体，等离子体成分可直接氧化氨基酸，使微生物死亡。而一旦灭菌工作停止，等离子气就转换成为无害的水汽和氧气，不会形成有毒产物。用于不耐湿和热的器械的灭菌，如各种腔镜。过氧化氢浓度超过6mg/L，灭菌舱温度为45~65℃，灭菌时间为28~75分钟。

注意事项：①灭菌物品需洗净和充分干燥，使用无纺布包装和专用器械盒装载，保证过氧化氢的透入和扩散。②不能用于带盲端管腔的任何器械、内部构件不能清洗的器械、由纤维材料制成的吸湿性物品、液体和粉末的灭菌。③灭菌效果监测：物理监测，观察灭菌过程的温度、压力和时间等参数，判断灭菌流程是否正常；化学监测，在灭菌包内和包外放置化学指示卡，根据指示卡颜色判断过氧化氢渗透情况；生物监测法，用非致病性嗜热脂肪杆菌芽孢作为生物指示剂，每天进行1次灭菌循环的监测。

三、化学消毒灭菌法

使用化学药物杀灭微生物的方法称为化学消毒灭菌法。其原理是通过药物渗透到微生物体内，使蛋白凝固变性，酶蛋白失去活性，抑制微生物的代谢、生长和繁殖；破坏微生物细胞膜的结构，改变其通透性，使细胞破裂、溶解，从而达到消毒灭菌的作用。凡不宜使用物理消毒灭菌而耐潮湿的物品均可采用此法，如锐利的金属、刀、剪、缝针、光学仪器（胃镜、膀胱镜等）及皮肤、黏膜，患者的分泌物、排泄物、病室空气等。

（一）化学消毒剂的分类

化学消毒剂按其杀灭微生物效果可分为四类。

1. 灭菌剂　指杀灭一切微生物，包括细菌芽孢，达到灭菌要求的消毒剂。如环氧乙烷、戊二醛、过氧乙酸、甲醛。

2. 高效消毒剂　指杀灭大多数细菌芽孢及其他各类微生物，如分枝杆菌、病毒、真菌及细菌繁殖体等的消毒剂。如过氧化氢、部分含氯消毒剂。

3. 中效消毒剂　指杀灭细菌芽孢以外的微生物，如分枝杆菌、病毒、真菌及细菌繁殖体等的消毒剂。如醇类、碘类、部分含氯消毒剂。

4. 低效消毒剂　指只能杀灭细菌繁殖体、部分真菌和亲脂性病毒的消毒剂，如胍类、酚类和季铵盐类。

（二）化学消毒剂的使用原则

（1）根据物品的性能及不同微生物的特性，选择合适的消毒剂。

（2）待消毒物品需洗净、擦干。浸泡时，打开器械的轴节或套盖，管腔要灌满药液，物品全部浸没在消毒液内。浸泡中途添加物品，需重新计时。

（3）严格掌握消毒剂的有效浓度、消毒时间及使用方法。消毒剂要现配现用，定期更换，易挥发的消毒液应加盖并定期检测，以保持有效浓度。

（4）浸泡消毒后的物品，使用前应用无菌0.9%氯化钠溶液或无菌蒸馏水冲洗；气体消毒后的物品，应待气体散发后再使用，以免刺激组织。

（5）消毒液中不能放置纱布、棉花等物品，因这类物品可吸附消毒剂而降低消毒效力。

（三）化学消毒剂的使用方法

1. 浸泡法　是将需消毒的物品洗净、擦干，浸入标准浓度的消毒液中，在规定的时间，达到消毒、灭菌作用的方法。适用于耐湿不耐热物品、仪器的消毒，如锐利器械、精密仪器等。根据消毒物品和消毒液的种类不同，确定消毒溶液浓度与浸泡时间。

2. 擦拭法　用标准浓度的化学消毒液擦拭被污染物体表面或进行皮肤消毒的方法。应选用易溶于水、穿透性强、无显著刺激性的消毒剂。常用于皮肤黏膜、地面、墙壁、家具等的消毒。

3. 喷雾法　用喷雾器将标准浓度的化学消毒剂均匀喷洒在空气中和物体表面进行消毒的方法。常用于空气和物品表面（如墙壁、地面）的消毒。

4. 熏蒸法　利用消毒剂气体杀灭在密闭空间内的有害微生物，使达到无害化的处理方法。通常加热或加入氧化剂使消毒剂气化，在标准浓度和有效时间内达到消毒灭菌的目的。常用于室内物品、空气消毒和不耐湿、不耐高温的物品（票证、精密仪器）消毒。空气消毒时将消毒剂加热熏蒸，按规定时间密闭门窗，消毒完后再开窗通风换气。常用空气熏蒸消毒法见表 3-2。

表 3-2 空气熏蒸消毒法

消毒剂	消毒方法
2%过氧乙酸	8ml/m³，加热熏蒸，密闭门窗 30~120 分钟
纯乳酸	0.12ml/m³，加等量水，加热熏蒸，密闭门窗 30~120 分钟
食醋	5~10ml/m³，加热水 1~2 倍，加热熏蒸，密闭门窗 30~120 分钟。用于流感病室的消毒

（四）常用化学消毒灭菌剂（表 3-3）

表 3-3 常用化学消毒灭菌剂

名称	效力水平	作用原理	适用范围	注意事项
环氧乙烷（又名氧化乙烯）	灭菌	低温为无色液态，超过 10.8℃ 变为气态，易燃易爆；与菌体蛋白结合，使酶代谢受阻而杀灭细菌、真菌、病毒、立克次体和芽孢等微生物	（1）适用于不耐高温、湿热如电子、光学仪器等诊疗器械的灭菌 （2）根据物品种类、包装大小选择消毒灭菌剂量：大型灭菌器，用于处理大量物品，用药浓度为0.8~1.2kg/m³，温度为55~60℃，灭菌6小时；中型灭菌器，用于一次性诊疗用品的灭菌，用药浓度800~1200mg/L，温度为55~56℃，灭菌6小时；小型灭菌器，用于处理少量医疗器械和用品，用药浓度 450~1200mg/L，温度为37~63℃，灭菌1~6小时	（1）易燃易爆有毒性，须在密闭的灭菌器内进行，严格遵守操作程序并做好防护 （2）室温下避光、密封放置于阴凉通风、远离火源电源处，禁止放置于冰箱；储存温度低于 40℃，相对湿度 60%~80% （3）物品灭菌前应彻底清洗干净，不可用生理盐水清洗（环氧乙烷不易杀灭无机盐中的微生物） （4）消毒灭菌后的物品应清除环氧乙烷残留量后方可使用 （5）每次消毒灭菌时，应进行效果监测及评价 （6）环氧乙烷遇水后形成有毒的乙二醇，禁用于饮水和食品消毒
戊二醛	灭菌	与菌体蛋白质反应，使之灭活，能杀灭细菌、真菌、病毒和芽孢	（1）适用于不耐高温医疗器械和精密仪器的消毒灭菌，如内镜、肺活量测定管、透析器等 （2）2%戊二醛溶液加入碳酸氢钠（pH 调节剂）和 0.5%亚硝酸钠防锈剂充分混匀，成为2%碱性戊二醛 （3）灭菌：浸泡 10 小时；消毒：一般繁殖体浸泡 10~30 分钟，肝炎病毒浸泡 30 分钟	（1）室温下避光、密封存于阴凉、通风干燥处 （2）浸泡金属类物品时，加入 0.5%亚硝酸钠防锈 （3）定期检测浓度，每周过滤 1 次，每 2 周更换消毒剂 1 次，戊二醛一经碱化稳定性降低，应加盖及现配现用，使用期间戊二醛含量应≥1.8% （4）消毒后的物品，在使用前用无菌蒸馏水冲洗
过氧乙酸	灭菌	能产生新生态氧，将菌体蛋白质氧化使细菌死亡；能杀灭细菌、真菌、芽孢和病毒	（1）0.2%溶液用于手消毒，浸泡 1~2 分钟，0.02% 溶液用于黏膜冲洗消毒 （2）0.2%~0.5%溶液用于物体表面擦拭或浸泡 30~60 分钟 （3）0.5%溶液用于餐具消毒，浸泡 30~60 分钟 （4）1%~2%溶液用于空气熏蒸消毒；0.2%~0.4%溶液用于环境喷洒消毒	（1）对金属及棉织物有腐蚀性，消毒后及时冲洗干净 （2）易氧化分解而降低杀菌力，故需加盖及现配现用 （3）浓溶液有刺激性及腐蚀性，配制时要戴口罩和橡胶手套 （4）存于阴凉避光处，防止高温引起爆炸 （5）定期检测浓度，原液浓度低于 12%禁止使用

续表

名称	效力水平	作用原理	适用范围	注意事项
福尔马林（37%～40%甲醛溶液）	灭菌	能使菌体蛋白变性，酶活性消失；能杀灭细菌、真菌、芽孢和病毒	（1）适用于对湿热敏感、不耐高温和高压的医疗器械的消毒灭菌 （2）常用甲醛灭菌器进行低温甲醛蒸汽灭菌，浓度3～11mg/L，温度为50～80℃，相对湿度为80%～90%，密闭30～60分钟	（1）熏蒸穿透力弱，衣物最好挂起消毒 （2）对人有一定毒性和刺激性，使用时注意防护，消毒后去除残留气体，设置专用排气系统 （3）甲醛有致癌作用，不用于室内空气消毒
二溴海因	高效消毒	白色或黄色结晶，能水解生成次溴酸，使菌体蛋白变形	（1）用于饮水、游泳池、污水和一般物体表面消毒 （2）游泳池水消毒1.2～1.5mg/L、污水消毒1000～1500mg/L，时间90～100分钟；一般物体表面消毒用浸泡、擦拭和喷洒方法，浓度400～500mg/L，时间10～20分钟	（1）密闭存于阴凉干燥耐酸容器内，远离易燃物 （2）禁用于手、皮肤黏膜和空气消毒 （3）对有色织物有漂白作用；对金属制品有腐蚀性，消毒时应加入亚硝酸钠 （4）刺激性强，加强个人防护
含氯消毒剂（漂白粉、漂白粉精、氯胺T、二氯异氰尿酸钠、二氯异氰尿酸）	高、中效消毒	在水溶液中放出有效氯，破坏细菌酶的活性、使菌体蛋白凝固变性，能杀灭各种细菌、病毒、芽孢	适用于餐具、环境、水、疫源地等的消毒，常用浸泡法、擦拭法、喷雾法消毒，作用30分钟 （1）0.15%用于饮水消毒 （2）细菌繁殖体污染：100～250mg/L；乙肝病毒、结核杆菌污染：500mg/L；细菌芽孢污染：1000mg/L （3）空气消毒：500mg/L，20～30mg/m^3，作用30～60分钟 （4）排泄物：粪便5份加漂白粉1份搅拌后放置2小时；尿液100ml加漂白粉1g放置1小时	（1）密闭保存于阴凉、干燥处，粉剂需防潮，减少有效氯的丧失 （2）配制液性质不稳定，应现配现用，加盖保存，定期更换 （3）因有腐蚀和漂白作用，不应用于金属制品、有色织物及油漆家具的消毒 （4）对呼吸道、眼睛等有强力破坏性，空气消毒后注意通风
过氧化氢（H_2O_2）	高效消毒	过氧化氢遇到组织中的过氧化氢酶时，迅即分解而释放出新生氧，能杀菌、除臭、除污等	（1）适用于丙烯酸树脂制成的外科埋植物、不耐热的塑料制品、餐具、服装、饮水等消毒，以及外科冲洗伤口 （2）常用浸泡法和擦拭法，浓度为3%过氧化氢，消毒时间30分钟	（1）存放于阴凉通风处，使用前测定有效浓度 （2）稀释液应现配现用，配制时避免与还原剂、高锰酸钾、碘化物等强氧化剂混合 （3）对金属有腐蚀性、对织物有漂白作用 （4）有刺激性，防止溅入眼睛 （5）消毒被血液、脓液污染的物品，应适当延长消毒时间
碘酊	中效消毒	使细菌蛋白氧化变性，能杀灭大部分细菌、真菌、芽孢和原虫	适用于注射部位、手术、创面周围等的皮肤消毒 （1）2%溶液用于皮肤消毒和一般皮肤感染，作用1分钟后，再用70%～75%乙醇脱碘 （2）2.5%溶液用于脐带断端的消毒，作用1～3分钟后，再用70%～75%乙醇脱碘	（1）消毒液中的碘在常温下易挥发，应置于阴凉避光处 （2）有较强刺激性，不宜用于破损皮肤、眼及口腔黏膜的消毒 （3）对金属有腐蚀性，不能浸泡金属器械 （4）禁用于碘过敏者
碘伏	中效消毒	使细菌蛋白氧化变性，能杀灭大部分细菌、真菌、芽孢和原虫	适用于皮肤、黏膜等消毒，手及皮肤消毒浓度为2～10g/L，黏膜消毒浓度为250～500mg/L （1）外科手消毒：擦拭揉搓3～5分钟 （2）手部皮肤：擦拭2～3分钟 （3）注射和穿刺部位皮肤、新生儿脐部消毒：涂擦2遍，作用1～3分钟 （4）口腔黏膜及创面：擦拭，作用3～5分钟	（1）碘伏稀释后稳定性差，宜现用现配 （2）置于阴凉、避光处，防潮、密闭保存 （3）对2价金属制品有腐蚀作用，不作相应金属制品的消毒 （4）皮肤消毒后不用乙醇脱碘

续表

名称	效力水平	作用原理	适用范围	注意事项
安尔碘（AED －I）	中、高效消毒	对细菌、真菌、乙肝病毒等具有广谱、速效、持效杀菌作用	0.2%常用于口腔炎症消毒杀菌，外科换药消毒，肌内注射前皮肤消毒，外科手消毒、手术部位皮肤消毒及体温表消毒	（1）对黏膜和伤口有一定的刺激性 （2）对碘、乙醇过敏者禁用
乙醇	中效消毒	破坏细菌细胞膜的通透性，使菌体蛋白脱水凝固变性，干扰细菌的新陈代谢而导致死亡，但对肝炎病毒及芽孢无效	（1）70%～75%溶液用于消毒皮肤，也可用于浸泡锐利金属器械及体温计，浸泡30分钟 （2）卫生手消毒时喷洒或涂擦1～2遍，作用1分钟，外科手消毒剂擦2遍，作用3分钟 （3）95%溶液用于燃烧灭菌	（1）易挥发，须加盖保存，定期调整，保持浓度不低于70%，不高于80% （2）有刺激性，不宜用于黏膜及创面的消毒 （3）易燃，忌明火 （4）对乙醇过敏者慎用
胍类消毒剂（氯己定）	低效消毒	破坏细菌细胞膜的酶活性，使胞浆膜破裂，对细菌繁殖体有较强的杀菌作用，但不能杀灭芽孢、分枝杆菌和病毒	（1）0.02%溶液用于手的消毒，浸泡3分钟 （2）0.05%溶液用于创面消毒 （3）0.1%溶液用于物体表面的消毒	（1）应置于阴凉处避光、防潮、密封保存 （2）对肥皂、碘、高锰酸钾等阴离子表面活性剂有拮抗作用 （4）有吸附作用，会降低药效，故溶液内不可投入纱布、棉花等
苯扎溴铵（新洁尔灭）	低效消毒	阳离子表面活性剂，能吸附带阴电的细菌，破坏细胞膜，最终导致菌体自溶死亡，又可使菌体蛋白变性而沉淀；对细菌繁殖体有杀灭作用	用于皮肤、黏膜和物品消毒 （1）0.05%～0.1%溶液用于皮肤消毒，作用3～5分钟 （2）0.05%溶液用于黏膜消毒，作用3～5分钟 （3）0.1%～0.2%溶液用于环境和物品表面消毒，作用30分钟	（1）避免接触有机物和拮抗物，不能与阴离子洗涤剂如肥皂同用，也不能与碘或过氧化物同用 （2）易被污染，宜现配现用 （3）对铝制品有破坏作用，故不可用铝制品盛装 （4）存在有机物时会降低消毒效果，应加大消毒液的浓度或延长作用时间

四、医院清洁、消毒、灭菌工作

（一）医院物品的危险性分类

医院物品依据医院诊疗器械污染后造成的危害程度和人体接触部位的不同分为三类。

1. 高度危险性物品　是指穿过皮肤或黏膜而进入无菌组织、腔隙、器官内部的器材、用品或与破损的组织、皮肤、黏膜密切接触的器材和用品。如手术器械、注射器、腹腔镜、活检钳等。

2. 中度危险性物品　指仅跟皮肤或黏膜相接触，而不进入无菌组织内的物品。如压舌板、胃肠道内镜、口表等。

3. 低度危险性物品　指仅直接或间接地与完好无损的皮肤相接触的一类物品。如床栏、衣被、便器、听诊器、血压计袖带等。

（二）医院物品消毒、灭菌方法的选择原则

1. 根据物品污染后的危害程度选择消毒和灭菌的方法　凡是高度危险性物品，必须选用灭菌法杀灭一切微生物；凡是中度危险性物品，选择高水平消毒法；凡是低度危险性物品，一般可用低水平消毒法。

2. 根据污染微生物的种类和数量选择消毒、灭菌的方法　对受到致病性芽孢、真菌芽孢和抵抗力强、危险程度大的病毒污染的物品，选用灭菌法或高水平消毒法；对受到致病性细菌、真菌、亲水病毒、螺旋体、支原体、衣原体污染的物品，选用中水平消毒法；对受到一般细菌和亲脂病毒污染的物品，可选用中或低水平消毒法。

3. 根据消毒物品的性质选择消毒方法　耐高温、耐湿物品和器材，应首选压力蒸汽灭菌法；忌湿忌热物品应选择甲醛或环氧乙烷气体消毒、灭菌；金属器械、光学仪器应选择腐蚀性小的灭菌剂，如戊二醛浸泡灭菌，多孔材料表面可选择喷雾消毒法。

4. 严格遵守消毒程序　凡是受到感染患者排泄物、分泌物、血液污染的器械和物品，应先消毒，再清洗，再按物品污染后危险性的程度选择合理的消毒、灭菌方法进行消毒或灭菌。

（三）医院日常的清洁、消毒、灭菌

1. 预防性和疫源性消毒

（1）预防性消毒（preventive disinfection）　指在未发现感染性疾病的情况下，对可能被病原微生物污染的物品和场所进行的消毒。如诊疗用品的常规消毒。

（2）疫源性消毒（disinfection of epidemic focus）　指在对医院内存在着或曾经存在着感染性疾病传染源的情况下进行的消毒，其消毒措施有随时消毒和终末消毒。

1）随时消毒　指对医院存在的疫源地内的传染源在住院期间进行的病室或床边消毒，随时杀灭由感染源排出的病原微生物。

2）终末消毒　指传染源离开疫源地后进行彻底消毒。即感染患者出院、转院或死亡后对其住过的病室及污染物品进行的消毒。包括消毒患者病室、衣服、床单、分泌物、排泄物、生活用水、污物及接触过的医疗器材。

2. 医院环境消毒　医院环境被患者、隐性感染者或带菌者排出的病原微生物所污染，成为感染的媒介。因此，医院环境的清洁与消毒是控制医院内感染的基础。医院环境要清洁，消灭低洼积水、蚊蝇滋生地，清除垃圾，遇到特殊污染的局部地面及空间，可用化学消毒剂喷洒。医院候诊室、诊室、走廊、病室等要搞好清洁卫生并进行必要的消毒，做到无灰尘、无蛛网、无蚊蝇、窗明洁净，地面、门窗、家具用消毒液擦拭。

3. 空气消毒　用物理、化学等方法杀灭密闭空间内空气中悬浮的有害微生物，使其达到无害化的处理。常用措施有湿式清扫，定时通风换气，采用紫外线灯、臭氧灭菌灯空气消毒。若被传染性较强的微生物污染，可采用过氧化氢、过氧乙酸等化学消毒剂喷雾或熏蒸。手术室、器官移植室、无菌药液配制室内的空气可采用层流净化法使空气净化。

4. 被服类消毒　医院被服分为一般常规换下衣被、明显污染衣被和医务人员使用衣被三类，应分类收集并分开清洗和消毒。经环氧乙烷灭菌后，再清洗、烘干、熨烫备用。如无条件成立环氧乙烷灭菌间，可根据不同的物品采用不同的方法消毒。

（1）对于被细菌繁殖体污染的感染性织物，可使用250～500mg/L的含氯消毒剂或100～250mg/L的二氧化氯消毒剂，洗涤消毒时间不少于10分钟；也可选用煮沸消毒（温度100℃，时间≥15分钟）和蒸汽消毒（温度100℃，时间15～30分钟）。

（2）对已明确被气性坏疽、经血传播病原体、突发不明原因传染病的病原体或分枝杆菌、细菌芽孢引起的传染病污染的感染性织物，可使用2000～5000mg/L的含氯消毒剂或500～1000mg/L的二氧化氯消毒剂，洗涤消毒时间不少于30分钟。

（3）毯子、棉胎、枕芯、床垫可用日光暴晒或紫外线消毒。

（4）特殊污渍的处理方法　碘酊污渍，可用乙醇或维生素C溶液擦拭；甲紫污渍，可用乙醇或草酸擦拭；陈旧血渍，可用过氧化氢溶液浸泡后洗净；高锰酸钾污渍，可用维生素C溶液或0.2%～0.5%过氧乙酸溶液浸泡后洗净擦拭。

5. 器械物品的清洁、消毒、灭菌　医疗器械及其他物品是导致医院感染的重要途径之一，必须根据医院用品的危险性分类及其消毒、灭菌的原则进行妥善的清洁、消毒、灭菌。

（1）进入人体无菌组织、器官、腔隙，或接触人体破损皮肤、破损黏膜、组织的诊疗器械、器具和物品应进行高压蒸汽灭菌或戊二醛等化学灭菌，各种用于注射、穿刺、采血等有创操作的医疗器具应一用一灭菌。

（2）可重复使用的器械、器具和物品要与一次性使用物品分开放置；一次使用的物品不得重复使用。

（3）接触完整皮肤的医疗器械、器具及物品，如听诊器、监护仪导联、血压计袖带等应保持清洁，被污染时应及时清洁与消毒。呼吸机外置管路及附件应达到一人一用一消毒或灭菌，消毒方法首选清洗消毒机。

6. 皮肤和黏膜的消毒　指杀灭或清除皮肤和黏膜（口腔、鼻腔、阴道及外生殖器）上的病原微生物并达到消毒要求。通常使用浸泡法、擦拭法和冲洗法。根据不同的部位选择消毒剂。常用消毒剂有碘类、醇类、季铵盐类和过氧化物类。医务人员应加强手的清洗、消毒，可有效避免交叉感染的发生。

7. 物品表面、地面的清洁与消毒　监护仪器、输液泵、治疗车、床栏、床头柜、门把手、灯开关、水龙头等频繁接触的物体表面应每天清洁、消毒；被患者血液、体液、呕吐物和排泄物污染时，应选择中水平以上消毒法进行消毒。

8. 生活卫生用品　患者毛巾、面盆、痰盂（杯）、便器、餐饮具等，应保持清洁，个人专用，定期消毒。茶具、餐具要严格执行一洗、二涮、三冲、四消毒、五保洁的清洁程序。患者出院、转院或死亡后应对其使用过的生活卫生用品进行终末消毒。擦拭物体表面的布巾，不同患者之间和不同区域之间应更换，擦拭地面的拖布在不同病房及区域之间使用时应更换，使用后放消毒液浸泡消毒，干燥保存。

9. 医院污水的处理　医院污水指排入医院化粪池的污水和粪便，如医疗污水、生活污水和地面雨水。医院污水经消毒处理后，排入城市下水道网络，污泥可作农田肥料，若不加强管理，污水中可能会含有各种病原微生物和有害物质，将造成环境污染，危害社会。因此，医院应建立污水处理系统。按污水种类分别进行排放，排放质量应符合《污水综合排放标准》；医院感染病区和普通病区的污水应实行分流，分别进行消毒处理。

第三节　无菌技术

PPT

一、概念

1. 无菌技术（aseptic technique）　指在医疗、护理操作过程中，防止一切微生物侵入人体和防止无菌物品、无菌区域被污染的操作技术。

2. 无菌物品（aseptic supplies）　指经过灭菌处理后未被污染的物品。

3. 无菌区域（aseptic area）　指经过灭菌处理后未被污染的区域。

4. 非无菌物品（non - aseptic supplies）或非无菌区域（non - aseptic area）　指未经过灭菌处理或经过灭菌处理后被污染的物品或区域。

二、无菌技术操作原则

1. 操作前准备

（1）环境准备　操作区域和操作台要清洁、宽敞、干燥，无菌操作前30分钟通风，停止清扫地面，减少人员走动，以降低室内空气中的尘埃。

（2）操作者准备　衣帽穿戴整洁，修剪指甲、洗手，戴口罩。必要时穿无菌衣，戴无菌手套。

2. 无菌物品管理

（1）无菌物品和非无菌物品应分别放置，并有明显标志。

（2）无菌物品必须存放在无菌包或无菌容器内，无菌包或无菌容器外注明物品名称、灭菌日期，物品按有效期先后顺序放置。

（3）定期检查无菌物品保存情况，无菌包在干燥、未污染的情况下，保存期一般为7天，过期或包布受潮、破损应重新灭菌。

3. 操作中保持无菌

（1）明确划分无菌区和非无菌区，操作者应面向无菌区域，身体与无菌区保持一定距离；手臂须保持在腰部水平以上或操作台面以上；不可跨越无菌区域。操作时，不可面对无菌区讲话、咳嗽、打喷嚏。

（2）取用非独立包装的无菌物品时，必须用无菌持物钳（镊）夹取；未经消毒的用物不可触及无菌物品或跨越无菌区；无菌物品一经取出，即使未使用，也不可放回无菌容器内；无菌物品不可在空气中暴露过久；一套无菌物品，仅供一位患者使用，防止交叉感染。

（3）操作中，无菌物品疑有污染或已被污染，应予更换或重新灭菌。

三、无菌技术操作法

（一）无菌持物钳使用方法

【目的】

取用或传递无菌物品，保持无菌物品的无菌。

【评估】

1. 根据夹取物品的种类选择合适的持物钳（镊）。

2. 操作环境整洁、宽敞、明亮。

3. 无菌物品存放合理，无菌包或容器外标签清楚，在有效期内。

【计划】

1. 护士准备　衣帽整洁，修剪指甲，洗手，戴口罩。

2. 用物准备　无菌持物钳、盛放无菌持物钳的容器。

（1）无菌持物钳的种类　无菌持物钳有三叉钳、卵圆钳和长、短镊子等（图3－5）。①三叉钳：上端较粗，呈三叉形并以一定弧度向内弯曲，常用于夹取较大或较重物品，如瓶、罐、盆、骨科器械等。②卵圆钳：上端有两个卵圆形小环，可夹取刀、剪、镊、治疗碗、弯盘等。③镊子：长、短两种，其尖端细小，轻巧方便，适用于夹取针头、棉球、纱布等。

（2）无菌持物钳的存放　①湿式保存法：无菌持物钳经压力蒸汽灭菌后浸泡在盛有消毒液的大口有盖无菌容器内，液面要浸没持物钳轴节以上2～3cm或镊子长度的1/2，每个容器内只能放置一把无菌持物钳（图3－6）。②干燥保存法：将盛有无菌持物钳的无菌干罐保存在无菌包内，在集中治疗前开包使用，4小时内有效。

3. 环境准备　光线适宜，整洁宽敞。

【实施】

1. 操作方法

（1）查对　检查并核对名称、有效期、灭菌标识。

（2）取钳　打开容器盖，手持无菌持物钳或无菌持物镊上1/3，前端闭合，移钳至容器中央，垂直取出，前端向下滴尽消毒液后再使用（图3－7）。

(3) 用钳　夹取无菌物品时，始终保持持物钳的前端向下，并只能在肩以下、腰以上的视线范围内活动。

(4) 放钳　闭合持物钳前端，垂直放入容器内（若为湿式保存应打开钳端），关闭容器盖。

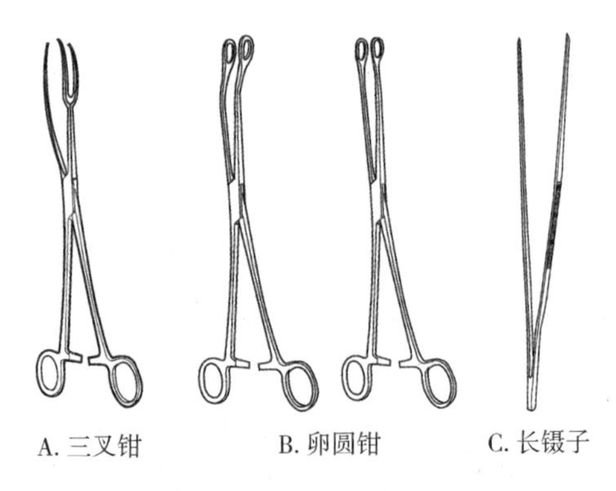

图 3-5　无菌持物钳的种类

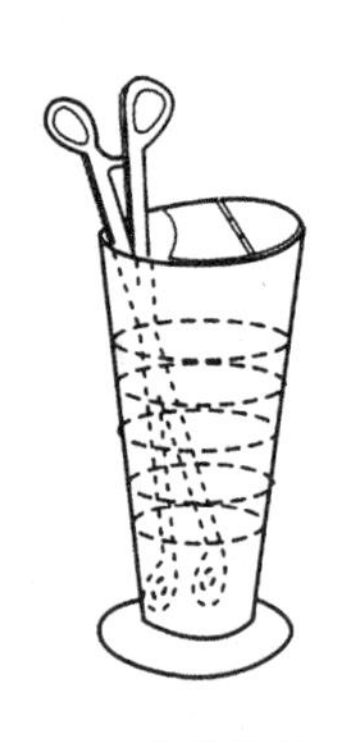

图 3-6　无菌持物钳的浸泡

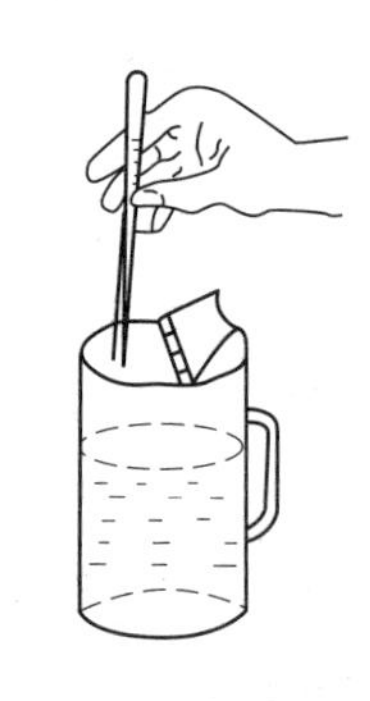

图 3-7　无菌持物钳的使用

2. 注意事项

(1) 无菌持物钳只能用于夹取无菌物品，不能夹取无菌油纱布，以免油粘于钳端，影响消毒效果；不能换药、消毒皮肤。

(2) 取放无菌持物钳时，手指不可触及其浸泡部位。不可触及容器边缘、液面上的容器内壁及盖内面。

(3) 使用无菌持物钳时，前端不可高举。如需到远处夹取无菌物品，应将无菌持物钳放入容器一同搬移，就地取出使用，防止持物钳在空气中暴露过久而污染。污染或疑有污染时，不得再放回容器内，应立即更换，不能更换时应在酒精火焰烧灼灭菌处理再放回。

(4) 无菌持物钳和存放容器应定期消毒，湿式保存法消毒液应每周更换 2 次，容器及持物钳每周灭菌 2 次，特殊科室如手术室、门诊注射室、换药室等使用较多的部门则每天更换、灭菌。干燥法保存则 4~6 小时更换 1 次。

【评价】

无菌持物钳、无菌容器及无菌物品未被污染。

(二) 无菌容器使用方法

【目的】

用于盛放无菌物品并保持其无菌状态。

【评估】

1. 操作环境宽敞、明亮、整洁；操作台清洁、干燥、平坦。
2. 无菌容器盖严并在灭菌有效期内。

【计划】

1. 护士准备　着装整洁，修剪指甲，洗手，戴口罩。
2. 用物准备　盛放无菌物品的容器，如无菌盒、贮槽、罐。
3. 环境准备　整洁、宽敞、明亮。

【实施】

1. 操作方法

(1) 查对　检查核对无菌容器标签上的物品名称、灭菌日期、灭菌标识。

(2) 开盖　手持无菌容器盖外面向一侧移离容器上方，打开容器盖，内面向上置于稳妥处或拿在手中（图3－8）。

（3）取物　用无菌持物钳从无菌容器内夹取无菌物品。

（4）关盖　取物后，将盖翻转，内面朝下，由容器近侧向对侧或由容器一侧移向另一侧盖严。首次使用，需记录开启时间并签名，余下物品的有效期为24小时。

（5）手持容器　手持无菌容器（如治疗碗）时，应托住容器底部（图3－9）。

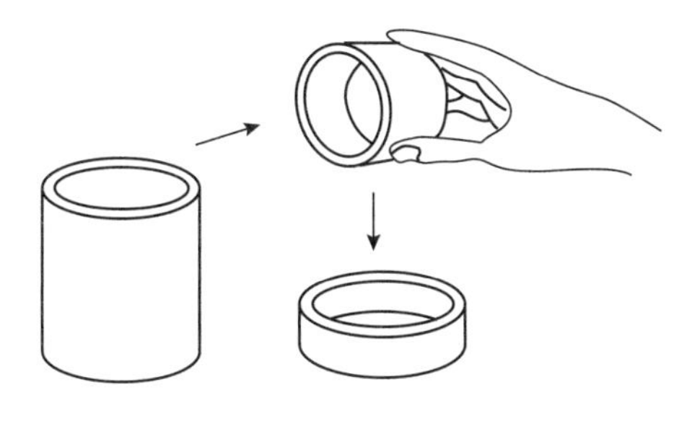

图3－8　打开无菌容器图

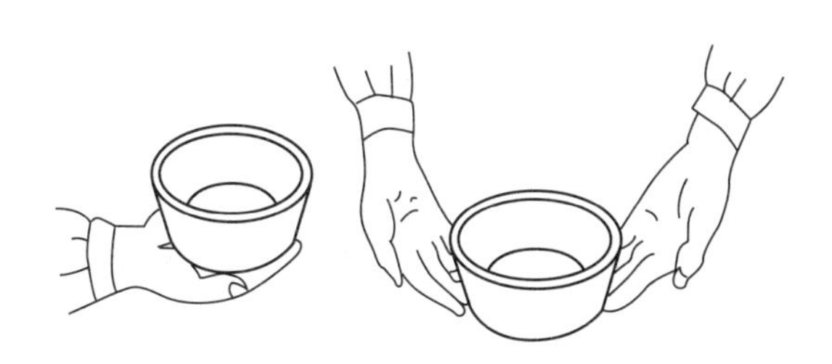

图3－9　手持无菌容器

2. 注意事项

（1）无菌容器盖子不可在容器上方翻转，手不可触及盖的内面、容器边缘、不可跨越无菌区。

（2）取出的物品即使未用也不可放回无菌容器内。

（3）无菌容器应定期灭菌，一经打开，使用时间不超过24小时。

【评价】

无菌容器、无菌持物钳及无菌物品未被污染。

（三）无菌包使用方法

【目的】

用无菌包布包裹无菌物品，以保持无菌物品的无菌状态。

【评估】

1. 操作环境整洁、宽敞；操作台清洁、干燥、平坦。

2. 无菌包干燥、包装完好并在灭菌有效期内，化学指示物为标准黑色。

【计划】

1. 护士准备　着装整洁，洗手，戴口罩。

2. 环境准备　光线适宜，整洁、宽敞、干燥。

3. 用物准备　无菌持物钳、包布（包布由质厚、致密纺织品或医用无纺布制成）、治疗巾、标签、化学指示胶带、签字笔。

【实施】

1. 操作方法

（1）备无菌包　在清洁区内完成。

1）打开放物　将包布铺平，系带放于对侧，将物品放在包布中央，玻璃物品用棉垫包裹，放置化学指示卡于物品中央。

2）包扎系带　将包布近侧一角向上折叠盖住物品，左右两角向中折（角尖端向外翻折），系带角由对侧向近侧折叠，用化学指示胶带粘贴封包（图3－10）。

3）标记灭菌　贴上标签，注明物品名称、灭菌时间。粘贴化学指示胶带，进行灭菌处理。

（2）开包使用　选择清洁干燥、平坦区域。

1）核对查看　查看无菌包的名称、灭菌有效期，化学指示胶带变成标准黑色，包布无潮湿、破损，符合使用要求（纺织品包装有效期为7天，医用无纺布包装有效期为6个月）。

2）开无菌包　无菌包放置清洁、干燥处，撕开粘贴或解开系带，卷好系带放于包布角下，手持包布外面，依次揭开左右两角，最后揭开内角。

3）查卡取物　持物钳取出化学指示卡，符合使用要求，用无菌持物钳取出所需物品，放于事先备好的无菌区内。如需取小包内全部物品，可将无菌包托在手上打开，另一手抓住包布四角，稳妥地将包内物品放入无菌区域内（图3－11）。

4）记录时间　如包内物品未用完，按原折包好，注明开包时间，有效期24小时。

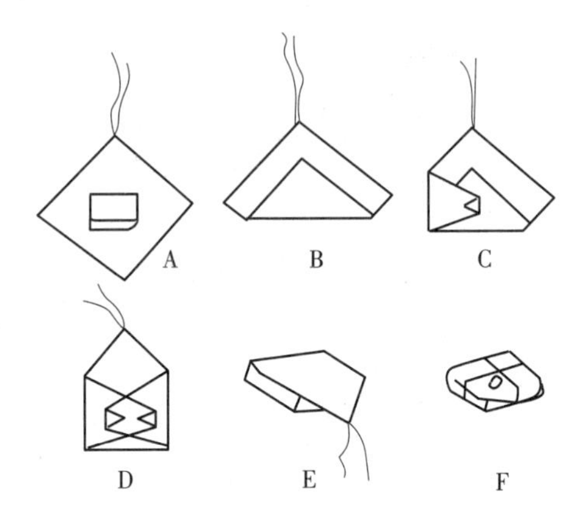

图3－10　无菌包包扎法

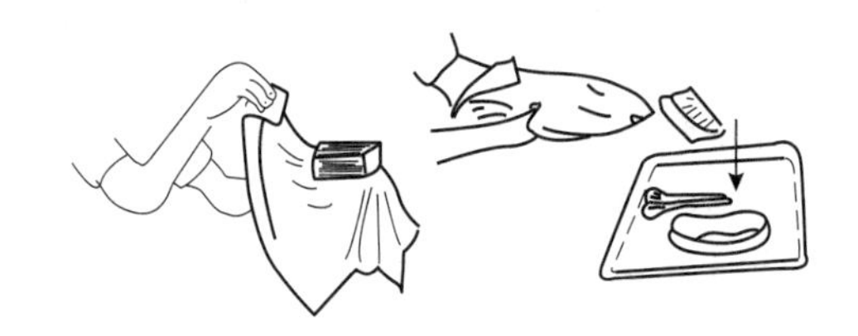

图3－11　无菌物品一次投入无菌区域内

2. 注意事项

（1）无菌包布通常选择质厚、致密、未脱脂的棉布或无纺布。

（2）无菌包的有效期一般为7天，过期或受潮应重新灭菌。无菌包若"一"字形系带包扎表示此包已开过，应查看开包日期和时间，所剩物品未受潮、未被污染的情况下有效期为24小时。

（3）开无菌包时应选择清洁、干燥处，防止潮湿环境造成包布污染。包内物品被污染或无菌包被浸湿，须重新灭菌。开包时手不可触及包布的内面，不可跨越无菌区。

（4）一次性物品取用时，应先查看无菌物品的名称、灭菌有效期，包装有无破损，核对无误后方可打开。

1）一次性无菌注射器或输液器　在包装上特制标记处用手撕开（或用剪刀剪开），暴露物品后，可用洁净干燥的手取用。

2）一次性无菌敷料或导管　用拇指和示指揭开双面粘合封边的上下两层（或消毒封边后，用无菌剪刀剪开），暴露物品后，用无菌持物钳夹取。也可根据不同物品的要求开启。

【评价】

1. 包扎无菌包方法正确，松紧适宜。

2. 打开或还原无菌包时，手未触及包布内面及无菌物品。操作时，手臂未跨越无菌区。

（四）铺无菌盘方法

【目的】

将无菌治疗巾铺在清洁干燥的治疗盘内，形成一无菌区，放置无菌物品，以供检查、治疗、护理使用。

【评估】

无菌物品存放合理，无菌包或容器外标签清楚，无菌物品在灭菌有效期内；检查与治疗护理项目。

【计划】

1. 护士准备　着装整洁，洗手，戴口罩。

2. 用物准备　无菌持物钳及容器、无菌巾包、治疗盘、无菌物品及容器、标签、弯盘、签字笔。

3. 环境准备　光线适宜，整洁、宽敞、干燥。

【实施】

1. 操作方法

（1）检查核对　检查无菌物品名称、灭菌日期、化学指示胶带变成标准色，包布无潮湿、松散及破损。

（2）取无菌巾　按无菌包的使用法开包，用持物钳取出治疗巾。

（3）铺无菌巾

1）单层底铺盘法　手持无菌巾外面，将无菌巾双层铺于治疗盘上，双手捏住上层外面两角扇形折叠，开口边向盘外手不可触及治疗巾内面（图 3－12）。放入无菌物品后，上下层边缘对齐。开口处向上翻折两次，两侧边缘分别向下折一次，露出治疗盘边缘。

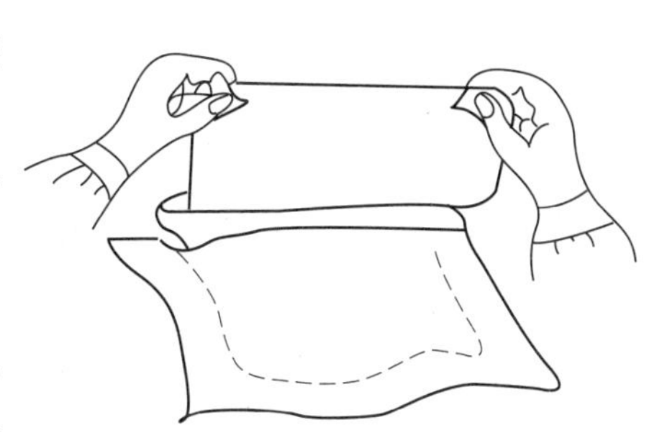

图 3－12　单层底铺盘法

2）双层底铺盘法　双手捏住无菌巾一边外面两角，轻轻抖开，从远到近折成双层底，将上层扇形折叠，开口边向盘外（图 3－13），放入无菌物品后，拉平扇形折叠层，盖于物品上，边缘对齐。

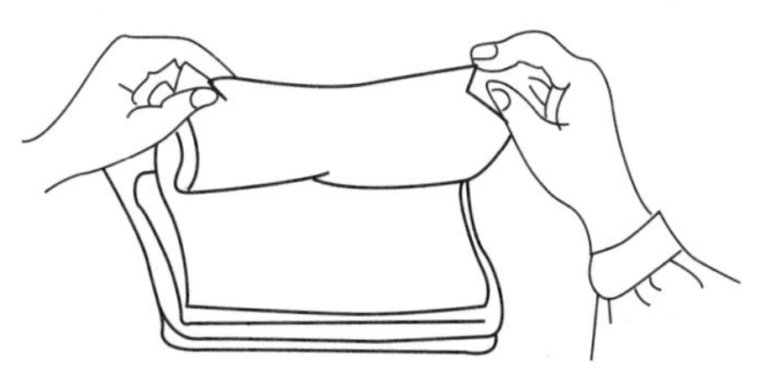

图 3－13　双层底铺盘法

3）双巾铺盘法　夹取无菌巾一块，双手捏住无菌巾近身一面的两角，由对侧向近侧平铺在治疗盘上，无菌面向上，夹放所需物品。夹取另一无菌巾，同法持无菌巾由近侧至对侧覆盖于前一块无菌巾上，两巾边缘对齐，四周向上反折，无菌巾内面及物品不暴露。

（4）记录整理　如包内治疗巾未用完则按原折包好，“一字形”系带包扎，注明开包日期和时间，记录铺盘时间、内容物（无菌盘有效期不超过 4 小时），整理用物，洗手。

附：治疗巾折叠法

1. 纵折法　治疗巾纵折两次，再横折两次，开口边向外（图 3－14）。

2. 横折法　治疗巾横折后纵折，再重复一次（图 3－15）。

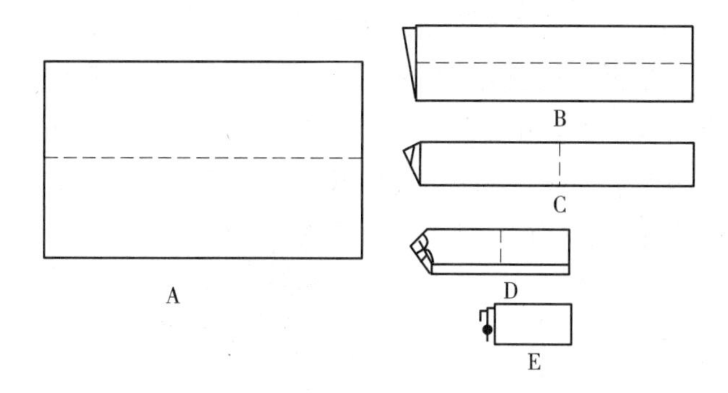

图 3－14　治疗巾纵折法

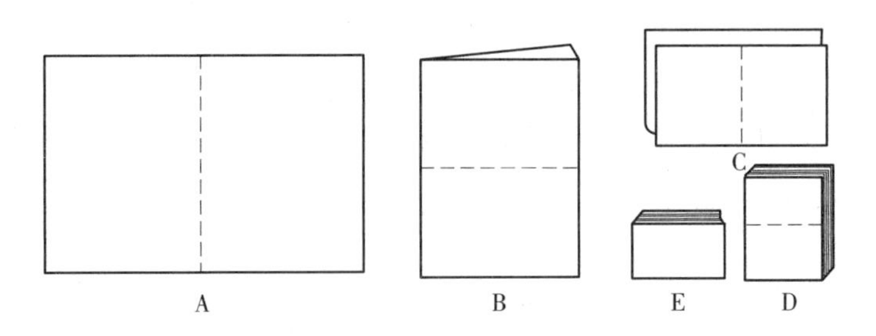

图 3-15　治疗巾横折法

2. 注意事项

（1）铺无菌盘的区域必须清洁、干燥，无菌巾避免潮湿。

（2）操作时，非无菌物品和身体应与无菌盘保持适当的距离，身体部位不可跨越无菌区，手、衣物等非无菌物品不可触及无菌区。

（3）铺好的无菌盘应尽快使用，有效期不得超过 4 小时。

【评价】

1. 无菌物品及无菌区域未被污染，无菌巾无潮湿。

2. 无菌盘内物品放置有序，使用方便。

（五）取用无菌溶液方法

【目的】

保持无菌溶液的无菌状态。

【评估】

无菌溶液的标签清晰，名称、浓度、有效期符合要求，瓶口无松动、瓶身无裂缝，溶液无变色、浑浊及沉淀。

【计划】

1. 护士准备　着装整洁，洗手，戴口罩。

2. 用物准备　瓶装无菌溶液、无菌容器及纱布、弯盘、无菌持物钳、70%～75%乙醇、棉签、启瓶器、签字笔。

3. 环境准备　光线适宜，整洁、宽敞、干燥。

【实施】

1. 操作方法

（1）核对检查　核对瓶签；检查瓶盖无松动、瓶身无裂痕；倒转瓶身，对光检查溶液。

（2）打开瓶盖　用启瓶器撬开密封瓶外盖，双手拇指从瓶签侧将瓶塞边缘向上翻起，再用一手拇指和示指拉捏住其边缘拉出瓶塞，瓶塞可套在示指和中指上或反转置于桌面稳妥处；如去除外盖后，瓶塞为平盖，取持物钳夹取无菌纱布，用无菌纱布包裹塞子并拉出。

（3）冲洗瓶口　一手握溶液瓶标签面，倒出少量溶液冲洗瓶口。

（4）倒出溶液　再由原处倒出无菌液（图 3-16），瓶身不能触及无菌区域。

（5）消毒瓶塞　一次未用完时，应立即塞进瓶塞，用酒精棉签从下往上环形消毒瓶塞上部，翻转盖好。

（6）记录时间　注明开瓶日期、时间并签名，放回原处。

2. 注意事项

（1）翻转瓶塞时，手不可触及瓶口及瓶塞的塞入部分。

（2）倒溶液时，瓶口不可触及无菌容器，亦不能将无菌敷料堵塞瓶口或伸入瓶内蘸取溶液。瓶签应握在掌心以防沾湿瓶签，影响查对。

（3）已倒出的溶液，虽未使用也不可倒回瓶内。

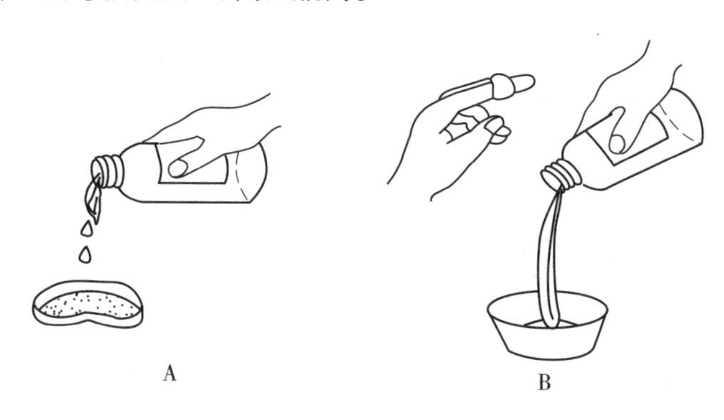

图3－16　取无菌溶液法

A. 冲洗瓶口；B. 倒取溶液

【评价】

1. 无菌溶液未被污染。

2. 瓶签未浸湿，瓶口未污染，液体未溅到桌面。

（六）戴脱无菌手套方法

【目的】

在进行某些医疗、护理操作时，防止医务人员手污染无菌物品和无菌区域；接触患者破损皮肤、黏膜、血液和体液时，防止医护人员感染。

【评估】

操作环境宽敞、整洁。无菌手套号码适合，包装完好，在灭菌有效期内。

【计划】

1. 护士准备　着装整洁，洗手，戴口罩。

2. 用物准备　无菌手套。

3. 环境准备　光线适宜，整洁、宽敞、干燥。

【实施】

1. 操作方法

（1）核对检查　核对无菌手套号码及灭菌有效期，包装无潮湿、无破损。

（2）开袋涂粉　手套袋平放于清洁、干燥的台面上打开（图3－17）。取出滑石粉包，涂擦双手。

（3）戴上手套

1）分次取戴无菌手套法　一手拿起手套袋一侧开口处外层，另一手捏住手套翻折部分（即手套内面），取出手套，伸进五指戴上；未戴无菌手套的手拿起袋口另一侧外层，已戴无菌手套的手指插入另一手套的翻折内面（即手套外面），取出手套，同法戴上（图3－18）。

2）一次取戴无菌手套法　两手同时拿起手套袋开口处外层，分别捏住两只手套的反折部分，取出手套；将两手套掌心相对，先戴进一只手，再以戴好手套的手指插入另一只手套翻折部分，戴好另一手套（图3－19）。

（4）脱下手套　操作毕，一手捏住另一手套口外面翻转脱下，再以脱下手套的手指插入另一手套内将其翻转脱下（图3－20）。

（5）整理用物　将用过的手套放入医疗垃圾袋内，洗手。

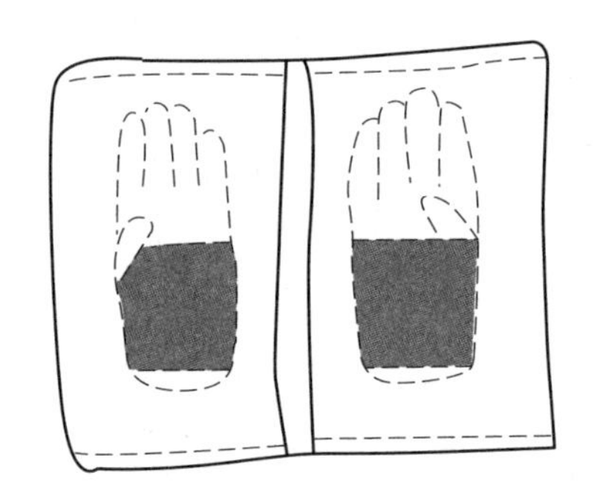

图3-17　无菌手套的放置

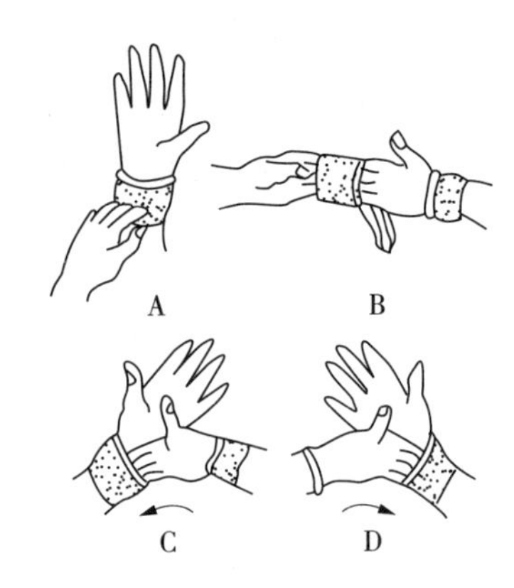

图3-18　分次取戴无菌手套

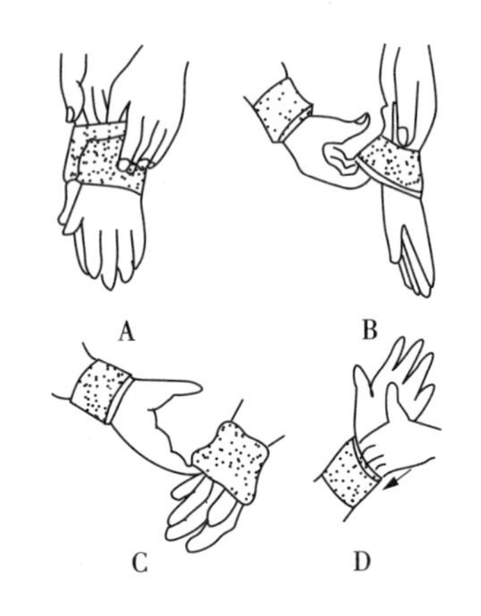

图3-19　一次性取戴无菌手套

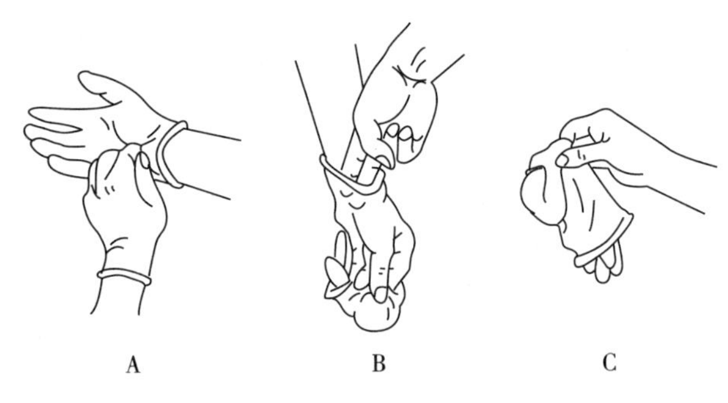

图3-20　脱无菌手套

2. 注意事项

(1) 戴手套时防止手套外面（无菌面）触及任何非无菌的物品。已戴手套的手不可触及未戴手套的手或另一手套的内面。

(2) 戴手套后，手臂不可下垂，应保持在腰以上、肩以下范围内活动。发现手套破损或被污染，应立即更换。

(3) 脱手套时，应翻转脱下，不可强拉。手不可接触手套的外面。

【评价】

无菌手套无污染，脱手套时手未触及手套污染面。

第四节　隔离技术

一、隔离基本知识

（一）隔离的概念

隔离（isolation）是将传染病患者和高度易感人群分别安置在指定的地点或特殊环境中，暂时避免和周围人群接触。对前者采取传染病隔离，防止病原体向外传播；对后者需采取保护性隔离，保护其免受感染。

（二）隔离区域的划分

1. 清洁区（clean area）　指未与患者直接接触、未被病原微生物污染的区域。如医务人员的值班室、更衣室、浴室、库房、配餐室等。

2. 潜在污染区（potentially contaminated area） 又称半污染区，是指有可能被病原微生物污染的区域。如医护办公室、护士站、化验室、患者用后的物品及医疗器械等的处理室、内走廊等。

3. 污染区（contaminated area） 指患者直接或间接接触、被病原微生物污染的区域。如病室、处置室、厕所、外走廊、污物间及患者入院、出院处理室等。

4. 缓冲间（buffer room） 指进行传染病诊治的病区中清洁区与潜在污染区之间、潜在污染区与污染区之间设立的两侧均有门的小室，为医务人员的准备间。室内配备非手触式开关的流动水洗手和手消毒设施、干手设施及必要的防护用品。

5. 负压病室（negative pressure room） 是通过特殊的通风装置，使病室内的压力低于室外压力。病室排出的空气需经处理，确保对环境无害。负压病室适合于经空气传播疾病患者的隔离，患者宜住单间，同种感染疾病者可合住，限制患者室外活动。

6. 两通道（two passages） 指进行传染病诊治的病区中设立医务人员通道和患者通道，医务人员通道和出入口设在清洁区一端，患者通道和出入口设在污染区一端。

（三）医院建筑布局

1. 根据患者获得感染危险性的程度，医院分为4个区域

（1）低危险区域 不接触患者的区域。如行政管理区、图书馆、会议室、病案室等。

（2）中等危险区域 非感染患者，非高度易感患者的护理区域。包括普通病房、门诊科室、功能检查室等。

（3）高危险区域 有感染患者的区域。如感染疾病科（门诊、病房）。

（4）极高危险区域 高度易感患者区域（保护性区域）或监护区域（如手术室、产房、重症监护病房、器官移植病房、早产儿室、烧伤病房、血液透析室）等。

四个区域划分清楚，标识明显。高危险区与普通病区分开，远离食堂、水源、生活区等公共场所。相邻病区楼房相隔大约30m，侧面防护距离为10m，防止病原微生物扩散和污染环境。

2. 普通病房、门诊、急诊的布局

（1）普通病房 在病区的末端，设一间或多间隔离病室；感染性疾病与非感染性疾病患者分别安置；若条件有限，同种疾病患者可安置于一室，病床间距应大于0.8m；病情较重的患者应住单间。

（2）门诊 普通门诊应单独设立出入口，设置问诊、预检分诊、挂号、候诊、诊断、检查、治疗、交费、取药等区域；儿科门诊应自成一区，出入方便，设预检分诊、隔离检查室等。建立预检分诊制度，发现传染病患者或疑似传染病患者，应到隔离门诊就诊。

（3）急诊 应设单独出入口、预检分诊、诊查室、隔离诊查室、治疗室、抢救室、观察室等；严格预检分诊制度，及时发现传染病患者或疑似传染病患者，及时采取隔离措施。

3. 经呼吸道传播疾病病区的布局 呼吸道传染病区应设在医院相对独立的区域，应设置负压病区或病房。清洁区、半污染区和污染区三区分界清楚，设立两通道和三区之间的缓冲间。各区之间宜用感应自控门，缓冲间两侧的门不应同时开启，以减少区域之间空气流通。

4. 感染性疾病病区的布局 应设在医院相对独立的区域，远离新生儿科、儿科、产科、重症监护病房和生活区。设单独出入口。有供感染性疾病患者活动、娱乐场地。感染疾病科门诊应与普通门诊、儿科门诊分开挂号候诊。病区设立“三区两通道”和2个以上出入口，工作人员和患者进出分道、患者入院与出院分道、清洁物与污物运送分道，有条件的医院设内、外走廊。

（四）隔离的管理要求

1. 隔离制度 根据国家相关规定，结合医院实际情况，制定隔离制度并实施。

2. 实施原则　隔离的实施应遵循“标准预防”和“基于疾病传播途径的预防”原则。采取有效措施，管理好传染源，切断传播途径，保护易感人群。

3. 布局规范　医院建筑布局应符合医院卫生要求，具备隔离预防功能，区域划分明确、标识清楚。

4. 人员管理　加强传染病患者和高度易感人群的管理，严格执行探视制度。加强医务人员隔离知识与防护知识的培训，手卫生符合规范。

二、隔离原则

1. 隔离标志明确，卫生设施齐全　空气传播的隔离标志为黄色；飞沫传播的隔离标志为粉色；接触传播的隔离标志为蓝色。严格控制人员出入，门口备有浸泡消毒液的脚垫，门外设立挂隔离衣的壁柜或悬挂架，备隔离衣、帽子、口罩、鞋套、手消毒物品等。

2. 制定相应的隔离与预防措施　结合医院情况，一种疾病可能有多种传播途径时，医院根据疾病传播的途径（接触、飞沫、空气和其他途径），应在标准预防的基础上，采取相应传播途径的隔离与预防。

3. 患者的安置　疑似患者或发生混合性感染、有强烈传染性和危重患者需单独安置。同种病原体感染患者可安置于一室，每间病房不超过4人，两床之间距离不少于1.1m。

4. 严格执行隔离操作规程

（1）工作人员进入隔离单位须戴口罩、帽子，穿隔离衣，必要时换隔离鞋。

（2）穿隔离衣前，备齐所需物品，各种护理操作应有计划并集中操作。

（3）穿隔离衣后，只能在规定范围内活动，一切操作要严格遵守隔离规程。

（4）离开隔离病区前脱隔离衣、鞋，消毒双手，脱帽子和口罩。

（5）患者及患者接触过的物品不得进入清洁区。

（6）患者或穿隔离衣的工作人员通过走廊时，不得接触墙壁、家具等。

（7）各类检验标本放在指定的存放架上。

（8）严格执行探视制度，探陪人员进出隔离区域应按隔离种类采取相应措施，接触患者或污染物品后必须消毒双手。

5. 隔离区域及患者接触的物品的消毒

（1）病室空气消毒，若有人时可用循环风紫外线空气消毒器、静电吸附式空气消毒器消毒；或使用紫外线照射每日1次；无人时可用消毒液熏蒸或喷雾。

（2）每日晨间护理后，用消毒液擦拭床、床旁桌椅。

（3）诊疗用品，如血压计袖带要专用或一用一消毒；体温计专人专用，患者接触过的医疗器械按要求盛装，隔离标记明显，按规定消毒。

（4）患者的用物、信件、票证等均须严格消毒后，才能带出病室。

（5）患者的生活用具如餐具、痰杯、便器、脸盆等，个人专用、单独处理，采用煮沸或有效氯消毒液浸泡等方法消毒；患者衣被用含氯消毒剂专机洗涤或送焚烧，严禁在病房内清点和处理传染病患者污染的布类。

（6）患者的呕吐物、分泌物、排泄物及各种引流液按规定消毒处理后方可排放。

（7）需送出病室处理的污染物品，应放入专用污物袋，污物袋外应有明显标志。

（8）清洁卫生用具需按病种和三区的划分严格分开使用，有明显标识，每次使用后浸泡于高效消毒液中1小时以上，洗净悬挂晾干备用。

6. 解除隔离的标准　传染性分泌物三次培养结果均为阴性或已渡过隔离期，医生开出医嘱后，方可解除隔离。

7. 终末消毒处理　终末消毒（tergal disinfection）是指传染源离开疫源地后，对疫源地的彻底消毒，是对转科、出院或死亡患者所住病室及污染物品进行的消毒。

（1）患者的终末处理　患者转科或出院前洗澡，换清洁衣服，个人用物消毒后方能带出；患者死亡后，用消毒液擦拭尸体，并用消毒液棉球填塞口、鼻、耳、阴道、肛门等孔道，伤口处更换敷料，用一次性尸单包裹尸体，送太平间。

（2）患者床单位终末处理　患者使用过的床单位及物品分类消毒处理（表3-4）。

表3-4　传染病病室及污染物品的消毒法

类别	物品	消毒方法
病室环境	房间	2%过氧乙酸熏蒸
	地面、墙壁、家具	0.2%~0.5%过氧乙酸，1%~3%漂白粉澄清液喷洒或擦拭
医疗用品	玻璃类、搪瓷类、橡胶类	0.5%过氧乙酸溶液浸泡，高压蒸汽灭菌或煮沸消毒
	金属类	0.2%碱性戊二醛溶液浸泡，高压蒸汽灭菌
	血压计、听诊器、手电筒	环氧乙烷或甲醛熏蒸，0.2%~0.5%过氧乙酸溶液擦拭
	体温计	1%过氧乙酸溶液浸泡，75%乙醇浸泡，碘伏浸泡消毒
日常用品	食具、茶杯、药杯	煮沸15分钟，高压蒸汽灭菌或0.5%过氧乙酸溶液浸泡1~2小时
	信件、书报、票证	甲醛、环氧乙烷熏蒸
被服类	布类、衣物	含氯消毒剂专机洗涤，高压蒸汽灭菌，煮沸消毒
	枕芯、被褥、毛织品	环氧乙烷熏蒸，甲醛熏蒸
其他	排泄物、分泌物	漂白粉或生石灰消毒，痰盛于蜡纸盒内焚烧
	便器、痰盂	3%漂白粉澄清液或0.5%过氧乙酸溶液浸泡
	剩余食物	煮沸消毒1小时或焚烧
	垃圾	焚烧

三、病原体传播途径及隔离防护

1. 接触传播　经接触传播的疾病，如接触污染食物、水源传播的甲型病毒性肝炎、戊型病毒性肝炎、伤寒、副伤寒、细菌性痢疾、霍乱、脊髓灰质炎、人感染高致病性禽流感；经体表或伤口直接或间接接触而感染的疾病，如狂犬病、破伤风、气性坏疽、多重耐药菌等感染；接触患者血液、体液传播疾病，如乙型病毒性肝炎、丙型病毒性肝炎、获得性免疫缺陷综合征（艾滋病）、梅毒。在标准预防的基础上，应采取以下措施。

（1）患者的隔离　①根据感染疾病类型决定患者是否入住单间病室，同病种感染者可同室隔离，限制活动范围。②减少患者转运，如需要转运，应采取有效防护措施，避免对其他患者及医务人员和环境的污染。③凡患者接触过的一切物品，如被单、衣物、换药器械等均应先行灭菌处理，然后再进行清洁、消毒、灭菌。④患者污染敷料装袋标记后送焚烧处理。

（2）医务人员的防护　①接触患者的血液、体液、分泌物和排泄物等物质时应戴手套，离开隔离病室前、接触污染物品后脱去手套，洗手和（或）消毒手，手上有伤口时应戴双层手套。②进入隔离病室从事可能污染工作服操作时应穿隔离衣，离开病室前脱下隔离衣，按要求挂在相应位置，每天更换与消毒；或使用一次性隔离衣，用后按医疗废物管理要求处理。③接触甲类传染病应按要求穿脱防护服，离开病室前，脱下的防护服按医疗废物管理要求处理。

2. 空气传播 接触经空气传播的疾病如肺结核、水痘、流行性出血热、麻疹等，在标准预防的基础上采取如下隔离措施。

（1）患者的隔离 ①无条件收治时，应尽快转至有条件收治呼吸道传播疾病患者的医疗机构治疗，并注意转运过程中医务人员的防护。②安置单间病室，无条件时同病种患者可住一室，通向走廊的门窗关闭，限制活动范围，病情允许时患者应戴外科口罩，并定期更换。③患者的口鼻分泌物须经严格消毒处理后方可排放。④严格进行空气消毒。

（2）医务人员的防护 ①严格按区域流程，在不同区域穿不同防护用品，离开时按要求摘脱，并正确处理使用过的物品。②进入确诊或可疑传染病患者病室，应戴帽子和防护口罩，进行可能产生喷溅的诊疗操作如吸痰、气管切开时，应戴护目镜或防护面罩，穿防护服，接触患者血液、体液、分泌物和排泄物等物质时应戴手套。

3. 飞沫传播 接触经飞沫传播的疾病，如猩红热、肺鼠疫、肺结核、SARS、百日咳、白喉、流行性感冒、病毒性腮腺炎和流行性脑脊髓膜炎等，在标准预防的基础上采取如下隔离预防。

（1）患者的隔离 ①同病种患者可住一室，通向走廊的门窗关闭，限制活动范围，病情允许时患者应戴外科口罩，并定期更换。②减少患者转运，如需要转运，应注意医务人员的防护。③患者之间、患者与探视者之间应相距 1m 以上，探视者应戴外科口罩。SARS 患者传染期禁止探视。④加强通风，病室空气每日消毒。

（2）医务人员的防护 ①严格按区域流程，在不同区域穿不同防护用品，离开时按要求摘脱，并正确处理使用后的物品。②与患者近距离（1m 以内）接触，应戴帽子和防护口罩，进行可能产生喷溅的诊疗操作如吸痰、气管插管、气管切开时，应戴护目镜或防护面罩，穿防护服；接触患者及血液、体液、分泌物和排泄物等物质时应戴手套。

4. 生物媒介传播 斑疹伤寒、回归热由虱传播，流行性出血热通过螨叮咬而传播，患者入院时应经灭虱、灭螨处理，需淋浴更衣，衣服经高压蒸汽灭菌处理，患者被服勤晒。

5. 保护性隔离 是为保护易感人群而采取的隔离，也称反向隔离。适用于抵抗力低或极易感染的患者，如严重烧伤、早产儿、白血病及脏器移植患者等。在标准预防的基础上采取如下隔离措施。

（1）患者住单间病室隔离，病室空气保持正压通风，定时换气。病室内空气、地面、家具等均应严格消毒 1 次/日。

（2）进入病室人员应穿戴灭菌后的帽子、口罩、隔离衣、手套及鞋。患呼吸道疾病或咽部带病原菌者，避免接触患者。接触或护理患者前、后均应洗手。

（3）原则上不予探视，如需要，须采取相应的隔离保护措施。

（4）患者的引流物、排泄物、被其血液及体液污染的物品，应及时装袋密封，标记后送指定地点。

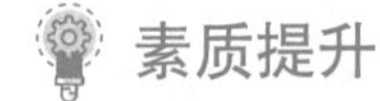

感染防控

感染防控是贯穿医疗活动的“主线”，是保证患者安全的“底线”，是依法执业的“红线”，其重要性日益突出。作为一名医务人员，要牢固树立以患者为中心的主人翁意识，不断强化感控意识，严格落实感控措施。将标准预防、手卫生、消毒、隔离、无菌操作等理念落实到日常诊疗活动中，真正做到内化于心、外化于行，以更好地满足医院感染防控工作的常态化需求。

四、隔离技术基本操作法

（一）口罩、帽子的使用

【目的】

1. 帽子可防止工作人员的头发、头屑散落至无菌区或被污染。

2. 使用口罩可保护患者和工作人员，避免互相传染，防止飞沫污染无菌物品、伤口或清洁物品。

【评估】

了解患者病情及目前采取的隔离种类。

【计划】

1. 护士准备　着装整洁，洗手，戴口罩。

2. 用物准备　布帽或一次性帽子、污物袋、不同类型的口罩。不同类型口罩的作用及适用范围见表3-5。

3. 环境准备　光线适宜，整洁、宽敞、干燥。

表3-5　不同类型口罩的作用及适应范围

类型	作用及适用范围
纱布口罩	能保护呼吸道免受有害粉尘、气溶胶、微生物及灰尘的伤害，适用于一般诊疗活动
外科口罩	能阻隔空气中90%以上的5μm颗粒，适用于医务人员在有创操作中阻止血液、体液和飞溅物的传播，用于护理免疫力低下患者，多在手术室、侵入性操作时应用（图3-21）
医用防护口罩	对非油性颗粒物气溶胶具有至少95%的过滤率，能阻止经空气传播的直径≤5μm感染因子和近距离（<1m）的飞沫，适用于接触经空气传播或近距离接触经飞沫传播的呼吸道传染病患者时佩戴（图3-22）

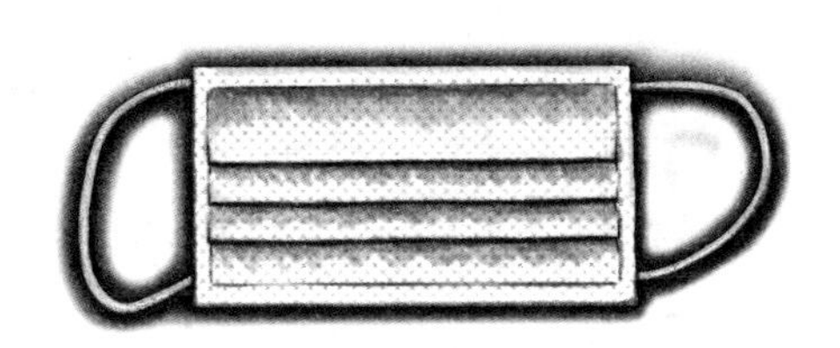

图3-21　一次性外科口罩

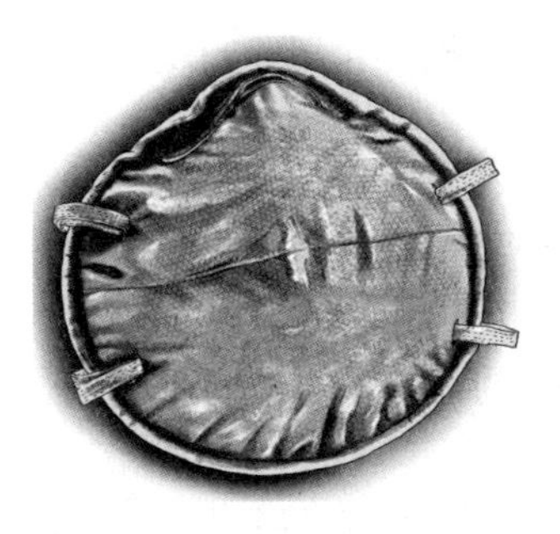

图3-22　医用防护口罩

【实施】

1. 操作方法

（1）洗手　按七步洗手法洗净双手。

（2）戴帽子　将帽子遮住全部头发。

（3）戴口罩

1）戴纱布口罩　将口罩遮住口、鼻及下颌，分别在头顶和颈后系带（图3-23）。

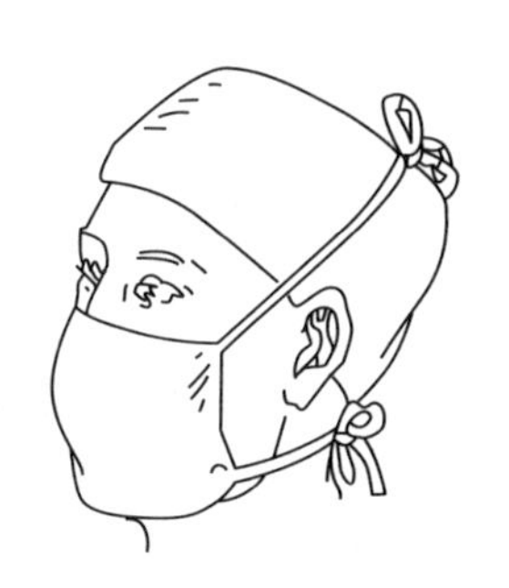

图3-23　戴帽子、口罩

2）戴外科口罩　将口罩遮住口、鼻及下颌，分别在头顶和颈后系带；将双手指尖放在鼻夹上，从中间位置开始向内按压，再向两侧移动，根据鼻梁形状塑形鼻夹。调整系带的松紧度，检查闭合性。

3）戴医用防护口罩　一手托住口罩，有鼻夹的一面向外，鼻夹部位向上紧贴面部，将口罩遮住口、鼻及下颌；另一手将下方弹力固定带拉过头顶放于颈后，将上方弹力固定带拉头顶部固定；将双手指尖放在鼻夹上，从中间位置开始向内按压，并向两侧移动，根据鼻梁形状塑形鼻夹；将双手完全盖住口罩，快速呼吸，检查密封性（图3-24），若漏气，再调整鼻夹位置。

（4）脱口罩　洗手后取下纱布口罩，并将污染面（口罩前面）向内折叠，放入胸前小口袋或小塑料袋内；一次性口罩摘除时，用手捏住口罩的系带取下丢至黄色医疗垃圾袋内，集中处理。

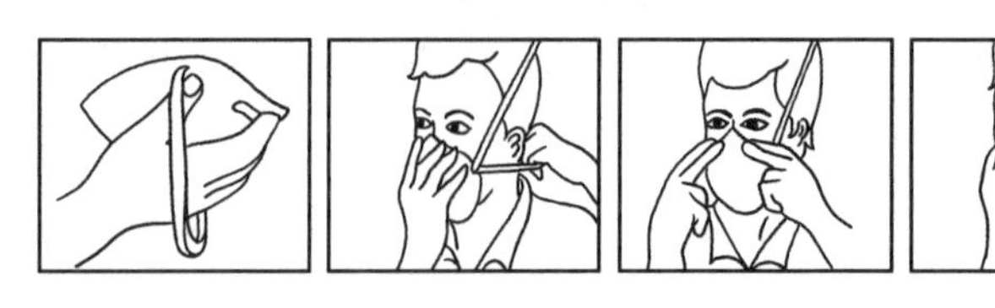

图3-24　医用防护口罩佩戴法

2. 注意事项

（1）使用帽子的注意事项　①进入污染区和洁净环境前、进行无菌操作时等应戴帽子。②帽子大小、松紧合适，能遮住全部头发。③布制帽子保持洁净干燥，每天更换，如有污染、潮湿应及时更换。一次性帽子每次更换。

（2）使用口罩的注意事项　①根据不同操作要求选择不同种类的口罩。②戴上口罩后，避免咳嗽或不必要的谈话，不可用污染的手触摸口罩。口罩不用时，不可挂在胸前或一侧耳朵上。③口罩应保持干燥、清洁，潮湿或污染应立即更换；纱布口罩使用4～8小时应更换；每次接触严密隔离的患者后应立即更换。一次性口罩使用不超过4小时，医用外科口罩和医用防护口罩只能一次性使用。④摘除口罩时不接触口罩的前面（污染面）。

【评价】

帽子、口罩佩戴正确，保持清洁、干燥，无污染发生。取下的口罩放置、处理妥当。

（二）手的清洗与消毒

洗手（hand washing）是用不含抗菌剂的普通肥皂（皂液）和流动水洗手，去除手部皮肤污垢、碎屑和部分致病菌的过程。

卫生手消毒（hand antisepsis）是用含抗菌剂的肥皂（皂液）清洗或消毒剂擦手，以减少手部暂住菌的过程。

外科手消毒（surgical hand antisepsis）是外科手术前医务人员用肥皂（皂液）和流动水洗手，再用手消毒剂清除或者杀灭手部暂居菌和减少常居菌的过程。

1. 洗手

【目的】

清除手部皮肤污垢和大部分暂驻菌，防止感染和交叉感染。

【评估】

操作者手污染的程度；患者病情、采取的治疗护理措施和隔离种类。

【计划】

（1）护士准备　衣帽整洁、修剪指甲，取下手上饰物、卷袖过肘。

（2）用物准备　流动洗手设施、清洁剂、手刷、干手器或纸巾、消毒小毛巾。无此设备的可备消毒液、清水各一盆。另备洗手流程图、计时针。

（3）环境准备　整洁、宽敞。

【实施】

（1）操作方法

1）湿润双手　打开水龙头，湿润双手，取适量洗手液均匀涂抹至手各部。

2）揉搓双手　按顺序揉搓（七步）：手掌→手背→指缝→指背关节→拇指→指尖→手腕（图 3－25），每步揉搓不少于 5 次，双手揉搓不少于 15 秒。

3）冲洗双手　冲洗时污水应从前臂流向指尖，必要时可重复上述步骤，将双手洗净为止，关闭水龙头。

4）擦干双手　用纸巾或干净毛巾等擦干双手或用干手器烘干双手。

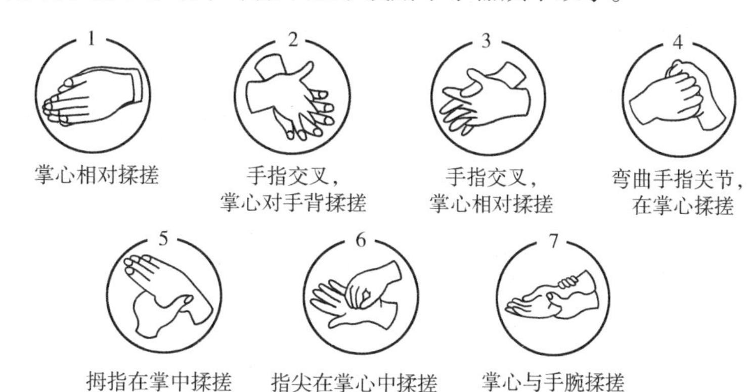

图 3－25　七步洗手法

（2）注意事项

1）洗手时要反复揉搓使泡沫丰富，搓手背及指缝应手指交叉，手的各部位均被洗到及冲净。

2）擦手毛巾应保持清洁、干燥，每日消毒。盛放皂液的容器宜为一次性使用，重复使用的容器应每周清洁消毒 1 次。

3）洗手的指征　①直接接触患者前后。②从同一患者身体的污染部位移动到清洁部位前。③接触患者黏膜、破损皮肤或伤口前后。④穿隔离衣前，脱手套后。⑤进行无菌操作、接触清洁和无菌物品前，处理药物或配餐前。⑥接触患者周围环境及物品后。⑦接触患者血液、体液、分泌物、排泄物、伤口敷料后。

【评价】

手的清洗、消毒方法正确，冲洗彻底，达到手消毒要求，工作服未被溅湿。

2. 卫生手消毒

【目的】

通过消毒手清除致病微生物，避免污染无菌物品或清洁物品，防止感染和交叉感染。

【评估】

操作者手污染的程度；患者病情及其采取的治疗护理措施。

【计划】

（1）护士准备　衣帽整洁、修剪指甲，取下手上饰物、卷袖过肘。

（2）用物准备　流动洗手设施、清洁剂、手刷、干手器或纸巾、消毒小毛巾。手消毒剂（可选用乙醇、异丙醇、氯己定、碘伏等）、速干免冲手消毒剂（含有醇类和护肤成分的手消毒剂，包括水剂、凝胶型和泡沫型）。

（3）环境准备　整洁、宽敞。

【实施】

（1）操作方法

1）刷手法

刷洗：将双手浸泡在消毒液中，用手刷蘸消毒液按前臂→腕部→手背→手掌→手指→指缝→指甲顺序彻底刷洗，刷洗范围超过被污染范围，每只手刷30秒，按上述顺序再刷洗1次，共刷2分钟。

冲手：用流水冲净双手，关闭水龙头。

干手：用纸巾或干手器或干净毛巾擦干双手。

2）快速卫生手消毒　取适量的速干手消毒剂于掌心，按顺序揉搓（七步）：手掌→手背→指缝→指背关节→拇指→指尖→手腕，揉搓2分钟，直至手部干燥。

（2）注意事项

1）流水冲洗时，腕部应低于肘部，使污水流向指尖。身体勿靠近水池，以免污染水池和溅湿衣服。

2）重复使用的盛放消毒剂容器宜每周清洁消毒2次，手刷应每日消毒，消毒剂宜采用一次性包装。

【评价】

手的清洗、消毒方法正确，冲洗彻底，达到消毒要求。卫生手消毒后，手部表面细菌菌落数≤ $10cfu/cm^2$。

3. 外科手消毒

【目的】

（1）清除指甲、手、前臂的污物和暂居菌。

（2）将常居菌减少到最低程度。

（3）抑制微生物的快速再生。

【评估】

操作者手、前臂污染的程度。

【计划】

（1）护士准备　衣帽整洁、修剪指甲，取下手上饰物、卷袖过肘。

（2）用物准备　洗手池、流动水、清洁剂、外科手消毒剂、无菌手刷、无菌巾、消毒肥皂液或消毒洗手液、时钟、指甲剪。

（3）环境准备　整洁、宽敞。

【实施】

（1）操作方法

1）洗手　摘除手上饰物，修剪指甲。调节水流，湿润双手，取适量洗手液或肥皂液将双手、前臂和上臂下1/3按“七步洗手法”洗手，流水冲净。

2）刷手　用无菌手刷蘸取适量消毒肥皂液或按压3～5ml洗手液于手刷上，双手交替刷手3分钟，按指尖→指间→手掌→手背→腕部（环型刷）→前臂→肘部→上臂下1/3的顺序。

3）冲洗　流动水冲洗双手从指尖至上臂下1/3，换无菌手刷，同上法刷第2和第3遍，共10分钟。

4）擦干　抓取无菌巾中心部位，擦干双手，将无菌巾对折成三角形，三角形底部平一手腕部，角朝手掌，另一手抓住对角，从下往上移动无菌巾擦干手臂。

5）消毒　取适量消毒剂均匀涂擦，顺序同刷手法，干后取消毒剂按上法再擦一遍，擦3～5分钟。

（2）注意事项

1）外科手消毒应遵循的原则　①先洗手，后消毒；②不同患者手术之间、手套破损或手被污染时，应重新进行外科手消毒。

2）洗手前摘除手上饰物和手表，修剪指甲长度不超过指尖。

3）冲洗双手时，指尖朝上，将双手悬空举在胸前，使水由指尖流向肘部，避免倒流和溅湿衣裤。

4）使用后的海绵、毛巾、刷子等，应放到指定容器中，一用一消毒。

5）术后摘除外科手套后，应用肥皂（皂液）清洁双手。

【评价】

手的清洗、消毒方法正确，冲洗彻底，达到消毒要求。外科手消毒后，手部表面细菌菌落数≤ $5cfu/cm^2$。

（三）护目镜、防护面罩的使用

护目镜和防护面罩能防止患者的血液、体液等具有感染性的病原微生物溅入眼内、面部皮肤及黏膜（图3－26）。

护目镜、防护面罩的应用指征：①在进行诊疗、护理操作，可能发生患者血液、体液、分泌物等喷溅时。②近距离接触经飞沫传播的传染病患者时。③为呼吸道传染病患者进行气管切开、气管插管、吸痰等近距离操作时。

佩戴护目镜和防护面罩前应检查有无破损，佩戴装置是否松懈；佩戴后调节舒适度；每次使用后放入医疗废物容器内或回收。

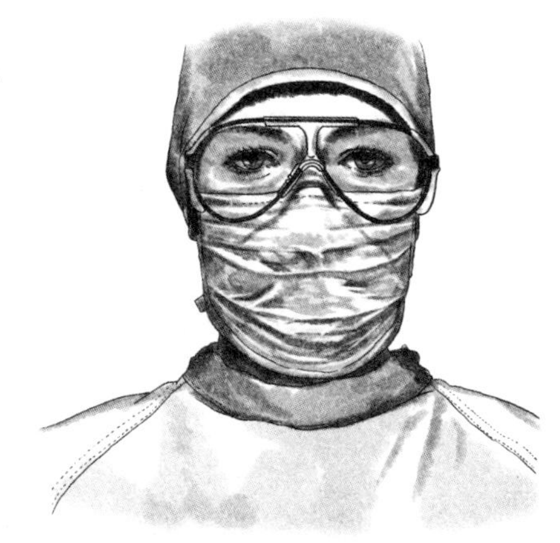

图3－26　护目镜的使用

（四）鞋套、防水围裙的使用

1. 鞋套的使用　鞋套应具有良好的防水性能，并一次性应用。当从潜在污染区进入污染区时和从缓冲间进入负压病室时应穿鞋套；进入重点保护区如ICU、血液病房、烧伤病房、器官移植病房时应穿鞋套。鞋套只在规定区域内穿，离开该区域时应及时脱掉。如发现破损应及时更换。

2. 防水围裙的使用　防水围裙能防止患者的血液、体液、分泌物及其他污染物质浸湿、污染工作服。当可能受到患者的血液、体液、分泌物及其他污染物质喷溅、清洗重复使用的医疗器械时，应穿防水围裙。根据材质分为可重复使用塑胶围裙和一次性防水围裙。重复使用的塑胶围裙，每班使用后应及时清洗消毒，遇有破损或渗透时，应及时更换。一次性防水围裙应一次性使用，受到明显污染时应及时更换。

（五）避污纸的使用

避污纸即清洁纸片。用避污纸垫着拿取物品或做简单隔离操作，保持双手或物品不被污染以省略消毒。如用清洁的手拿取污染物品、开关电灯等；或污染的手拿取清洁物品，均可使用避污纸。取避污纸要从页面抓取，不可掀页撕取（图3－27），以保持清洁。避污纸用后随即丢入污物桶内，定时焚烧。

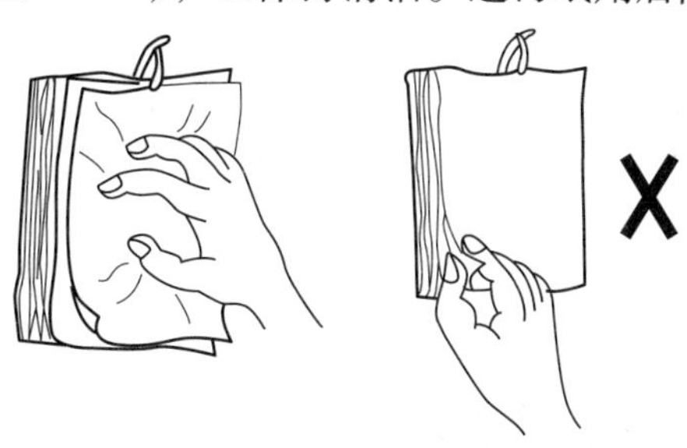

图3－27　避污纸的使用

（六）穿脱隔离衣

【目的】

保护医务人员避免受到血液、体液和其他感染性物质污染，或保护患者避免感染。

【评估】

操作前认真核对医嘱，了解患者病情、隔离种类及护理措施。

【计划】

1. 护士准备 衣帽整洁、修剪指甲、卷袖过肘，洗手、戴口罩。

2. 用物准备 隔离衣、挂衣架、洗手设备、手消毒液、手巾、污物袋。

3. 环境准备 清洁、宽敞、符合隔离要求。

【实施】

1. 操作方法

（1）穿隔离衣 穿隔离衣方法（图3－28）。

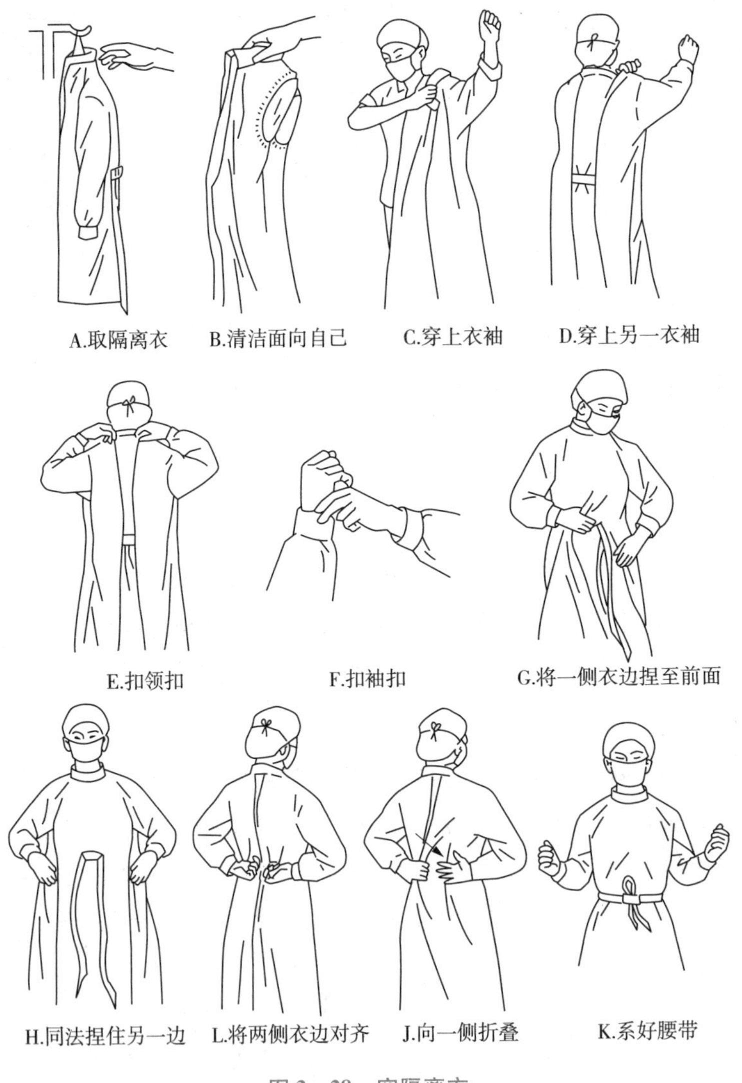

图3－28 穿隔离衣

1）评估准备 核对医嘱，了解患者病情、治疗护理措施、隔离种类，备好用物，洗手，戴帽子和口罩。

2）持领取衣 手持衣领取下隔离衣（衣领及隔离衣内面为清洁面），清洁面朝向自己，将衣领两端向外折齐，对齐肩缝，露出衣袖内口。

3）穿好衣袖　一手持衣领，另一手伸入袖内，举起手臂，将衣袖上抖，换手持衣领，同法穿好另一袖。

4）扣领扣袖　手持衣领，扣上衣领，扣好袖口或系袖带。需要时套上橡皮圈束紧袖口。

5）系紧腰带　自一侧衣缝腰带下5cm处将隔离衣后身向前拉，捏住衣外面边缘，再依法捏住另一侧边缘。两手在背后将边缘对齐，向衣领扣一侧折好，按住折叠处，将腰带在背后交叉，拉回前面打活结。

（2）脱隔离衣　脱隔离衣方法（图3－29）。

1）解带塞袖　解开腰带，在前面打活结；解开袖口和肩扣，将部分衣袖塞入工作服袖内。

2）消毒双手　消毒液刷手或按七步洗手法清洗消毒2分钟，擦干。

3）解领脱袖　解开领口，一手伸入另一侧袖口内，拉下衣袖过手（遮住手），再用衣袖遮住的手抓紧另一衣袖外面的下方拉下，两手在袖内交换退出，退至衣肩，使肩缝对齐。

4）挂隔离衣　双手持衣领，将隔离衣两边对齐，挂在衣钩上；需更换的隔离衣，脱下后清洁面向外，卷好投入污衣袋中。

2. 注意事项

（1）穿隔离衣前，应备齐操作中所需的一切用物。避免反复穿脱隔离衣。

（2）隔离衣的长短要合适，须全部遮盖工作服，有破洞时则不可使用。隔离衣应每天更换，如有潮湿或污染，应立即更换。接触严密隔离患者应每次更换。

（3）保持隔离衣内面和衣领清洁，清洁的手不能触及隔离衣的污染面，系领子时污染的袖口不可触及衣领、面部和帽子。

（4）穿隔离衣后，不得进入清洁区，避免接触清洁物品。

（5）洗手时，隔离衣不得污染洗手设备。

（6）隔离衣挂于潜在污染区，隔离衣的清洁面向外，不得露出污染面；挂在污染区，则污染面向外，不得露出清洁面。

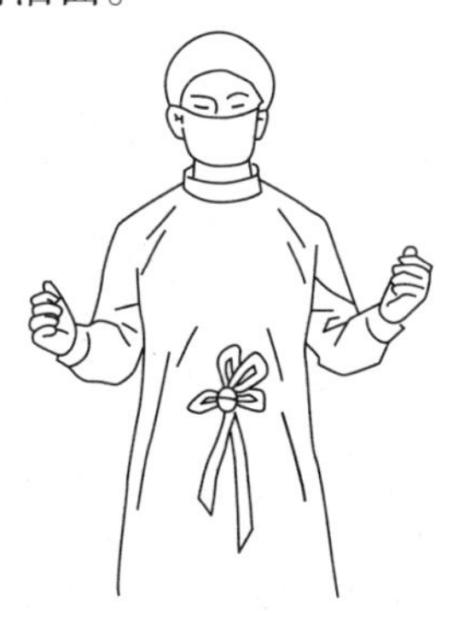

A.松开腰带在前面打一活结

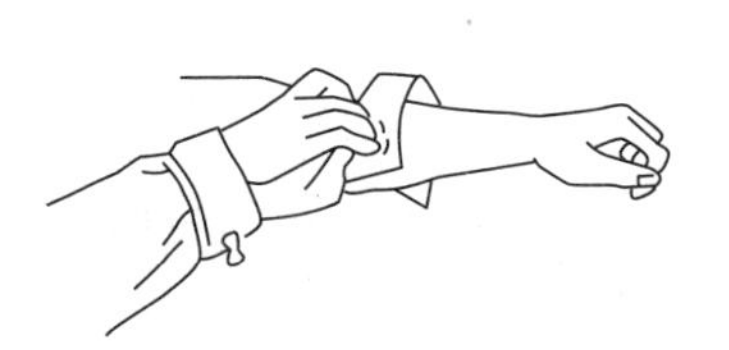

B.将衣袖向上拉，塞在上臂衣袖下

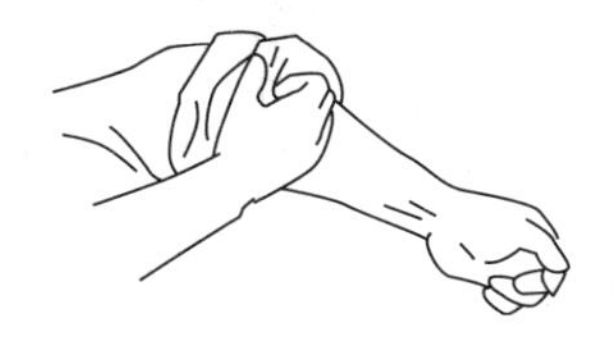

C.用清洁手拉袖口内的清洁面

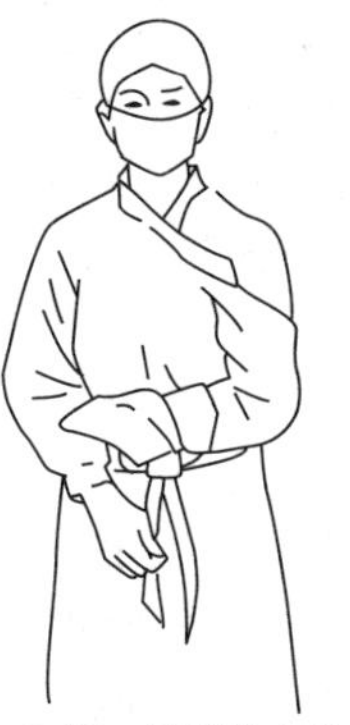

D.将一只手放在袖内，拉另一袖的污染面

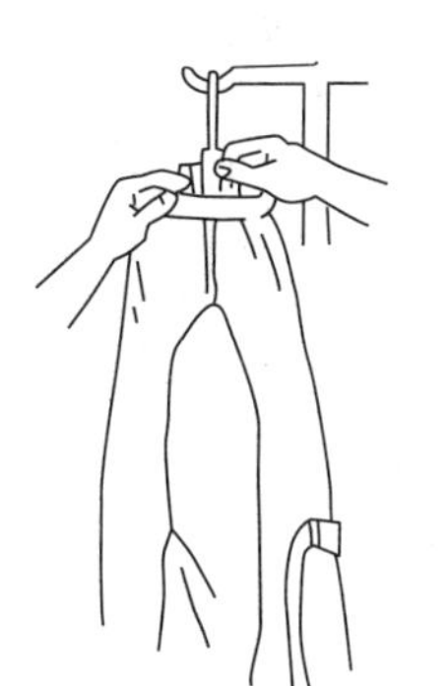

E.提起衣领，对齐衣边挂在衣钩上

图3－29　脱隔离衣

【评价】

1. 无菌观念强，操作者、物品无污染。

2. 手的消毒方法正确，冲洗彻底，隔离衣未被溅湿。

（七）穿脱防护服

防护服应具有良好的防水、抗静电、过滤功能，对皮肤无刺激性，袖口、脚踝口为弹性收口，结合部严密，穿脱方便。防护服分连体式和分体式两种。

以下情况医务人员应穿防护服：①在接触甲类或按甲类传染病管理的传染病患者时。②接触经空气传播或飞沫传播的传染病患者，可能受到患者血液、体液、分泌物及排泄物喷溅时。

【目的】

保护医务人员和患者，避免感染和交叉感染。

【评估】

操作前认真核对医嘱，了解患者病情、目前采取的隔离种类及护理措施。防护服型号合适，包装完好，在灭菌有效期内，用物备齐。

【计划】

1. 护士准备 衣帽整洁，修剪指甲，洗手，戴隔离帽、口罩。

2. 用物准备 一次性防护服、刷手及洗手设备、手消毒液、污物袋。

3. 环境准备 整洁、宽敞、干燥。

【实施】

1. 操作方法

（1）穿防护服

1）评估准备　核对医嘱，了解患者病情、治疗护理措施、隔离种类，备好用物，洗手，戴帽子和口罩。

2）查对取衣　检查一次性防护服外包装、型号、灭菌有效期，撕开外、内包装丢入黑色垃圾袋内。

3）穿好衣服　穿下衣→穿上衣→戴帽子→拉上拉链→扣好领扣→盖住拉链。

（2）脱防护服

1）脱分体服　消毒双手，脱上衣：拉开拉链，向上提拉帽子并取下，脱下袖子和上衣，将污染面向里折，放入医疗废物袋；脱下衣：由上向下边脱边卷（图 3－30），污染面向里，置于医疗废物袋，洗手或消毒手。

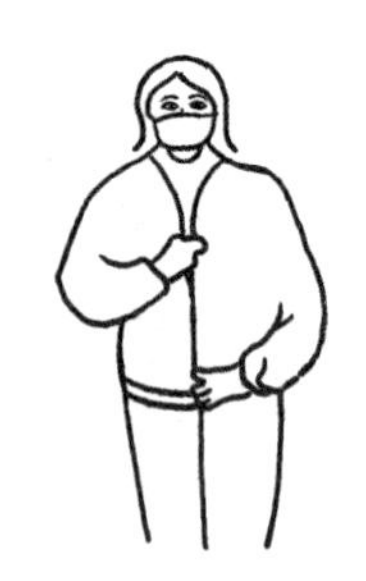
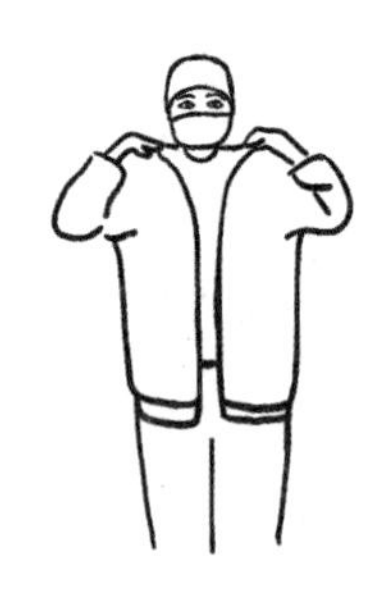
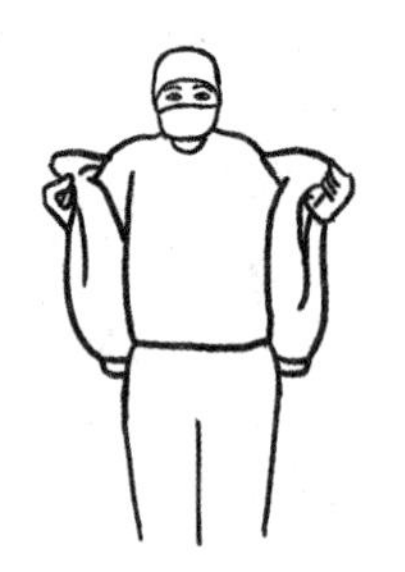
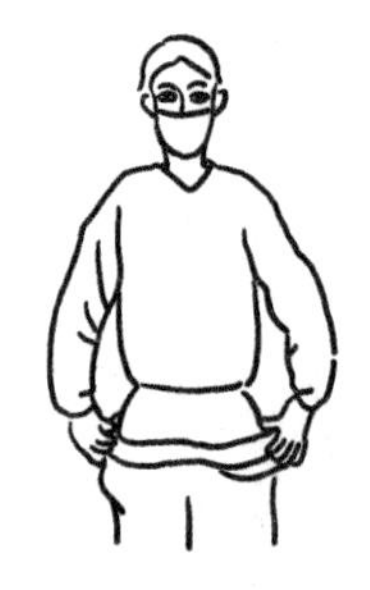
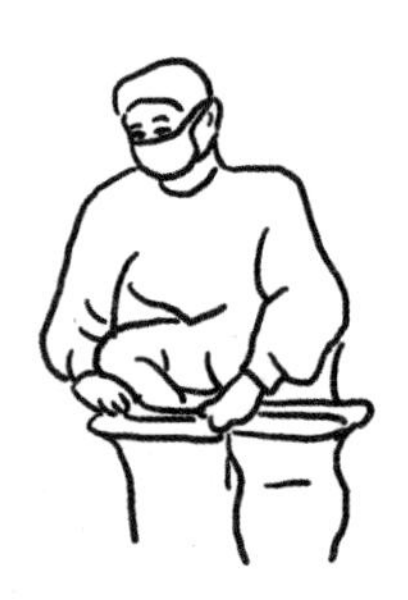

图 3－30　脱分体防护服

2）脱连体服　将拉链拉到底，向上提拉帽子并取下，脱袖子，由上向下边脱边卷，污染面向里至全部脱下（图 3－31），置于医用垃圾袋内，洗手或消毒手。

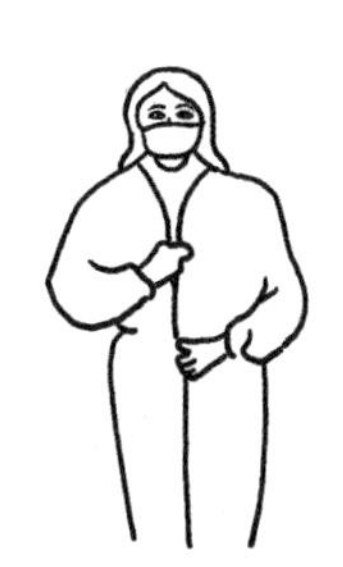
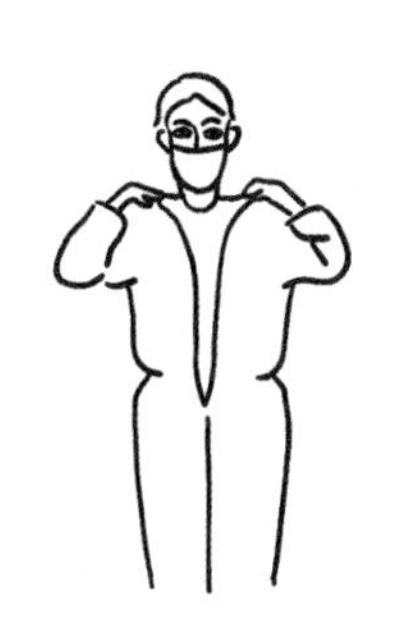
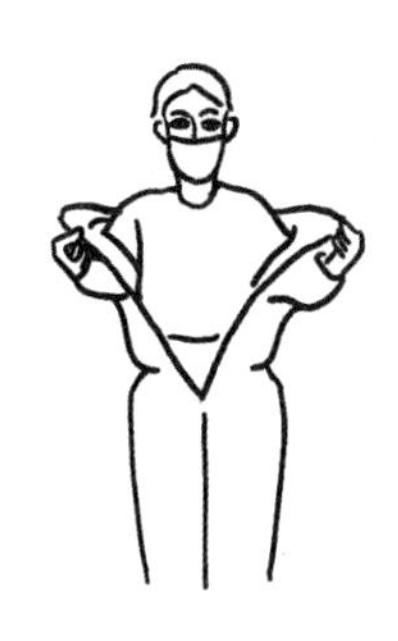
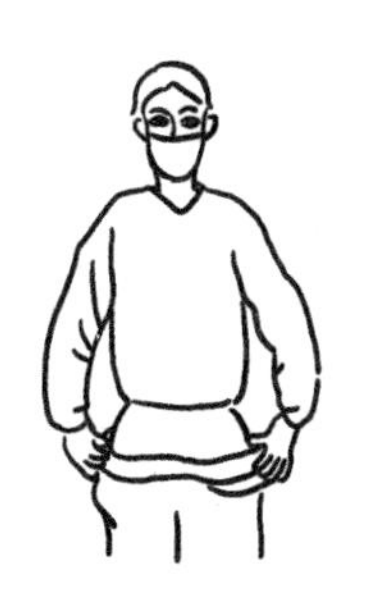
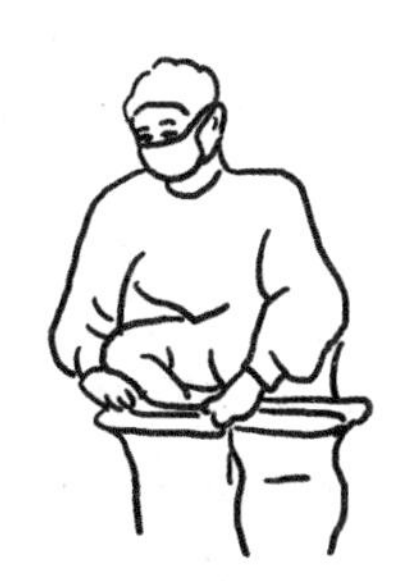

图 3－31 脱连体防护服

2. 注意事项

（1）穿衣前检查有无潮湿、破损，型号合适。脱衣时应注意避免污染。穿衣后只在规定区域内活动。

（2）接触多个同类传染病患者时，防护服可连续使用；接触疑似患者时，应每次更换；防护服如有潮湿、破损或污染应立即更换。

【评价】

防护服无渗漏，未污染环境。

PPT

第五节 消毒供应中心

消毒供应中心是医院内承担所有重复使用的诊疗器械、器具、物品清洗消毒、灭菌以及灭菌物品供应的部门。其工作质量直接影响医疗护理质量和患者安危。

一、消毒供应中心设置与布局

（一）消毒供应中心的设置

1. 建筑原则 应遵循医院感染预防与控制的原则，遵守国家法律法规对医院建筑和职业防护的相关要求。

2. 基本要求 消毒供应中心应有与产房、临床科室、手术室直接传递物品的专用通道。周围环境应清洁、无污染源，区域相对独立。内部通风、采光良好，气体排放、温度和湿度控制符合要求。建筑面积应符合医院建设标准的规定，并兼顾未来发展的需要。

（二）消毒供应中心的布局

医院消毒供应中心应遵循医院感染预防与控制的原则，以提高工作效率和保证工作质量为前提，建筑布局应分为工作区域和辅助工作区域。

1. 工作区域 包括去污区、检查包装灭菌区和灭菌物品存放区。工作区域划分应遵循“物品由污到洁，不交叉、不逆流，空气由洁到污”的原则，即去污区保持相对负压，检查包装区相对正压；去污区与检查包装灭菌区之间应设实际屏障；去污区和检查包装灭菌区均应设人员出入缓冲间（带）和物品通道。

（1）去污区 为污染区域，用于对重复使用的诊疗器械、器具与物品进行回收、分类、清洗、消毒的区域，包括运送器具的冲洗消毒等。

（2）检查包装灭菌区 为清洁区域，用于对去污后的诊疗器械、器具与物品进行检查、装配、包装、灭菌的区域，包括敷料制作等。

（3）灭菌物品存放区　为清洁区域，用于存放、保管、发放灭菌物品的区域。

2. 辅助工作区域　包括工作人员更衣室、值班室、办公室、休息室、卫生间等。

二、消毒供应中心的工作内容

消毒供应中心的任务是对医疗器材进行回收、分类、清洗、消毒干燥、器械检查与保养、包装、灭菌、储存及发放等。

1. 回收　使用者应将重复使用的诊疗器械、器具和物品与一次性使用物品分开放置；重复使用的诊疗器械、器具和物品直接置于封闭的容器中，由消毒供应中心集中回收处理，被突发原因不明的传染病病原体污染的诊疗器械、器具和物品，使用者应双层封闭包装并标明感染性疾病名称，由消毒供应中心单独回收处理。

2. 分类　应在消毒供应中心的去污区进行诊疗器械、器具和物品的清点、核查。根据器械物品材质、精密程度等进行分类处理。

3. 清洗　清洗方法包括机械清洗、手工清洗。机械清洗适用于大部分常规器械的清洗。手工清洗适用于精密、复杂器械的清洗和有机物污染较重器械的初步处理。

4. 消毒　清洗后的器械、器具和物品应进行消毒处理。方法首选机械热力消毒，也可采用75%乙醇、酸性氧化电位水或取得国务院卫生行政部门卫生许可的消毒药械进行消毒。

5. 干燥　首选干燥设备进行干燥处理。根据器械的材质选择适宜的干燥温度，金属类干燥温度70～90℃；塑胶类干燥温度65～75℃。无干燥设备的及不耐热器械、器具和物品使用消毒的低纤维絮擦布进行干燥处理。穿刺针、手术吸引头等管腔类器械应使用压力气枪或95%乙醇进行干燥处理。不应使用自然干燥方法进行干燥。

6. 器械检查与保养　应采用目测或使用带光源放大镜对干燥后的每件器械、器具和物品进行检查。器械表面及其关节、齿牙处应光洁，无血渍、污渍、水垢等残留物质和锈斑；功能完好，无损毁。清洗质量不合格的，应重新处理；有锈迹的应除锈；器械功能损毁或锈蚀严重的，应及时维修或报废。带电源器械应进行绝缘性能等安全性检查。应使用润滑剂进行器械保养。不应使用液状石蜡等非水溶性的产品作为润滑剂。

7. 包装　器械与敷料应分室包装。灭菌物品包装的标识应注明物品名称、包装者等内容。灭菌前注明灭菌器编号、灭菌批次、灭菌日期和失效日期。标识应具有追溯性。

8. 灭菌　由专人负责将包装好的物品进行灭菌处理。灭菌是消毒供应中心的重要工作。消毒员应严守操作规程，各类物品灭菌合格率应达100%。

9. 储存　灭菌后的物品应分类、分架存放于无菌物品存放区。存放架或柜应距地面高度20～25cm，离墙5～10cm，距天花板50cm。一次性使用无菌物品应去除外包装。消毒后直接使用的物品应干燥、包装后专柜存放。

10. 发放　应遵循先进先出的原则（贴上放、取标签）；发放时应确认无菌物品的有效性；记录方法应具有可追溯性，应记录一次性使用无菌物品出库日期、名称、规格、数量、生产厂家、生产批号、灭菌日期、失效日期等。

三、常用物品的保管

为延长物品的使用寿命，节约国家财富，应做好物品的保养。

1. 金属器械类　应涂油保护，以防锈蚀；锐利器械分别放置，刃面用棉花包裹，以防碰撞，损伤锋刃。

2. 玻璃类　稳拿轻放；避免骤冷骤热，突然收缩膨胀而炸裂；防止碰撞，可放置盒中或用纸包裹保存。

3. 搪瓷类　稳拿轻放；勿与强酸强碱接触；勿与粗糙物摩擦，以防脱瓷生锈。

4. 橡胶类　避免与挥发性液体或酸碱物质接触，以免侵蚀变质；防冷变硬，防热变形、变软；防止与锐利物品相碰，以免刺破；橡胶单应晾干，撒上滑湿粉后卷起保存；橡胶导管晾干后放置，防止过度扭曲；橡胶袋类倒挂晾干，吹入少量空气后旋紧塞子，以防粘连。

5. 布类及毛织品　布类应防霉、防火、防钩破；毛织品应防蛀，要经常晒，放樟脑丸保存。

目标检测

答案解析

一、选择题

A1/A2 型题

1. 使用化学消毒剂时，不正确的做法是（　）
   A. 用 84 消毒液浸泡金属器械
   B. 碘酊不能用于黏膜消毒
   C. 洗必泰不能与肥皂合用
   D. 消毒用的乙醇浓度勿超过 80%
   E. 戊二醛可用于浸泡内镜

2. 可用碘酊消毒的部位是（　）
   A. 会阴部　B. 手术切口　C. 颜面部
   D. 供皮区　E. 颈部

3. 戴无菌手套练习中，操作不正确的是（　）
   A. 先洗手、戴口罩，然后戴无菌手套
   B. 手套大小合适，检查有效使用时间
   C. 戴好一只手套后，持另一手套的内面戴上
   D. 戴好手套的双手合掌置于胸前
   E. 脱手套时，捏住手套口的外面翻转脱下

4. 患者，男性，47 岁。肺癌术后化疗。护士在给其行 PICC 置管过程中发现手套破损，此时应（　）
   A. 用无菌纱布覆盖破损处　B. 用消毒液消毒破损处　C. 用胶布粘贴破损处
   D. 加戴一副手套　E. 立即更换手套

5. 患者，女性，因感染性腹泻入院。护士在接过患者递过的体温计时，使用避污纸，取用的正确方法是（　）
   A. 掀页撕取　B. 戴手套后抓取　C. 用镊子夹取
   D. 须掀起页面再抓取　E. 从页面中间抓取

6. 患者，女性，38 岁。因“乙型肝炎”入院，其餐具的消毒可选择（　）
   A. 电离辐射灭菌法　B. 微波消毒法　C. 日光暴晒法
   D. 臭氧灭菌灯消毒法　E. 过滤除菌法

7. 患者，女性，55 岁。上呼吸道感染痊愈出院，其使用的毛毯应（　）
   A. 送洗衣房清洗　B. 高压蒸汽消毒　C. 日光暴晒 6 小时
   D. 乳酸熏蒸法消毒　E. 紫外线照射 1 小时

8. 患者，男性，32 岁。因细菌性痢疾住院治疗。护士应采用的隔离方法为（　）
   A. 严密隔离　B. 呼吸道隔离　C. 接触性隔离

D. 消化道隔离　　E. 保护性隔离

A3/A4 型题

（9～10 题共用题干）

患者，男性，21 岁。因畏寒、发热、食欲缺乏、恶心、呕吐、乏力就诊。医生给予相关检查后以甲型病毒性肝炎收入院治疗。

9. 对该患者宜采用的隔离方法是（　）

A. 不需隔离，注意手卫生　　B. 血液与体液隔离　　C. 呼吸道隔离

D. 昆虫媒介传染隔离　　E. 消化道隔离

10. 采取的隔离措施中，不正确的是（　）

A. 不同病种患者应分室居住　　B. 病室应设置有蚊帐、灭蝇器等防蝇设备

C. 探视患者时须穿隔离衣　　D. 不同病种的患者间允许借阅书报

E. 不同病种患者的食品不能混食

二、思考题

患者，男性，33 岁。诊断为“甲型肝炎”收住入院。护士为患者办理了入院手续。请问：

1. 护士应如何处理患者换下的衣服？
2. 对患者使用过的票证如何消毒？
3. 对患者用过的体温计应如何消毒？

（崔德花　丁璐萍）

书网融合……

本章小结

微课

题库

第四章　入院护理

学习目标

1. 通过本章学习，重点把握病区的环境管理，患者入病区后的初步护理及分级护理。

2. 学会入院程序，铺床、卧有患者床更换床单的操作方法，运用轮椅、平车安全运送患者的方法，轮椅、担架运送法，具有娴熟的操作技术、严谨的工作态度和尊重关爱患者的意识。

情境导入

情境描述　患者，男性，65 岁。因咳嗽、咳痰 1 周，发热、气促 3 天，家属用轮椅推送至医院就诊，门诊以慢性支气管炎、肺部感染收住院。护理体检：患者面色苍白，嘴唇发绀，不能平卧，痰黏呈黄色，焦虑。T 38.5℃，P 90 次/分，R 30 次/分，BP 138/90mmHg。

讨论　1. 患者不能平卧，使用轮椅推送入院，确保患者安全。

2. 患者发热、气促，遵医嘱测量生命体征，为诊断治疗提供依据。

医院是向人群或特定人群提供医疗护理服务的场所。服务对象不仅包括患病的人，还包括健康的人。服务内容涉及人的生命周期各个阶段以及人的生理、心理、社会文化等多个层面。

第一节　住院环境

PPT

住院环境包括舒适安全的物理环境和良好和谐的社会环境。医护人员应创造一个安全、安静、整洁、舒适的环境，以满足患者生理、心理及治疗的需要。

一、病区的设置和布局

病区（wards）是住院患者接受诊断、治疗和护理的场所，也是医护人员开展医疗、预防、教学、科研活动的重要基地。病区设有病房（病室、危重病室、抢救室等）和附属用房（治疗室、护士办公室、医生办公室、配餐室、盥洗室、污物处置室、库房、医护值班室、示教室等）。有条件的病区可设置学习室、娱乐室、健身房、会客室等。护士办公室应设在病区的中心位置，与抢救室、危重病室及治疗室邻近，以便观察病情、抢救患者和准备物品。

每个病区设 30～40 张病床，床与床之间应设隔帘，利于治疗、护理及维护患者的隐私权。病房设置中心供氧及中心吸引装置、呼叫系统、电视、电话、饮水设备、壁柜、卫生间等。病房有安全设施，地面要防滑，走廊、卫生间墙壁要安装扶手。

二、病区环境的管理

（一）物理环境

病区的物理环境是指病区的布局、装饰、基本设施等，包括空间、温度、湿度、空气、光线、噪声等。建筑设计及布局应符合相关标准，为患者和医务人员提供便利。

1. 空间 患者在医院应有一定的活动空间，有条件时可以提供成年人的会客室和活动室、儿童的游戏室等。每间病室设 2 ~ 4 张病床，尽量配有卫生间，床与床之间的距离不得小于 1m，方便治疗和护理。

2. 噪声 噪声是与环境不协调、使人生理和心理感到不愉快、不需要的声音。噪声不仅使人不愉快，影响休息和睡眠以及健康。噪声对健康的危害程度由音量的大小、频率的高低、持续暴露时间和个人的耐受性而定。个人对噪声的耐受性与过去的生活环境和经历有关，因人而异。根据世界卫生组织（WHO）的噪声标准，白天医院较为理想的音响强度应控制在 35 ~ 40dB。若达到 50 ~ 60dB 时，就会产生干扰，使患者感觉疲倦不安，休息、睡眠受到影响；长时间处于 90dB 以上环境中，会导致耳鸣、血压升高、肌肉紧张、烦躁、易怒、头痛、失眠等症状；突发性音量大、频率高、强度达 120dB 以上时，可造成高频率的听力丧失，甚至永久性耳聋。但完全没有声音，会使人产生意识模糊或完全"寂寞"的感觉。

病区噪声主要来源于各种医疗仪器使用时所发出的机械摩擦音和人为的噪音，如在病区内大声喧哗、重步行走，器械撞击，开关门窗，车、椅、床轴锈涩处发出的声音等。安静的环境可使患者减轻焦虑，得到充分的休息和睡眠。护理人员为保持病室安静，应做好以下工作。

（1）工作人员应做到"四轻"：说话轻、走路轻、操作轻、开关门窗轻。

（2）病室的床、桌椅脚应钉上橡皮垫，各种推车的轮轴、门窗应定期检查并润滑。

（3）科室电话、呼叫系统应调至适宜音量。

（4）向患者及家属宣传保持病区安静的重要性，共同创造安静的病区环境。

3. 整洁 病区的环境应整洁，避免污垢积存，防止细菌滋生。

（1）病区陈设齐全，规格统一，布局及摆放以患者需求及使用方便为原则。

（2）及时清理病区环境，地面采用湿式清扫法。治疗后的用物立即撤去，排泄物、废弃物、污染物及时清除。床上用物污染及时更换。

（3）患者皮肤、头发保持清洁，被服、衣裤定期更换。

（4）护理人员仪表端庄，服装整洁、大方得体。

4. 温度和湿度 适宜的温度、湿度有利于患者休息、治疗和护理工作的进行。病室应备温度计和湿度计，以便随时评估室内温、湿度，可根据季节和气温调节室内温湿度。如采用开窗通风、地面洒水、暖气上放置湿毛巾、使用加湿器和空调设施等方式调节温度和湿度。根据季节气温的变化适当增减患者的被服，防止患者受凉。

（1）温度 病室适宜的温度是 18 ~ 22℃，手术室、婴儿室、产房、老年病室室温以 22 ~ 24℃ 为宜。室温过高可使神经系统受抑制，干扰呼吸和消化功能，不利于机体散热，影响体力恢复。室温过低，可使人畏缩、不安、肌肉紧张，同时易受凉。

（2）湿度 一般指相对湿度，即在一定温度条件下，单位体积的空气中所含水蒸气的量与其达到饱和时所含量的百分比。湿度会影响皮肤蒸发散热的速度，造成人体对环境舒适感的差异。病室湿度以 50% ~ 60% 为宜，湿度过高或过低都会给患者带来不适。湿度过高人体蒸发作用减弱，抑制出汗，患者感到潮湿、憋闷，尿液排出量增加，肾脏负担加重，对心、肾疾病患者不利；湿度过高还可使细菌繁殖增加，医院内感染的发生率提高。湿度过低，空气干燥，人体水分大量蒸发，引起口干、咽痛、烦渴等，对呼吸道疾病或气管切开患者不利。

5. 通风 每天应定时开窗通风 2 次，一般每次通风时间为 30 分钟左右。通风可调节室内温、湿度；可交换室内外空气，增加氧含量，保持空气新鲜；可降低二氧化碳、微生物的密度，减少呼吸道疾病传播的机会。如通风不良，病室空气污浊，氧气不足，患者可出现烦躁、倦怠、头晕和食欲不振等症状。

通风时应注意保暖，避免对流风直吹患者，谨防感冒。

6. 光线　病室采光分自然光源和人工光源。日光是维持人类健康的要素之一。适量的日光照射使局部皮肤温度升高、血管扩张、血流增快，改善皮肤和组织的营养状况，使患者舒适愉快，可增进食欲。日光照射可以促进机体内部合成内源性的维生素D，促进钙离子的吸收。日光中的紫外线有强大的杀菌作用。因此，应经常开窗，让阳光直接射入，或协助患者到户外活动接受阳光照射，以增进患者的身心舒适感。但应避免光线直接照射患者的眼睛，引起目眩。患者休息时，可用窗帘或眼罩遮挡光线。

人工光源常用于夜间照明和特殊检查及治疗护理的需要。人工光源的设置可依其作用进行调节。楼梯间、治疗室、抢救室、监护室内的光线要明亮。普通病室除有照明灯外，还应有床头灯、地灯，既能保证夜间巡视工作的进行，又不影响患者睡眠。光线不足会影响患者活动，导致意外情况的发生；长期在光线不足的环境中会出现眼睛疲劳、头痛、视力受损等症状；光线过强或24小时光源不断，会影响患者的休息与睡眠。

7. 装饰　医院的装饰包括整体和局部的装饰，医院的绿化、建筑结构与色彩、室内的装饰等都应从人的健康角度进行人性化的设计。色彩疗法与音乐疗法一样，越来越受重视。颜色、装饰会影响人的情绪，不同的色彩可产生不同的情感反应。医院环境如调配得当，可促进患者的身心舒适、精神愉悦；同时也可产生积极的医疗效果。

病室是患者在医院停留时间最长的空间，病室的布置应简单、整洁、美观。各病室应按不同的需求设计配备不同的颜色和装饰，可应用各种图画、有颜色的窗帘、被单布置病室。如手术室选用绿色或蓝色色彩；儿科病区墙壁和床单采用柔和的暖色，配一些可爱的卡通图案，护士服采用粉红色，使患儿感到亲切温馨，减少恐惧心理。

颜色可对人的情绪产生影响，如绿色使人安静、舒适；浅蓝色使人心胸开阔、情绪稳定；白色使人感到冷漠、单调，反光强，易刺激眼睛产生疲劳及产生恐惧心理。因此，病室墙壁尽量不选用全白色；红色使人兴奋、烦躁；奶油色给人一种柔和、悦目、宁静感。

三、良好社会环境的构建

医院是一个特殊的社会环境。患者住院后对病区环境的陌生和不习惯，加上受疾病的影响，会产生焦虑、失落、恐惧等不良的心理。为了保证患者能获得安全舒适的治疗环境，必须为患者创造和维持一个良好的社会环境。

（一）人际关系

人际关系（interpersonal relationship）是在人际交往过程中形成的、建立在个人情感基础上的人与人之间互相吸引或排斥的关系。其是彼此为寻求满足某种需要而建立的。良好的人际关系可直接或间接地影响患者的康复。住院患者的人际关系主要有护患关系、医患关系、患患关系和患者与家属的关系。

1. 护患关系　护患关系是护理人员与患者之间产生和发展的一种工作性、专业性和帮助性的人际关系。相互信任与彼此尊重的护患关系，有利于患者的身心康复和护理工作的正常进行。护士在具体的医疗活动中，要尊重患者的权力和人格，一切从患者的利益出发，满足患者的身心需求。患者在诊疗护理工作中应主动配合、尊重护士，充分发挥护理效果、早日康复。护患关系中，护士处于主导地位，其行为直接影响护患关系。因此，为建立良好的护患关系，护士应做好以下几方面的工作。

（1）语言　语言有治疗的作用，能影响人的心理及整个机体状况，是心理护理的重要手段。护士应正确运用语言，与患者进行有效沟通，取得患者的信任，建立良好护患关系。

（2）行为举止　医护人员的行为举止及技术操作常受到患者的关注。因此，医护人员的仪表和神态应沉着庄重，不失热情关切，操作时应做到轻、快、稳、准，以熟练的护理技术给患者带来心理上的安慰，消除患者的疑虑。

（3）情绪　积极的情绪使人乐观开朗，消极的情绪使人悲观焦虑。护士要学会控制自己的情绪，以积极的情绪去感染患者，为患者提供一个舒适愉悦的心理环境。

（4）工作态度　护士认真负责的工作态度可获得患者的信任，使患者获得安全感、信赖感。

2. 患患关系　在共同的住院生活中患者之间相互影响，在交往中相互鼓励与照顾，并交流疾病治疗、护理常识和生活习惯等，这有利于消除患者的陌生感和不安全感，增进患者间的友谊和团结。护士是患者群体关系的调节者，应协助患者之间建立良好的情感交流，引导病室内的群体气氛向积极方向发展，调动患者的乐观情绪，更好地配合治疗和护理。

3. 患者与家属的关系　家属是患者重要的支持系统，家属对患者病情的了解、关心及对患者的心理支持，可增强患者战胜疾病的信心和勇气，解除患者的后顾之忧。因此，护士应多与患者家属沟通，共同做好患者的身心护理。

（二）医院规章制度

医院规章制度是依据国家相关部门的医院管理规定，结合医院自身特点所制订的规则，如入院须知、探视制度、陪护制度等。健全合理的规章制度能保证医疗护理工作的正常进行，又能预防和控制医院感染的发生，对患者行为是指导，又是约束，会给患者带来一定程度的影响。因此，护理人员应主动给予帮助和指导，协助患者熟悉医院规章制度，适应医院环境。

1. 耐心解释，取得理解　向患者及家属解释每一项医院管理规定的内容和执行各项规定的必要性，以取得患者及家属的理解和配合。

2. 维护个人环境自主权　在不违反医院规章制度的前提下，尽可能让患者对个人环境拥有自主权，并对其居住空间表示尊重，如入室时先敲门，为患者整理床单位或生活用品时，先取得其同意。

3. 尊重探视人员　尊重前来探视患者的家属和朋友。若探视时间不适当，影响医疗护理工作，则要适当地劝阻和限制，并给予解释，取得理解。

4. 尊重患者的隐私权和保密权　为患者做检查、治疗和护理时，应适当遮挡患者，避免暴露。医护人员有义务为患者的检查、诊断、治疗等信息保密。

5. 鼓励患者自我照顾　对于生活能力受限、需依赖他人照顾的患者，护士应主动关心，及时给予帮助，并鼓励患者参与自我照顾，帮助其恢复自信心和自我护理能力。

第二节　床单位准备

床单位是指在住院期间医疗机构提供给患者使用的家具和设备，是患者在医院休息、治疗、睡眠、排泄与活动的最基本的生活单位。护士应以患者的舒适、安全为原则，方便治疗、护理和康复为目的，对患者床单位的设施进行管理。

一、患者床单位及设施

患者床单位的固定设备有床、床上用品、床头桌、床旁椅及床上小桌、输液架、床帘、照明灯、呼叫对讲装置、中心供氧和负压吸引装置（图4－1）。

（一）病床

病床是患者休息和睡眠的主要用具，必须实用、耐用、安全和舒适。现临床采用的病床有普通病床和电动控制的多功能床两种。普通病床的床头和床尾可手摇抬高，方便患者更换卧位。电动控制的多功

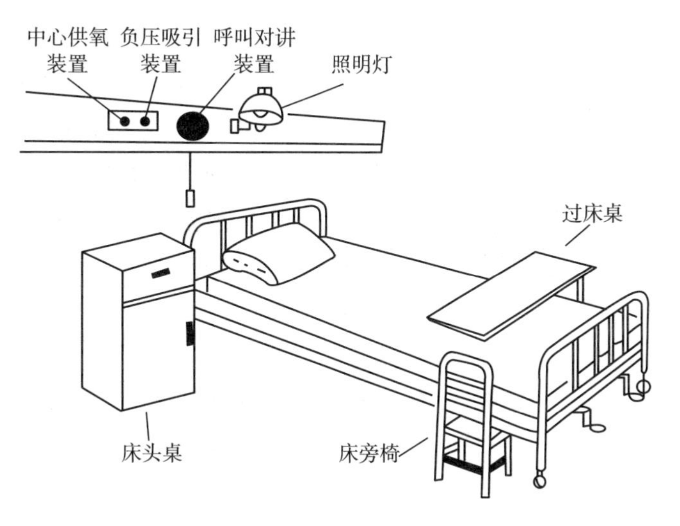

图4-1 患者床单位

能床可根据患者的需要，自由升降，改变床的高低、变换患者姿势、调节床档等，控制钮设在患者可触及的范围内，便于清醒患者自主调节（图4-2）。医院的病床必须具备以下特点。

1. 高度可以升降　一般病床的长为2m、宽0.9m、高0.5m；能升降的病床可防止工作时身体过度伸展或弯曲，避免工作人员腰背部肌肉过度疲劳及损伤的发生；病床高度的降低能方便患者上下床，避免发生坠床的危险。

2. 床头和床尾的高度可以调整　病床可根据患者的需要分别摇起床头、床尾，满足患者休息、治疗和护理的需要（图4-3）。

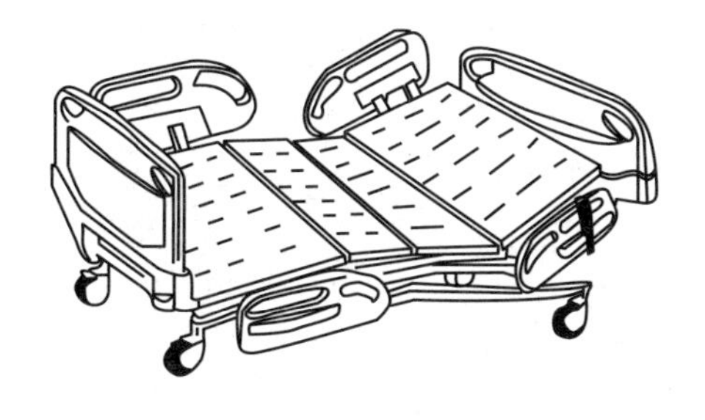

图4-2 多功能电动床

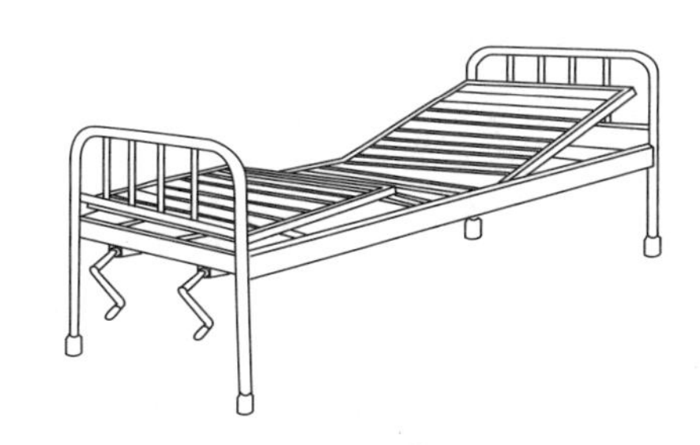

图4-3 不锈钢床

3. 备有活动床档　为了保证患者安全，病床的两侧有活动护栏，可以预防老人、小孩、意识不清的患者坠床。病床四脚设置脚轮，以方便移动（图4-4）。

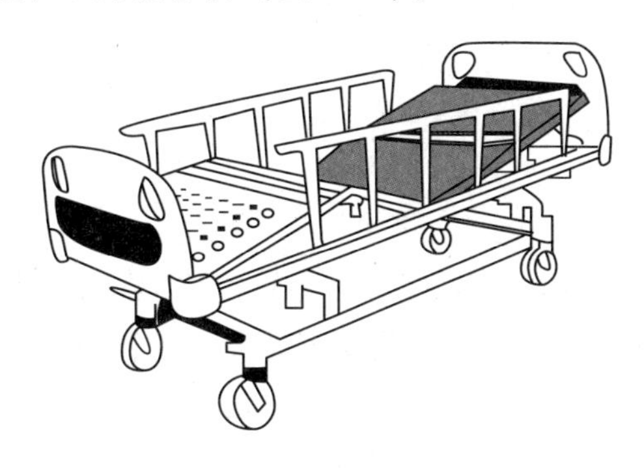

图4-4 带有床档和脚轮的病床

（二）床上用品

1. 床垫长宽与床同规格，厚10cm。可以用棉花、木棉、海绵做垫芯，包布应选用牢固、防滑的布料制作。患者大多数时间卧于床上，所以床垫应结实，以免因各部位承受重力不同而凹凸不平。

2. 床褥长宽与床垫相同，褥芯以棉花制作，吸水性强，褥面用棉布制作。

3. 棉胎长2.3m，宽1.6m，多用棉花，也可用人造棉或羽绒被。

4. 大单长2.7m，宽1.8m，用棉布制作。

5. 被套长2.5m，宽1.7m，用棉布制作，尾端开口处钉有布带或纽扣。

6. 枕套长0.65m，宽0.45m，用棉布制作。

7. 中单长1.7m，宽0.85m，用棉布制作。现医院多用一次性中单。

8. 橡胶中单长0.85m，宽0.65m，长的两端各加棉布0.4m。

二、铺床法

（一）备用床

【目的】

保持病室整洁，准备接收新患者（图4-5）。

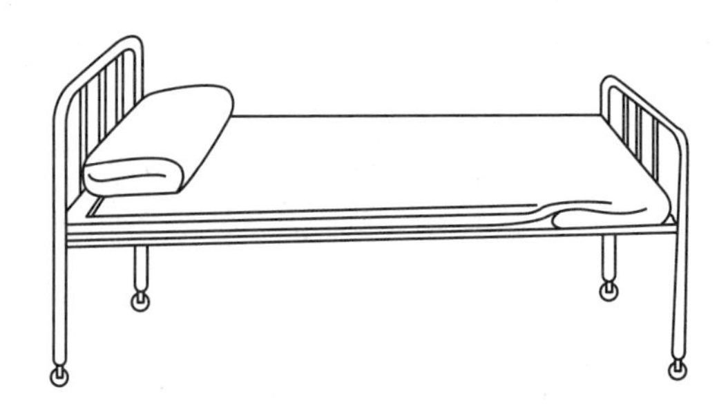

图4-5　备用床

【评估】

1. 床头供氧、负压吸引管道通畅，呼叫器完好。床、床垫性能完好。

2. 病室内无患者进行治疗或进餐。

【计划】

1. **护士准备**　洗手，衣帽整洁，戴口罩，熟悉铺备用床的方法。

2. **用物准备**　治疗车上层备：枕芯、枕套、棉胎或毛毯、被套、大单、床褥、床刷及刷套、手消毒液。折叠好各单并按使用先后顺序摆放。

3. **环境准备**　病室安静、清洁、通风良好。

【实施】

1. **操作方法**

（1）核对解释　备齐用物，按使用顺序放于治疗车上（自下而上放置枕芯、枕套、棉胎或毛毯、被套、大单），推用物至床旁，检查床及床垫，固定床脚，调整床至适合高度。

（2）移开桌椅　移开床头桌距床20cm，椅移至床尾正中离床约15cm。

（3）扫褥翻垫　从床头至床尾湿扫床褥，S形三折放于床旁椅上，翻转床垫，避免床垫局部经常受压而凹陷，铺床褥于床垫上。

（4）铺单折角　①打开大单：护士站于床右侧，将大单横、纵中线对齐床横、纵中线放于床褥上，依次打开。②铺床角：先床头，后床尾；先近侧，后对侧。右手托起床头床垫一角，左手伸过床头中线，将大单塞入床垫下。在距床头约30cm处，右手向上提起大单边缘使其同床边沿垂直，呈一等腰三角形，以床沿为界将三角形分为上下两部分，将上半部分置于床垫上，下半部塞入床垫下；再将上半部三角翻下平整塞于床垫下，将角铺成45°（图4－6）。操作者至床尾更换左右手法，拉紧大单同法铺好床尾，再将床沿中段部分拉紧塞入床垫下。转至对侧，同法铺好对侧大单。

（5）套好被套　S形套被套法：被套正面在上，封口端（被头）齐床头，中线与大单中线对齐，依序打开平铺于床单上，将被套尾端上层约1/3向上打开，将折好的棉胎置于被套开口处，对齐纵中线，拉棉胎上缘至被套头端，向两侧打开棉胎，分别将棉胎两上角与被套两上角套好，对齐上缘及两角，盖被平齐床头。护士至床尾，逐层拉平被套和棉胎，系带。

卷筒式套被套法：被套内面在外，封口端（被头）齐床头，中线与大单中线对齐，平铺于床上，被套开口端朝向床尾。将棉胎或毛毯平铺在被套上，上缘与被套封口端平齐；将床头被套与棉胎两角一起向上折成直角，由床头卷至床尾，将被套与棉胎自开口处翻转、系带，再向床头翻卷拉平。

（6）折成被筒　被头平床头，两侧盖被向内折叠与床缘平齐，床尾向内折叠与床尾平齐。

（7）套好枕套　于床尾或护理车上将枕套套于枕芯上，使四角充实，将枕头开口端背门平放于床头盖被上。

（8）桌椅归位　移回床旁桌、椅，整理用物。

（9）洗手　洗手，取下口罩。

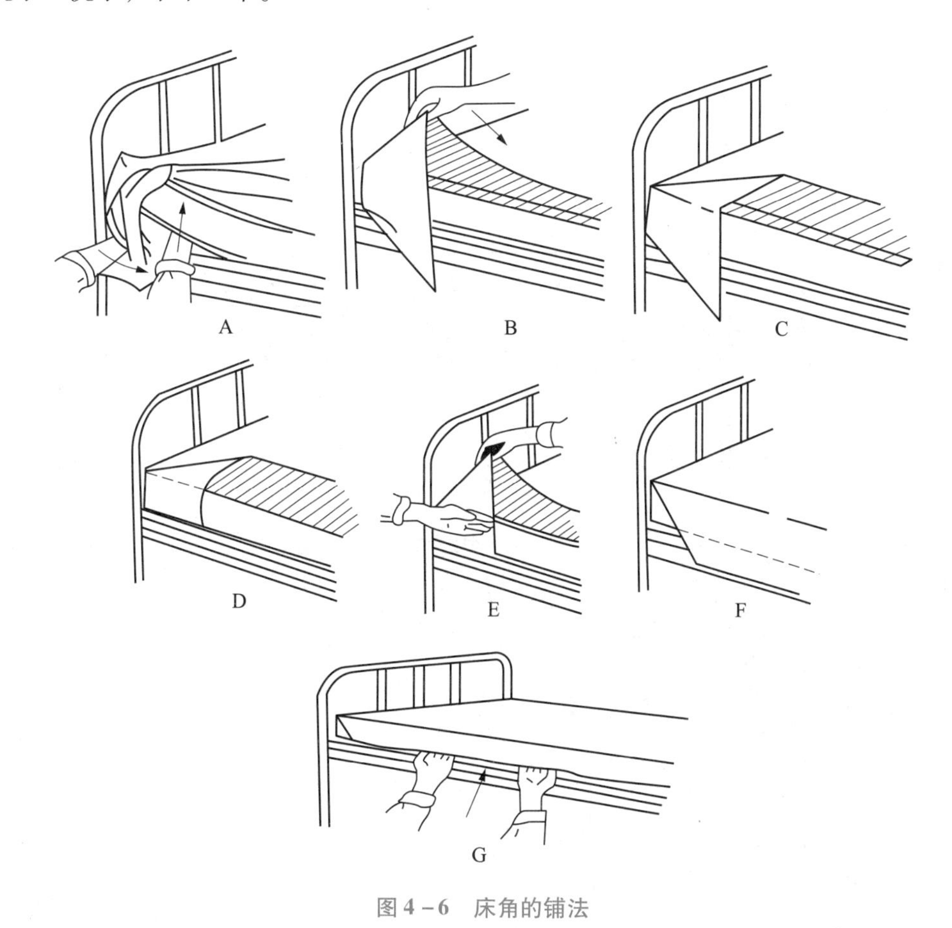

图4－6　床角的铺法

2. 注意事项

（1）按使用顺序准备、放置用物，减少走动的次数。

（2）动作轻稳，避免尘埃飞扬，避开患者进餐或治疗的时间。

（3）正确应用节力原则，姿势正确，动作轻巧、敏捷。

【评价】

1. 床铺平紧、美观、耐用；被头充实，盖被平整；各单中线对齐，四角平整。

2. 护士操作熟练，手法正确，动作轻稳规范，符合节力原则。

3. 病室及床单位整洁美观。

素质提升

人体力学在护理工作中的应用

人体力学是运用力学原理研究维持和掌握身体的平衡，以及人体由一种姿势转换为另一种姿势时身体如何有效协调的一门学科。正确的姿势有利于维持人体正常的生理功能。常见的应用有：一是利用杠杆作用；二是维持较大支撑面；三是减少身体重力线的偏移程度；四是降低重心；五是尽量使用大肌肉或多肌群操作；六是用最小的肌力做功。护士在执行各项护理操作时，正确运用人体力学原理，维持较好的姿势，可减轻自身肌肉紧张及疲劳，以提高工作效率。同时，运用人体力学原理协助患者维持正确的姿势和体位，避免肌肉过度紧张，可增进患者的舒适感，促进康复。

（二）暂空床

【目的】

1. 供新住院患者或暂时离床患者使用。

2. 保持病室整洁、美观（图4-7）。

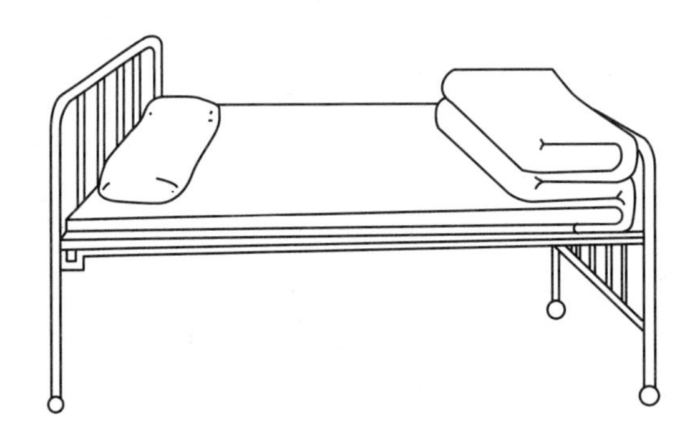

图4-7 暂空床

【评估】

1. 核对患者身份信息，解释操作目的。

2. 核对患者年龄、意识状态、诊断、病情、有无外出活动、检查等离床情况。

【计划】

1. 护士准备 洗手，衣帽整洁，戴口罩，熟悉铺暂空床的方法。

2. 用物准备 同备用床，必要时备一次性中单。

3. 环境准备 无患者进行治疗、护理或进餐。

【实施】

1. 操作方法

（1）铺大单 按铺备用床的方法铺上大单。

（2）三折盖被　按铺备用床的方法将棉被套上被套，做成被筒，然后将盖被头端向内折叠，扇形三折于床尾，使之与床平齐。

（3）铺中单　根据病情需要，铺一次性中单，中线和床中线对齐，铺在床中部时，上缘距床头45～50cm，边缘下垂部分一并塞入床垫下。

（4）放置枕头　将枕头横放床头，枕套开口端背门。

（5）整理用物　整理用物，洗手，取下口罩。

2. 注意事项

根据患者病情、伤口确定铺中单的位置。

【评价】

患者满意、上下床方便。

（三）麻醉床

【目的】

1. 接收和护理麻醉手术后的患者。

2. 使患者安全、舒适，预防并发症。

3. 避免床上用物被血液、呕吐物等污染，便于更换（图4－8）。

【评估】

1. 核对患者身份信息，解释操作目的。

2. 核对患者年龄、意识状态、诊断、病情、治疗情况；手术名称、部位、时间和麻醉方式；床头供氧、负压吸引管通畅；必要时备引流器及急救设备。

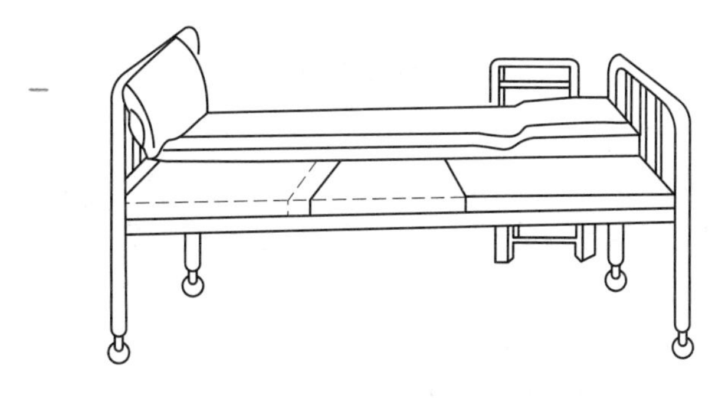

图4－8　麻醉床

【计划】

1. 护士准备　洗手，衣帽整洁，戴口罩，熟悉铺麻醉床的方法。

2. 用物准备

（1）治疗车上层　①床上用物同备用床，另备一次性中单2块。②麻醉护理盘：无菌包或容器内置通气导管、吸氧导管、吸痰管、开口器、压舌板、舌钳、牙垫、治疗碗、平镊、纱布数块。无菌包外置血压计、听诊器、治疗巾、弯盘、棉签、胶布、别针、手电筒、护理记录单、笔等。

（2）其他用物　污物袋，必要时备胃肠减压器、心电监护仪。

3. 环境准备　病室安静、清洁、通风良好，无患者进餐及治疗护理。

【实施】

1. 操作方法

（1）备齐用物　携用物至床尾，核对床号、姓名，固定床脚，调整床的高度。

（2）移开桌椅　移开床头桌约20cm，椅移至床尾正中离床约15cm。

（3）撤除污单　撤除污染的大单、被套、枕套，放入污物袋内。

（4）扫床翻垫　同备用床。

（5）铺平大单　同备用床法铺好近侧大单。

（6）铺中单　根据患者的手术部位和麻醉方式铺一次性中单。先铺床中部中单（同暂空床），再铺床头中单，上缘与床头平齐，下缘压在中部中单上，床缘下垂部分塞入床垫下，护士转至对侧，逐层铺好大单、中单。

（7）套被套　同备用床的方法。

（8）折成被筒　将盖被两侧边缘向内折叠与床沿齐，尾端向内折叠与床尾齐，将盖被纵向三折上下对齐叠于一侧床边（开口向门）。

（9）套上枕套　套好枕套，系带，开口背门，横立于床头。

（10）移回桌椅　将床头桌移回原位，床旁椅移至盖被一侧。

（11）置麻醉盘　将麻醉护理盘放置于床旁桌上，其余用物按需放置。

（12）整理洗手　整理、洗手，取下口罩。

2. 注意事项　同备用床。

【评价】

1. 同备用床。

2. 麻醉护理盘及其他用物能满足急救和护理的需要。

三、卧有患者床更换床单法

【目的】

保持病床平整、舒适，预防压疮等并发症。保持病室整洁美观，增加患者的舒适感。

【评估】

1. 核对患者身份信息，解释操作目的。

2. 核对患者年龄、意识状态、诊断、病情、治疗情况；患者身心需求、合作程度；病损部位、活动能力、置管情况、受压局部皮肤情况；床上用物洁污情况。

【计划】

1. 护士准备　洗手，衣帽整洁，戴口罩，熟悉卧有患者床更换床单法。

2. 用物准备

（1）治疗车上层　备清洁大单、中单、被套、枕套、床刷、一次性刷套、手消毒液，需要时备清洁衣裤。

（2）治疗车下层　备污衣袋、便器、便器巾。

3. 环境准备　病室内无其他患者进餐或治疗；温、湿度适宜，酌情关好门窗、拉上床帘。

4. 患者准备　患者病情稳定，理解操作目的、过程，能主动配合。

【实施】

1. 操作方法

（1）侧卧更换床单法　适用于卧床不起，病情允许翻身侧卧的患者。

1）核对解释　携用物至床边，核对患者床头卡及腕带上床号、姓名，解释操作目的及配合方法，取得合作，按需要给予便器。

2）移开桌椅　移开床旁桌椅，如病情许可，放平床上支架，拉起对侧床档。

3）松被翻身　松开床尾盖被，移枕，协助患者翻身侧卧至对侧，背向护士（图 4－9）；观察背部皮肤情况，皮肤完好时，可涂润滑剂后进行全背按摩，盖好被子。

4）松单扫床　松开近侧各单，将中单污面向内翻卷塞入患者身下，再将污大单污面向内翻卷塞入患者身下，从床头至床尾扫净床褥。

5）铺近侧单　①铺清洁大单：取清洁大单，对齐中线，展开近侧大单，对侧半幅向上卷起塞于患者身下，按铺床法铺好近侧大单。②铺清洁中单：向上卷起对侧半幅中单，塞入患者身下，近侧中单塞入床垫下。③抬起患者头部：移枕，协助患者侧卧于近侧，拉起近侧床档。

6）铺对侧单　护士转至对侧，将污中单卷起置于床尾。将污大单从床头卷至床尾，同污中单一起撤出，置于污衣袋内，扫净床褥。依次将清洁大单、中单逐层拉平铺好。协助患者平卧于床中部。

7）更换被套　①松开被筒，解开被尾带子。铺清洁被套于盖被上，打开被尾1/3。②将污被套内的棉胎纵形三折后，再按S形折叠拉出，将取出的棉胎放于清洁被套内，对好两上角，棉胎上缘与被套封口端平齐。请患者抓住棉被上端，拉平棉胎和被套并系带。③从床头至床尾撤出污被套，放于污衣袋内。④盖被两侧叠成被筒，尾端内折与床尾平齐。

8）更换枕套　一手托起患者头颈部，另一手取出枕头，更换干净枕套后拍松，开口背门置于患者头下。

9）安置卧位　协助患者取舒适卧位，管道安置妥当。

10）整理用物　移回桌椅，清理用物，污被单送洗，洗手。

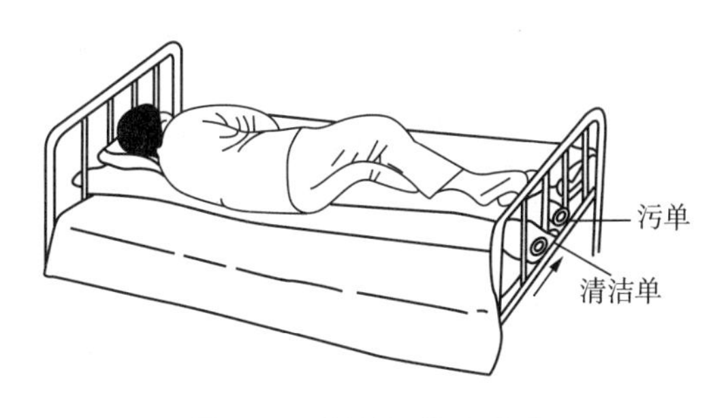

图4－9　侧卧更换床单法

（2）仰卧更换床单法　适用于病情不允许翻身侧卧的患者。

1）核对解释　同侧卧更换床单法。

2）移开桌椅　同侧卧更换床单法。

3）取枕松单　一手托起患者头部，另一手取出枕头，放于床旁椅上，松开床头大单和两侧各单，将污大单从床头开始，向上翻卷至患者肩部。

4）更换大单、中单 铺大单　将清洁大单横卷成筒从床头置于患者肩下（图4－10A）；对齐床中线，铺好床头（图4－10B）。

撤污单：抬起患者上半身，将污大单、中单从患者肩下卷至臀下，同时将清洁大单拉平至臀部。放平患者上半身，抬起臀部，迅速撤出各层污单，将清洁大单拉至床尾铺好。再铺好一侧中单，余下一半向上卷起塞于患者身下。转至对侧将中单拉出，展平铺好。

5）更换被套　同侧卧更换床单法。

6）更换枕套　同侧卧更换床单法。

7）安置卧位　协助患者取舒适卧位。

8）整理用物　移回桌椅，清理用物，污被单送洗，洗手。

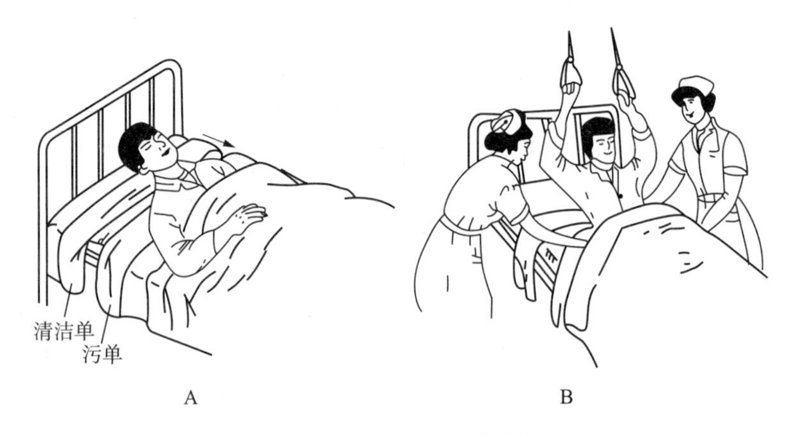

图 4－10　仰卧更换床单法

2. 注意事项

（1）病室内有患者进餐或治疗时应暂停铺床。

（2）操作者动作敏捷轻稳，避免尘埃飞扬，并注意节力。

（3）保证患者安全，防止坠床；带引流管时，防止管道扭曲受压或脱落；注意保暖，防止受凉。

（4）操作过程中注意观察患者反应，一旦发生病情变化，立即停止操作，及时处理。

3. 健康教育　向患者及家属说明保持床铺清洁、平整、多翻身的重要性，防止压疮的发生。

【评价】

1. 护患沟通良好，患者感觉安全、舒适，身心需要得到满足。

2. 操作轻稳、节力，床单整洁、美观。

第三节　入院初步护理

PPT

入院护理（admission nursing）是指在患者入院过程中护理人员对其进行的一系列的护理工作。进行入院护理可缓解患者及家属的焦虑心理，促进患者尽快适应医院环境，积极配合治疗护理。

一、入院程序

（一）办理住院手续

患者来院就诊，急诊或门诊医师经初步诊断，确定需要住院的，由医师签发住院证，患者或家属持住院证和医保卡到住院处办理住院手续。住院处工作人员根据医生出具的住院证，通知相关病区值班护士根据患者病情做好接纳新患者的准备工作。

（二）护送患者入病区

住院处护士根据患者的病情、身体情况，协助患者进行必要的卫生处置。危重患者、即将分娩者禁止行卫生处置。护士或相关人员携病历在家属的协助下，根据病情选用步行护送、轮椅或平车推送，护送患者进入病区。护送人员应与病区值班护士就患者病情、治疗护理措施、个人卫生情况、物品进行交接。

二、入病区后的初步护理

病区值班护士接到住院处通知后，立即根据患者病情需要准备床单位。将备用床改为暂空床，急诊手术患者应铺好麻醉床，备齐患者所需日常用物；危重症患者安置在重危病室，视患者病情在床上加一次性中单，同时准备急救设备及药物。

（一）一般患者的入院护理

1. 热情迎接新患者，进行入科登记 将患者安置到指定的床位。向患者作自我介绍，并说明为患者提供的服务内容及工作职责。介绍同室病友，协助患者上床休息。初次接触患者，护士态度应和蔼可亲，工作热情周到，认真回答患者及家属的疑问，消除患者的疑虑，取得患者初步的信任。

2. 通知医生诊查 必要时协助医生进行体检。

3. 入院护理评估 协助患者佩戴腕带标识，测量生命体征、体重、身高并记录。收集患者的健康资料，对患者的健康状况进行评估。了解患者的身体情况、心理需求及健康问题，为制订护理计划提供依据。

4. 填写住院病历和有关护理表格 填写患者入院登记本、诊断卡（插入住院患者一览表）、床头（尾）卡和首次护理评估单等。如床头配备显示屏者，从电脑中录入相关内容。

5. 准备膳食 通知营养室为患者准备膳食。

6. 执行入院医嘱 根据医嘱执行各项治疗、护理措施。

7. 环境介绍与指导标本留取 向患者及家属介绍病区环境、有关规章制度、床单位及相关设备的使用方法。指导常规标本的留取方法、时间及注意事项。

（二）急症患者的入院护理

1. 通知医生 护士接到住院处电话后，立即通知医生，做好抢救准备。

2. 准备急救药物和设备 备好急救车、氧气、吸引器、输液器具、心电监护仪、呼吸机等急救设备。

3. 安置患者 将患者安置在备好的重危病室或抢救室，为患者佩戴腕带标识。

4. 配合抢救 密切观察患者病情变化，积极配合医生进行抢救，随时做好护理记录。

5. 入院护理评估 不能正确叙述病情和需求的患者，如意识不清、语言或听力障碍、婴幼儿等，应暂留陪送人员，以便询问病史。病情稳定后填写入院护理评估单。

三、分级护理

分级护理（the grades of nursing care）是根据患者病情的轻、重、缓、急和自理能力的不同，给予不同级别的护理。分为特级护理、一级护理、二级护理、三级护理，见表4－1。

表4－1 分级护理

护理级别	适用对象	护理内容
特级护理	①病情危重，随时可能发生病情变化，需要进行抢救的患者。②重症监护患者。③各种复杂或大手术后的患者。④严重创伤或大面积烧伤的患者。⑤使用呼吸机辅助呼吸，并需要严密监护病情的患者。⑥实施连续性肾脏替代治疗（CRRT），并需要严密监护生命体征的患者。⑦其他有生命危险，需要严密监护生命体征的患者。	①严密观察患者病情变化，监测生命体征。②根据医嘱，正确实施治疗、给药措施，备好急救所需药品和用物。③根据医嘱，准确测量出入量。④根据患者病情，正确实施基础护理和专科护理，如口腔护理、压疮护理、呼吸道护理及管路护理等，实施安全措施。⑤保持患者的舒适和功能体位。⑥实施床旁交接班
一级护理	①病情趋向稳定的重症患者。②手术后或者治疗期间需要严格卧床的患者。③生活完全不能自理且病情不稳定的患者。④生活部分自理，病情随时可能发生变化的患者	①每小时巡视患者，观察患者病情变化。②根据患者病情，测量生命体征。③根据医嘱，正确实施治疗、给药措施。④根据患者病情，正确实施基础护理和专科护理，如口腔护理、压疮护理、呼吸道护理及管路护理等，实施安全措施。⑤提供护理相关的健康指导
二级护理	①病情稳定，仍需卧床的患者。②生活部分自理的患者。③行动不便的老年患者	①每2小时巡视患者，观察患者病情变化。②根据患者病情，测量生命体征。③根据医嘱，正确实施治疗、给药措施。④根据患者病情，正确实施护理措施和安全措施。⑤提供护理相关的健康指导

续表

护理级别	适用对象	护理内容
三级护理	①生活完全自理且病情稳定的患者。②生活完全自理且处于康复期的患者	①每3小时巡视患者，观察患者病情变化。②根据患者病情，测量生命体征。③根据医嘱，正确实施治疗、给药措施。④提供护理相关的健康指导

第四节　运送患者方法

对不能自行移动的患者在入院、出院、接受检查或治疗时，根据病情选用不同的运送方法。常用的运送方法有轮椅、平车、担架运送。运送过程中护理人员必须熟练掌握搬运和护送技术，并正确运用人体力学原理，保证患者安全与舒适，同时保护自身安全，避免自身发生损伤，做到省时节力，提高工作效率。

一、轮椅运送法

【目的】

1. 护送不能行走但能坐起的患者入院、出院、检查、治疗或室外活动。

2. 帮助患者下床活动，促进血液循环和体力恢复。

【评估】

1. 核对患者身份信息，解释操作目的。

2. 评估患者年龄、意识状态、诊断、病情、治疗用药情况；患者心理状态、配合程度；局部有无管道、伤口、骨折部位、石膏固定情况。

【计划】

1. 护士准备　洗手，衣帽整洁，熟悉轮椅运送的方法。

2. 用物准备　轮椅性能良好，根据季节准备外衣或毛毯、别针。需要时备软枕。

3. 环境准备　地面宽敞、平坦安全、无障碍物。

4. 患者准备　了解轮椅运送的目的及配合要点。

【实施】

1. 操作方法

（1）协助上轮椅

1）检查解释　核对患者床头卡及腕带上床号、姓名，仔细检查轮椅各部件的性能，向患者及家属解释操作目的、配合方法，取得合作。

2）安置轮椅　将椅背与床尾平齐，面向床头。车闸制动，防止轮椅滑动，翻起脚踏板。天冷需用毛毯保暖时，将毛毯三折平铺于轮椅上展开，毛毯上端应高过患者颈部15cm。

3）扶助起床　扶患者坐起，并移至床缘，嘱患者以手掌撑住床面维持坐姿，协助患者穿好衣服、鞋袜。

4）协助座椅　①护士站在轮椅后，两手固定轮椅。嘱患者扶着轮椅的扶手，坐入轮椅中，身体向后靠，坐稳。②不能自行下床的患者：扶患者坐起，移至床边。护士面对患者，双脚分开站稳，患者双手置于护士肩上，护士双手环抱患者腰部，协助患者站立下床；嘱患者扶住轮椅外侧把手，转身坐入轮椅中；或由护士环抱患者，协助其坐入轮椅中（图4－11）。③翻下脚踏板，让患者双脚置于踏板上。如有下肢水肿、溃疡或关节疼痛，可在脚踏板上垫软枕，双脚踏于软枕上。

5）包好毛毯　毛毯上端边缘向外翻折10cm围于患者颈部，并用毛毯围住双臂做成两个袖筒，分别用别针固定好，围好上身、下肢及双脚。

6）整理床铺　整理床单元，铺成暂空床。

7）护送患者　观察患者，确定无不适，松闸，推车去目的地。

（2）协助下轮椅

1）送回病床　将轮椅推至床尾，患者面向床头，固定车闸制动，放下脚踏板，解除患者固定毛毯用的别针。

2）协助上床　护士面向患者，双脚前后分开，屈膝屈髋，两手置于患者腰部，患者双手放于护士肩上，协助患者站立、转身、慢慢坐回床沿。脱去鞋子和外衣，取舒适卧位，盖好被子。

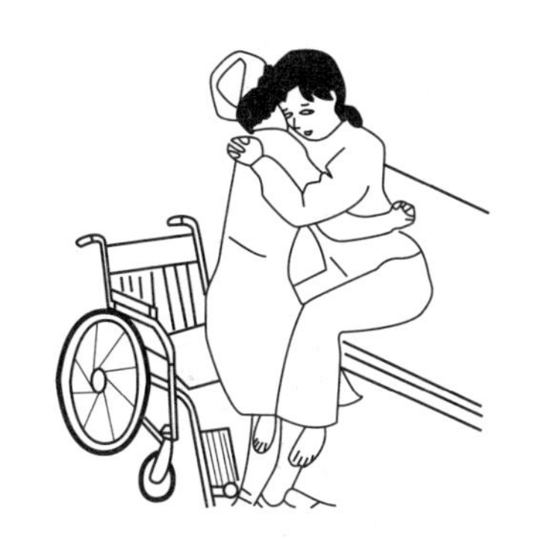

图4－11　扶住患者坐轮椅

3）整理记录　整理床单元，观察病情，将轮椅推回原处，需要时做好记录。

2. 注意事项

（1）使用前检查轮椅性能是否完好，确保患者安全。

（2）患者上下轮椅时，固定好车闸。

（3）推轮椅时速度要慢，嘱患者尽量靠后坐，抓紧扶手，勿向前倾或自行下轮椅。下坡时应减速，过门栏时翘起前轮，避免产生不适和发生意外。

（4）运送过程中，注意观察患者病情，如有不适及时处理。

（5）寒冷季节注意保暖，防止受凉。

3. 健康教育

（1）向患者介绍搬运方法、过程、注意事项以及配合要点。

（2）嘱咐患者运送过程中若有不适，及时告知护士，以便及时处理。

【评价】

1. 患者感觉安全、舒适，无疲劳。

2. 护士动作轻稳、协调、节力。护患沟通良好，患者能主动配合。

二、平车运送法 e 微课

【目的】

运送不能起床的患者入院、检查、治疗、手术等。

【评估】

1. 核对患者身份信息，解释操作目的。

2. 评估患者年龄、意识状态、诊断、病情、治疗用药情况；患者心理状态、配合程度；局部管道、伤口、骨折部位、石膏固定情况。

【计划】

1. 护士准备　洗手、衣帽整洁，熟悉平车运送的方法。

2. 用物准备　平车性能良好，带套毛毯或棉被。骨折患者备木板、过床器或帆布中单。

3. 环境准备　地面宽敞、平坦安全、无障碍物。

4. 患者准备　了解平车运送的目的及配合要点。

【实施】

1. 操作方法

（1）检查核对　核对患者床头卡及腕带上床号、姓名，检查平车性能，将平车推至患者床旁，解释操作目的及配合方法，取得合作。

（2）安置导管　妥善安置患者身上的导管，保持导管的通畅。

（3）搬运患者

1）挪动法　适用于病情许可、能配合、有一定的活动能力患者。①移开床旁桌、椅，松开盖被，协助患者移至床边。②将平车与床缘平行并紧靠床边（大轮靠床头），将车闸制动。③协助患者将上半身、臀部、下肢依次挪动至平车。④自平车回床时，挪动顺序是下半身→臀部→上半身（图4－12）。

2）一人搬运法　适用于病情允许，体重较轻者或患儿。①移开床旁椅至对侧床尾，将平车头端与床尾成钝角，将闸制动。②松开盖被，协助患者穿好衣服，护士靠近床边，两脚分开，稍屈膝；一臂自患者腋下伸至对侧肩部外侧，另一臂伸至患者大腿下；患者双臂交叉于护士颈后，抱起患者轻放于平车中央（图4－13）。

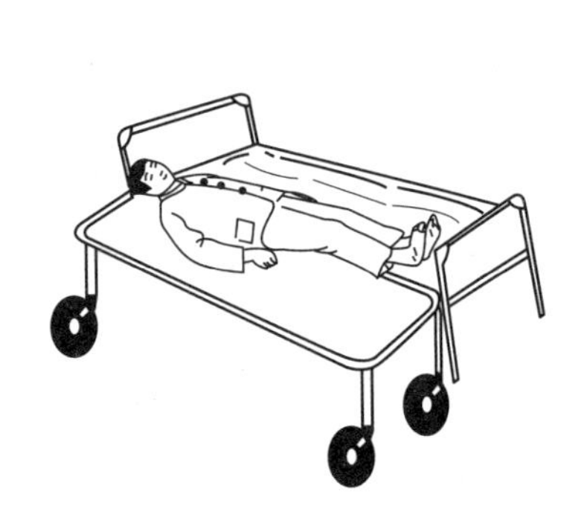

图4－12　挪动法上下平车

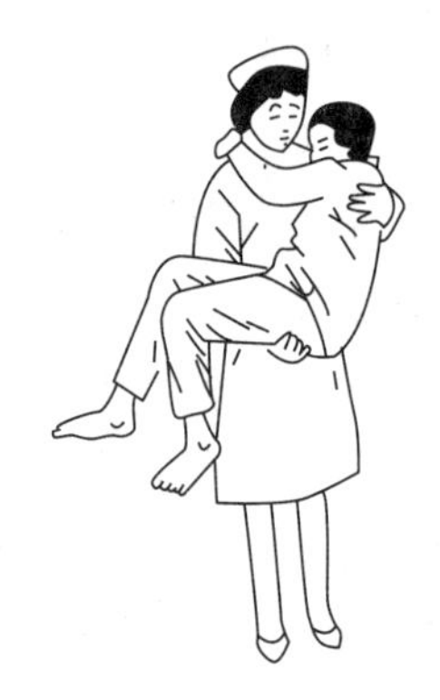

图4－13　一人搬运法

3）二人或三人搬运法　适用于病情较轻，体重较重且自己不能活动者。①同一人搬运法。②松开盖被，协助患者穿好衣服。护士依次立于床边，将患者双手交叉置于胸腹部，协助患者移向床边。③两人搬运时，甲一手臂托住患者头、颈、肩部，另一手臂托住腰部；乙一手臂托住患者臀部，另一手臂托住腘窝处（图4－14）；三人搬运时，甲托住患者头、颈、肩和背部，乙托住腰部和臀部，丙托住腘窝和小腿部（图4－15）。两人或三人同时抬起患者并使患者的身体向护士倾斜，同时移步将患者放置平车中央。

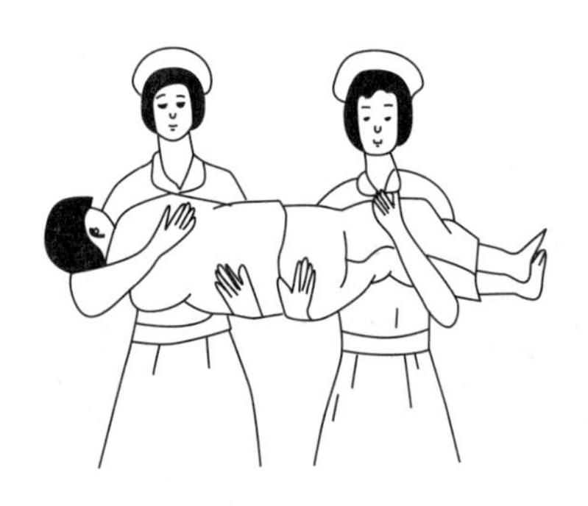

图4－14　二人搬运法

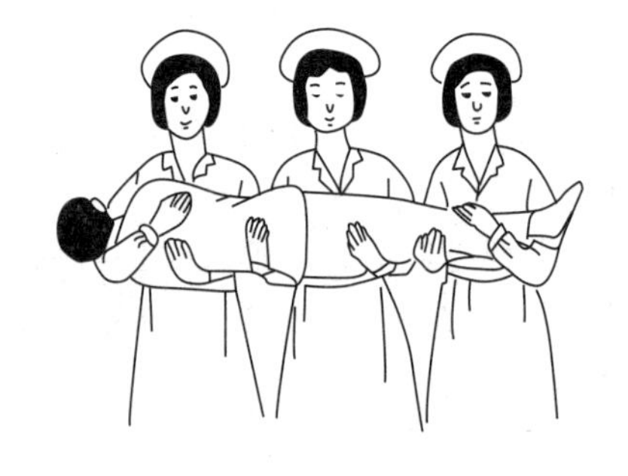

图4－15　三人搬运法

4）四人搬运法　适用于颈椎、腰椎骨折患者或病情危重的患者。①移开床旁桌、椅至对侧床尾，平车上放木板，将平车与床缘平行并紧靠床边（大轮靠床头），将车闸制动。②松开盖被，协助患者穿好衣服。在患者腰、臀下铺帆布或中单，固定骨折部位。甲站在床头托住患者头、颈、肩部，乙站在床尾托住患者双腿，丙和丁分别站在病床和平车的两侧，紧抓住帆布中单的四角。四人同时抬起，将患者轻放于平车上，卧于平车中央（图4－16）。

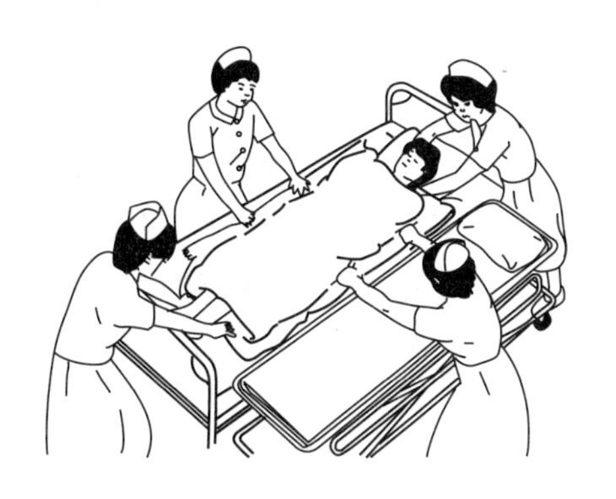

图 4－16　四人搬运法

（4）安置体位　根据需要安置患者体位，盖好被子。整理床单元，铺好暂空床。松闸，推送患者到目的地。

2. 注意事项

（1）使用前认真检查平车性能，保证安全。

（2）搬运时注意节力、动作轻稳、协调一致。保证患者安全、舒适。

（3）运送过程中，护士应站在患者头侧，便于观察病情。患者头部卧于大轮端，减少运送时的颠簸。上下坡时，患者头部在高处一端。保持车速平稳，进出门时先将门打开再推车进出，不可用车撞门。

（4）各种管道保持通畅并妥善固定，如输液管、引流管等。

（5）搬运颅脑手术或损伤患者时，避免剧烈翻动，以免发生脑疝；颅脑损伤、颌面部外伤及昏迷患者将头偏向一侧，保持呼吸道通畅，防止舌后坠堵塞呼吸道，或呕吐物、分泌物流入气管引起窒息。

（6）对颈椎损伤或疑似损伤者应保持头部处于中立位；骨折患者，平车上需垫木板，并固定好骨折部位。

（7）冬季注意保暖，以免患者受凉。

3. 健康教育　同轮椅搬运法。

【评价】

1. 搬运轻稳、准确，动作协调、节力。

2. 搬运过程中无意外损伤，持续性治疗未被中断。

3. 护患沟通有效，患者主动配合。

三、担架运送法

担架是急救时运送患者最基本、最常用的工具。其特点是方便上下楼梯及各种交通工具，不受地形、道路等条件限制。担架的使用方法同平车运送法，可用二人或三人搬运法，必要时需铺软垫。目前常用的担架有以下两种。

（一）类型

1. 普通担架　为目前救护车内装备的担架。

2. 铲式担架　是由左右两片铝合金板组成。搬运患者时，先将患者置于平卧位，固定颈部，然后分别将担架的左右两片从患者侧面插入背部，扣合后再搬运。

（二）担架运送注意事项

1. 搬运时动作轻稳、协调一致，尽量让患者身体靠近搬运者，保持平衡、省力。

2. 患者应仰卧于担架中央，四肢不可靠近担架边缘，以免碰撞造成损伤，颈下垫软枕或衣物。

3. 胸、腰椎损伤者，使用硬板担架。若为帆布担架，担架上放木板。

4. 疑似颈椎损伤的患者注意保持头颈中立位，防止头颈左右转动。

5. 运送途中观察患者的病情变化，保持呼吸道通畅，防止舌后坠堵塞呼吸道，或呕吐物、分泌物流入气管引起窒息；保持输液、引流及给氧通畅；冬季注意保暖。

答案解析

目标检测

一、选择题

A1/A2 型题

1. 患者，男性，45 岁。因右上腹慢性疼痛来院就诊。对前来就诊的患者，门诊护士首先应（　）
   A. 先查阅病历资料　B. 预检分诊　C. 卫生指导
   D. 心理安慰　E. 用药指导

2. 护士可以执行医生口头医嘱的情况，是医生在（　）
   A. 抢救患者时　B. 开医嘱过程中　C. 电话告知时
   D. 外出会诊时　E. 换药期间

3. 医院病床之间的距离不得少于（　）
   A. 0.4m　B. 0.6m　C. 0.8m
   D. 1.0m　E. 1.2m

4. 患者，男性，52 岁。结肠癌术后第 2 天，适宜的病室温度、湿度为（　）
   A. 温度 20～22℃，湿度 45%～50%　B. 温度 22～24℃，湿度 50%～60%
   C. 温度 22～24℃，湿度 35%～40%　D. 温度 18～22℃，湿度 50%～60%
   E. 温度 18～22℃，湿度 35%～40%

5. 下列关于铺麻醉床的操作方法，错误的是（　）
   A. 床上被单全部换为清洁被单　B. 盖被三折于一侧床边，开口向门
   C. 椅子置于接受患者对侧的床尾　D. 枕头平放于床头，开口背门
   E. 全身麻醉护理盘放置于床旁桌上

6. 患者，女性，60 岁。因急性左心衰竭入院，患者呼吸极度困难，大汗淋漓。住院处的护士首先应（　）
   A. 办理住院手续　B. 收集健康资料　C. 立即护送患者入病区
   D. 进行卫生处置　E. 介绍医院的规章制度

7. 病区护士接到住院处通知有新患者入院后，首先应（　）
   A. 安排床位，将备用床改为暂空床　B. 到门口迎接新患者
   C. 向患者做入院指导　D. 填写有关表格
   E. 收集病情资料

8. 患儿，男性，6 岁。因火灾造成全身大面积烧伤，护士应提供的护理级别是（　）
   A. 特级护理　B. 一级护理　C. 二级护理
   D. 三级护理　E. 四级护理

二、思考题

患者，女性，65 岁。车祸外伤，意识不清，怀疑颈椎骨折。请问：

1. 护士应采取什么搬运方法护送患者入病区？
2. 搬运患者时应注意什么？

（王春霞）

书网融合……

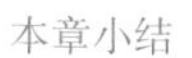

本章小结

微课

题库

第五章　生命体征的评估和护理

学习目标

1. 通过本章学习重点把握体温、脉搏、呼吸、血压的评估，以及异常体温脉搏、呼吸、血压的护理。

2. 学会测量生命体征及水银体温计的消毒与检测法，具有娴熟的操作技术、严谨的工作态度和尊重关爱患者的意识。

情境导入

情境描述　患者，女，58 岁。1 天前受凉出现寒战、高热。以下午和晚间为重，咳嗽、咯铁锈色痰，右侧胸痛、气促 1 天。神志清楚，面色潮红，皮肤黏膜，无出血点，巩膜无黄染，口唇发绀。既往有高血压病史。当日门诊病历记录为 T 39.9℃，P 110 次/分，R 28 次/分，BP 165/105mmHg。

讨论　1. 此患者门诊病历记录的生命体征是否异常？

2. 怎样测量此患者生命体征？应注意哪些事项？异常生命体征怎样护理？

生命体征（vital signs）是机体内在活动的一种客观反映，是衡量机体身心状况的可靠指标，包括体温、脉搏、呼吸及血压。正常状态下生命体征受大脑皮质的控制，在一定范围内维持相对稳定。生命体征能反映身心的微小变化。护理人员通过对生命体征认真细致地观察，可以了解机体重要脏器的功能活动情况，了解疾病的发生、发展及转归，为预防、诊断、治疗及护理提供依据。因此，掌握生命体征的观察与护理是护理工作中非常重要的内容之一。 微课

第一节　体温的评估及护理

PPT

体温（body temperature）也称体核温度，是指身体内部（胸腔、腹腔及中枢神经）的温度。其特点是相对稳定且较皮肤温度高。皮肤温度也称体表温度，可随环境温度和衣着厚薄的变化而变化，且低于体核温度。生理学上的体温系指平均体核温度。但由于体核温度不易测量，临床上通常用腋窝、口腔、直肠处的温度来代表体温。

一、正常体温及生理变化

（一）体温的形成

体温是由营养物质糖、脂肪、蛋白质氧化分解而产生的。三大营养物质通过氧化释放能量，50% 以上转化为热能，以维持体温并不断地散发到体外。其余的能量贮存于三磷酸腺苷（ATP）内供机体利用，最终仍转化为热能散发到体外。

（二）机体的产热与散热

1. 产热过程　机体的产热过程是细胞新陈代谢的过程。人体以化学方式产热，主要的产热器官是肝

脏和骨骼肌。进食、寒战、运动、强烈的情绪反应等都能使产热增加。因此，要避免在此时测量体温。

2. 散热过程　人体以物理方式散热，散热方式有辐射、传导、对流和蒸发四种。人体主要的散热器官是皮肤，占总散热量的70%；呼吸散热占29%；排泄也可以散发部分热量。

（1）辐射　指热由一个物体表面通过电磁波的形式传至另一个与它不接触的物体表面的一种方式。它是人体安静状态下处于气温较低环境中的主要散热方式。辐射散热量的多少取决于皮肤与周围环境的温度差、机体的有效辐射面积以及衣着情况等。温差越大或有效辐射面积越大、衣着越单薄则散热量越多。

（2）传导　指通过直接接触使热由一物体传至另一温度较低的物体或在同一物体内由分子传递使热由温度较高部位传至温度较低部位的一种散热方式。传导散热取决于物体的导热性能、接触面积、温差大小等。由于水的导热性能好，临床上常用冰袋、冰帽为高热患者进行物理降温。

（3）对流　指通过气体或液体的流动来交换热量的一种散热方式，它是传导散热的一种特殊形式。对流散热取决于气体或液体的流动速度、温差的大小。例如夏天开窗通风、开电风扇降温。

（4）蒸发　指水由液态转变为气态，同时带走大量热量的一种散热方式。在高温环境中，蒸发是主要的散热方式。蒸发有不感蒸发（不显汗）、发汗两种形式。不感蒸发占一定比例，成年人24小时的不感蒸发量一般为1000ml，其中通过皮肤蒸发为600～800ml。例如临床上对高热患者采用酒精擦浴降温是利用酒精蒸发散热的原理。

机体以不同方式散热的比例随环境的温、湿度和身体状况而改变。血管舒缩、呼吸、出汗、寒战等均与产热和散热有关。当外界温度低于人体皮肤温度时，机体大部分热量可通过辐射、传导、对流和部分蒸发的方式散热；当外界温度等于或高于人体皮肤温度时，蒸发就成为人体唯一的散热形式。

（三）体温的调节

体温的调节分为生理性（自主性）体温调节和行为性体温调节两类。

1. 生理性体温调节　在下丘脑体温调节中枢控制下，机体外周和中枢温度感受器受内外环境温度刺激，通过一系列生理反应，调节机体产热和散热，使体温保持相对恒定状态。如血管的舒缩、骨骼肌运动及汗腺分泌等。

2. 行为性体温调节　通过人类有意识的行为活动，即机体在不同环境中的姿势和行为的改变而达到调节体温的目的。如增减衣服、增减机体活动量、开关门窗或使用冷暖空气调节器等。行为性体温调节是以生理性体温调节为基础，是对生理性体温调节的补充。

（四）正常体温及其生理变化

1. 正常体温　由于体核温度不易测量，临床上常以口腔、直肠、腋窝处的温度来代替体温。直肠温度最接近体核温度，但日常工作中测量口腔、腋窝温度更为常见、方便。健康成人不同部位的正常体温的范围（表5－1）。

表5－1　成人各部位温度平均值及正常范围

部位	平均值	正常范围
肛温	37.5℃	36.5～37.7℃
口温	37.0℃	36.3～37.2℃
腋温	36.5℃	36.0～37.0℃

注:℃＝（℉－32）×5/9；℉＝℃×9/5＋32。

2. 生理变化　体温可随年龄、性别、活动、昼夜和药物等因素的影响而出现生理性变化波动范围一般不超过0.5～1.0℃。

（1）年龄　婴幼儿、儿童、青少年因代谢率较高而体温略高于成年人；新生儿尤其是早产儿由于体温调节功能尚未发育完善，调节功能差，容易受环境温度的影响而变化，故对新生儿、早产儿应做好防寒保暖措施；老年人体温略低于成年人，与其基础代谢率降低、活动减少有关。

（2）性别　成年女性比男性体温平均高0.3℃。女性的基础体温随月经周期而出现规律性变化，在排卵前体温较低，排卵日最低，排卵后体温升高0.2～0.3℃，这与体内的孕激素水平周期性分泌有关，孕激素具有升高体温的作用。

（3）活动　运动可使骨骼肌紧张收缩产热增加导致体温升高。因此，临床上测量体温应在患者安静的状态下测量。

（4）昼夜　正常人体温在24小时内呈周期性波动，一般清晨2～6时最低，下午13～18时最高，这种昼夜周期性波动称为昼夜节律。

（5）药物麻醉　药物可抑制体温调节中枢或影响传入路径的活动并能扩张血管增加散热降低机体对寒冷环境的适应能力。因此对麻醉手术患者在术中、术后应注意保暖。此外情绪激动、紧张、进食、环境温度的变化等都会对体温产生影响。

二、异常体温的观察与护理

（一）体温过高

1. 定义　体温过高是指个体的体温升高至正常范围以上的状态又称病理性体温升高。分为调节性体温升高和非调节性体温升高，前者称为发热，后者称为过热。

（1）发热　是指机体在致热原的作用下使下丘脑体温调节中枢的调定点上移，导致体温升高超过正常范围而引起调节性体温升高。发热可根据致热原的性质和来源不同分为感染性发热和非感染性发热。感染性发热较多见，主要由病原体引起；非感染性发热包括无菌性坏死性物质的吸收引起的吸收热、变态反应性发热等。

（2）过热　是指调定点并未发生上移而是体温调节障碍（如体温调节中枢损伤）或散热障碍（如高温环境所致的中暑）及产热器官功能异常（如甲状腺功能亢进）等体温调节不能将体温控制在与调定点相适应的水平上，为被动性体温升高。

2. 发热程度　以口腔温度为例，发热程度可分为以下几种。

（1）低热37.3～38℃。

（2）中等热38.1～39℃。

（3）高热39.1～41℃。

（4）超高热41℃以上。

3. 发热过程及临床表现

（1）体温上升期　此期特点是产热大于散热，体温升高。主要表现为皮肤苍白、干燥无汗、畏寒甚至寒战。体温上升有两种形式，一种是体温在数小时内突然上升至39～40℃称为骤升，临床上常见于肺炎球菌肺炎、疟疾等；另一种是体温逐渐上升，在数日内达高峰称为渐升，临床上常见于伤寒等。

（2）高热持续期　此期特点是体温上升达高峰后保持一段时间，即产热和散热在较高水平上趋于平衡。主要表现为皮肤潮红、灼热、口唇干燥、头痛、头晕、全身不适、软弱无力、呼吸和脉搏加快甚至出现谵妄、昏迷。

（3）体温下降期　此期特点是散热大于产热，体温逐渐恢复至正常。主要表现为大量出汗、皮肤潮湿。体温下降通常有两种方式，一种是体温在数小时内降至正常称为骤降，如疟疾；另一种是体温在数天内降至正常，如伤寒、风湿热。体温骤降者由于大量出汗，丢失体液过多，容易出现脉搏细速、四肢厥冷、血压下降等虚脱或休克现象，护理中应加强观察。

4. 热型　将体温绘制在体温单上互相连接所构成的不同形状的体温曲线称为热型（fever type）。某些发热性疾病具有独特的热型，通过观察热型有助于疾病的诊断。但由于药物的应用使热型不典型。临床上常见热型（图5-1）。

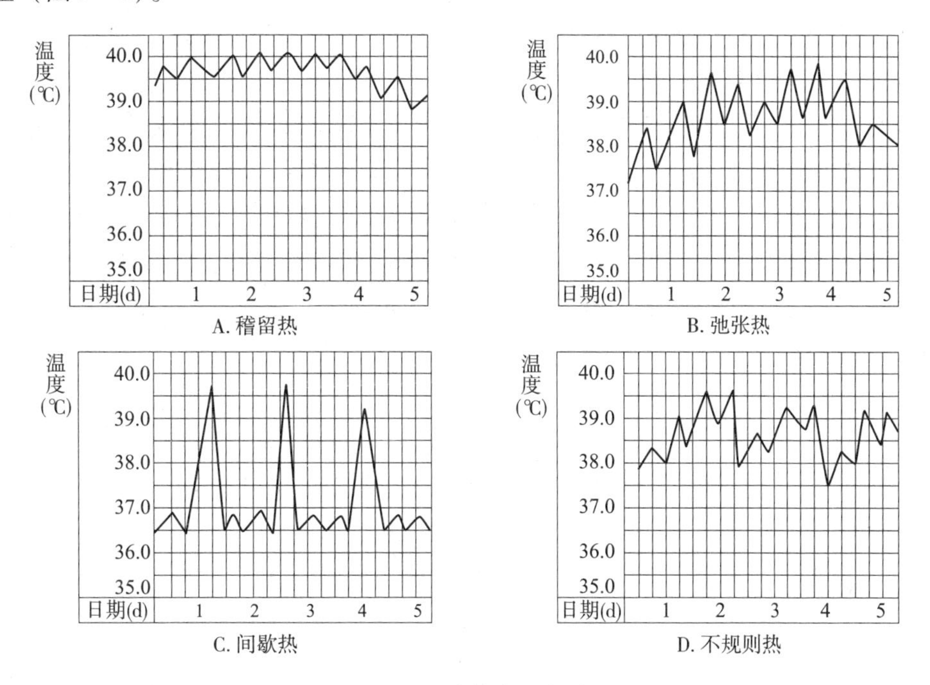

图5-1　发热常见类型

（1）稽留热（constant fever）　体温持续在39～40℃，达数天或数周，24小时波动范围不超过1℃。常见于肺炎球菌肺炎、伤寒等患者发热。

（2）弛张热（remittent fever）　体温在39℃以上，24小时波动超过1℃，但体温最低时仍高于正常水平。常见于败血症、风湿热、化脓性感染等患者发热。

（3）间歇热（intermittent fever）　体温骤然升高至39℃以上，持续数小时或更长时间，然后又迅速下降至正常或正常以下，间隔数小时或数日不发热，经过一个间歇，体温又升高并反复发作，即高热期和无热期交替有规律出现。常见于疟疾等患者发热。

（4）不规则热（irregular fever）　是一种常见热型，体温变化无规律且持续时间不定。常见于流行性感冒、肿瘤等患者发热。

5. 体温过高患者的护理

（1）病情观察　定时测体温。一般每日测体温2次，高热时应每4小时测量一次，待体温恢复正常3天后改为每日测量2次。同时观察患者面色、脉搏、血压、呼吸、四肢末梢情况、发热类型、发热程度、伴随症状、治疗效果、饮水、进食、尿量、体重等临床表现；小儿高热时易出现惊厥，应密切观察，如有异常应及时报告医生。

（2）降温　发热是机体的一种防御机制，对于原因不明的发热者，若体温不太高可不急于降温以免延误诊断。对于高热或持续发热患者则应在治疗原发病的同时采取适当降温措施。一般体温在39℃以下可通过提供适宜的环境，如加强通风、调整盖被、限制活动等增加患者舒适感；体温在39℃以上常采用物理或药物降温。

1）药物降温　是指按医嘱应用退热药通过调节体温中枢、减少产热、加速散热而达到降温的目的。使用时应注意药物剂量，对年老体弱及心血管疾病者应防止出现虚脱或休克现象。

2）物理降温　有局部和全身冷疗两种方法。体温在39.1～39.5℃应用局部降温可用冰袋、化学制冷袋在大血管处及前额进行冷敷；体温超过39.5℃可应用温水擦浴、酒精擦浴等全身冷疗。实施降温措施30分钟后应注意监测体温并记录及交班。

（3）补充营养和水分　给予高蛋白、高热量、高维生素、易消化的流质或半流质食物。注意食物的色、香、味，鼓励少量多餐，以补充高热的消耗，提高机体的抵抗力。鼓励患者多饮水，每日2500～3000ml，以补充高热消耗的大量水分。必要时应按医嘱静脉输液或鼻饲补充营养和水分。

（4）保持清洁与舒适　①做好口腔护理。发热时由于唾液分泌减少口腔黏膜干燥且抵抗力下降，病原体易于生长繁殖出现口腔感染。因此，应在晨起、餐后、睡前协助患者漱口保持口腔清洁。②加强皮肤护理。退热期患者大量出汗应随时擦干汗液，及时更换衣服和床单，防止受凉，保持皮肤干燥清洁。对于长期持续高热卧床者应协助其翻身防止压疮的发生。③卧床休息。高热时新陈代谢增快进食量少消耗增加，患者大多体质虚弱。因此，应卧床休息以减少能量的消耗，有利于机体的康复；低热者可酌情减少活动。

（5）注意安全　高热患者可出现躁动不安、谵妄等情况，应防止坠床、舌咬伤，必要时加床档或用约束带。

（6）心理护理及健康教育　发热的不同时期会出现不同临床症状，患者产生紧张、不安、恐惧等心理反应。应经常巡视，耐心解答各种问题，使患者对体温的变化和伴随症状有充分的了解，缓解其紧张情绪。

（二）体温过低

1. 定义　体温过低是指体温低于正常范围。体温在35℃以下称为体温不升。各种原因导致机体散热过多、产热减少、体温调节中枢受损或发育不完善而引起。常见于环境温度过低、重度营养不良、极度衰竭、颅脑外伤、脊髓受损、药物中毒、麻醉剂的应用、重症疾病（大出血）及早产儿等。

2. 体温过低的程度　轻度32～35℃；中度30～32℃；重度<30℃，可出现瞳孔散大，对光反射消失；致死温度23～25℃。

3. 临床表现　患者皮肤发凉、苍白。口唇耳垂发绀、寒战、心跳呼吸减慢、血压降低、尿量减少、意识障碍甚至昏迷。

4. 体温过低患者的护理

（1）提高环境温度　提供合适的环境温度，维持室温在24～26℃。

（2）保暖　给予棉被、电热毯、热水袋、增添衣物等防止体热散失，给予热饮料提高机体温度。新生儿置于恒温箱内。

（3）观察体温　加强生命体征的监测，每小时测量1次肛温，直至体温恢复到正常且稳定。同时观察脉搏、呼吸、血压等病情变化。

（4）去除病因　去除引起体温过低的原因，做好抢救准备。

（5）健康教育　教会患者避免引起体温过低的因素，如营养不良、衣着过少、保暖设施不足等。

三、体温的测量

（一）体温计的种类

1. 水银体温计（mercury thermometer）　分口表、肛表、腋表三种（图5－2）。它是一根外带有刻度的真空毛细玻璃管。口表和肛表的玻璃管呈三菱柱状，腋表玻璃管呈扁平状。玻璃管一端装有水银，口表和腋表的水银端较细长，有助于测温时扩大接触面；肛表的水银端较粗短，可防止插入肛门时折断或损伤黏膜。体温计毛细管和水银端之间有一

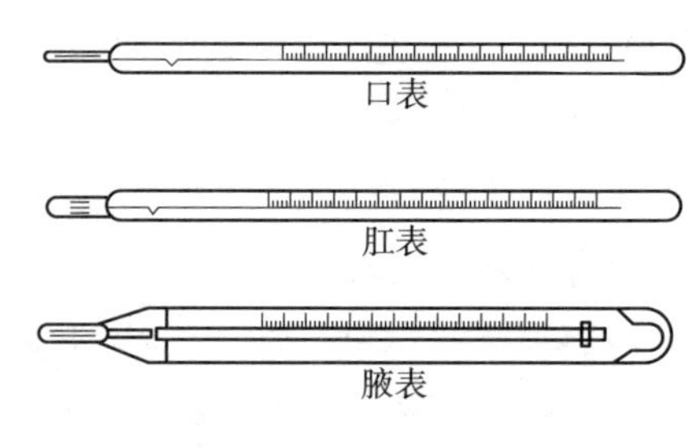

图5－2　水银体温计

凹槽，使水银遇热膨胀后不能自动回缩，从而保证体温测试值的准确性。

体温计有摄氏体温计和华氏体温计两种。摄氏体温计的刻度是35～42℃，每1℃之间分成10小格，每小格为0.1℃，在0.5和整数的刻度处用较粗的线标记。在37℃刻度处则以红线表示。华氏体温计刻度为94～108℉，每2℉之间分成10格，每小格0.2℉。

2. 电子体温计（electronic thermometer）　采用电子感温探头测温。测温准确且灵敏度高，直接由数字显示测得的温度。分为集体用电子体温计和个人用电子体温计两种（图5－3）。集体用电子体温计测量时，先开启电源键，等显示屏上出现“L℃”符号，再将探头插入一次性塑料护套中放于测温部位（外耳道），当电子蜂鸣器发出蜂鸣声并持续3秒后，可读得所测体温值。外套使用后丢弃于医用垃圾桶内，防止交叉感染；个人用电子体温计，其形状如钢笔，方便易携带。

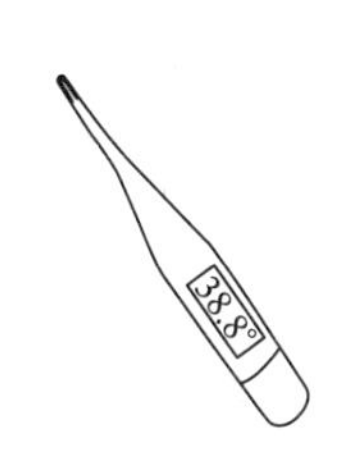

图5－3　电子体温计

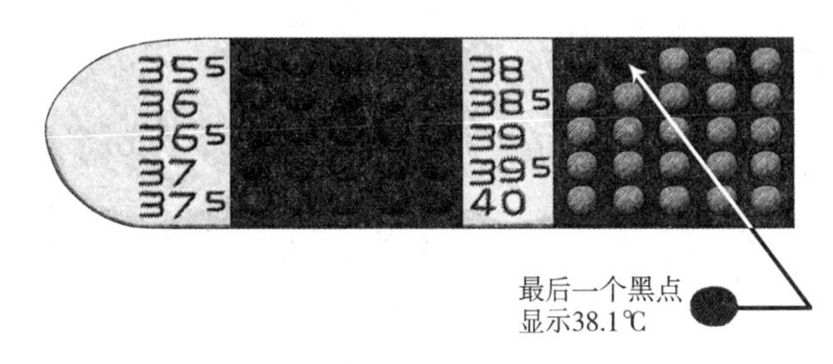

图5－4　可弃式体温计

3. 可弃式体温计（disposable thermometer）　是一含有对热敏感的化学指示点薄片，为一次性使用的体温计。测温时点薄片随机体的温度而变色，当颜色点从白色变成蓝色，最后的蓝点位置即为所测温度（图5－4）可用于测量口温、腋温。

4. 感温胶片（temperature sensitive tape）　为对温度敏感的胶片，可贴在前额或腹部，根据胶片颜色改变，了解体温的变化，不能显示具体的温度数值，只能用于判断体温是否在正常范围，适用于新生儿和幼儿。

5. 红外线测温仪　采用红外线测温原理及微处理器技术，通过专门设计的红外线光学系统及高灵敏度的红外线探测器，检测人体某一部位表面的热辐射。通过光电转换，取得相应的电信号；由微处理器对相应的电信号进行分析处理，即可测得人体相应部位的表面温度。红外线测温仪能完成上述功能，并直接显示出温度数值，从而达到不接触人体测量温度的目的。其特点是具有高精确性、快速性（一般不超过1秒）和非接触性，能避免外界环境的影响，可测量额部、手心、脸、耳等部位的温度（图5－5），适合于各种环境下的人体体温检测。常用的有额温计和耳温计两种（图5－6）。

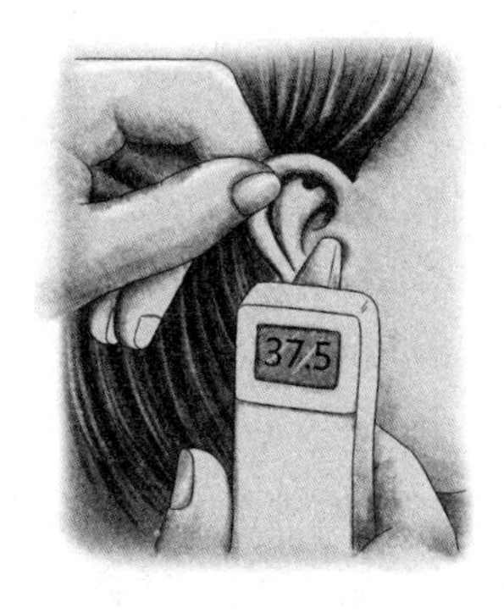

图5－5　红外线体温计测耳温

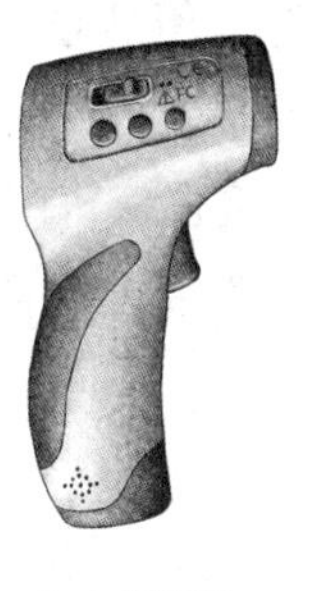

（a）额温计

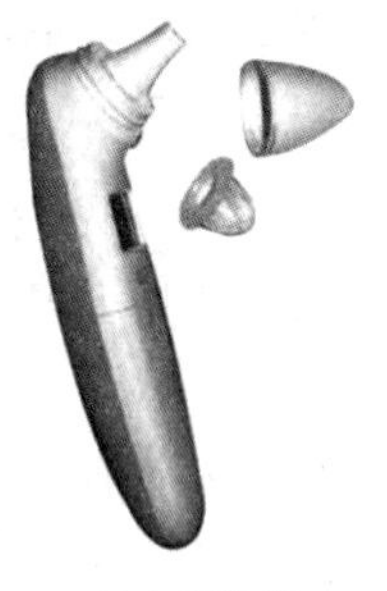

（b）耳温计

图5－6　红外线体温计

（二）测量体温的方法

【目的】

1. 判断体温有无异常，动态监测体温变化，判断热型。

2. 协助诊断，为预防、治疗、康复、护理提供依据。

【评估】

1. 核对患者身份信息，解释操作目的。

2. 核对患者年龄、意识状态、诊断、病情、治疗情况；测量部位的皮肤、黏膜情况；患者活动、情绪状态、合作程度。排除 30 分钟内运动、进食、饮冷热饮料、冷热敷、洗澡、坐浴、灌肠等影响因素。

【计划】

1. 护士准备 洗手，熟悉测量体温的方法，向患者解释测量体温的目的及注意事项。

2. 用物准备

（1）治疗车上层 备已消毒体温计（水银柱是在 35℃以下）、消毒液、纱布、弯盘（内垫纱布）、秒表、记录本、笔。若测肛温另备润滑油、棉签、卫生纸、手消毒液。

（2）治疗车下层 备医用垃圾桶及生活垃圾桶。

3. 环境准备 整洁，安静，温湿度适宜，光线充足。

4. 患者准备 了解体温测量的目的、配合要点。测体温前根据测量部位取舒适体位，情绪稳定。

【实施】

1. 操作方法

（1）核对解释 携用物至床边，核对患者床头卡及腕带上床号、姓名，解释测量体温目的及配合方法，取得合作。

（2）测量体温 根据患者情况选择适当的测温方法。

1）口温 将口表水银端斜放于患者一侧舌下热窝（舌系带两侧左右各一），嘱患者闭紧口唇 3 分钟（图 5－7A）。

2）腋温 擦干腋窝汗液，将腋表紧贴皮肤，水银端放于腋窝深处，嘱患者屈臂过胸夹紧体温计 10 分钟（图 5－7B）。

3）肛温 患者取侧卧位、俯卧位或仰卧屈膝位，露出臀部，润滑肛表水银端，将水银端插入肛门 3～4cm（婴儿 1.25cm 幼儿 2.5cm），测温 3 分钟。为婴幼儿测温时应固定体温表，防止掉落或插入过深（图 5－7C）。

（3）取表检视 取出体温计，用纱布擦净，检视读数，若与病情不符应重测。

（4）记录整理 协助患者穿衣或裤，取舒适体位，整理床单位，向患者解释结果。将体温值记录在记录本上，发热患者应交班、报告值班医生，将体温值按要求绘制到体温单上。

（5）消毒备用 将体温计分类消毒后备用。

2. 注意事项

（1）测量体温前应清点体温计的数量，并检查体温计是否完好，水银柱是否在 35℃以下；甩动体温计时要用腕部力量，勿触及他物以防撞碎；切忌将体温计放入热水中清洗或放在沸水中煮，以防爆裂。

（2）根据病情选择合适的测温方法：婴幼儿、昏迷、精神异常、口腔疾病、口鼻手术、张口呼吸者禁忌测口温；直肠或肛门疾病及手术、腹泻、心肌梗死患者不宜测肛温；腋下有创伤、手术、炎症、腋下出汗较多、肩关节受伤或消瘦夹不紧体温计者不宜测腋温。

（3）运动、进食、冷热饮或面颊部冷热敷、坐浴或灌肠后应间隔 30 分钟再测量。

（4）为婴幼儿、危重症患者、躁动者测温时应有专人守护，以防发生意外。

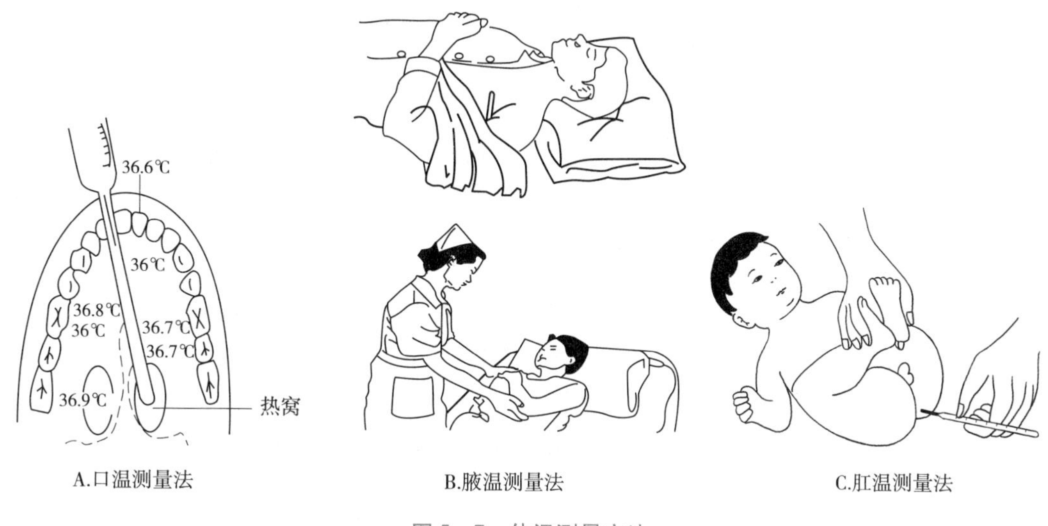

图 5－7　体温测量方法

（5）测口温时嘱患者勿用牙咬体温计，若不慎咬破，应立即清除玻璃碎屑，以免损伤唇、舌、口腔、食道、胃肠道黏膜；宜口服蛋清或牛奶以延缓汞的吸收；若病情允许可服粗纤维食物以加速汞的排出。

（6）如发现体温与病情不相符合，应再次测量体温，必要时可同时测口温和肛温作对照。

3. 健康教育

（1）向患者及家属解释体温测量的重要性。指导正确测量体温，介绍体温的正常值及测量过程中的注意事项。

（2）进行体温过高、过低的护理指导，增强自我护理能力。

【评价】

1. 护患沟通良好，患者理解测量体温的目的及相关知识，主动配合。测量过程中患者安全、舒适。

2. 护士操作熟练，测量结果准确。

（三）体温计的消毒和检查

1. 体温计消毒　为防止交叉感染，使用过的体温计应进行消毒处理。

（1）水银体温计消毒法　将使用过的体温计分类放入盛有消毒液的容器中浸泡 5 分钟后取出，清水冲洗，用离心机或腕力将体温计的水银甩至 35℃以下，再放入另一消毒液容器中浸泡 30 分钟，取出后用冷开水冲洗擦干放入清洁容器中备用。消毒液每日更换，容器、离心机每周消毒 2 次，口表、腋表、肛表应分别消毒存放。可选用的消毒液有 70%～75%乙醇溶液、1%过氧乙酸溶液、0.5%碘附溶液等。

（2）电子体温计消毒法　消毒电子感温探头部分，消毒方法应根据制作材料的性质选用不同的消毒方法，如浸泡、熏蒸等。

2. 水银体温计的检查　在新体温计使用前或体温计使用中应定期检查，以保持其准确性。将全部体温计的水银甩至 35℃以下，于同一时间放入已测好的 36～40℃的水温中，3 分钟后取出检视，凡误差在 0.2℃以上、玻璃管有裂痕、水银自行下降者则不能使用。将合格的体温计用纱布擦干，放入清洁容器中备用。

第二节 脉搏的评估及护理

PPT

在每个心动周期中，随着心脏的节律性收缩和舒张，动脉内的压力和容积发生周期性的变化，引起动脉管壁产生有节律的搏动，称为动脉脉搏（arterial pulse），简称脉搏（pulse）。

一、正常脉搏及生理变化

（一）脉搏的产生

心脏窦房结的自律细胞发出冲动，传至心脏各部，致使心脏收缩。当心脏收缩时，左心室将血液射入主动脉，主动脉压力骤然升高，动脉管壁随之扩张；当心脏舒张时，动脉管壁弹性回缩。随着心脏的收缩与舒张，动脉管壁出现周期性的起伏搏动，形成动脉脉搏。

（二）脉搏的生理变化

1. 脉率 指每分钟脉搏搏动的次数（表5-2）。正常成人在安静状态下脉率为60~100次/分。正常脉率和心率是一致的，脉率是心率的指示，脉率可受多种因素的影响，在一定范围内波动。

表5-2 各年龄组平均脉率

年龄	正常范围（次/分）	平均脉率（次/分）
出生~1个月	70~170	120
1~12个月	80~160	120
1~3岁	80~120	100
3~6岁	75~115	100
6~12岁	70~110	90
	男 女	男 女
12~14岁	65~105 70~110	85 80
14~16岁	60~100 65~105	80 85
16~18岁	55~95 60~100	75 80
18~65岁	60~100	72
65岁以上	70~100	75

（1）年龄 一般儿童脉率较快，平均90次/分，婴幼儿可达130次/分，随年龄的增长而逐渐降低。老年人较慢，到高龄时又轻度增加。

（2）性别 同龄女性比男性脉率稍快，平均脉率相差5次/分。

（3）体型 身材瘦高者比矮胖者的脉率慢。

（4）活动和情绪 运动、兴奋、恐惧、愤怒、焦虑使脉率增快；休息、睡眠则使脉搏减慢。

（5）饮食和药物 进食、使用兴奋药、饮浓茶或咖啡能使脉率增快；禁食、使用镇静剂、洋地黄类药物等可使脉率减慢。

2. 脉律 指脉搏跳动的节律性，是心搏节律的反应。正常脉律跳动均匀、规则、间隔时间相等。部分正常小儿、青年和成年人中，可发生吸气时增快，呼气时减慢，称为窦性心律不齐，一般无临床意义。

3. 脉搏强弱 指触诊时血液流经血管的一种感觉。正常脉搏每搏强弱相同。脉搏的强弱与动脉充盈度、周围血管阻力大小有关，即取决于心搏量和脉压大小。

4. 动脉壁　触诊时感觉到动脉壁性质。正常动脉管壁柔软、光滑、富有弹性。

二、异常脉搏的观察与护理

（一）异常脉搏的观察

1. 脉率异常

（1）速脉　指成人安静状态下脉率超过100次/分，又称为心动过速。常见于发热、甲状腺功能亢进、心力衰竭、血容量不足等。一般体温每升高1℃，成人脉率约增加10次/分，儿童则增加15次/分。

（2）缓脉　指成人安静状态下脉率少于60次/分，又称为心动过缓。常见于房室传导阻滞、颅内压增高、甲状腺功能减退、阻塞性黄疸等患者。

2. 节律异常

（1）间歇脉　指在一系列正常规则的脉搏中，出现一次提前而较弱的脉搏，其后有一较正常延长的间歇（代偿间歇）。原因是心脏异位起搏点过早发生冲动而引起的期前收缩。如每隔一个正常搏动后出现一次期前收缩，称为二联律；二个正常搏动后出现一次期前收缩，称为三联律。常见于各种器质性心脏病或洋地黄中毒者。

（2）脉搏短绌　指在单位时间内脉率少于心率。是由于心肌收缩力强弱不等，有些心输出量少的搏动可发生心音，但不能引起周围血管的搏动，造成脉率低于心率。其特点是心律完全不规则，心率快慢不一，心音强弱不等。常见于心房纤颤的患者。

3. 强弱异常

（1）洪脉　特点是脉搏强而大。当心输出量增加，周围动脉阻力较小，动脉充盈度和脉压较大时，则脉搏强大而有力。常见于高热、甲状腺功能亢进、主动脉瓣关闭不全等患者。

（2）细脉　当心输出量减少，周围动脉阻力较大，动脉充盈度降低时，脉搏细弱无力，扪之如细丝，称为细脉或丝脉。常见于心功能不全、大出血、休克、主动脉瓣狭窄等。

（3）交替脉　指节律正常而强弱交替出现的脉搏。主要由于心室收缩强弱交替出现而引起，为心肌受损的一种表现。常见于高血压心脏病、冠状动脉粥样硬化性心脏病等。

（4）水冲脉　脉搏骤起骤降，急促有力。触诊时，如将患者手臂抬高过头并紧握其手腕掌面，感到急促有力的冲击。主要由于收缩压偏高，舒张压偏低，使脉压增大所致。常见于主动脉瓣关闭不全、甲状腺功能亢进等。

（5）奇脉　指吸气时脉搏明显减弱或消失。与吸气时心室舒张受限，引起左心室输出量减少有关。常见于心包积液和缩窄性心包炎等，是心包填塞的重要体征之一。

4. 动脉壁异常　常见于动脉硬化患者，动脉管壁变硬、失去弹性，呈条索状，严重呈迂曲状，触诊时有紧张条索感，如按在琴弦上。

（二）异常脉搏的护理

1. 病情观察　监测患者脉搏情况，观察患者的伴随症状及药物的治疗效果与不良反应。

2. 休息与活动　指导患者减少活动、增加卧床休息时间，以减少心肌耗氧量。

3. 氧疗　根据病情适当给予氧疗。

4. 心理护理　稳定患者情绪，消除紧张、恐惧因素。

5. 健康教育　指导患者用药，观察药物不良反应，告知患者异常脉搏的相关知识及简单的急救技巧；教育患者戒烟限酒，饮食清淡易消化，勿用力排便，保持情绪稳定。

6. 准备急救物品　根据病情备好急救药物及急救仪器设备。

三、脉搏的测量

（一）测量脉搏的部位

凡浅表、靠近骨骼的大动脉均可作为测量脉搏的部位。常见测量部位（图 5－8）。临床上最常用的诊脉部位是桡动脉。

（二）测量脉搏的方法

【目的】

1. 动态监测脉搏变化，有无异常，间接了解心脏功能状况。

2. 为诊断、治疗、预防、护理提供依据。

【评估】

1. 核对患者身份信息，解释操作目的。

2. 评估患者年龄、意识状态、诊断、病情、治疗用药情况；测量肢体活动及测量部位的皮肤、黏膜情况；患者心理状态、合作程度及疾病知识。排除 30 分钟内剧烈运动、情绪波动等影响因素。

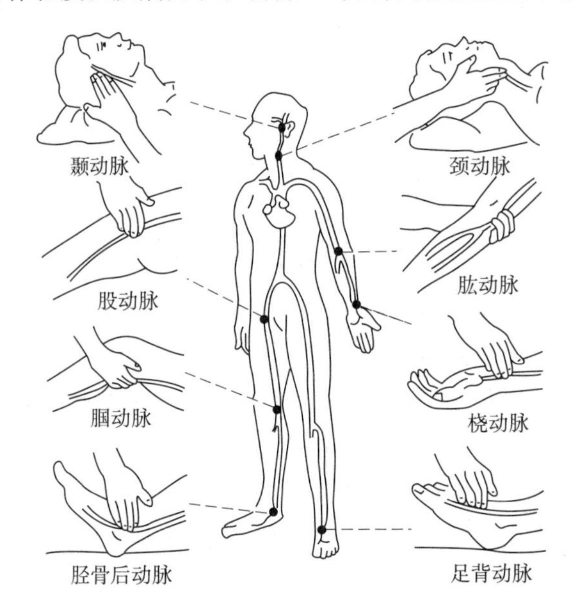

图 5－8　常用诊脉部位

【计划】

1. 护士准备　着装整洁洗手。熟悉测量脉搏的方法。

2. 用物准备　治疗盘内备秒表、记录本、笔，必要时备听诊器，手消毒液。

3. 环境准备　整洁安静，温、湿度适宜，光线充足。

4. 患者准备　了解测量脉搏的目的、配合要点。根据测量部位取舒适体位，情绪稳定。

【实施】

1. 操作方法

（1）核对解释　备齐用物携至患者床边，核对床头（床尾）卡和腕带信息，解释测量目的。

（2）选择体位　根据患者情况可选卧位或坐位，手臂放舒适位置，手腕伸展，掌心朝下。

（3）触摸动脉　护士以示指、中指和无名指指端按在桡动脉上（图 5－9），按压力量以能清楚触得脉搏搏动为宜

（4）测量计数　正常脉搏测量 30 秒，结果乘 2 为每分钟脉搏数；脉搏异常应测 1 分钟，同时观察

脉搏的节律、强弱、动脉壁弹性；脉搏短绌测量（图5－10），由2名护士同时测量，一人听心率（在左锁骨中线第五肋间隙），另一人测脉率，由听心率者发出“起”“停”命令，计数1分钟。

（5）记录绘制 洗手后，将脉率记录在记录本上。绌脉记录：心率/脉率/分，将结果绘制在体温单上或录入电子病历中的生命体征栏。

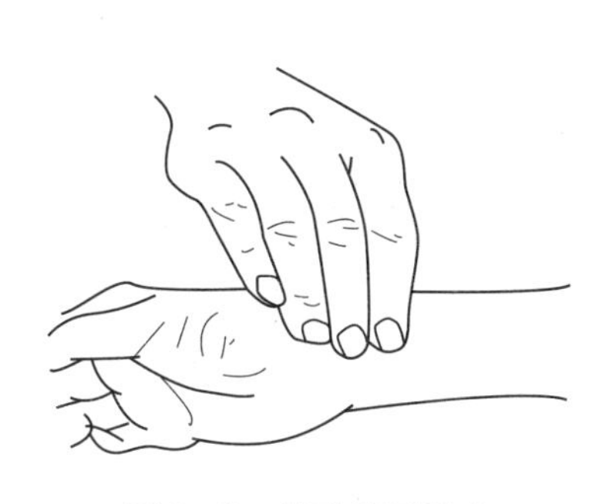

图5－9 桡动脉测量法

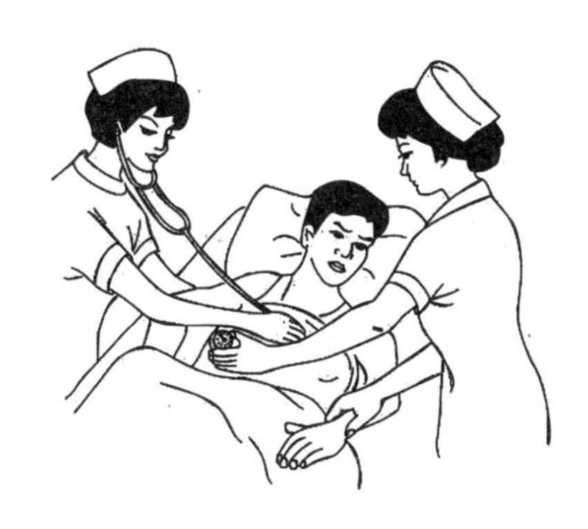

图5－10 脉搏短绌测量法

2. 注意事项

（1）勿用拇指诊脉，因拇指小动脉的搏动较强，易与患者的脉搏相混淆。

（2）为偏瘫患者测脉搏时，应选择健侧肢体。

（3）异常脉搏应测1分钟，脉搏细弱难以触到时，应测心尖冲动1分钟。

3. 健康教育

（1）向患者及家属解释脉搏监测的重要性。

（2）指导患者及家属正确进行脉搏测量，学会对异常脉搏的判断。增强患者自我护理的能力。

第三节 呼吸的评估及护理

PPT

呼吸（respiration，R）是指机体新陈代谢过程中，不断地从外界环境中摄取氧气，将自身产生的二氧化碳排出体外的过程，即机体与环境之间进行气体交换的过程。

一、正常呼吸及生理变化

（一）呼吸过程

呼吸过程由外呼吸、气体运输和内呼吸三个环节组成（图5－11）。

1. 外呼吸 外界环境与血液之间在肺部进行的气体交换，包括肺通气和肺换气。肺通气是指肺与外界环境之间进行的气体交换，氧气进入肺泡，二氧化碳排出体外；肺换气是指肺泡与肺毛细血管之间的气体交换，肺毛细血管血液内的二氧化碳通过扩散进入肺泡再经肺通气排出体外，肺泡内氧气通过扩散进入肺毛细血管，使静脉血变成动脉血。

2. 气体运输 通过血液循环将氧气由肺部运送到组织细胞，同时将二氧化碳由组织细胞运送至肺部的过程。

3. 内呼吸 血液与组织细胞之间进行的气体交换。体循环毛细血管的血液不断地从组织中获得二氧化碳，释放出氧气，动脉血变成静脉血。

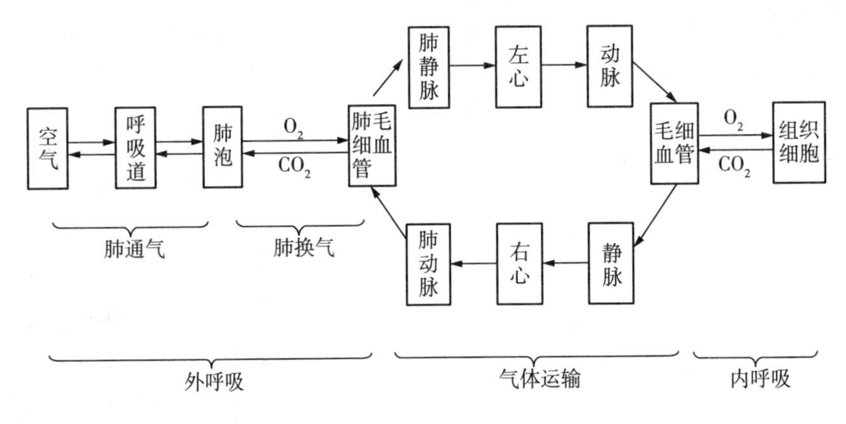

图 5-11　呼吸过程

（二）呼吸运动的调节

呼吸运动是一种节律性的活动，由呼吸器官和辅助呼吸肌共同完成。呼吸运动具有随意性和自主性，受呼吸中枢和外周反射的调节。

1. 呼吸中枢　是指中枢神经系统内产生呼吸节律和调节呼吸运动的神经细胞群，分布于脊髓、延髓、脑桥、间脑、大脑皮质等部位。延髓和脑桥是产生基本呼吸节律的部位，大脑皮质可随意控制呼吸运动。各级中枢发挥各自不同的作用，相互协调和制约。

2. 呼吸的反射性调节

（1）肺牵张反射　由肺的扩张或缩小所引起的吸气抑制或兴奋的反射，又称黑-伯反射。当肺扩张时可引起吸气动作的抑制而产生呼气；当肺缩小时可引起呼气动作的终止而产生吸气。它是一种负反馈调节机制，使吸气不致过长、过深，促使吸气转为呼气。

（2）呼吸肌本体感受性反射　呼吸肌本体感受器传入冲动参与维持正常呼吸。尤其当呼吸道阻力增加时，可增强呼吸肌的收缩力量以克服气道阻力，维持肺通气。

（3）防御性呼吸反射　包括咳嗽反射、喷嚏反射和屏气反射，均对机体有保护作用。喉、气管和支气管黏膜上皮的感受器受到机械或化学刺激时，可引起咳嗽反射，将呼吸道分泌物或异物咳出；鼻黏膜受到刺激时，可引起喷嚏反射，能排出有害刺激和异物；当理化刺激侵入呼吸器官时，如突然吸入冷空气或有害气体常发生屏气反射而引起呼吸暂停，防止刺激物吸入呼吸道。

3. 呼吸的化学性调节　动脉血氧分压（PaO_2）、二氧化碳分压（$PaCO_2$）和氢离子浓度[H+]的改变对呼吸运动的影响，称化学性调节。$PaCO_2$ 对呼吸的调节是通过中枢和外周化学感受器实现的，是调节呼吸中最重要的生理性化学因素。$PaCO_2$ 降低，出现呼吸运动减弱或暂停；$PaCO_2$ 升高，使呼吸加深加快；$PaCO_2$ 过高则抑制中枢神经系统，出现呼吸困难、头痛、头晕甚至昏迷，即二氧化碳麻醉。[H^+]对呼吸的影响同二氧化碳类似，作用没有二氧化碳明显。PaO_2 通过外周化学感受器对呼吸运动进行调节，PaO_2 降低时引起呼吸加深加快。

（三）正常呼吸及生理变化

1. 正常呼吸　正常成人安静状态下呼吸频率为 16～20 次/分，节律规则，呼吸运动均匀、无声且不费力。正常呼吸与脉搏的比例为 1∶4～1∶5。男性及儿童以腹式呼吸为主，女性以胸式呼吸为主。

2. 生理变化　呼吸运动受多种生理因素的影响，在一定范围内波动。

（1）年龄　年龄越小，呼吸频率越快。如新生儿呼吸约为 44 次/分。

（2）性别　同年龄女性的呼吸比男性稍快。

（3）活动　剧烈运动可使呼吸加深加快，休息和睡眠时呼吸减慢。

(4) 情绪 强烈的情绪变化，如紧张、恐惧、愤怒、悲伤等可刺激呼吸中枢，引起呼吸加快或屏气。

(5) 血压 血压大幅度变动时，可以反射性地影响呼吸，血压升高时呼吸减慢减弱；血压降低时呼吸加快加深。

(6) 其他 如环境温度升高或海拔增加，均会使呼吸加深加快。

二、异常呼吸的观察与护理

(一) 异常呼吸的观察

1. 频率异常

(1) 呼吸过速 呼吸频率超过 24 次/分，称为呼吸过速，也称气促。见于发热、疼痛、甲状腺功能亢进等。一般体温每升高 1℃，呼吸频率增加 3～4 次/分。

(2) 呼吸过缓 呼吸频率低于 12 次/分，称为呼吸过缓。见于颅内压增高、麻醉药过量和巴比妥类药物中毒等。

2. 深度异常

(1) 深度呼吸 又称库斯莫尔呼吸（Kussmaul respiration），是一种深长而规则的大呼吸（图 5－12）。常见于糖尿病酮症酸中毒和尿毒症酸中毒等。

(2) 浅快呼吸 是一种浅表而不规则的呼吸，有时呈叹息样。可见于呼吸肌麻痹、某些肺与胸膜疾病，也可见于濒死患者。

3. 节律异常

(1) 潮式呼吸 又称陈－施呼吸（Cheyne－Stokes respiration），是一种呼吸由浅慢逐渐变为深快，然后再由深快转为浅慢，随之出现一段呼吸暂停 5～30 秒，又开始重复以上过程的周期性变化，其形态如潮水涨退（图 5－12）。潮式呼吸的周期为 30～120 秒，多见于中枢神经系统疾病，如脑炎、脑膜炎、颅内压增高及巴比妥类药物中毒等。产生机理是由于呼吸中枢的兴奋性降低，只有当缺氧严重，二氧化碳积聚到一定程度，才能刺激呼吸中枢，使呼吸恢复或加强；当积聚的二氧化碳呼出后，呼吸中枢又失去有效的兴奋，呼吸又再次减弱继而暂停，如此周而复始，从而形成了周期性变化。

(2) 间断呼吸 又称比奥呼吸（Biots respiration）。表现为有规律的呼吸几次后，突然停止呼吸，间隔短时间后又开始呼吸，如此反复交替（图 5－12）。即呼吸和呼吸暂停交替出现。其发生机制同潮式呼吸，但比潮式呼吸更为严重，预后更为不良，常在临终前发生。

4. 声音异常

(1) 蝉鸣（strident）样呼吸 即吸气时产生一种极高的似蝉鸣样音响，是由声带附近阻塞，使空气吸入发生困难所至。常见于喉头水肿、喉头异物等。

(2) 鼾声（stertorous）呼吸 表现为患者呼吸时发出一种粗大的鼾声。是因为气管或支气管内有较多的分泌物积聚所致。多见于昏迷患者。

5. 形态异常

(1) 胸式呼吸减弱，腹式呼吸增强 正常女性以胸式呼吸为主。由于肺部、胸膜或胸壁的疾病，如肺炎、肋骨骨折、肋间神经痛等产生剧烈的疼痛，使胸式呼吸减弱，腹式呼吸增强。

(2) 腹式呼吸减弱，胸式呼吸增强 正常男性及儿童以腹式呼吸为主。如腹膜炎、大量腹水、肝脾大、腹腔内巨大肿瘤等，使膈肌下降受限，引起腹式呼吸减弱，胸式呼吸增强。

6. 呼吸困难 呼吸困难（dyspnea）是临床常见症状及体征。患者主观上感到空气不足，客观上表现为呼吸费力，可出现发绀、鼻翼扇动、端坐呼吸、辅助呼吸肌参与呼吸活动，造成呼吸频率、节律、深度的异常。临床上可分为如下几种类型。

（1）吸气性呼吸困难　其特点是患者表现为吸气显著困难，吸气时间延长，有明显的三凹征（即吸气时胸骨上窝、锁骨上窝、肋间隙出现凹陷）。由于上呼吸道部分梗阻，使气流不能顺利进入肺部，吸气时呼吸肌收缩加强，肺内负压极度增高所致。常见于气管异物、喉头水肿等。

（2）呼气性呼吸困难　其特点是患者表现为呼气费力，呼气时间延长。是由下呼吸道部分梗阻，气流呼出不畅所致。常见于支气管哮喘、阻塞性肺气肿等。

（3）混合性呼吸困难　其特点是患者表现为吸气、呼气均感费力，呼吸频率增加。是因广泛性肺部疾病使呼吸面积减少，影响换气功能所致。多见于重症肺炎、广泛性肺纤维化、大面积肺不张、大量胸腔积液等。

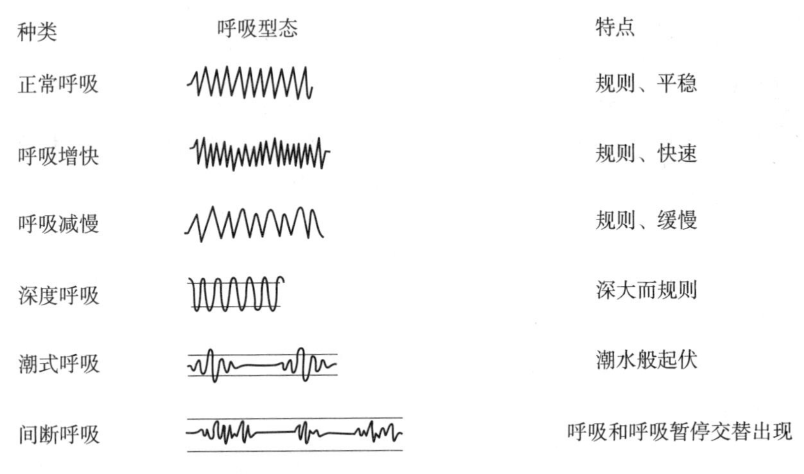

图 5－12　正常呼吸和异常呼吸的形态及特点

（二）异常呼吸的护理

1. 监测呼吸　观察呼吸的频率、深度、节律、声音、形态有无异常；有无咳嗽、咳痰、咯血、发绀、呼吸困难及胸痛等表现。

2. 保持呼吸道通畅　指导患者进行有效咳嗽，必要时湿化气道、吸痰，及时清除呼吸道分泌物。

3. 吸入氧气　根据病情需要给予不同浓度的氧气吸入。

4. 环境舒适　环境整洁、安静、舒适，温、湿度适宜，空气清新。

5. 补充营养和水分　选择营养丰富、易于咀嚼和吞咽的食物，注意水分的供给，避免过饱及食用产气食物，以免膈肌上移影响呼吸。

6. 休息与活动　减少活动，根据病情采取半坐卧位或端坐位。

7. 心理护理　安慰患者，使其消除紧张、恐惧心理，主动配合治疗及护理。

8. 健康教育　戒烟限酒养成良好的生活方式，教会患者呼吸训练方法，如缩唇呼吸、腹式呼吸等。

三、呼吸的测量

【目的】

1. 动态监测呼吸变化，判断呼吸有无异常，了解患者呼吸功能情况。

2. 为诊断、治疗、康复、护理提供依据。

【评估】

1. 核对患者身份信息，解释操作目的。

2. 评估患者年龄、意识状态、诊断、病情、治疗用药情况；患者面色、咳嗽、咳痰、呼吸情况；患者心理状态、配合程度及疾病知识；排除 30 分钟内剧烈运动、吸烟等影响因素。

【计划】

1. 护士准备　洗手，衣帽整洁，酌情戴口罩，熟悉测量呼吸的方法。

2. 用物准备　治疗盘内备秒表、记录本、笔，必要时备少许棉花、手消毒液。

3. 环境准备　整洁、安静、安全、舒适。

4. 患者准备　体位舒适，情绪稳定，自然呼吸。

【实施】

1. 操作方法

（1）核对解释　护士洗手，核对患者床头（床尾）卡及腕带信息。

（2）取好体位　患者取舒适体位，精神放松，保持自然呼吸状态。

（3）观察计数　护士将手放在患者桡动脉部位似测脉状，观察患者胸或腹部的起伏，一起一伏为1次呼吸（图5－13A），正常呼吸计数30秒，乘以2得每分钟呼吸数，呼吸异常者或婴儿应测量1分钟，同时观察呼吸的深浅度、节律和声音。

（4）及时记录　呼吸数值记录在体温单上或输入电子病历的生命体征栏。

2. 注意事项

（1）呼吸可受意识控制，因此，测量呼吸时不应引起患者注意。

（2）有患者紧张、小儿哭闹等情况，需稳定后测量。

（3）危重患者呼吸微弱，可用少许棉花置于患者鼻孔前，观察棉花被吹动的次数（图5－13B），计数1分钟。

3. 健康教育　向患者及家属解释呼吸监测的重要性，教会患者家属正确测量呼吸的方法，识别异常呼吸及自我护理的有关知识。

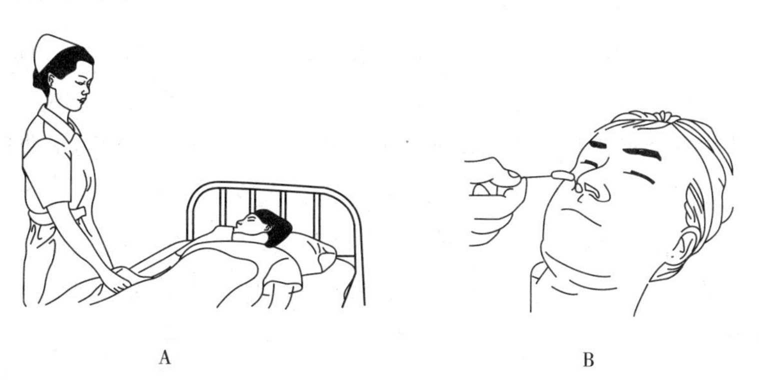

图5－13　呼吸的测量

【评价】

测量结果准确，操作中护患沟通有效，患者满意。

PPT

第四节　血压的评估及护理

血压（blood pressure，BP）是指血管内流动着的血液对单位面积血管壁的侧压力。根据血管的不同，分为动脉血压、静脉血压和毛细血管血压，一般所说的血压指动脉血压。在一个心动周期中，动脉血压随着心室的收缩和舒张而发生规律性的变化。心室收缩时，血液射入主动脉，血压上升达到的最高值称为收缩压（systolic pressure）；心室舒张末期，动脉弹性回缩，动脉血压下降达到的最低值称为舒张压（diastolic pres－sure）；收缩压与舒张压的差值称为脉压（pulse persure）；动脉血压的平均值称为平均动脉压（mean arterial pressure），约等于舒张压 +1/3 脉压或 1/3 收缩压 +2/3 舒张压。

一、正常血压及生理变化

（一）血压的形成

在血液循环系统中，足够的血液充盈是形成血压的前提条件，心脏收缩射血与外周阻力则是形成血压的两个基本因素。此外，大动脉的弹性对血压的形成也起到重要的作用。在心动周期中，心室收缩所释放的能量分为动能和势能两部分。动能用于推动血液在血管中流动，势能形成对血管壁的侧压，并使血管壁扩张。在外周阻力的作用下，左心室射出的血量 1/3 流向外周，其余 2/3 暂时贮存于主动脉和大动脉内，形成较高的收缩压；心室舒张，主动脉和大动脉管壁弹性回缩，将贮存的势能转化为动能，推动血液继续流动，维持一定的舒张压高度。大动脉的弹性对动脉血压的变化有缓冲作用。

（二）影响血压的因素

1. 心脏每搏输出量　在心率和外周阻力不变时，当每搏输出量增加时，心室收缩期射入主动脉的血量增加，对管壁的侧压力增大，收缩压会明显增高，而舒张压升高的程度较小，脉压增大。反之，当每搏输出量减少时，则主要使收缩压降低，脉压减小。因此，在一般情况下，收缩压的高低主要反映每搏心输出量的多少。

2. 心率　在每搏心输出量和外周阻力不变时，心率增快，心室舒张期缩短，流向外周血量减少，心室舒张末期主动脉内存留血量增多，使舒张压明显升高。在心室收缩期，由于动脉压升高，使血流速度加快，因此，心室收缩期内仍有较多的血液从主动脉流向外周，但收缩压升高不如舒张压升高明显，因而脉压减小。心率主要影响舒张压。

3. 外周阻力　在每搏心输出量不变而外周阻力增大时，心室舒张期中血液向外流动的速度减慢，心室舒张末期存留在主动脉中的血量增多，舒张压明显升高。在心室收缩期，由于动脉血压升高不如舒张压明显，脉压减小。舒张压的高低主要反映外周阻力的大小。外周阻力的大小受阻力血管（小动脉和微动脉）口径和血液黏稠度的影响，当阻力血管口径变小，血液黏稠度增加时，外周阻力则增大。

4. 主动脉和大动脉管壁的弹性　大动脉管壁的弹性对血压起缓冲作用。随着年龄的增长，血管的胶原纤维增生，血管壁的弹性降低，使血管的可扩张性减小，收缩压升高，脉压增大。

5. 循环血量与血管容积　正常循环血量和血管容积相适应，以保持一定水平的体循环充盈度。如果循环血量减少或血管容积扩大，血压下降。

（三）正常血压及其生理变化

1. 正常血压　一般以肱动脉测得的血压为标准，正常成人安静状态下血压范围为：收缩压 90 ~ 139mmHg，舒张压 60 ~89mmHg，脉压 30 ~40mmHg。血压的单位通常用毫米汞柱（mmHg）。毫米汞柱（mmHg）和千帕（kPa）换算公式为：1mmHg =0. 133kPa，1kPa =7. 5mmHg。

2. 生理变化　正常人的血压在小范围波动，保持相对恒定，可因各种因素的影响而变化，以收缩压改变为主。

（1）年龄　新生儿血压最低，儿童血压比成人低。随着年龄的增长，收缩压和舒张压均有逐渐增高的趋势，但收缩压的升高比舒张压的升高更为显著（表 5 -3）。

表 5－3　各年龄组的平均血压值

年龄组	血压（mmHg）	年龄组	血压（mmHg）
1 月	84/54	14～17 岁	120/70
1 岁	95/65	成人	120/80
6 岁	105/65	老年人	140～160/80～90
10～13 岁	110/65		

（2）性别　女性在更年期前，血压比男性略低，更年期后，差别减小。

（3）昼夜和睡眠　一般清晨血压最低，然后逐渐升高，傍晚血压最高。睡眠不佳或过度疲劳时血压可稍升高。

（4）环境　寒冷环境，由于末梢血管收缩，血压可略有升高；高温环境下皮肤血管扩张，血压可略有下降。

（5）体型　同年龄组高大、肥胖者血压较高。

（6）体位　直立位血压高于坐位，坐位血压高于卧位，这与重力引起的代偿机制有关。对于长期卧床或使用某些降压药物的患者，若由卧位改为直立位时，可出现头晕、心悸、站立不稳甚至晕厥等直立性低血压的表现。

（7）身体不同部位　一般右上肢高于左上肢 10～20mmHg，其原因是右侧肱动脉来自主动脉弓的第一大分支无名动脉，而左侧肱动脉来自主动脉的第三大分支左锁骨下动脉，出现能量耗损；下肢血压高于上肢 20～40mmHg，与股动脉的管径较肱动脉粗、血流量大有关。此外，情绪激动、紧张、恐惧、剧烈运动等可使血压升高。饮酒、吸烟、摄盐过多、药物等对血压也有影响。

二、异常血压的观察与护理

（一）异常血压的观察

1. 高血压（hypertension）　是指 18 岁以上成年人，在安静状态和未服抗高血压药的情况下，收缩压≥140mmHg 和（或）舒张压≥90mmHg。根据病因不同分为原发性高血压和继发性高血压，95% 患者的高血压原因不明称为原发性高血压，5% 的患者血压高是某种疾病的临床表现，称继发性高血压。中国高血压分类标准（中国高血压临床实践指南）见表 5－4。

表 5－4　中国高血压分类标准（2010 版）

分级收缩压（mmHg）		舒张压（mmHg）	
高血压	≥130	和（或）	≥80
1 级高血压（轻度）	130～139	和（或）	80～89
2 级高血压（重度）	140	和（或）	90

注：收缩压和舒张压属于不同级别时，应按两者中较高的级别为准。

素质提升

全国高血压日

高血压是在遗传的基础上结合后天的不良生活习惯导致的。高血压是脑卒中的主要危险因素，同时，还是多种疾病的导火索，会使冠心病、心力衰竭及肾脏疾患等疾病的发病风险增高。

由于部分高血压患者并无明显的临床症状，高血压又被称为人类健康的“无形杀手”。1998年，卫生部为提高广大群众对高血压危害的认识、动员全社会参与高血压预防和控制工作，将每年的10月8日定为“全国高血压日”。同学们作为未来的“白衣天使”，守卫人民的健康是神圣的职责，更应积极参与普及高血压防治知识，以提高广大群众对高血压危害的认识，对高血压早期预防、及时治疗有极其重要的意义。

2. 低血压（hypotension） 血压低于90/60mmHg称为低血压。当血压低于正常范围时，有明显的血容量不足的表现，如脉搏细速、心悸、头晕等。常见于大量失血、休克、心力衰竭等患者。

3. 脉压异常

（1）脉压增大 常见于主动脉硬化、主动脉瓣关闭不全、动－静脉瘘、甲状腺功能亢进患者。

（2）脉压减小 常见于末梢循环衰竭、心包积液、缩窄性心包炎患者。

（二）异常血压的护理

1. 加强观察 密切监测血压的变化，高血压者应按时服药，观察药物的疗效及不良反应，注意有无并发症发生。对血压过低者，应迅速安置患者平卧位，做好应急处理。

2. 环境舒适 保持环境安静、舒适，温、湿度适宜，通风良好。

3. 合理膳食 选择易消化、低脂、低胆固醇、高维生素、富含纤维素的食物，根据血压的高低适当限制盐的摄入（WHO推荐每人每日食盐6g），避免辛辣等刺激性食物。

4. 生活规律 保证充足的睡眠，养成定时排便习惯，避免过冷、过热刺激和过度疲劳。

5. 适当活动 参加力所能及的体力活动和体育运动，高血压高者可坚持中等强度的运动，如快走、慢跑、游泳、太极拳等有氧运动，每周3～5次，每次30分钟。

6. 保持情绪稳定 进行针对性的心理指导，避免紧张、焦虑、恐惧、愤怒、忧伤等负性情绪，保持心情平和。

7. 健康教育 指导患者养成良好的生活习惯，戒烟戒酒，不过度用力大便；教会患者和家属测量血压方法，掌握判断异常血压的标准，观察常服药物疗效及副作用。

三、血压的测量

血压测量可分为直接测量和间接测量两种方法。直接测量法是将装有抗凝药的导管经皮插入动脉内（常为肱动脉），导管与压力传感器连接，监测动脉血压的动态变化，数值精确、可靠，但为一种创伤性检查，临床仅限于危急重症、特大手术及严重休克患者的血压监测。间接测量法是在动脉外用血压计测量血压。血压与大气压作比较，高于大气压的数值来表示血压的高度，是目前临床常用的方法。

（一）血压计的种类与构造

1. 血压计的种类 主要有水银血压计（立式和台式）、无液血压计、电子血压计三种（图5－14）。

2. 血压计的构造 由三部分组成。

（1）加压气球和压力阀门 加压气球可向袖带气囊充气；压力阀门可调节压力大小。

（2）袖带 由长方形扁平的橡胶气囊和外层布套组成。橡胶气囊至少应包裹上臂80%。大多数成人臂围25～35cm，可使用宽度为12cm、长度为22～26cm标准的气囊，袖带上接有两根橡胶管，一根与加压气球相连，另一根与血压计相通。

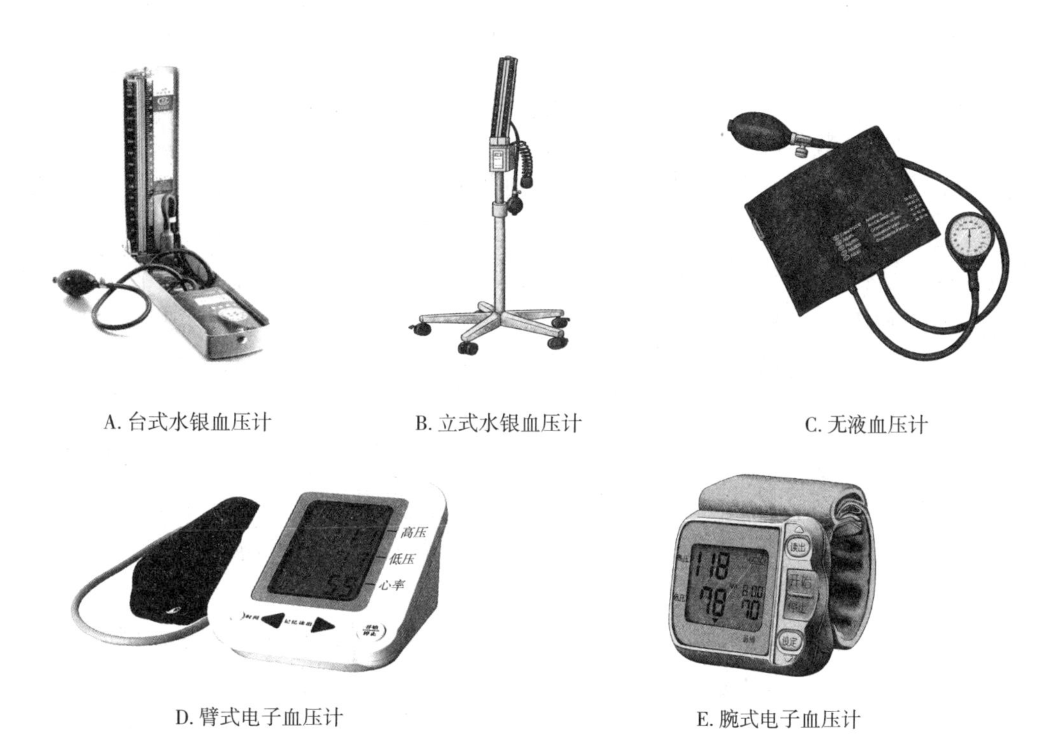

A. 台式水银血压计　　B. 立式水银血压计　　C. 无液血压计

D. 臂式电子血压计　　E. 腕式电子血压计

图5-14　血压计种类

（3）血压计

1）水银血压计（mercury manometer）　又称汞柱血压计。由玻璃管、标尺、水银槽三部分组成。在血压计盒盖内面固定一根玻璃管，玻璃管上标有0～300mmHg和0～40kPa两种刻度，每小格为2mmHg或0.5kPa。玻璃管上端与大气相通，下端和水银槽相连。水银血压计的优点是测得的数值准确可靠，但较笨重且玻璃管易破裂。

2）无液血压计（aneroid manometer）　又称弹簧式血压计、压力表式血压计。外形呈圆盘状，正面盘上标有刻度，盘中央有一指针提示血压数值。其优点是便于携带，但准确性较差。

3）电子血压计（electronic manometer）　袖带内有一换能器，由自动采样、电脑控制数字运算、自动放气程序组成。数秒钟内可显示收缩压、舒张压、脉搏数值。其优点是操作方便，不需用听诊器，自动放气，排除听觉不灵敏、噪音干扰等造成的误差。

（二）血压测量的方法

【目的】

1. 动态监测血压变化，判断血压有无异常，间接了解循环系统的功能状况。
2. 为诊断、治疗、康复、护理提供依据。

【评估】

1. 核对患者身份信息，解释操作目的。
2. 评估患者年龄、性别、目前病情、意识状态、治疗用药情况；测量肢体活动及测量部位的皮肤情况；心理状态，合作程度。排除30分钟内进食、吸烟、运动、情绪波动、膀胱充盈等影响因素。

【计划】

1. **护士准备**　洗手，熟悉测量血压的方法，向患者解释监测血压的目的及注意事项。
2. **用物准备**　治疗盘内备血压计、听诊器、记录本（体温单）、笔。
3. **环境准备**　整洁安静，温、湿度适宜，光线充足。
4. **患者准备**　患者了解血压测量的目的及配合要点，患者平静，体位舒适。

【实施】

1. 操作方法

（1）评估解释　核对患者床头（尾）卡及腕带信息，解释目的，取得配合。

（2）选择体位　①上肢：坐位时心脏平第四肋；卧位时心脏平腋中线。②下肢：可取平卧位、仰卧位或俯卧位。

（3）缠妥袖带　①上肢：卷袖露臂，袖口勿过紧，手掌向上，伸直肘部，放平血压计，驱尽袖带内空气，平整缠于上臂中部，下缘距肘窝 2～3cm，松紧以插入一指为宜，听诊器置于动脉搏动最明显处（图 5－15）。②下肢：袖带缠于大腿下部，下缘距腘窝 3～5cm，听诊器放于腘动脉搏动最明显处，所测动脉、心脏和血压计“0”点应在同一水平。

（4）平稳充气　打开水银槽开关，关上加压气球阀门，一手固定听诊器，另一手打气至肱动脉搏动消失后再升高 20～30mmHg

（5）缓慢放气　打开加压气球阀门，控制放气速度，以每秒下降 4mmHg 为宜，放气同时，注意听音和观察水银柱刻度，视线与刻度同一水平

（6）听音判断　收缩压：当听到第一声搏动音时，水银柱所指刻度为收缩压。舒张压：当搏动音突然变弱或消失时，水银柱所指刻度为舒张压，WHO 规定成人以动脉搏动音的消失为舒张压。

（7）收血压计　取下袖带，排尽余气，关闭气门，卷好袖带放入盒内。将血压计盒盖右倾 45°，关上水银槽开关，关好盒盖

（8）安置患者　协助患者穿衣或裤，取舒适体位。酌情向患者解释

（9）正确记录　测量结果收缩压/舒张压 mmHg（如 110/80mmHg）。当变音和消失音之间有明显差异时，其读数均应记录：收缩压/变音/消失音 mmHg。

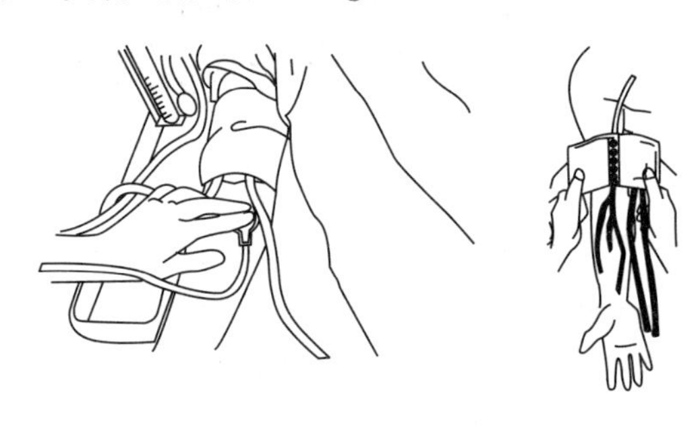

图 5－15　上肢血压测量法

2. 注意事项

（1）定期检测和校正血压计　测量前应检查血压计：水银充足，水银槽不漏水银；玻璃管无裂缝，玻璃管上端未堵塞；橡胶管和加压气球未老化、无漏气；听诊器各部位连接完好。

（2）密切监测血压者应做到四定　即定时间、定部位、定血压计、定体位。

（3）选择合适测量肢体　有偏瘫者应选健侧肢体，一侧肢体正在输液或实行过手术，应选择对侧测量。

（4）血压听不清或有异常时　应重新测量使水银柱降至“0”点，排空袖带内气体，休息片刻后再测量。重复测量取 2 次读数的平均值。

（5）排除引起血压误差的因素

1）血压计袖带　袖带太窄，需加大压力才能阻断动脉血流，测得数值偏高；袖带太宽，大段血管受阻，测得数值偏低。

2）水银不足　可使测得数值偏低。

3）袖带松紧　袖带过紧，血管在未充气前已受压，使测得血压偏低；袖带过松，使充气后的橡胶袋呈球状，致有效加压面积变窄，导致测得血压值偏高。

4）放气速度　放气太慢，使静脉充血，舒张压值偏高；放气太快，未注意听诊间隔，血压值偏低。

5）受测者肱动脉高于心脏水平，测得血压值偏低；肱动脉低于心脏水平，测得血压值偏高。

6）其他　当患者吸烟、进食、运动及膀胱充盈时立即测量，测得数值偏高。

3. 健康教育

（1）教会患者及家属正确测量血压，正确判断血压测量结果。

（2）指导患者采用良好的生活方式，按时服药，提高自我保健能力。

【评价】

测量结果准确，护患沟通良好，患者满意。

答案解析

目标检测

一、选择题

1. 弛张热体温波动特点是
   A. 体温高，24 小时波动范围不超过 1℃
   B. 高热期和无热期交替出现
   C. 体温在 39℃以上，24 小时内温差达 1℃以上
   D. 发热无规律，持续时间不定
   E. 体温骤升，数小时后降至正常，反复发作
2. 疟疾患者的热型常为
   A. 稽留热　B. 弛张热　C. 间歇热
   D. 波浪热　E. 不规则热
3. 休克患者的脉搏特征是
   A. 强大有力　B. 细弱无力
   C. 动脉管壁变硬，失去弹性　D. 单位时间内脉率少于心率
   E. 每隔一个正常搏动后出现一次
4. 糖尿病酮症酸中毒患者的呼吸为
   A. 浅快呼吸　B. 蝉鸣样呼吸　C. 深快呼吸
   D. 叹息样呼吸　E. 深而规则的大呼吸
5. 呼气性呼吸困难常见于
   A. 支气管哮喘　B. 气管异物　C. 肺纤维化
   D. 肺部炎症　E. 喉头水肿
6. 可使血压偏低的因素是
   A. 紧张状态　B. 过度兴奋　C. 高温环境
   D. 过度疼痛　E. 睡眠不佳
7. 下列对血压的叙述，错误的是
   A. 清晨血压最低，以后逐渐升高　B. 寒冷环境中，血压可略有升高
   C. 一般右上肢低于左上肢　D. 一般下肢血压高于上肢
   E. 立位血压高于坐位血压

8. 测量血压，被测者坐位或仰卧位时，肱动脉应分别平

A. 第3肋软骨，腋中线

B. 第4肋软骨，腋中线

C. 第5肋软骨，腋前线

D. 第6肋软骨，腋后线

E. 第6肋软骨，腋前线

二、思考题

患者，男性，45岁。发热4天，体温持续在39.0～40.4℃，以“发热待查”于上午9时入院，入院时体温40.1℃，脉搏114次/分，呼吸28次/分，血压120/80mmHg，神志清楚，面色潮红，口唇干裂，食欲差。

请问：

1. 入院时发热的程度怎样？
2. 患者可能为何种热型？
3. 根据患者首要问题应采取哪些护理措施？

（郑　雯）

书网融合……

本章小结

微课

题库

第六章　舒适与安全

学习目标

1. 通过本章学习，重点把握临床上常用卧位的安置方法、适用范围、临床意义及变换卧位的注意事项；保护具应用的指征及注意事项。

2. 学会根据患者病情安置恰当卧位，熟练使用保护具，具有娴熟的操作技术、关心爱护患者的意识。

情境导入

情境描述　患者，男性，45 岁。因车祸急诊入院，诊断为“脾破裂”。准备急诊手术。目前患者烦躁不安，面色苍白，四肢厥冷，脉搏 120 次/分，血压 65/45mmHg。

讨论　1. 根据患者目前的状况，判断采取的卧位。

2. 如何正确安置患者的卧位？

舒适与安全是人类的基本需要，其范围很广，涉及个体的生理、心理、精神及社会等各个方面。个体在健康状态时，会通过不断的自身调节来满足舒适的需要。当个体患病时，疾病症状引起患者不舒适。护理工作与患者的舒适和安全密切相关，许多护理措施如根据患者的情况，安置合适的体位，适当的使用保护具等都可以促进患者的舒适与安全。因此，护理人员要学会运用护理程序的方法来分析影响患者舒适与安全的各种因素，并提供适当的护理措施，满足其舒适与安全的需要。

PPT

第一节　卧位安置

不恰当的姿势和卧位是引起患者不舒适的原因之一。恰当地安置患者，维持正确的姿势和卧位，不仅可以使患者感到舒适，促进疾病早日康复，还可以预防长期卧床造成的相关并发症。微课

一、卧位的概念

（一）卧位的含义

卧位是指患者休息或为适应医疗护理的需要而采取的卧床姿势，正确的卧位能减少患者疲劳，增加舒适感，还能减轻症状及预防并发症；不正确的卧位会使患者感到不适，甚至还会发生肌肉、神经、皮肤等受损的现象，护理人员需要根据患者的病情、检查、治疗、护理的要求，为患者安置舒适、安全的卧位。

（二）舒适卧位的基本要求

舒适卧位是指患者卧床时，身体各部位均处于合适的位置，感到轻松自在。为了协助或指导患者卧于正确而舒适的位置，护理人员需要按照患者的实际需要使用合适的支持物或保护性设施，并使患者的卧位符合下列要求。

1. 卧床姿势 应尽量符合人体力学的要求，体重平均分布于身体的各个部位，关节维持于正常的功能位置，体内脏器在体腔内拥有足够大的空间，并适当支撑以保持身体平衡。

2. 体位变换 要根据患者病情及受压部位情况经常变换体位，至少每2小时变换1次，防止局部组织受压过久；同时受压部位应加强皮肤护理，预防压疮的发生。

3. 身体活动 在无禁忌证的情况下，患者身体各部位每天都要适当活动，进行全范围关节运动练习。

4. 保护隐私 当患者卧床或护理人员对其进行各项护理操作时，应注意保护患者隐私，根据需要适当遮挡患者身体，促进其身心舒适。

二、卧位的种类

（一）根据卧位的平衡性分类

1. 稳定卧位 支撑面大、重心低、平衡稳定；患者感觉轻松、舒适。

2. 不稳定卧位 支撑面小，重心较高，难以平衡的卧位；在不稳定卧位状态下，大量肌群处于紧张状态，容易疲劳，患者感到不舒适。

（二）根据患者的活动能力分类

根据患者的活动能力可将卧位分为主动卧位、被动卧位和被迫卧位三种。

1. 主动卧位（active lying position） 指患者根据自己的意愿及习惯随意改变卧床姿势，常见于病情较轻的患者。

2. 被动卧位（passive lying position） 指患者自身无力变换卧位，卧于他人安置的卧位。常见于极度衰弱、昏迷、瘫痪的患者。

3. 被迫卧位（compelled lying position） 指患者意识清晰，也有变换卧位的能力，但为了减轻疾病所致的痛苦或因治疗需要而被迫采取的卧位。如肺源性心脏病患者由于极度呼吸困难而被迫采取端坐卧位。

三、常用卧位

（一）仰卧位

仰卧位也称作平卧位。仰卧位的基本姿势为患者仰卧，头下放一软枕，两臂放于身体两侧，根据病情或检查、治疗的需要可分为以下几类。

1. 去枕仰卧位

（1）安置方法 患者去枕仰卧，头偏向一侧，两臂放于身体两侧，两腿伸直，自然放置。枕头横立于床头（图6－1）。

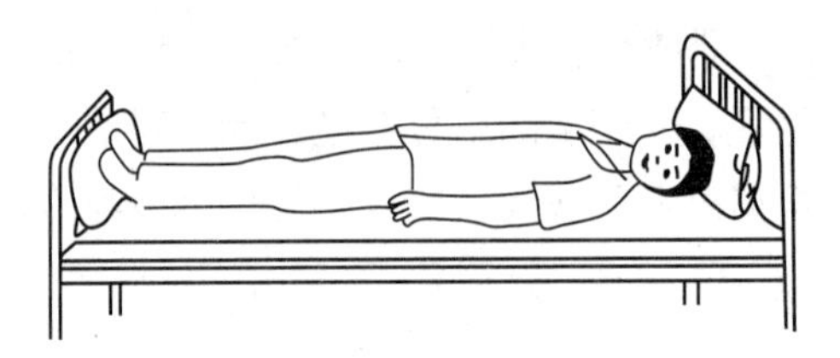

图6－1 去枕仰卧位

（2）适用范围

1）昏迷或全身麻醉未清醒的患者 采用去枕仰卧位可避免呕吐物吸入呼吸道而引起窒息或肺部并

发症。

2）椎管内麻醉或腰椎穿刺6～8小时内的患者　采用此卧位可预防因颅内压降低而引起的头痛。腰椎穿刺后脑脊液可自穿刺点漏至脊膜腔外，导致颅内压降低，牵张脑膜、颅内静脉窦等组织，引起头痛。

2. 中凹卧位

（1）安置方法　抬高患者头胸部10°～20°，抬高下肢20°～30°（图6－2）。

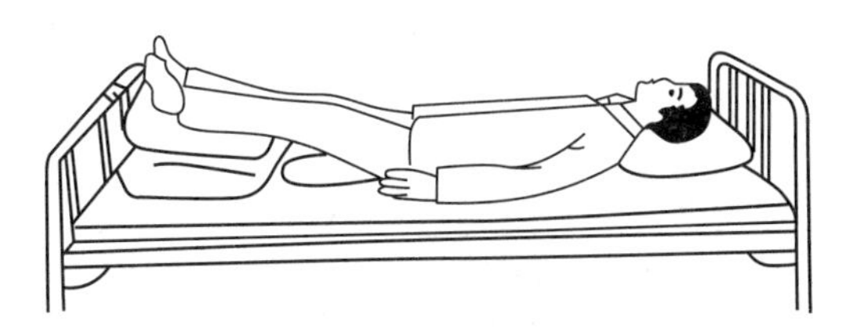

图6－2　中凹卧位

（2）适用范围　休克患者，抬高头胸部，使膈肌下降，胸腔扩大，有利于保持气道通畅，增加肺活量，改善通气功能和缺氧症状；抬高下肢，可促进静脉回流，增加回心血量和心输出量，有利于休克的缓解。

3. 屈膝仰卧位

（1）安置方法　患者仰卧，头下垫枕，两臂放于身体两侧，两膝屈曲并稍向外分开（图6－3）。

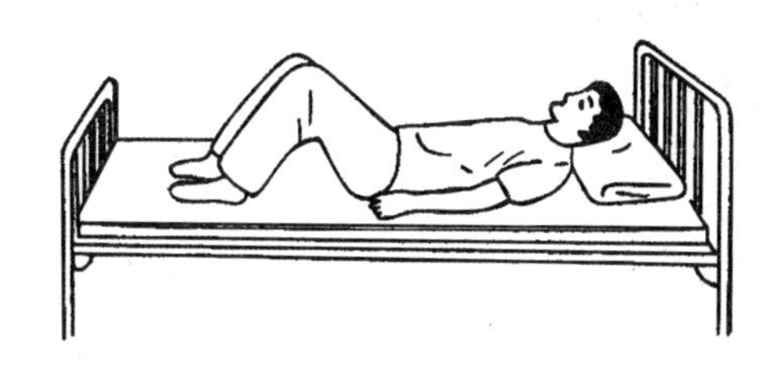

图6－3　屈膝仰卧位

（2）适用范围　胸腹部检查时，此卧位可使腹部肌肉放松，利于腹部检查；行导尿术及会阴冲洗时，便于暴露操作部位。

（二）侧卧位

1. 安置方法　患者侧卧，两臂屈肘，一手放于胸前，一手放于枕旁，两腿分开，下腿稍伸直，上腿弯曲。在两膝之间、后背和胸腹前放置软枕，以扩大支撑面，增加身体的稳定性，促进患者舒适和安全（图6－4）。

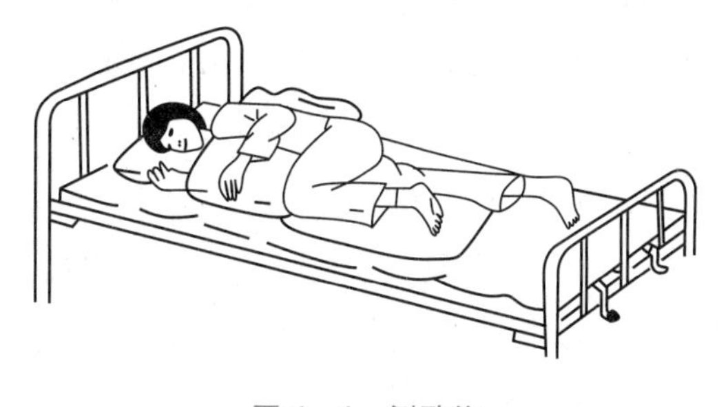

图6－4　侧卧位

2. 适用范围

(1) 行灌肠、肛门检查及配合胃镜、肠镜检查等，便于暴露操作部位。

(2) 臀部肌内注射，采用该体位注射时，患者应上腿伸直，下腿弯曲，使注射部位肌肉放松。

(3) 预防压疮，与仰卧位交替使用，避免局部皮肤长时间受压，便于擦洗、按摩受压部位，以预防压疮发生。

(4) 对单侧肺部病变者，根据病情采取患侧卧位。

(三) 半坐卧位

1. 安置方法

(1) 摇床法　患者仰卧，先摇起床头支架30°～50°，再摇起膝下支架，以防身体下滑。必要时床尾放一软枕，垫于患者足底，防止足底触及床尾栏杆，增进其舒适感（图6－5）。放平时，先摇平膝下支架，再摇平床头支架。

(2) 靠背架法　将患者上半身抬高，在床头垫褥下放一靠背架，患者下肢屈膝，用中单包裹膝枕垫于膝下，中单两端固定于床沿处，可防止患者下滑。放平时，先摇平膝下支架，再摇平床头支架（图6－6）。

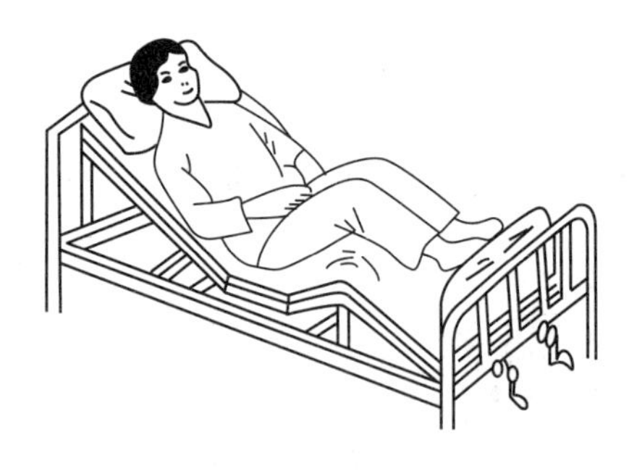

图6－5　半坐卧位——摇床法

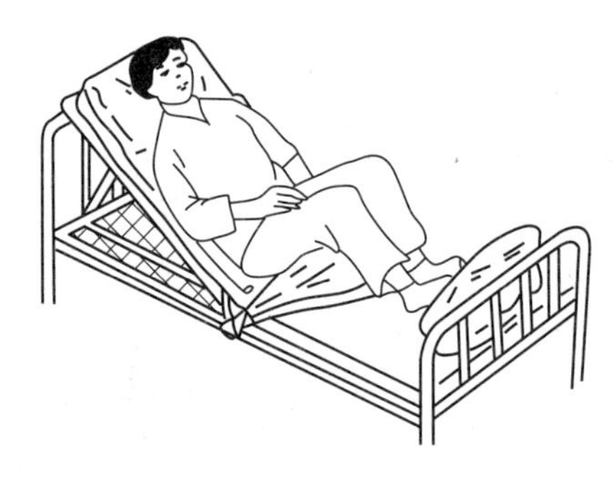

图6－6　半坐卧位——靠背架法

2. 适用范围

(1) 某些面部及颈部手术的患者。采用半坐卧位可减少局部出血。

(2) 胸腔疾病、胸腔创伤或心肺疾病所引起呼吸困难的患者。采用半坐卧位，一方面可使膈肌位置下降，扩大胸腔容积，减轻腹腔内脏器对心肺的压力，增加肺活量；另一方面，由于重力作用，使部分血液滞留在下肢和盆腔脏器内，减轻肺部淤血和心脏负担，以利于气体交换，从而改善呼吸困难的症状。

(3) 腹腔、盆腔手术后或有炎症的患者。采取半坐卧位，可使腹腔渗出液流入盆腔，使感染局限，便于引流。由于盆腔腹膜抗感染能力较强，吸收能力较弱，故此卧位可防止炎症扩散，减轻中毒反应；另外，采取半坐卧位还可防止感染向上蔓延引起膈下脓肿。此外，腹部手术后患者采取半坐卧位可松弛腹肌，减轻腹部切口处的张力，缓解疼痛，促进舒适，有利于切口愈合。

(4) 恢复期体质虚弱的患者。采用半坐卧位，有利于向站立过渡。

(四) 端坐位

1. 安置方法　扶患者坐起，用床头支架或背靠架将床头抬高70°～80°，膝下支架抬高15°～20°，患者身体稍向前倾，床上放一跨床小桌，桌上放一软枕，患者可伏桌休息（图6－7），背后放一软枕，使患者能向后倚靠。必要时加床栏，以保障患者安全。

2. 适用范围　心力衰竭、心包积液及支气管哮喘发作等引起呼吸困难的患者。由于极度呼吸困难，患者被迫端坐。

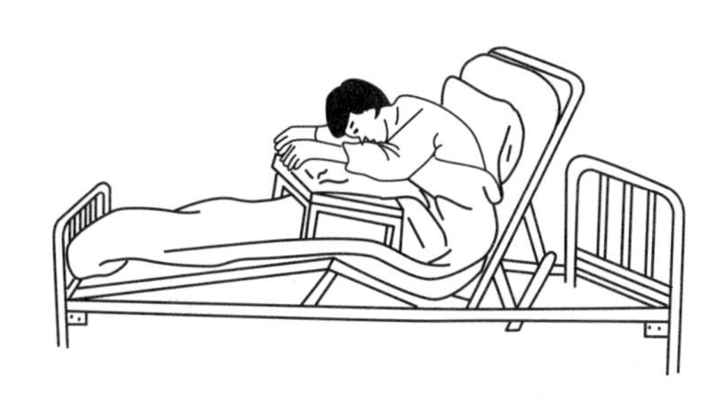

图6-7　端坐卧位

（五）俯卧位

1. 安置方法　患者俯卧，两臂屈肘放于头部两侧，两腿伸直，胸下、髋部及踝部各放一软枕，头偏向一侧（图6-8）。俯卧患者臀部肌内注射时，双足足尖相对，足跟分开，利于肌肉放松。

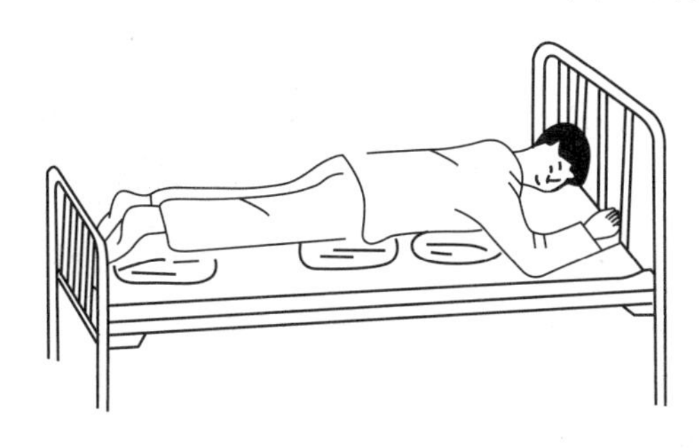

图6-8　俯卧位

2. 适用范围

（1）腰背部检查或配合胰、胆管造影检查。

（2）脊椎手术后或腰、背、臀部有伤口，不能平卧或侧卧的患者。

（3）胃肠胀气导致腹痛的患者。采取此卧位，使腹腔容积增大，可缓解胃肠胀气所致的腹痛。

（六）头低足高位

1. 安置方法　患者仰卧，头偏向一侧，枕头横立于床头，以防碰伤其头部。床尾用支托物垫高床脚15～30cm（图6-9）。这种体位易使患者感到不适，不可长时间使用。颅内高压者禁用。

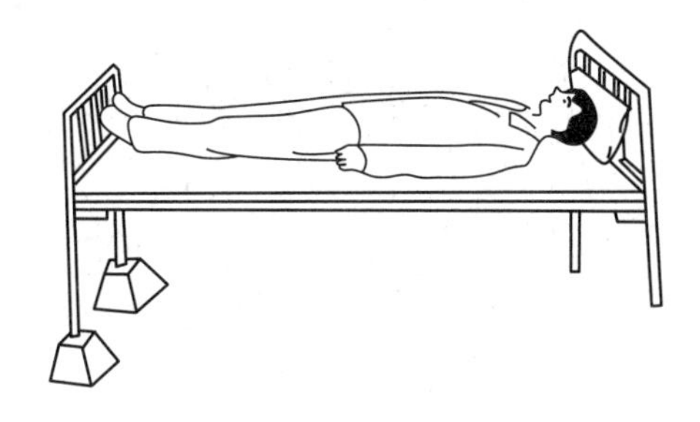

图6-9　头低足高位

2. 适用范围

（1）肺部分泌物引流，使痰易于咳出。

（2）十二指肠引流术，有利于胆汁引流。

（3）妊娠时胎膜早破，防止脐带脱垂。

（4）跟骨或胫骨结节牵引时，利用人体重力作为反牵引力，防止患者下滑。

（七）头高足低位

1. 安置方法 患者仰卧，床头用支托物垫高15～30cm或根据病情而定。床尾横立一软枕，以防足部触及床尾栏杆（图6－10）。

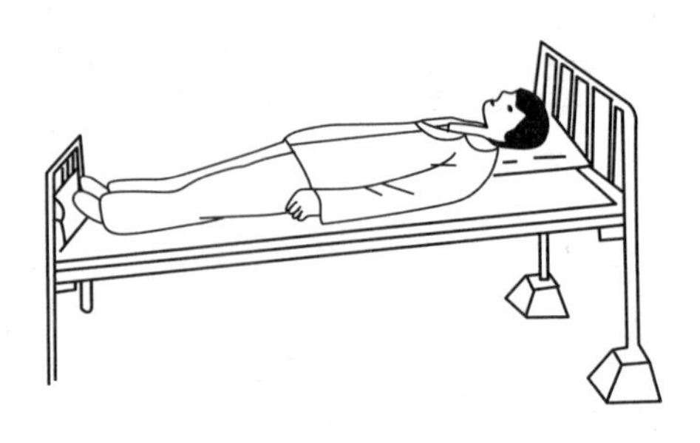

图6－10 头高足低位

2. 适用范围

（1）颈椎骨折患者进行颅骨牵引时，采用该体位可以利用人体重力作反牵引力。

（2）颅脑手术后患者，采用该体位，可降低颅内压，预防脑水肿。

（八）膝胸卧位

1. 安置方法 患者双膝跪卧于床面，两小腿平放于床上，稍分开，大腿和床面垂直，胸贴床面，腹部悬空，臀部抬起，头转向一侧，两臂屈肘放于头的两侧（图6－11）。

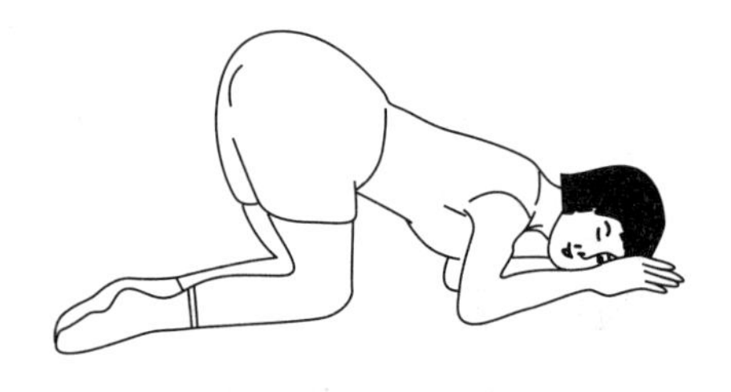

图6－11 膝胸卧位

2. 适用范围

（1）肛门、直肠、乙状结肠镜检查及治疗。

（2）矫正胎位不正或子宫后倾。纠正胎位时，采用此卧位，时间每次不得超过15分钟，并注意保暖。

（3）促进子宫产后复原。

（九）截石位

1. 安置方法 患者仰卧于检查台上，两腿分开，放在支腿架上（支腿架上放软垫）臀部齐台边，两手放在胸前或身体两侧（图6－12）。注意保护患者隐私及保暖。

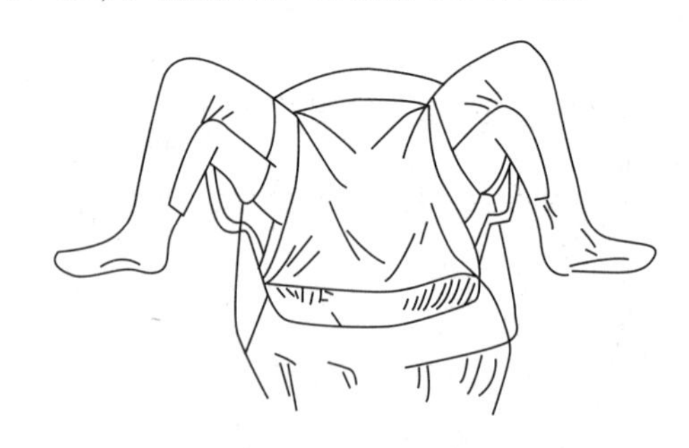

图6－12 截石位

2. 适用范围

（1）会阴、阴道、子宫颈及肛门部位的检查、治疗、手术。如膀胱镜、妇产科检查、阴道灌洗等。

（2）产妇分娩。

第二节 协助患者更换卧位

PPT

长期卧床的患者，其局部组织持续受压，血液循环障碍，易发生压疮；呼吸道分泌物不易咳出，易发生坠积性肺炎；此外，长期卧床还易出现精神萎靡、消化不良、便秘及肌肉萎缩等。因此，对于长期卧床的患者，护士应定时协助其更换卧位，预防并发症的发生。

素质提升

坠积性肺炎

坠积性肺炎多见于重症患者，尤其是患者由于心功能减弱、长期卧床，引起肺底部长期充血、淤血、水肿而发炎。坠积性肺炎为细菌感染性疾病，临床症状以发热、咳嗽和咳痰为主。实验室检查一般为白细胞计数增多，中性粒细胞比例增高；肺部X线检查双肺下部或单侧肺下部不规则小片状密度增高影，边缘模糊、密度不均匀。

一旦确诊，要选择有效抗菌素以控制病情，并给予祛痰药，鼓励患者咳嗽，咯出痰液，特别注意局部引流。对长期卧床的患者，护士要给患者勤翻身、勤拍背，鼓励患者咳嗽，避免血流停滞于肺底。患者的康复离不开护士的精心护理。在日常护理工作中，护理人员要以“南丁格尔精神”为典范，对待病患要有爱心、耐心、细心和责任心。

一、协助患者翻身侧卧法

【目的】

1. 协助卧床患者更换卧位，使患者感觉舒适安全。
2. 满足检查、治疗及护理的需要，如背部皮肤护理、更换或整理床单位等。
3. 减少并发症的发生，如压疮、坠积性肺炎、肌肉痉挛等。

【评估】

1. 核对患者身份信息，解释操作目的。
2. 评估患者年龄、意识状态、诊断、病情、治疗情况；受压部位的皮肤情况；患者情绪状态及配合能力等。

【计划】

1. 护士准备　衣帽整洁，洗手，掌握变换卧位方法。根据患者病情和体重情况决定护士人数。
2. 用物准备　枕头、手消毒液、翻身记录本和笔等。
3. 环境准备　环境安静整洁、光线充足、温度及湿度适宜。必要时进行遮挡，保护患者隐私。
4. 患者准备　患者明确更换卧位的目的、方法、注意事项及配合要点。情绪稳定，愿意配合。

【实施】

1. 操作方法

（1）核对解释　护士携用物至床边，核对患者床头卡及腕带上信息，解释操作目的、注意事项及操作配合要点。护士要礼貌称呼，耐心解释。

（2）固定位置　固定床脚轮，放平床头支架，将各种导管及输液装置安置妥当，避免导管脱落或扭曲受压。必要时将盖被折叠至床尾或一侧。

（3）协助卧位　患者仰卧位，两手置于腹部，两腿屈曲。护士要动作轻柔，协助患者摆放体位。

（4）翻身侧卧

1）一人协助患者翻身侧卧法　适用于体重较轻者。

先将患者双下肢移向护士侧的床沿，再将患者肩、腰、臀部向护士侧移动；护士一手托肩，一手扶膝，轻轻将患者托起翻向对侧，使患者背向操作者（图6－13）。

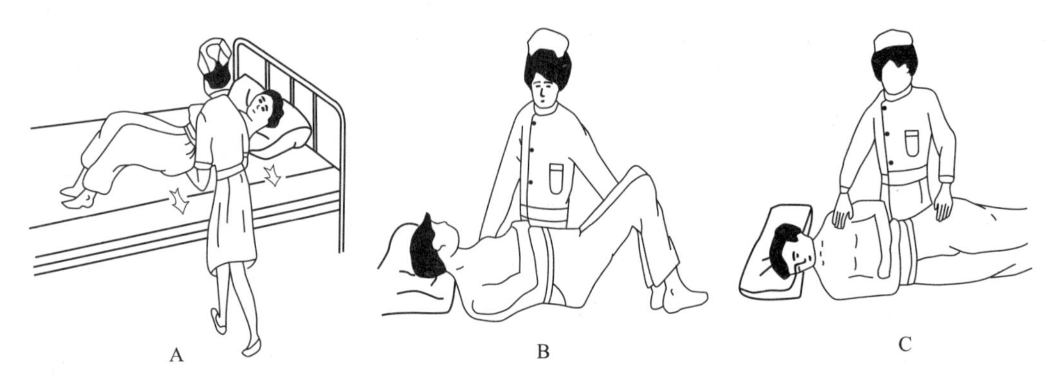

图6－13　一人协患者翻身侧卧法

2）两人协助患者翻身侧卧法　适用于体重较重或病情较重者。

两名护士站于床的同侧，一人托住患者头、颈、肩部和腰部，另一人托住患者臀部和腘窝处，两人同时将患者抬起移至近侧；接下来，两人分别托扶患者肩、腰部和臀、膝部，轻推使患者转向对侧。护士要动作轻柔，协调一致（图6－14）。

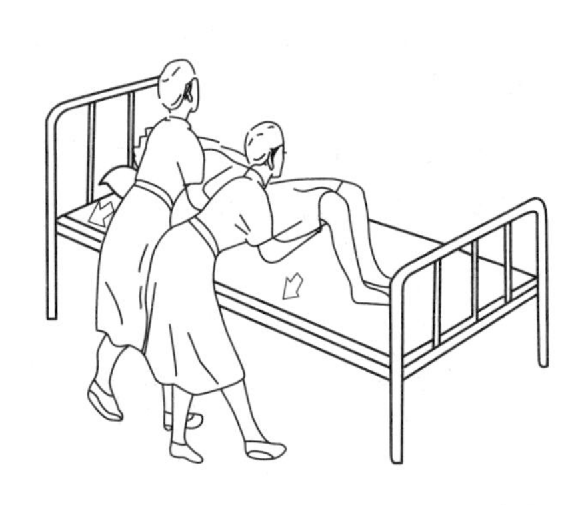

图6－14　两人协助患者翻身侧卧法

（5）检查垫枕　检查并安置患者肢体关节处于功能位置，在患者背部、胸前及两膝间放置软枕，扩大支撑面，必要时使用床档，促进患者舒适及保证安全。操作过程中，护士要询问患者有无不适，并进行健康宣教，感谢患者配合。

（6）观察记录　观察患者皮肤情况，记录翻身时间，做好交接班。

2. 注意事项

（1）协助患者更换卧位时，应注意节力原则，如翻身时，尽量让患者靠近护士，使重力线通过支撑面来保持平衡，缩短重力臂而省力。

（2）协助患者翻身时，应将患者身体稍抬起再行翻身，切忌拖、拉、推等动作，以免擦伤患者皮肤。两人协助翻身时，动作应稳妥、协调一致。

（3）翻身时间根据患者病情与受压部位皮肤情况确定，一般每隔2小时翻身1次，必要时每隔1小时翻身1次。如果发现皮肤出现红肿、破损，应及时处理，酌情增加翻身次数，同时做好床边交接班。

（4）对有各种导管或输液装置者，应先将导管安置妥当，翻身后仔细检查，保持导管通畅。

（5）为特殊患者更换卧位时，还须注意以下几方面。

1）颈椎或颅骨牵引者，翻身时不可放松牵引，并使头、颈、躯干保持在同一轴线上移动，翻身后确保牵引方向、位置以及牵引力正确。

2）一般手术者，翻身前应先检查敷料是否干燥、有无脱落，若已脱落或分泌物浸湿敷料，应先更换敷料后再行翻身，翻身后注意不可使伤口受压；颅脑手术者，翻身时其头部不可剧烈翻动，以免引起脑疝，压迫脑干，应取健侧卧位或平卧位。

3）伤口较大或石膏固定者，应注意翻身后患处位置及局部肢体的血运情况，避免受压。

4）注意保暖及防止患者坠床。

3. 健康教育

（1）向患者及家属说明协助翻身的目的和重要性，鼓励患者与家属积极、主动地参与。

（2）教会家属正确翻身的方法及翻身时的注意事项，指导患者配合方法。

【评价】

1. 患者感觉舒适安全，无压疮、坠积性肺炎等并发症的发生。

2. 患者及家属了解预防卧床并发症的知识和技能，能积极配合翻身活动。

3. 护士动作轻稳、节力。

二、协助患者移向床头法

【目的】

协助滑向床尾而不能自行移动的患者移向床头，使之恢复正常而舒适的体位。

【评估】

1. 核对患者身份信息，解释操作目的。

2. 评估患者年龄、意识状态、诊断、病情、治疗情况；受压部位的皮肤情况；患者活动、情绪状态、合作程度。

【计划】

1. 护士准备　衣帽整洁，洗手，掌握变换卧位方法。根据患者病情和体重情况决定护士人数。

2. 用物准备　枕头、手消毒液、翻身记录本和笔等。

3. 环境准备　环境安静整洁、光线充足、温度及湿度适宜。必要时进行遮挡，保护患者隐私。

4. 患者准备　患者明确更换卧位的目的、方法、注意事项及配合要点。情绪稳定，愿意配合。

【实施】

1. 操作方法

（1）核对解释　携用物至床边，核对患者床头卡及腕带上信息，解释操作目的、注意事项及操作配合要点。护士要礼貌称呼，耐心解释。

（2）固定　固定床脚轮，放平床头支架。

（3）安置　将各种导管及输液装置安置妥当，必要时将盖被折叠至床尾或一侧。

（4）移动患者

1）一人协助患者移向床头法　适用于生活能部分自理的患者。

枕头横立于床头，患者仰卧屈膝，双手握住床头栏杆；护士一手托住患者肩背部，另一手托住膝部，同时嘱患者双脚蹬床面，挺身上移至床头（图6－15）。护士要协助患者，指导配合方法，移动后询问患者有无不适。

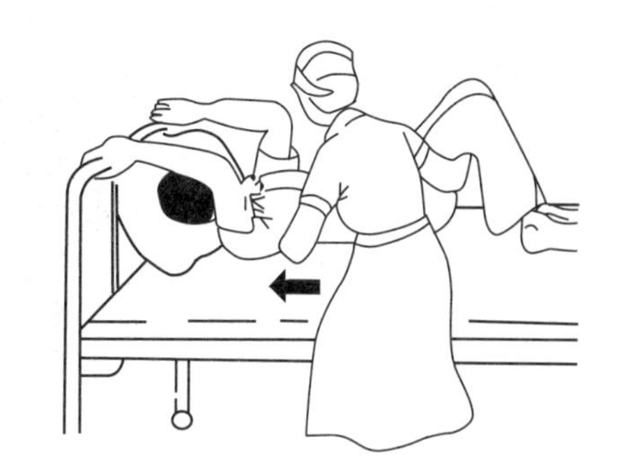

图6－15　一人协助患者移向床头法

2）两人协助患者移向床头法　适用于生活不能自理的患者。

患者仰卧屈膝，两名护士分别站在床的两侧，交叉托住患者颈肩部和臀部，同时用力将患者抬起，移向床头；或两人站在床的同侧，一人托住患者颈肩及腰部，另一人托住患者臀部及腘窝，两人同时抬起患者移向床头。

（5）整理归位　放回枕头，视病情需要抬高床头，安置患者舒适卧位，整理床单位，并感谢患者配合。

【评价】

1. 患者配合操作，感觉安全与舒适。
2. 护士动作轻稳、协调。
3. 护患沟通有效，患者需要得到满足。

PPT

第三节 保护具的应用

护士在临床工作中，有时会遇到躁动不安或意识不清的患者，这类患者容易发生坠床及自我伤害；护士应综合考虑患者的各方面情况，合理使用保护具，保证患者的安全和治疗效果。

一、保护具的种类

保护具是用来限制患者身体或身体某部位的活动，以达到维护患者安全与治疗效果的各种器具。

（一）床挡

床挡又称床栏，主要用于预防患者坠床。

1. 多功能床挡 平时可插于床尾，使用时插入两侧床缘，必要时可将床挡取下垫于患者背部，以进行胸外心脏按压术（图 6－16）。

2. 半自动床挡 可按需升降（图 6－17）。

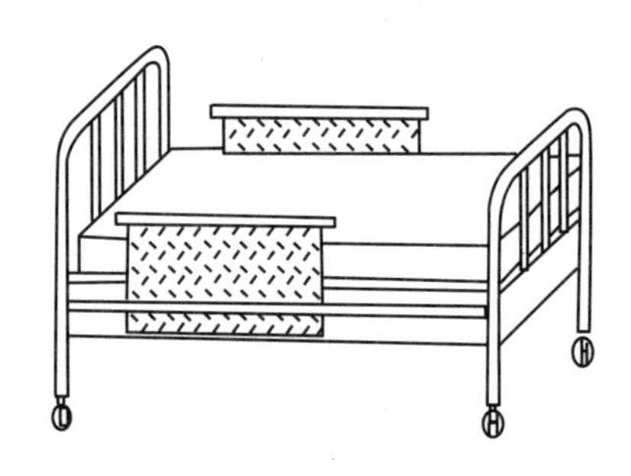

图 6－16 多功能床挡

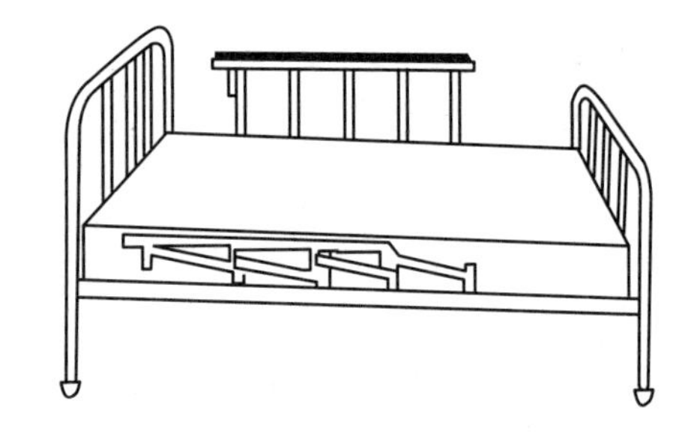

图 6－17 半自动床挡

3. 木杆床挡 使用时将床挡稳妥固定于两侧床边。床挡中间为活动门，操作时将门打开，平时关闭（图 6－18）。

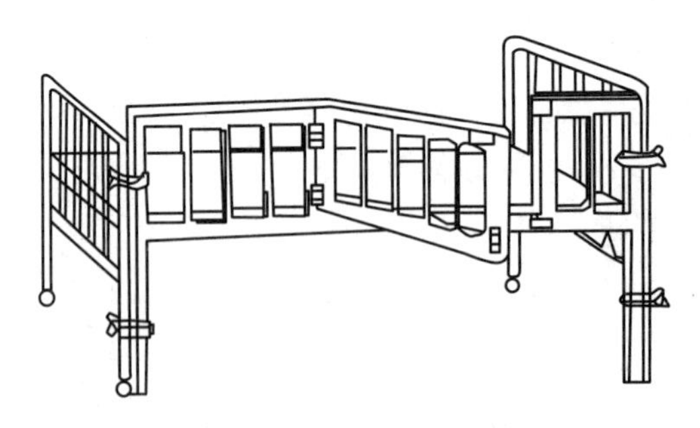

图 6－18 木杆床挡

（二）约束带

约束带主要用于保护躁动的患者，限制身体或约束失控肢体的活动，防止患者自伤、坠床或无意识拔针、拔管等。根据使用的部位不同，可以分为宽绷带、肩部约束带、膝部约束带、尼龙搭扣约束带等。

1. 宽绷带 常用于固定手腕及踝部。使用时，先用棉垫包裹手腕部或踝部，再用宽绷带打成双套结，套在棉垫外，稍拉紧以确保肢体不脱出，松紧度以不影响血液循环为宜，然后将绷带系于床缘（图6－19）。

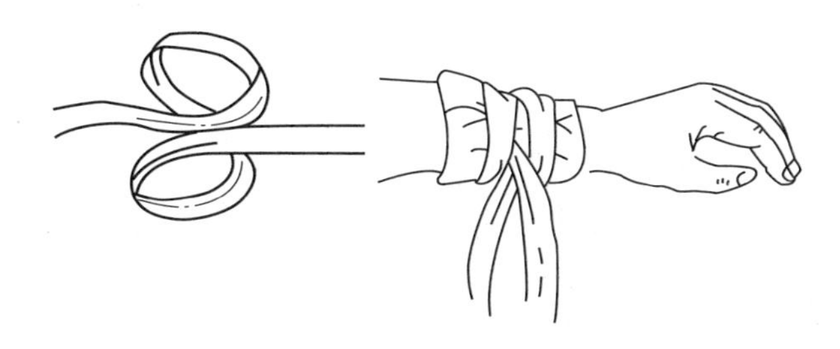

图6－19 宽绷带

2. 肩部约束带 用于固定肩部，限制患者坐起。肩部约束带用宽布制成，宽8cm，长120cm，一端为长宽带，一端为袖筒，袖筒处有一细带（图6－20）。使用时，将袖筒套于患者两侧肩部，同时腋窝衬棉垫，两袖筒上的细带在胸前打结固定，再将两条较宽的长带系于床头（图6－21）。无宽布的情况下，亦可将枕头横立于床头，将大单斜折成长条，用作肩部约束（图6－22）。

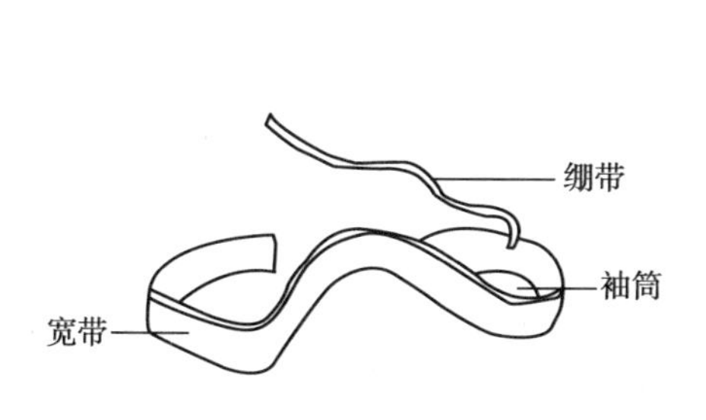

图6－20 肩部约束带

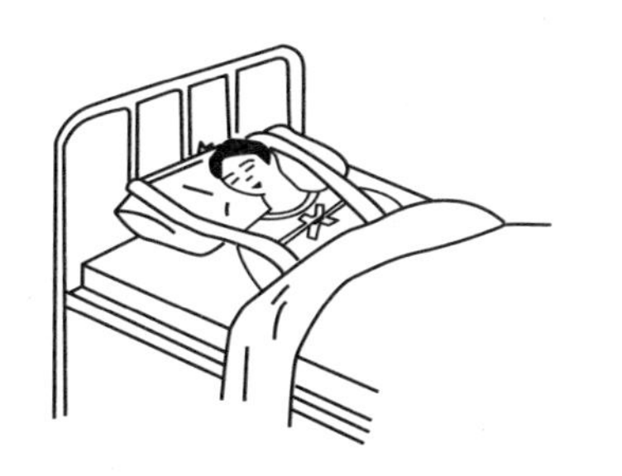

图6－21 肩部约束带固定法

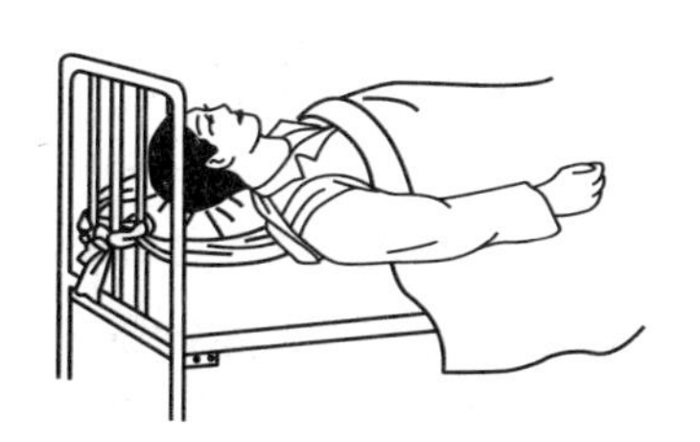

图6－22 肩部大单固定法

3. 膝部约束带 用于固定膝部，限制患者下肢的活动。膝部约束带用宽布制成，宽10cm，长250cm，宽带中部相距15cm分别钉两条双头带（图6－23）。使用时，两膝之间垫棉垫，将约束带横放于两膝上，宽带下的两头带各固定一侧膝关节，然后将宽带两端系于床缘。也可用大单进行膝部固定。

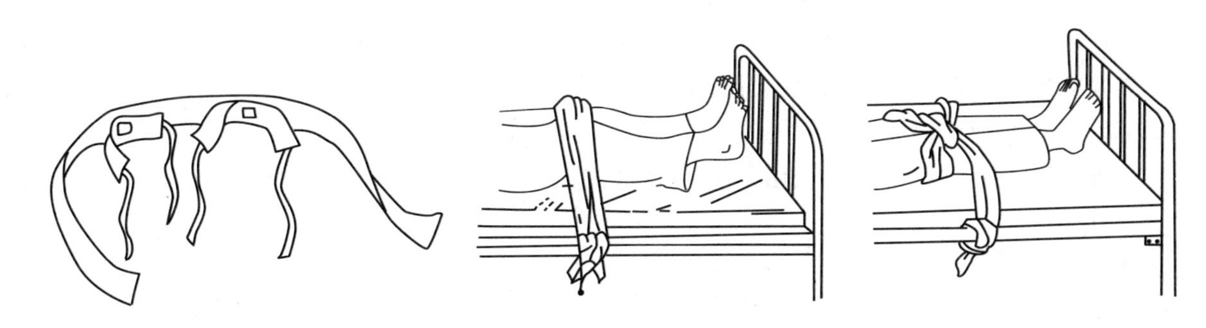

图6－23 膝部约束带

4. 尼龙搭扣约束带 用于固定患者手腕、上臂、踝部及膝部。操作简便、安全，便于洗涤和消毒。约束带由宽布和尼龙搭扣制成（图6－24）。使用时，将约束带置于约束部位，垫棉垫后，对合约束带上的尼龙搭扣，注意松紧适宜，将带子系于床缘处。

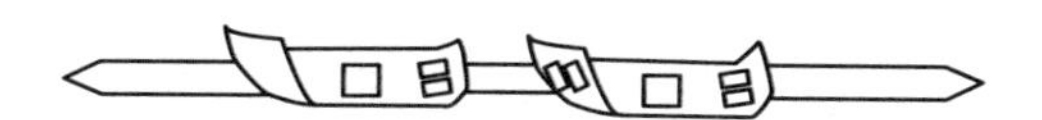

图6－24 尼龙搭扣约束带

（三）支被架

支被架主要用于肢体瘫痪或极度衰弱的患者，防止盖被压迫肢体而造成相应的并发症，如不舒适、足下垂等。也可用于灼伤患者采用暴露疗法而需保暖时。使用时，将支被架罩于防止受压的部位，盖好盖被（图6－25）。

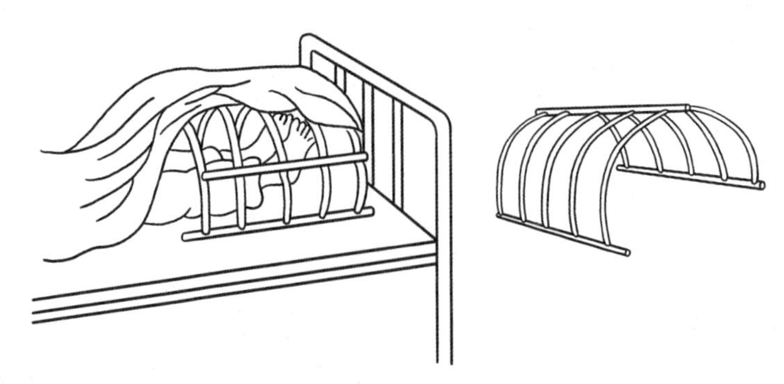

图6－25　支被架

二、保护具的应用

【目的】

1. 防止小儿或高热、谵妄、昏迷、躁动、危重患者因虚弱、意识不清或其他原因而发生坠床、撞伤、抓伤等意外，确保患者的安全。

2. 确保治疗、护理的顺利进行。

【评估】

1. 核对患者身份信息，解释操作目的，取得患者与家属的配合。

2. 评估患者的年龄、意识状态、诊断、病情、治疗情况、心理状态、合作程度以及对疾病的认识程度等。

3. 床旁设施如呼叫器是否灵敏。

【计划】

1. 护士准备　衣帽整齐，洗手、戴口罩，熟悉操作方法。

2. 用物准备　根据需要准备床挡、约束带、支被架、棉垫等。

3. 环境准备　清洁宽敞，必要时屏风遮挡，保护患者隐私；注意温湿度适宜及患者的保暖。

4. 患者准备　患者或家属了解使用保护具的重要性及注意事项，并能积极正确配合。

【实施】

1. 操作方法

（1）解释核对　备齐用物至床旁，核对床号、姓名、腕带信息，向患者解释保护具使用的目的和配合方法。护士要礼貌称呼，严格查对，尊重患者，耐心解释。

（2）合理应用　根据病情选择合适的保护具。

1）床挡　主要用于预防患者坠床。

①多功能床挡：使用时插入两侧床缘，平时插入床尾。必要时可将床挡取下垫于患者背部，以进行胸外心脏按压。

②半自动床挡：按需要升降，使用时拉起，不用时放下。

③木杆床挡：使用时将床挡稳妥固定于两侧床边。实施护理操作时，将中间的活动门打开，操作完毕，将门关闭。

2）约束带　用于躁动患者或精神科患者，限制其身体及相应肢体活动。

①宽绷带：用于约束腕关节或踝关节。使用时，先在腕部、踝部用棉垫包裹，再用宽绷带打成双套结稍拉紧（松紧度以能容纳一个手指为宜），系于两边床缘。

②肩部约束带：使用时，将袖筒套于患者两侧肩部，腋窝垫棉垫，将两袖筒上细带在胸前打结固定，再将两条长宽带系于床头。

③膝部约束带：使用时，两膝、腘窝垫棉垫，将约束带横放于两膝上，宽带下的两头带各固定一侧膝关节，宽带系于两侧床沿，也可用大单进行固定。

④尼龙搭扣约束带：使用时，约束带置于约束部位，垫棉垫后，对合尼龙搭扣。注意松紧度适宜，最后将带系于床沿。

3）支被架　使用时，将架子放置于防止受压的部位，最后盖好盖被。

（3）整理归位　整理用物，协助患者取适当卧位，向患者及家属交代注意事项。

（4）观察记录　观察约束部位皮肤有无损伤，皮肤的颜色、温度、活动情况及末梢循环情况等。注意询问患者的感受，并记录使用时间等相关内容。

2. 注意事项

（1）严格掌握使用保护具的指征，注意维护患者自尊。使用约束带前，应做好解释沟通工作，取得患者及家属的知情同意。

（2）使用约束带时要保持肢体及各关节处于功能位，约束带下要垫衬垫，固定松紧度适宜，以能深入1～2指为宜；定时松解，一般每2小时放松约束带一次；每15分钟观察一次受约束部位的末梢循环情况，发现异常及时处理。必要时进行局部按摩，促进血液循环。

（3）保护具只能短期使用。使用保护具时，需协助患者经常更换体位，保证患者的安全、舒适。

（4）确保患者能随时与医务人员取得联系，如呼叫器置于患者可触及位置，或有陪护人员监测等，保障患者的安全。

（5）做好相关记录。如使用保护具的原因、时间、观察结果、相应的护理措施及解除约束的时间等。

3. 健康教育　向患者及家属介绍使用保护具的必要性，消除其心理顾虑；介绍保护具应用的程序、操作要领及注意事项，防止并发症的发生。

【评价】

1. 能达到使用保护具的目的，并保证患者的安全、舒适。
2. 患者受约束部位无皮肤破损、血液循环不良、骨折等意外发生。
3. 患者及家属了解使用保护具的原因和目的，能接受并配合使用保护具。
4. 各项检查、治疗和护理工作能够顺利进行。

目标检测

答案解析

一、选择题

A1/A2 型题

1. 患者，女性，35岁。因支气管哮喘急性发作，呼吸极度困难入院。入院后护士应协助其取（　）

A. 端坐位　　B. 仰卧位　　C. 俯卧位

D. 中凹卧位　　E. 头低足高位

2. 患者，男性，45 岁。因大量饮酒后出现呕血，护士应协作患者取（ ）

A. 俯卧位　B. 半卧位　C. 平卧位，头偏向一侧

D. 中凹卧位　E. 头低足高位

3. 患者，女性，40 岁。上午拟行子宫切除术，术前需留置导尿管。护士在导尿操作中应为患者安置的体位是（ ）

A. 去枕仰卧位　B. 头高脚低位　C. 侧卧位

D. 屈膝仰卧位　E. 截石位

4. 患者，男性，38 岁。因车祸后大出血导致休克。人院后测得：心率 120 次/分，血压 75/60mmHg. 护士需将其头胸和下肢分别抬高（ ）

A. 头胸 5°～10°、下肢 15°～20°　B. 头胸 10°～20°、下肢 20°～30°

C. 头胸 5°～10°、下肢 20°～30°　D. 头胸 15°～20°、下肢 10°～15°

E. 头胸 20°～25°、下肢 20°～25°

5. 患者，男性，52 岁。因肠梗阻入院后行肠切除术，术后护士嘱患者取半坐卧位的目的是（ ）

A. 减少静脉回心血量，减轻心脏负担　B. 改善局部血液循环

C. 增加肺活量，改善呼吸困难　D. 减轻腹部缝合处张力

E. 减少局部出血

6. 患儿，男性，3 岁。双脚不慎被开水烫伤，可考虑为其选用的保护具是（ ）

A. 床挡　B. 支被架　C. 肩部约束带

D. 膝部约束带　E. 踝部约束带

7. 患者，男性，35 岁。因“头部外伤”急诊入院。浅昏迷。CT 提示颅内血肿，脑挫裂伤。在全麻下行颅内血肿清除术。患者出现躁动，使用约束带时护士需重点观察（ ）

A. 呼吸情况　B. 血压情况　C. 约束时间

D. 末梢血液循环　E. 伤口渗血情况

8. 用于限制患者坐起的约束方法是（ ）

A. 约束手腕　B. 约束腰部　C. 固定肩部

D. 固定一侧肢体　E. 固定双膝

二、思考题

患者，女性，65 岁。以呼吸困难、口唇发绀、烦躁不安而急诊入院，入院诊断为“风湿性心脏病合并心力衰竭”。

请问：

（1）为了缓解症状，患者应采取何种体位？

（2）次日，患者出现了烦躁不安，为防止患者受伤，护士应为其采用何种保护措施？

（肖福娟）

书网融合……

本章小结

微课

题库

第七章　清洁护理

学习目标

1. 通过本章学习，重点把握特殊口腔护理的适应证、注意事项，常用漱口溶液的作用；口腔、头发、皮肤情况的评估及护理目的，压疮的概念、发生原因、临床表现及护理措施，晨晚间护理的内容。

2. 学会口腔护理、头发护理、皮肤护理操作技术，具有认真严谨的工作态度和尊重关爱患者的意识，确保患者安全。

情境导入

情境描述　患者，女，60岁。1周前因心衰并肺部感染高热入院。患者双下肢水肿，体质虚弱、消瘦，呼吸困难，一直卧床且多为半坐卧位。入院后给予大量抗生素治疗，近日发现其口腔黏膜破溃，创面上附着白色膜状物，拭去附着物可见创面轻微出血。因长期卧床，患者头发凌乱，身上有异味，骶尾部皮肤出现红斑。

讨论　1. 该患者的口腔出现了什么问题？应如何处理？为其擦拭口腔时要注意些什么？

2. 如何帮助患者清洁头发和皮肤？

3. 患者骶尾部皮肤出现了什么问题？发生的原因有哪些？应如何预防和治疗？

清洁可以清除身体表面的微生物和其他污垢，促进血液循环，改善自我形象，减少并发症，达到促进康复、提高生活质量的目的。健康的个体能满足自身清洁卫生的需要。个体患病后，因自理能力下降，无法满足自身清洁的需要时，需要护士协助患者做好口腔、头发、皮肤等清洁卫生，保证患者舒适，以促进其身心健康。

PPT

第一节　口腔护理

口腔是由颊、硬腭、软腭及舌组成，口腔内覆盖着由鳞状上皮细胞构成的黏膜，并有牙齿和唾液腺等组织。口腔具有咀嚼、消化、味觉、语言、辅助呼吸等重要功能。正常人的口腔中常存有大量的细菌，且口腔的温度、湿度和食物残渣适宜微生物的生长繁殖。身体健康时，因机体抵抗力强、唾液中溶菌酶有杀菌作用，加上进食、饮水、刷牙、漱口等活动起到减少和清除微生物的作用，通常不会发生口腔感染等问题。当个体生病时，机体抵抗力降低，进食、饮水减少，唾液分泌不足，患者口腔自洁能力下降，细菌在口腔内大量繁殖，引起口腔局部炎症、溃疡，还可引起口臭，导致食欲减退，消化功能下降，并影响人与人之间的愉快交往。因此，保持口腔清洁十分重要。

一、评估

（一）评估患者的自理能力

评估患者完成口腔清洁活动的自理能力，分析和判断是否存在自理缺陷及自理缺陷表现在哪些方面，由此制定协助其完成口腔清洁活动的护理方案。

（二）评估患者口腔卫生及清洁状况

口腔卫生状况的评估包括口唇、口腔黏膜、牙龈、牙齿、舌、腭、唾液及口腔气味等。此外，评估患者日常口腔清洁习惯，如每日刷牙的次数、方法、口腔清洁的程度等。

（三）评估患者对口腔保健知识的了解程度

评估患者对保持口腔卫生重要性的认知程度及预防口腔疾患等相关知识的了解程度，如刷牙方法、口腔清洁用具的选用、牙线使用方法、义齿的护理，以及影响口腔卫生的因素等。

为患者进行口腔护理前，应对患者的自理能力、口腔卫生状况及口腔卫生保健知识水平进行全面评估。评估时，可根据口腔护理评估表进行（表7－1），将口腔卫生状况分为好、一般和差三种情况，分值1表示好，分值2表示一般，分值3表示差。总分为各项目得分之和，分值范围为12～36分，分值越高，表明患者口腔卫生状况越差，越需加强对口腔的护理。

表7－1　口腔护理评估表

部位	分值		
	1分	2分	3分
黏膜	湿润、完整	干燥、完整	干燥、黏膜擦破或有溃疡面
牙龈	无出血及萎缩	轻微萎缩，出血	牙龈有萎缩，容易出血、肿胀
唾液	中量、透明	少量或过多量	半透明或粘稠
腭	湿润有少量碎屑	干燥，有少量或中量碎屑	干燥，有大量碎屑
舌	湿润，少量舌苔	干燥，有中量舌苔	有大量舌苔覆盖或黄色舌苔
气味	无味或有味	有难闻气味	有刺鼻气味
牙、义齿	无龋齿，义齿合适	无龋齿，义齿不合适	有许多空洞，有裂缝，义齿不合适，齿间流脓液
牙垢、牙石	无牙垢或有少许牙石	有少量至中量的牙垢或中量牙石	有大量牙垢或牙石
唇	滑润、质软、无裂口	干燥有少量痂皮，有裂口，有出血倾向	干燥，有裂口，有大量痂皮，有分泌物，易出血
损伤	无	唇有损伤	口腔内有损伤
自理能力	全部自理	需部分帮助后能自理	完全需帮助
口腔健康知识	大部分知识是来自实践，刷牙有效，使用牙线清洁牙齿	有些错误观念 刷牙有效，未用牙线清洁牙齿	有许多错误观念，很少清洁口腔，刷牙无效，未用牙线清洁牙齿

通过评估，为患者提供合适的口腔护理措施。如对于生活能够自理，因口腔卫生习惯不良、选用洁牙用具或洁牙方法有误而出现口腔问题的患者，提供口腔卫生指导；对昏迷、高热等生活不能自理或口腔出现特殊情况的患者则给予特殊口腔护理。

二、口腔卫生指导

护士向患者解释保持口腔卫生的重要性，定期检查患者口腔情况，介绍口腔卫生保健的相关知识。

（一）养成良好的口腔卫生习惯

指导患者每日晨起、晚上临睡前刷牙，少进食甜食、对牙齿有刺激性或腐蚀性的食物和餐后及时漱口。

（二）正确选用口腔清洁用具

1. 牙刷的选择　选用头形小、刷毛柔软、表面光滑的牙刷。已磨损或硬毛牙刷易损伤牙龈，且清洁效果不佳，故刷毛弯曲、散开或软化的牙刷不再使用，一般每 2～3 个月更换一次。牙刷用后要彻底清洗，刷头朝上，存放于通风干燥处，防止细菌滋生。

2. 牙膏的选择 儿童可选择防蛀牙膏，牙本质过敏者可选用脱敏牙膏，牙龈炎、牙周炎患者可选择药物牙膏。牙膏不宜常用一种，应轮换使用。

3. 牙线 尼龙线、涤纶线或丝线均可作牙线材料。牙线有助于对牙刷不能到达的邻面间隙或牙龈乳头处的清洁，特别对平的或凸的牙面最适合，能起到清洁牙面、剔出嵌塞食物的作用。

（三）正确的洁牙方法

1. 刷牙 刷牙是保持口腔清洁的主要方法。通过刷牙，可有效减少微生物的数量并清除食物残渣。每次刷牙时间不少于 3 分钟，每天早晚各 1 次。正确的刷牙方法有震颤刷牙法和纵向刷牙法两种。

（1）震颤刷牙法 将刷毛轻放于牙齿及牙龈沟上，刷毛与牙齿成 45°角，快速环形来回震颤刷洗（图 7－1A），每次刷 2～3 颗牙，刷完一处再刷相邻部位。前排牙齿的内面，可用牙刷毛面的顶端震颤刷洗（图 7－1B）。刷毛与牙齿平行来回刷洗牙齿的咬合面；刷完牙后，再由里向外刷洗舌面。

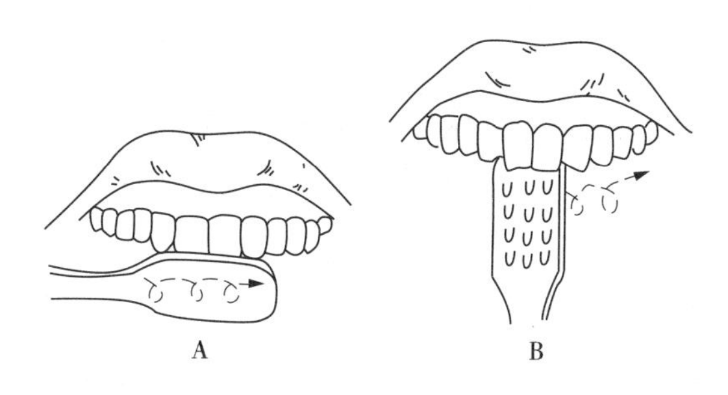

图 7－1 刷牙法

A. 牙唇面震颤刷牙法；B. 牙舌面震颤刷牙法

（2）纵向刷牙法 将刷毛轻放于牙齿及牙龈沟上，沿牙齿纵向刷，牙齿的内、外、咬合面都应刷洗干净（图 7－2），舌面由里向外刷洗。

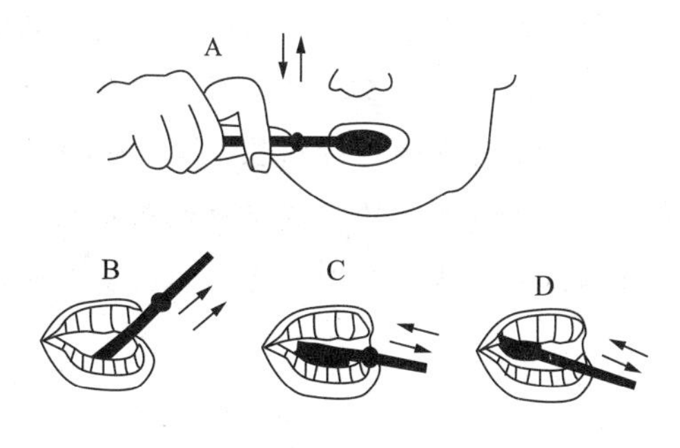

图 7－2 纵向刷牙法

2. 牙线剔牙法 使用牙线每日 1～2 次，晚餐后剔牙更好（图 7－3）。

（1）抽出一段牙线（约长 30cm），将线两端绕在两个中指上。

（2）用拇指和示指指腹控制牙线，两指间的距离 3～5cm，绷紧牙线。

（3）用缓和的拉锯样的动作，将牙线拉入两牙之间。分别向口内、口外压紧牙线使牙线紧贴在牙面上，上下左右拉动牙线，嵌塞的食物即可随牙线的移动而被带出；拉到牙龈沟时，将牙线贴合牙齿弯成“C”形，从牙根向牙冠方向移动，即可清除附着在牙邻面上的牙垢和菌斑，每一个牙面要上下剔刮 4～6 次，直至牙面清洁或清除嵌塞物为止。

（4）拉锯样动作取出牙线后，漱口，以去除遗留下来的菌斑和食物残渣。

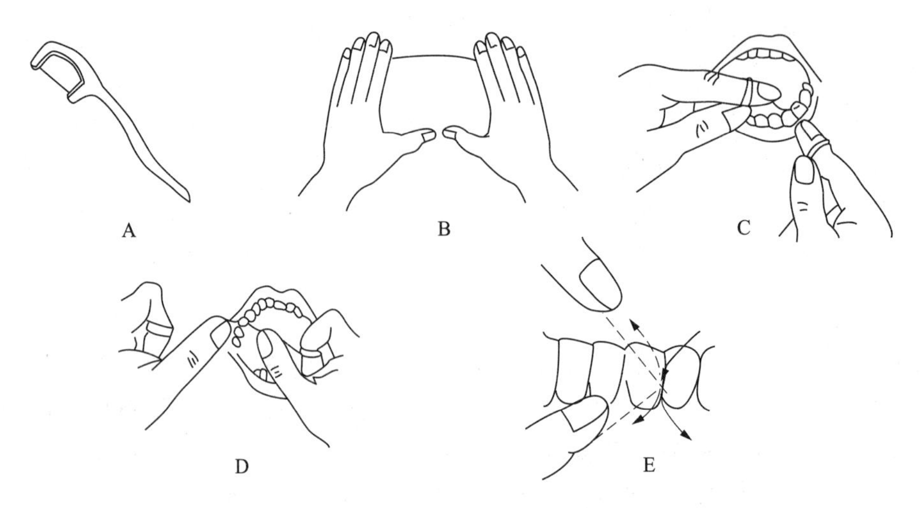

图 7-3　牙线使用方法

（四）义齿的清洁与护理

义齿又称假牙，能增进咀嚼、说话功能并保持面部形象。有活动义齿的患者，白天应配戴义齿，以增进咀嚼功能，并保持良好的口腔外观；晚上将义齿取下，使牙床得到休养；每次餐后均应清洗义齿，其刷牙方法同真牙。暂时不戴的义齿应浸泡于冷水中保存，每日换水一次。义齿不可浸泡于热水或乙醇等消毒液中，以免变色、变形和老化。

三、特殊口腔护理

素质提升

用心护理，方显“照护”情怀

某护士与患者沟通时习惯握住对方的手。一次她为一位患者做口腔护理时发现其握力不如以往。马上询问患者有无不适，同时检查双上肢肌力，经检查发现患者右侧上肢能抬离床面，但不能对抗阻力。立即向医生做了汇报，进一步检查确诊为颅内出血，及时做了血肿清除术。此案例说明正确认识清洁护理，这绝不仅仅是给患者进行口腔护理、洗头洗脚、擦背这么简单，而是在护理过程中与患者进行良好沟通，学会观察病情，减少重大并发症发生。护士规范地实施清洁护理，与患者沟通，用丰富的专业知识和耐心、细心、责任心、爱心的情怀去对待每一位患者，必然会赢得尊重。

特殊口腔护理适用于昏迷、高热、禁食、危重、鼻饲、大手术后、口腔疾病及生活不能自理的患者。根据患者的病情和口腔情况，选择恰当的口腔护理溶液，为患者清洁口腔。一般每天 2～3 次，若病情需要酌情增加次数。

【目的】

1. 保持口腔清洁、湿润，预防口腔感染等并发症。
2. 去除口腔异味，增进食欲，确保舒适。
3. 观察口腔黏膜、舌苔及口腔气味情况，提供病情变化的动态信息。

【计划】

1. **护士准备**　洗手，戴口罩，熟悉特殊口腔护理的操作技术，向患者解释口腔护理的目的及注意事项。

2. 用物准备

（1）治疗盘　无菌治疗巾内备：治疗碗（盛浸有漱口溶液的无菌棉球）弯血管钳和镊子各1把、压舌板、吸水管、纱布，必要时备张口器（或舌钳）。治疗巾外放：小水壶或杯子（内盛温开水）、漱口溶液、棉签、弯盘、手电筒、毛巾（或一次性治疗巾），一次性手套。或选用一次性口腔护理包。

（2）外用药　按需要准备。常用的有液状石蜡、口腔溃疡膏、西瓜霜、冰硼散、锡类散、金霉素甘油、制霉菌素甘油、维生素 B_2 粉末等。

（3）漱口液　根据患者口腔 pH 值与漱口溶液的作用选用（表 7－2）。

表 7－2　口腔护理常用漱口溶液

口腔 pH 值	溶液名称及浓度	作用
中性	0.9%氯化钠溶液	清洁口腔，预防感染
中性	0.02%呋喃西林溶液	清洁口腔，广谱抗菌
中性	朵贝尔溶液	轻度抑菌，除臭
偏酸性	1%～3%过氧化氢溶液	防腐、除臭，适用于口腔感染有溃烂、坏死组织者
偏酸性	1%～4%碳酸氢钠溶液	碱性溶液，适用于真菌感染
偏碱性	0.1%醋酸溶液	适用于铜绿假单胞菌感染
偏碱性	2%～3%硼酸溶液	酸性防腐溶液，有抑制细菌作用
中性	0.08%甲硝唑溶液	用于厌氧菌感染
中性	0.01%氯己定溶液	清洁口腔，广谱抗菌

3. 环境准备　病室安静、整洁，空气清新，光线适宜。

4. 患者准备　清醒患者了解口腔护理目的、方法及配合要点，体位舒适。

【实施】

1. 操作方法

（1）核对解释　携用物至床边，核对患者床头卡及腕带上床号、姓名，解释操作目的及配合方法，取得合作。

（2）安置体位　协助患者侧卧或仰卧，头偏向一侧，面向护士。

（3）铺巾置盘　将治疗巾围于患者颌下及胸前，弯盘置于口角旁。

（4）湿润口唇　用血管钳夹取浸有漱口液的棉球擦拭口唇。

（5）观察口腔　嘱患者张口（昏迷或牙关紧闭者用开口器协助张口，开口器应从臼齿放入），一手持手电筒，一手用压舌板轻轻撑开颊部，观察口腔情况（有无出血、溃疡和特殊气味；长期应用抗生素或激素者，注意观察有无真菌感染），有活动义齿者，协助取出义齿用冷水刷洗，浸于冷水中备用。

（6）吸水漱口　协助患者用温开水漱口（昏迷患者禁忌漱口，以防误吸）。

（7）擦洗口腔　用血管钳夹取浸有漱口液的棉球，拧干棉球。首先，擦洗外侧面、颊部黏膜：嘱患者咬合上、下齿，用压舌板轻轻撑开左侧颊部，由磨牙至门齿纵向擦洗牙齿左外侧面，弧形擦洗左侧颊部黏膜。同法擦洗另一侧。其次，擦洗内侧面、咬合面：嘱患者张口，依次擦洗牙齿的左上内侧面、左上咬合面、左下内侧面、左下咬合面。同法擦洗另一侧。然后，擦洗硬腭：由内向外弧形擦洗硬腭。最后，擦洗舌部：由内向外纵向擦洗舌面，嘱患者抬起舌尖，擦洗舌下。

（8）再次漱口　擦洗完毕，协助患者吸漱口液漱口，吐入弯盘，擦净面部及口唇。

（9）观察涂药　再次清点棉球个数，观察口腔，检查口腔是否清洁，根据口腔情况涂外用药，如口唇干裂涂润唇膏或石蜡油。

（10）整理　撤弯盘和治疗巾，协助患者取舒适卧位，整理床单位，整理用物。必要时协助患者清洁义齿并佩戴。

（11）洗手、记录　洗手后记录执行时间及患者状况。

2. 注意事项

（1）擦洗时动作要轻柔、细致，特别是对凝血功能不良的患者，防止损伤口腔黏膜及牙龈。

（2）昏迷患者禁忌漱口；需用张口器时，应从臼齿处放入，牙关紧闭者不可用暴力使其张口；操作前、后均应清点棉球数，擦洗时须用血管钳夹紧棉球，每次只夹一个，防止棉球遗留在口腔内；棉球不可过湿，以防患者将溶液误吸入呼吸道。

（3）若有活动义齿，应协助患者取下，放置于冷水中，待口腔护理后清洗，再协助患者重新戴上或浸泡于冷水中保存。

（4）传染病患者用过的物品按隔离消毒原则处理。

3. 健康教育　向患者及家属宣传口腔卫生的重要性，教会患者选择刷牙用具、正确刷牙及牙线剔牙方法。教会有活动义齿患者正确清洁与护理义齿。

【评价】

1. 患者口唇湿润，感到口腔清洁、舒适无异味。
2. 口腔内无感染、溃疡，牙龈无出血。
3. 擦洗时未损伤口腔黏膜及牙龈。
4. 患者及家属获得口腔清洁方面的知识和技能。

PPT

第二节　头发护理

健康的头发有光泽、浓密适宜、分布均匀、清洁无头屑。头部是人体皮脂腺分布最多的部位，皮脂、汗液伴灰尘常黏附于头发、头皮中，形成污垢，若不及时清洗，除散发难闻气味外，还可引起脱发、皮肤感染或寄生虫滋生。通过头发护理保持患者头发、头皮清洁，促进舒适，预防疾病，增强自信。

一、评估

1. 评估患者的自理能力　评估患者年龄、目前病情、意识状态、自理能力、治疗情况，能否自行完成清洁头发的活动，判断是否需要完全协助或部分协助患者实施头发清洁工作。

2. 评估患者头发、头皮状况　评估患者头发的分布、浓密程度、长度、颜色、光泽、卫生状况，观察头皮有无头皮屑、抓痕、擦伤及皮疹等，询问头皮有无瘙痒感等。

3. 评估患者头发清洁相关知识及认知程度　评估患者对头发清洁及相关知识的认知程度。

二、头发的清洁护理

护士通过对患者的评估，根据患者情况酌情提供床上梳发、床上洗发和灭头虱、虮等头发清洁护理措施。

（一）床上梳发

【目的】

1. 清除污垢，去除头皮屑、脱落的头发，使患者清洁、舒适，预防感染。
2. 按摩头皮，促进血液循环。

3. 维护患者的自尊和自信，建立良好的护患关系。

【计划】

1. 护士准备　洗手、戴口罩，熟悉床上梳发操作流程及注意事项。

2. 用物准备　梳子、毛巾（治疗巾）、纸袋、橡皮圈（套），必要时备发夹、30%乙醇。

3. 环境准备　宽敞、明亮、无异味。

4. 患者准备　理解梳发目的、注意事项，愿意配合。根据病情取平卧、半坐卧或坐位。

【实施】

1. 操作方法

（1）核对解释　携用物至床旁，核对患者床头卡及腕带上床号、姓名，解释操作目的及配合方法。

（2）安置体位　患者取坐位或半坐卧位时，肩上铺一治疗巾；只能平卧的患者，抬起患者颈肩部，铺毛巾（治疗巾）于枕上，再将头转向一侧。

（3）梳理头发　将患者头发从中间分为两股。操作者一手握住一股头发，一手持梳子，由发根向发梢梳理。长发或有打结不易梳理时，可将头发绕在示指上，也可用30%乙醇湿润打结处，再慢慢梳理，同法梳好对侧。长发可根据患者喜好编成辫或扎成束。

（4）整理床单位　将脱落的头发置于纸袋中，撤下治疗巾，协助患者取舒适卧位。整理床单位。

（5）洗手记录　用物处理，洗手，记录护理时间。

2. 注意事项

（1）梳理头发时动作要轻柔，避免强行梳拉，造成患者疼痛。

（2）发辫不可扎得太紧，以免阻碍血液循环或产生疼痛，每天至少将发辫松开一次，重新梳理后再编好。

3. 健康教育

（1）指导患者及家属正确选择梳头器具，挑选梳子时应选用梳齿不太锐利、以圆钝齿梳为宜，头发较多或烫发者可选用齿间较宽的梳子，以防损伤头发。

（2）指导患者和家属正确梳理头发，一般从发根梳向发梢，长发要从发梢逐段梳理至发根，每日梳发2~3次。

【评价】

1. 操作轻柔，患者感觉舒适。

2. 患者外观整洁，心情愉快。

（二）床上洗发

长期卧床、关节活动受限、肌肉张力降低、共济失调等不能自行洗发患者，根据病情，每周洗发1次。有头虱的患者，须经过灭虱处理后再将头发洗净。

【目的】

1. 清除污垢、头皮屑及脱落的头发，使患者清洁舒适，预防感染。

2. 按摩头皮，刺激头部血液循环，促进头发的生长和代谢。

3. 维护患者的自尊、自信，建立良好的护患关系。

【计划】

1. 护士准备　衣帽整齐，修剪指甲，洗手，戴口罩，根据情况戴手套，熟悉护发的相关知识和床上洗发操作技术及注意事项。

2. 用物准备　治疗盘内备橡胶单、大毛巾、毛巾、别针、纱布、棉球、洗发液、梳子、量杯、水壶（内盛40~45℃热水）、面盆或污水桶、电吹风。酌情备选橡胶马蹄形垫（图7-4）、自制马蹄形垫

（图7－5）、洗头车（图7－6）或扣杯法洗发用物（图7－7）。

3. 环境准备 病室安静、整洁、光线明亮，必要时关闭门窗，调节室温22～26℃。

4. 患者准备 患者了解洗发目的、方法、注意事项及配合要点，必要时协助患者排便。

【实施】

1. 操作方法

（1）核对解释 携用物至床旁，核对患者床头卡及腕带上床号、姓名，解释洗头的目的、方法及注意事项，按需要给予便盆。

（2）铺巾围巾 移开床头桌、椅，铺橡胶单和大毛巾于枕上，衣领松开向内折，毛巾围于颈部，用别针固定，保护床单、枕头、衣服不被沾湿。

（3）安置卧位

1）马蹄形垫床上洗头法 帮助患者取仰卧位，上半身斜卧于床边，枕垫于肩下。置马蹄形垫于患者后颈下，使患者颈部枕于马蹄形垫突起处，头部置于水槽中。马蹄形垫下端置于脸盆或污水桶中（图7－4，图7－5）。

2）洗头车床上洗头法 帮助患者取仰卧位，上半身斜卧于床边，移枕于肩下。头颈部枕于洗头车头托上，洗头车下接污水桶（图7－6）。

3）扣杯式床上洗头法 帮助患者取仰卧位，枕垫于肩下。取脸盆一只，盆底放一条毛巾，倒扣搪瓷杯于盆底，杯上垫折成四折并外裹防水薄膜的毛巾。将患者头部枕于毛巾上，脸盆内置一根橡胶管，下接污水桶（图7－7）。

（4）保护眼耳 用棉球或耳塞塞住双耳，戴眼罩或用纱布遮盖双眼。

（5）洗净头发 首先，松开头发，用少许温水试温，再用温水充分湿润头发。然后，均匀涂上洗发液，用指腹轻轻按摩头皮，由发际至头顶，再由两侧至头顶；将患者头部侧向一边，揉搓后颈部，如此反复，再用温水边冲边揉搓，直至冲净。

（6）擦干梳理 ①解下颈部毛巾包好头发，取下眼罩和耳内的棉球。②用毛巾帮患者洗脸部。③撤去洗头车，将枕、橡胶单和大毛巾从患者肩下移向床头，协助患者仰卧位于床正中，头枕于枕上。④解下包头的毛巾揉搓头发，再用大毛巾擦干头发，或用电吹风将头发吹干。⑤用梳子梳理成型，脱落头发放入纸袋中，撤去橡胶单和大毛巾。

（7）清物整理 协助患者取舒适卧位，清理用物，整理床单位。

（8）洗手记录 洗手后记录执行时间及患者状况。

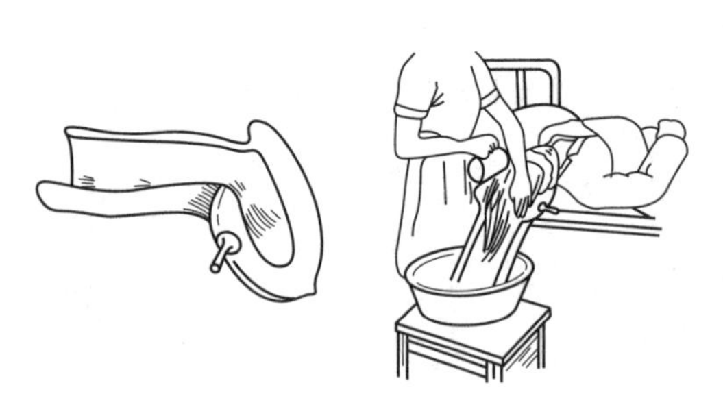

图7－4 马蹄形垫洗发

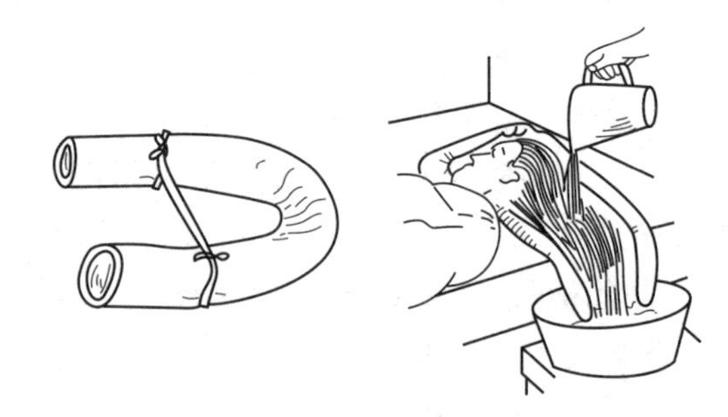

图7－5 自制马蹄形垫洗发

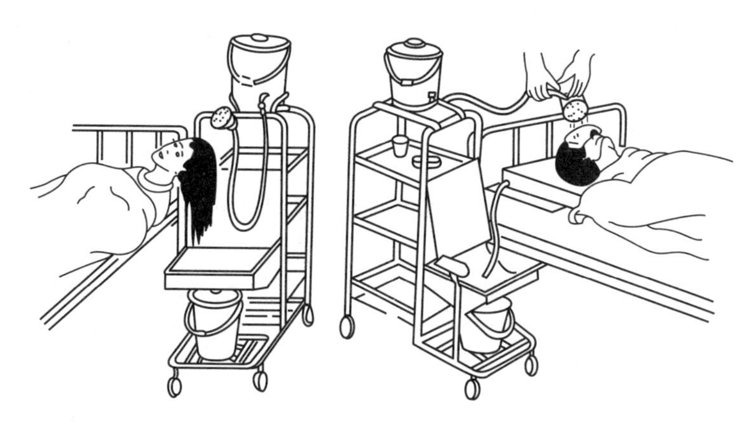

图 7－6　洗头车洗发

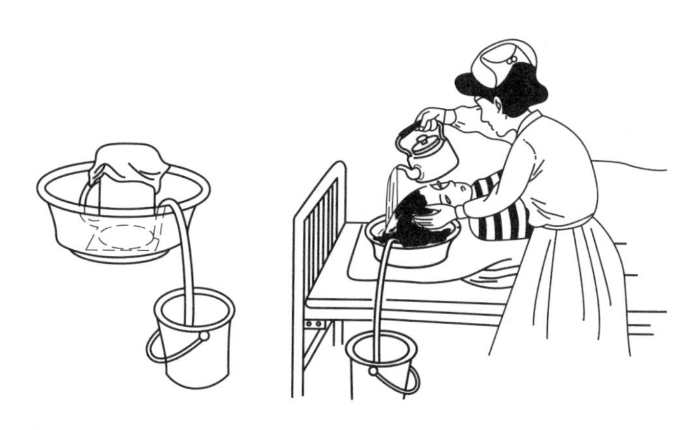

图 7－7　扣杯法洗发

2. 注意事项

（1）防止患者疲劳　洗头时间不宜过长。操作中随时观察患者的病情变化，若患者出现面色、脉搏、呼吸等异常时，应停止操作，及时处理。

（2）防止抓伤头皮　洗发时揉搓力度应适中，不可用指甲抓。

（3）防止患者受凉　室温和水温应适宜，洗头后及时擦干头发。

（4）做好防护措施，防止水流入眼及耳内，避免沾湿衣服和床单。

（5）病情危重和极度衰弱患者不宜洗发。

（6）护士为患者洗头时，正确运用人体力学原理，身体尽量靠近床边，保持良好姿势，避免疲劳。

3. 健康教育

（1）向患者讲解头发清洁的意义，指导患者养成定期洗发的卫生习惯，一般每周洗发 1 ~ 2 次，并经常按摩头皮。

（2）指导患者选择适宜的洗发护发用品。

（3）教会家属洗发及制作简易洗发器的方法。

【评价】

1. 操作时动作轻柔，未损伤患者头皮。

2. 洗发过程中，患者无不适，无病情改变。

3. 洗发后，患者感到清洁、舒适，心情愉快。

（三）灭头虱、虮法

寄生于人体的有体虱、头虱、阴虱，通过接触传染。虱寄生于人体时，不仅可致局部皮肤瘙痒，抓破皮肤引起感染，还可传播疾病，如流行性斑疹伤寒、回归热等疾病。故若发现患者有体虱、阴虱，应剃去腋毛、阴毛，用纸包裹后焚烧，并换下衣服进行消毒处理。对有头虱者，行灭头虱术。

【目的】

消灭头虱，预防相互间传染和疾病传播。

【计划】

1. 护士准备 衣帽整洁，戴口罩和手套，穿隔离衣。熟悉灭头虱、虮法操作技术及注意事项。

2. 用物准备

（1）治疗盘内备 洗头用物1套、治疗巾2～3块、篦子（齿间嵌少许棉花）1把、治疗碗内盛灭虱药液、塑料帽子、纱布数块、一次性手套一副、纸袋。另备布口袋、隔离衣、清洁床上用物、清洁衣裤。

（2）常用药物

1）30%含酸百部酊 百部30g＋50%乙醇100ml（或65°白酒100ml）＋纯乙酸1ml放入瓶中盖严，48h后即可使用。

2）30%百部含酸煎剂 百部30g，加水500ml煎煮30分钟，以双层纱布过滤，并挤出药渣中的药液；将药渣再加水500ml煮30分钟，过滤，挤出药液；将两次药液合并煎至100ml，冷却后加纯乙酸1ml或食醋30ml，即可。

3. 环境准备 环境宽敞、明亮，根据季节调节室温。

4. 患者准备 告知灭头虱的目的、方法及注意事项，患者理解配合。头发长、密患者动员其剪短头发，剪下的头发用纸包裹焚烧。

【实施】

1. 操作方法

（1）核对解释 携用物至床边，核对患者床头卡及腕带上床号、姓名，解释灭头虱、虮目的、方法及注意事项，安置合适体位。

（2）擦灭虱药 按洗发法作好准备，将头发分为若干缕，用纱布蘸灭虱药液，按顺序擦遍头发，反复用手揉搓10分钟，使之浸透全部头发。

（3）戴塑料帽包住头发。

（4）篦虱洗发 24小时后，取下帽子，用篦子篦去死虱和虮卵，清洗头发。如发现有活虱需重复灭虱。

（5）更换衣被 灭虱完毕，为患者更换衣裤被服。将污衣裤和被服放入布口袋内扎紧，按消毒隔离原则处理。

（6）操作后处理 ①整理床单位，整理用物。②除去篦子上的棉花，用火焚烧。将梳子、篦子消毒后用刷子刷净。③洗手，记录灭虱、虮情况。

2. 注意事项

（1）灭虱过程中，防止药液沾污面部及眼部，注意观察患者的局部和全身反应。

（2）灭虱要彻底，严格执行消毒隔离制度，避免传播。

3. 健康教育

（1）指导患者注意保持头发清洁卫生，不与有虱、虮的人接触，避免交叉感染。

（2）教会感染虱、虮者及其家属灭虱、虮的方法。

【评价】

1. 患者虱、虮彻底灭除，掌握灭虱、虮的方法。

2. 患者无全身及局部反应。

PPT

第三节　皮肤护理

皮肤是人体最大的器官，覆盖在人体表面，是机体和外界之间的天然屏障，具有保护机体、调节体温、吸收、分泌、排泄及感觉等功能。皮肤新陈代谢迅速，其排泄废物如皮脂、汗液、表皮碎屑等，与外界细菌及尘埃结合成污物，黏附在皮肤表面，若不及时清除，可刺激皮肤，使其抵抗力降低，以致破坏其屏障作用，成为细菌入侵的门户，发生各种感染。护士应经常评估患者皮肤卫生状况，定期协助患者进行皮肤清洁，保持皮肤洁净，维持机体皮肤完整性，促进患者舒适。

一、评估

1. 评估患者的自理能力　评估患者年龄、目前病情、意识状态、自理能力、治疗情况，能否自行完成淋浴或盆浴，判断是否需要床上擦浴。

2. 评估患者的皮肤情况　评估患者皮肤的颜色、温度、湿度、弹性及有无皮疹、出血点、紫癜、水肿和瘢痕等皮肤异常情况；评估皮肤的感觉及清洁度等。

3. 评估患者对皮肤清洁的认知程度　评估患者沐浴习惯、对皮肤清洁需求及相关知识的认知程度。

二、皮肤的清洁护理

（一）淋浴与盆浴

对于生活能够自理、全身情况较好、允许离床沐浴的患者，护士应鼓励和协助患者进行淋浴或盆浴。

【目的】

1. 去除污垢，清洁皮肤，促进患者身心舒适，增进健康。
2. 促进皮肤血液循环，增强其排泄功能，预防压疮和皮肤感染等并发症。
3. 使肌肉放松，维持良好的精神状态。
4. 观察患者一般情况，了解病情。

【计划】

1. 护士准备　着装整洁，熟悉沐浴的注意事项，代患者存放其贵重物品。

2. 用物准备　清洁衣裤、拖鞋、毛巾2条、浴巾、脸盆、浴皂或浴液。

3. 环境准备　调节室温到22～26℃，水温按患者习惯调整，一般以皮肤温度为准，夏季略低于体温，冬季可略高于体温。

4. 患者准备　了解沐浴的目的、方法和注意事项，做好准备。

【实施】

1. 操作方法

（1）核对解释　携用物至床边，核对患者床头卡及腕带上床号、姓名，解释淋浴或盆浴的目的、方法及注意事项。

（2）送入浴室　携带用物送患者入浴室，安置患者。

（3）交代事项　①调节水温的方法，信号铃的使用方法。②指导进出浴室时扶好安全把手。③不用湿手触摸电源开关。④不闩门（门外挂“正在使用”标牌），感到不适及时按铃呼叫。

（4）协助入浴

1）淋浴　根据患者习惯调节水温。

2）盆浴　协助患者进出浴盆，防止滑到；盆中水位不超过心脏水平，以免引起胸闷；浸泡时间不宜超过 20 分钟，以免患者疲劳。

(5) 观察防护　注意患者沐浴时间，随时询问；若患者发生晕厥，立即抬出，平卧、保暖，通知医生，配合处理。

(6) 整理记录　协助患者上床休息，询问患者感受，清理用物，必要时记录。

2. 注意事项

(1) 沐浴须在饭后 1 小时进行，以免影响消化功能。

(2) 沐浴水温、室温适宜，时间不宜过长，防止患者受凉、烫伤、晕厥；采取防滑措施，防止滑倒摔伤等意外情况发生。

(3) 女性妊娠 7 个月以上、月经期、阴道流血、产褥期（产后 6～8 周内）禁用盆浴。创伤、体质衰弱和患严重心脏病需要卧床休息的患者不宜进行淋浴和盆浴。

(4) 传染病患者，应根据病种、病情按隔离原则进行沐浴护理。

3. 健康教育　指导患者养成良好的皮肤卫生习惯，选择合适的清洁用品和护肤用品，经常洗澡，保持皮肤清洁无异味，并涂适量护肤品。

【评价】

1. 患者皮肤清洁，感觉舒适。

2. 患者了解皮肤清洁卫生知识，养成良好的卫生习惯。

（二）床上擦浴

适用于病情较重、活动受限、长期卧床、生活不能自理的患者。

【目的】

1. 保持皮肤清洁，促进患者舒适。

2. 促进血液循环，增强皮肤的排泄功能，预防皮肤感染和压疮等并发症。

3. 活动肢体，预防肌肉萎缩和关节僵硬等并发症。

4. 观察和了解患者的一般情况，满足其身心需要，建立良好的护患关系。

【计划】

1. 护士准备　着装整洁，洗手，戴口罩。熟悉床上擦浴操作技术及注意事项。

2. 用物准备

1) 治疗车上层　备清洁衣裤，浴巾、小毛巾 2 条、浴皂或浴液、按摩油/膏/乳、护肤用品、指甲刀、梳子、脸盆和足盆各 1 个、手消毒液；酌情备清洁被服、屏风。

2) 治疗车下层　备水桶 2 个（一桶盛热水，水温根据年龄、季节和个人习惯调节；另一桶盛放污水）、便盆及便盆巾、生活垃圾桶、医用垃圾桶。

3. 环境准备　关好门窗，拉好窗帘或屏风遮挡，调节室温 22～26℃。

4. 患者准备　患者明确床上擦浴目的、配合要点及注意事项，能主动配合。

【实施】

1. 操作方法

(1) 核对解释　携用物至床边，核对患者床头卡及腕带上床号、姓名，向患者解释擦浴目的、方法及注意事项，取得患者配合。

(2) 调节室温　关好门窗，调节室温，屏风遮挡，按需要给予便盆。

(3) 安置体位　根据病情放平床头及床尾支架，松开床尾盖被，患者身体移向床缘，尽量靠近护士。

(4) 调节水温　将面盆放于床旁椅上，倒入热水约 2/3 满，调试水温。

(5) 擦洗脸颈　将沾湿拧干的小毛巾包裹于手上成手套状（图 7－8），依次擦洗眼（由内眦向外眦）、额部、颊部、鼻翼、人中、耳后、下颌直到颈部，耳廓及颈部皮肤皱褶部位应注意洗净，用较干毛巾依次再擦洗一遍。

（6）擦洗上身　协助患者脱下上衣（协助患者先脱下近侧或健侧的衣袖，再脱另一侧衣袖），在擦洗部位下铺大毛巾，用涂浴皂的湿毛巾依次擦洗双上肢、胸腹部，再用湿毛巾擦净皂液，搓洗、拧干毛巾后再擦干，最后用大浴巾拭干。擦拭腹部应沿大肠走向进行，从右下腹至右上腹、从左上腹至左下腹。注意清洁脐部。

（7）擦洗背部　协助患者侧卧，背向护士，依次擦洗后颈、背、臀部，擦洗后进行背部按摩，换上清洁上衣（协助患者先穿远侧或患侧的衣袖，再穿另一侧衣袖）。

（8）擦洗下肢　协助患者平卧、脱裤，更换足盆和热水，再擦洗两下肢，用温水泡脚并擦干。

（9）清洁会阴　换盆、换水、换毛巾清洁会阴部或行会阴冲洗，换上清洁裤子。

（10）安置患者　协助患者取舒适卧位，梳头，必要时修剪指（趾）甲。

（11）整理记录　按需要更换床单，整理床单位，清理用物；洗手后记录执行时间及护理效果。

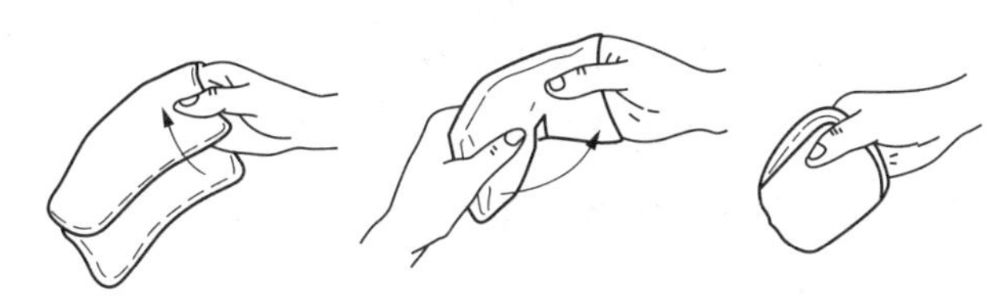

图 7－8　包小毛巾法

2. 注意事项

（1）擦浴时动作轻稳、敏捷，注意节力，站立时两脚稍分开，重心在身体中央或稍低处，拿盆时，盆要尽量靠近身体，减少身体消耗。

（2）减少暴露和翻身次数，保护患者隐私和防止受凉。

（3）皮肤皱折处（如腋窝、腹股沟、脐部）应擦洗干净，及时更换热水、水盆及毛巾。

（4）注意观察病情变化，若患者出现出现寒战、面色苍白、脉速等征象时，应立即停止擦洗，并给予适当处理。

3. 健康教育　向患者及家属讲解保持皮肤卫生的意义、方法及注意事项；教会家属给患者放便盆、穿脱衣服及擦浴等技能。

【评价】

1. 患者皮肤清洁、感觉舒适，身心愉快。
2. 操作中患者安全，未发生皮肤破损、受凉等情况。
3. 患者及家属获得床上擦浴知识和技能，护患关系好。

三、压疮的预防及护理 微课

（一）压疮的概念

压疮（pressure sores）也称压力性损伤，是指身体局部组织长时间受压，血液循环障碍，持续缺血、缺氧、营养不良导致的局部组织受损和坏死（表现为表皮完整或开放性溃疡）。压疮不是原发疾病，大多是原发疾病没有得到良好护理而造成的皮肤损伤。发生压疮，将增加患者痛苦，延长病程，严重时可因继发感染导致败血症危及患者的生命。因此，做好压疮的预防和护理，是保证护理质量的重要措施。

（二）压疮发生的原因

压疮的形成是一个复杂的病理过程，是局部和全身因素综合作用所引起的皮肤组织的变性和坏死。

1. 力学因素 引起压疮发生的力学机制中，主要是压力、摩擦力、剪切力三种物理力。通常由以上2~3种力联合作用而引起。

（1）压力（pressure） 指局部组织所承受的垂直压力，是导致压疮发生的最重要的原因。局部组织长时间承受大于毛细血管压（正常为16~32mmHg）的垂直压力压迫时，致局部血液循环障碍引起压疮。压疮的形成与压力大小和持续时间成正比，压力越大，持续时间越长，发生压疮的概率越大。局部组织承受的压力超过30~35mmHg，持续2~4小时，组织可出现不可逆损害而形成压疮。垂直压力常见于长时间不变换体位者，如昏迷、瘫痪等长期卧床或长时间坐轮椅的患者。

（2）摩擦力（friction） 是两个互相接触的物体，当发生不同方向移动时所形成的力。摩擦力作用于皮肤，易损害皮肤的角质层，增加皮肤对压疮的敏感性。当搬运患者出现拖、拉动作或患者在床上活动时，皮肤受到不平整床单和衣服表面的逆行阻力摩擦，易造成皮肤损伤，若再受到汗液、尿液、粪便等浸渍时，更易发生压疮。

（3）剪切力（shearing force） 是由两层组织相邻表面间的相对移位而引起，由摩擦力与压力协同作用而成。剪切力与体位的关系密切，最常发生于半坐卧位，由于重力作用而使身体下滑，与骨骼紧邻的组织随骨骼下滑，但皮肤和床单间存在摩擦力，使皮肤无法移动，皮下组织下滑而产生剪切力（图7-9），此力能切断较大区域的小血管供应，导致皮肤供血障碍而发生压疮。

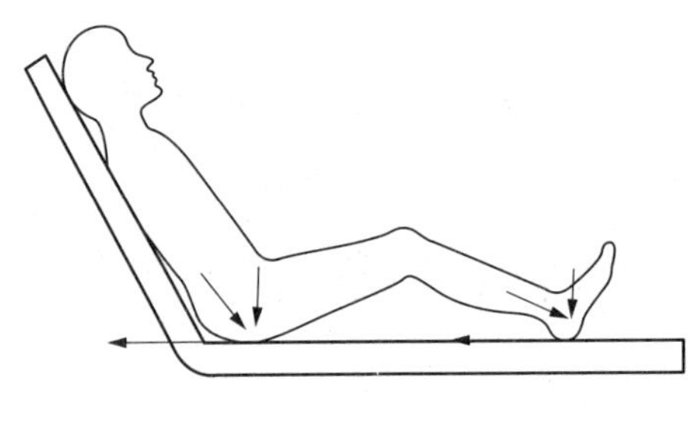

图7-9 剪切力

2. 局部潮湿或排泄物刺激 因出汗、大小便失禁、各种引流液外渗等使皮肤受潮湿刺激，加上尿液和粪便中化学物质的刺激，使皮肤的酸碱度发生改变，导致皮肤角质层的屏障功能下降，容易发生压疮。

3. 营养不良或水肿 营养障碍是导致压疮发生及影响压疮愈合的重要因素之一。全身营养不良患者，营养摄入不足，蛋白质合成减少，出现负氮平衡，皮下脂肪少，肌肉萎缩，骨突部位缺乏肌肉和脂肪保护，抵抗力弱，一旦受压，局部缺血、缺氧，更易发生压疮。而过度肥胖者卧床时体重对皮肤的压力较大，也容易发生压疮。水肿部位皮肤因弹性和顺应性下降，组织细胞间的氧合代谢减慢，影响皮肤血液循环而容易导致压疮发生。

4. 医疗器械使用不当 因医疗器械，如心电监护、吸氧面罩、呼吸机、气管切开导管、各种约束装置及矫正器械如石膏绷带、夹板或牵引时使用不当，松紧不适宜，使局部受压致血液循环不良，进而发生不同程度的压疮。

（三）压疮的评估

及时（入院8小时内）、动态、客观、综合、有效地进行结构化风险评估，判断危险因素，识别压疮发生的高危人群及确定易患部位，对压疮高危人群制定并实施个体化预防措施是有效预防压疮的关键。

1. 压疮危险因素评估 评估内容包括皮肤状态评估、行为/行动能力评估、组织灌注及氧合、营养状态、皮肤潮湿度、其他因素如年龄、体温、感觉、血液学指标及健康状况。评估时可使用风险评估工具，通过评分方式对患者发生压疮的危险因素进行定性和定量的综合分析，由此判断其发生压疮的危险程度，提高压疮预防工作的有效性。

（1）Braden 危险因素评估表　是目前国内外用来预测压疮发生的较为常用的方法之一（表 7－3）。Braden 危险因素评估表的评估内容包括感觉、潮湿、活动力、移动力、营养及摩擦力和剪切力 6 个部分。总分值范围为 6～23 分，分值越少，提示发生压疮的危险性越高。评分≤18 分，提示患者有发生压疮的危险，建议采取预防措施。

表 7－3　Braden 危险因素评估表

项目/分值	1	2	3	4
感觉：对压力相关不适的感受能力	完全受限	非常受限	轻度受限	未受限
潮湿：皮肤暴露于潮湿环境的程度	持续潮湿	潮湿	有时潮湿	很少潮湿
活动力：身体活动程度	限制卧床	坐位	偶尔行走	经常行走
移动力：改变和控制体位的能力	完全无法移动	严重受限	轻度受限	未受限
营养：日常食物摄取状态	非常差	可能缺乏	充足	丰富
摩擦力及剪切力	有问题	有潜在问题	无明显问题	-

（2）Norton 压疮风险评估量表　也是目前公认用于预测压疮发生的有效评分方法（表 7－4），特别适用于老年患者的评估。Norton 压疮风险评估量表评估 5 个方面的压疮危险因素，包括身体状况、精神状态、活动能力、灵活程度及失禁情况。总分值范围为 5～20 分，分值越少，表明发生压疮的危险性越高。评分≤14 分，提示易发生压疮。

表 7－4　Norton 压疮风险评估量表

项目/分值	1	2	3	4
身体状况	极差	不好	一般	良好
精神状态	昏迷	不合逻辑	无动于衷	思维敏捷
活动能力	卧床	坐轮椅	需协助	可以走动
灵活程度	不能活动	非常受限	轻微受限	行动自如
失禁情况	二便失禁	经常失禁	偶有失禁	无失禁

2. 高危人群的识别　压疮发生的高危人群包括如下。①昏迷、瘫痪患者：自主活动能力丧失，长期卧床、大小便失禁等。②老年人：活动减少，皮肤松弛干燥，缺乏弹性，皮下脂肪萎缩、变薄，感觉迟钝，皮肤易损性增加。③肥胖患者：因体重过重，造成承重部位较大的压力。④水肿患者：皮肤弹性、顺应性下降，抵抗力降低，并增加了承重部位的压力。⑤营养不良患者：消瘦，受压处缺乏脂肪、肌肉组织的保护。⑥大小便失禁患者：皮肤经常受潮湿刺激。⑦疼痛患者：为避免疼痛常处于强迫体位，使局部受压过久。⑧服用镇静剂患者：自主活动减少。⑨石膏固定、骨牵引患者：翻身及其他活动受限。

3. 压疮好发部位　压疮好发于经常受压且缺乏脂肪组织保护、无肌肉包裹或肌层较薄的骨隆突处。好发部位与体位有密切关系（图 7－10）。

（1）仰卧位　好发于枕骨粗隆、肩胛部、肘部、脊椎体隆突处、骶尾部、足跟等。

（2）侧卧位　好发于耳廓、肩峰、肘部、髋部、膝关节的内外侧、内外踝等。

（3）俯卧位　好发于面颊、耳廓、肩峰、女性乳房、肋缘突出处、男性生殖器、髂前上棘、膝部、足尖等。

（4）坐轮椅　好发于坐骨结节、肩胛部、肘部、足跟等。

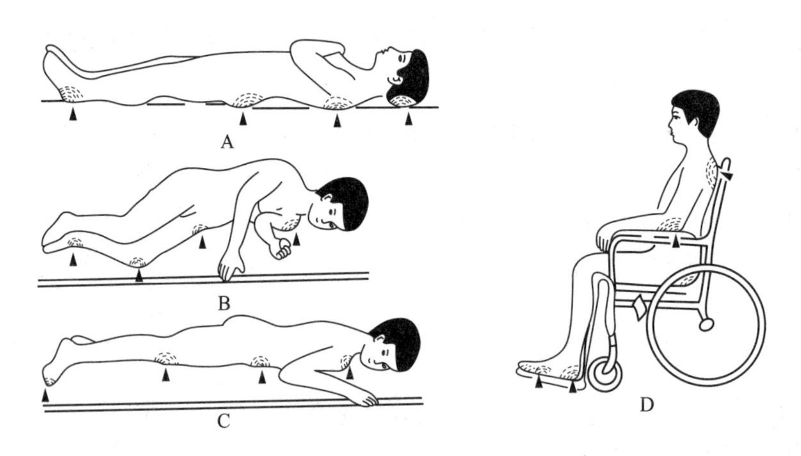

图 7-10　压疮好发部位

（四）压疮的预防

压疮预防的关键在于加强管理，消除危险因素。通过精心科学的护理，绝大多数压疮是可以预防的。针对容易发生压疮的高危人群，要做到“七勤”，即勤观察、勤翻身、勤按摩、勤擦洗、勤更换、勤整理、勤交班。向患者及家属提供健康教育，使他们积极主动参与、配合护理，避免压疮的发生。

1. 避免局部组织长期受压　解除压迫是预防压疮的关键措施，也是治疗压疮的先决条件。

（1）定时更换卧位　体位变换可间歇性解除局部组织承受的压力，避免局部组织长期受压。经常翻身，是预防卧床患者发生压疮最简单和有效的方法。翻身间隔时间视患者病情和局部皮肤情况而定，一般每 2 小时翻身一次，必要时每 30 分钟至 1 小时翻身一次。变化体位时需要掌握翻身技巧或借助辅助装置，避免推、拉、拽等动作，避免皮肤摩擦力和剪切力的作用。

体位变换后需合理摆放体位。长期卧床患者，可采用 30°斜侧卧位，避免采用压力加大的躺卧姿势，如 90°侧卧位或半坐卧位。病情允许情况下，抬高床头限制在 30°内，避免身体下滑形成剪切力。

变换体位的同时，应建立翻身记录卡（表 7-5），记录翻身时间、所取卧位及局部皮肤情况。有条件时可使用翻身床。

表 7-5　床头翻身记录卡

姓名：		床号：	
日期/时间	卧位	皮肤情况及备注	执行护士签名

（2）保护骨隆突处和支持身体空隙处　对易发生压疮的患者，体位安置妥当后，可在其身体空隙处、骨隆突处和易受压部位垫软枕、海绵垫、气垫、羊皮垫、水褥等，扩大支撑体重的面积，降低骨隆突部位皮肤所受的压力；但环形或圈状器械因边缘产生高压区，导致周围组织血液循环障碍而损害组织，已不推荐使用。有条件时可使用气垫床、悬浮床等器具，使患者身体各处均匀受压。长期坐轮椅的患者，应每 20～30 分钟移动一次受压部位，协助患者在椅内前倾、后仰、侧斜，或使用电动轮椅自动调节体位。

（3）正确使用石膏绷带、夹板固定、牵引等外固定器具和矫正器械　使用此类器具时，应保证衬垫平整，松紧适宜，位置合适；仔细观察局部皮肤和指（趾）甲颜色、温度的变化，认真听取患者的主诉，适当调整。发现异常，立即通知医生处理。

2. 避免潮湿和摩擦的刺激

（1）保持皮肤清洁干燥　对大小便失禁、出汗、分泌物多的患者，应及时擦洗干净，必要时涂凡士林软膏保护皮扶；被服污染、潮湿要及时更换；使用吸水性能良好的衣被，严禁让患者直接卧于橡胶单或塑料布上。

（2）防止摩擦损伤皮肤　床铺保持清洁、干燥、平整、无碎屑，以减少摩擦。使用便器时，选择无破损便器，抬起患者腰骶部，不要强拉硬塞。协助患者翻身时，应将患者抬起，再变换体位，避免拖、拉、推，以防擦伤皮肤。

3. 促进局部血液循环　对长期卧床的患者，定期进行温水擦浴，按摩背部和受压局部骨隆突处，协助患者进行全范围的关节运动，可促进血液循环，改善局部营养，增加皮肤的抵抗力。

（1）手法按摩

1）全背按摩　患者俯卧或侧卧，露出全背，用温水擦洗全背。两手掌蘸取适量按摩油/膏/乳，以手掌的大小鱼际肌按摩。从患者骶尾部开始沿脊柱两旁向上按摩至肩部，按摩肩部时力度稍轻，然后沿背部两侧环形向下按摩至骶尾部，如此有节奏的按摩数次（图7-11）。再用拇指指腹从骶尾部沿脊柱旁按摩至第7颈椎，再继续向下按摩至骶尾部。

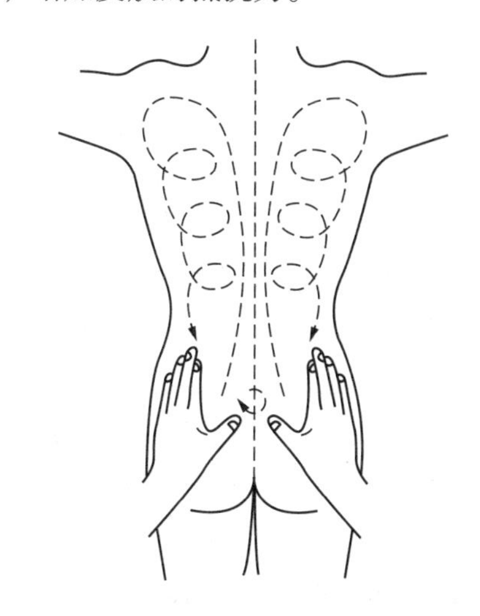

图7-11　背部按摩

2）局部按摩　蘸取少许按摩油/膏/乳，以手掌大小鱼际部分紧贴患者皮肤，按向心方向按摩，力量由轻至重，再由重至轻，每次按摩3~5分钟。局部因受压而出现皮肤充血时，不能按摩，防止加重组织损伤。

（2）电动按摩器按摩　操作者持按摩器根据不同部位选择合适的按摩头，紧贴皮肤进行按摩。

4. 改善机体营养状况　营养不良是发生压疮的原因之一，又可影响压疮的愈合。因此，在病情允许的情况下，给予患者高热量、高蛋白、高维生素饮食，补充矿物质，以增强抵抗力及组织修复能力。维生素C和锌对伤口愈合具有重要作用，对压疮高危人群可适当补充。不能进食者给予鼻饲，必要时采用支持疗法，如补液、输血、静脉滴注高营养液等。

5. 健康教育　对易发生压疮的患者及家属介绍压疮发生的原因、危害及预防知识；指导他们掌握一定的翻身技巧、皮肤清洗技巧和营养知识；指导他们选择和使用减压床垫和椅垫，使患者和家属积极主动参与预防压疮的护理活动。

（五）压疮的分期及临床表现

压疮的发生是一个渐进的过程，根据组织损伤程度，将压疮（压力性损伤）分为较典型的四期，此外还包括不可分期的压力性损伤和深部组织压力性损伤。

1. Ⅰ期压力性损伤　瘀血红润期，为压疮初期。皮肤完整，局部出现指压不变白的红斑，表现为红、肿、热、痛或麻木。解除压力30分钟后，症状仍存在，肤色无法恢复正常。此期皮肤的完整性未破坏，为可逆性改变，若及时去除致病原因，可阻止压疮的发展。

2. Ⅱ期压力性损伤　炎性浸润期，部分皮层缺损伴真皮层外露。受压部位皮肤呈紫红色，皮下有硬结。皮肤因水肿而变薄，常有水疱形成，且极易破溃。水疱破溃后，露出潮湿红润的创面，患者有疼痛感。此期仅限于表皮和真皮层破损，若不积极采取措施，压疮继续发展。

3. Ⅲ期压力性损伤　浅度溃疡期，是指皮肤全层缺损，脂肪组织外露，通常可见肉芽组织或创缘内卷，局部也可有腐肉和（或）焦痂。此期可能会出现潜行腔隙和窦道，但没有筋膜、肌肉、肌腱、韧带、软骨和（或）骨的外露。压疮继续进展，表皮水疱逐渐扩大、破溃，真皮层创面有黄色渗出液，感染后表面有脓液覆盖，浅层组织坏死，形成溃疡，疼痛加重。

4. Ⅳ期压力性损伤 坏死溃疡期，为压疮严重期。指全层皮肤和组织缺损形成的溃疡，伴有可见或可触及的筋膜、肌肉、肌腱、韧带、软骨或骨外露，局部也可有腐肉和（或）焦痂。通常伴有创缘内卷、潜行腔隙和（或）窦道。坏死组织常侵入肌肉层，可深达骨面。感染向周边及深部组织扩展，坏死组织发黑，脓性分泌物增多，有臭味。严重者细菌入血可引起脓毒败血症，造成全身感染，危及患者生命。

5. 不可分期的压力性损伤 指虽然有全层皮肤和组织缺损，但是由于局部有腐肉和（或）焦痂覆盖，缺损程度难以确定，如果去除了腐肉和（或）焦痂，就能明确是Ⅲ期或是Ⅳ期压力性损伤。

6. 深部组织压力性损伤 指皮肤完整或不完整，局部呈现持续指压不变白的深红色、栗色、紫色，或表皮分离后可见黑色创基或充血的水疱。此种损伤是由于骨骼－肌肉交界面受到强烈和（或）持续的压力和剪切力所致，其可迅速进展并暴露组织损伤的实际程度。

（六）压疮的治疗和护理

1. 全身治疗和护理 积极治疗原发病，增加营养和进行全身抗感染治疗等。良好的营养是促进伤口愈合的重要条件，因此，应给予患者平衡饮食，增加蛋白质、维生素及微量元素的摄入。此外，局部感染明显者遵医嘱应用抗生素治疗，预防败血症。同时，加强心理护理、消除不良心境，并做好健康教育，向家属和患者讲解压疮的有关知识，使之重视压疮的预防，积极参与压疮的护理和治疗过程。

2. 局部治疗和护理 除可采取上述压疮预防措施用于压疮的局部治疗和护理外，还应根据压疮各期创面的特点和伤口情况，采取针对性的治疗和护理措施。Ⅰ期淤血红润期压疮的护理重点是去除危险因素，保护局部皮肤，促进局部血液循环，防止压疮继续进展。如增加翻身次数，避免局部继续受压；保持床铺清洁、干燥、平整和无碎屑，保持受压部位皮肤干燥，避免摩擦、潮湿和排泄物的刺激；但要注意此期皮肤已经受损，不宜局部按摩，以防按摩造成进一步损害。Ⅱ期炎性浸润期压疮的护理重点是保护皮肤，加强创面水疱内渗液的保护和处理，预防感染。如小水疱，应减少摩擦，让其自行吸收，局部可贴水胶体敷料或泡沫敷料，每5～7天更换一次敷料。如为大水疱，在初期1～2天，消毒局部皮肤后，在水疱低位剪一小缺口，涂皮维碘或优拓，再用无菌方纱或棉垫包扎，每天或隔天更换1次；2～3天后，消毒局部皮肤，贴水胶体或泡沫敷料，每5～7天更换1次。Ⅲ期和Ⅳ期溃疡期的护理重点是清洁伤口，清除坏死组织，妥善处理伤口渗出液，促肉芽组织生长，预防和控制感染。

（1）压疮评估　初始评估后，需每周至少进行一次压疮评估，评估内容包括压疮的部位、分期、大小（长、宽、深）、颜色、组织类型、创缘、窦道、潜行、渗出、气味及伤口周围情况等。每次更换敷料时需根据创面的情况、渗出液的变化和有无感染迹象等判断压疮是否改善或恶化。若渗出减少、伤口面积缩小和创面组织好转提示压疮愈合良好。

（2）疼痛的评估与处理　压疮会产生疼痛，做好压疮相关性疼痛的评估、预防和管理，尤其是预防和减轻治疗和护理操作所导致的疼痛至关重要。如为患者变换体位时可使用转运床单以减少摩擦力和剪切力，同时保持床单平整无皱褶；摆放体位时避开压疮部位和避免采用导致压力增加的体位；选择敷料时选择更换频率低、容易去除的敷料，避免对皮肤产生机械性损伤。在伤口治疗和护理操作开始前需采取充分的疼痛控制手段，具体措施详见“疼痛患者的护理”。

（3）使用伤口敷料　湿性伤口愈合理论提出，适度湿度、密闭、微酸、低氧或无氧且接近体温的伤口环境为创面愈合的适宜环境。根据保持创面湿性环境的特性、伤口渗出物的性质和量、创面基地组织的情况、压疮周围的情况、压疮大小、深度和部位，以及是否存在瘘管和潜行等因素，选择湿性敷料。常用的湿性敷料包括水胶体敷料、透明膜敷料、水凝胶敷料、藻酸盐类敷料、泡沫敷料、银离子敷料、硅胶敷料和胶原基质隔离等。

（4）伤口护理　①伤口无感染时用0.9%氯化钠溶液清洗创面。②当伤口有异味或有脓性分泌物时可用双氧水、呋喃西林等溶液清洗伤口，但必须再用生理盐水冲洗。③溃疡较深者，用3%过氧化氢溶液冲洗创面，抑制厌氧菌生长，放置引流条。④对大面积、深达骨质的创面，采用外科手术治疗，如手术修刮引流、清除坏死组织、植皮修补缺损组织等。

（5）药物治疗　为控制感染和增加局部营养供给，可在创面局部采用药物治疗，如碘伏、胰岛素等，或采用具有清热解毒、活血化瘀、去腐生肌的中草药治疗。

（6）手术治疗　对于经保守治疗无效的Ⅲ期和Ⅳ期压疮，或已发展为蜂窝织炎疑有败血症的压疮，可采用手术方法予以修复。护士需加强围手术期护理，如术后体位减压、观察皮瓣血供、加强皮肤护理、减少局部刺激等。

（7）其他新兴治疗方法　如将生长因子、生物物理方法等用于压疮治疗。

第四节　晨晚间护理

PPT

护士根据病情需要，于晨间及晚间为危重、昏迷、瘫痪、高热、大手术后或年老体弱的患者进行的生活护理，称为晨晚间护理。轻症患者的晨晚间护理，可在护士指导或协助下进行。

一、晨间护理

（一）晨间护理目的

1. 使患者清洁、舒适，预防压疮、肺炎等并发症的发生。
2. 观察、了解病情，为诊断、治疗和护理提供依据。
3. 进行心理护理及卫生宣传，满足患者身心需要，增进护患关系。
4. 使病室和病床整洁、美观、舒适。

（二）晨间护理内容

1. 问候患者，询问夜间睡眠、痛疼、活动能力等情况。
2. 指导或协助患者进行生活护理，如排便、刷牙、漱口（或口腔护理）、洗脸、洗手、梳发、翻身等，检查皮肤受压情况，进行背部护理（热水擦洗背部或进行背部受压部位按摩）。
3. 根据病情合理摆放体位。观察病情，进行心理护理和健康指导。
4. 整理床单位，酌情更换床单及衣、被。
5. 酌情开窗通风，保持室内空气清新。

二、晚间护理

（一）晚间护理目的

1. 使患者清洁、舒适，预防压疮。
2. 观察和了解病情，满足患者身心需要，促进护患沟通。
3. 改善睡眠环境，使患者舒适，易于入睡。

（二）晚间护理内容

1. 协助患者生活护理如洗漱、排便等，协助女患者清洗会阴部。
2. 协助患者翻身，检查皮肤受压情况，擦洗、按摩背部及骨隆突部位，预防压疮。

3. 整理床单位，酌情增减盖被。

4. 创造良好的睡眠环境，酌情关闭门、窗，保持病室安静，关大灯，开地灯，使光线柔和。协助患者取舒适卧位。

5. 经常巡视病房，观察病情，了解患者睡眠情况，处理患者异常情况。

附：便器使用法

患者无法去厕所排便，需在床上排尿、排便时，需使用便器。

（一）便盆

便盆有金属、塑料和搪瓷三种，使用方法如下。

1. 准备便盆 气候寒冷时应先用热水冲洗（使之温热，盆内留少量水，使大便后易清洗，并可减少气味），将便盆外面擦干，盖上便盆巾携至床旁备用。禁止使用掉瓷便盆，以免损伤患者的皮肤。

2. 核对解释 向患者解释，取得合作；拉床帘或屏风遮挡患者。

3. 放置便盆 协助患者脱裤，能配合的患者（图 7－12A），嘱其屈膝，双脚向下蹬在床上，抬起背臀部，同时护士左手协助患者抬起腰骶部，右手将便盆置于臀下，便盆阔边朝向患者头部。病情允许时，可尊重患者排便习惯，摇高床头。若患者不能配合（图 7－12B），可先协助患者侧卧，把便盆对着患者臀部，护士一手扶住便盆，另一手帮助患者恢复平卧位。

4. 防止溅湿被褥 女患者可用手纸折成长方形，放于耻骨联合上方，以防尿液溅出污染被褥。给男患者递便盆时，应同时递给尿壶。

5. 协助排便 询问患者是否需要护士留在床旁协助，若不需要，将手纸及呼叫器放在患者手边，护士可离开病室等待呼唤。排便完毕，需要时协助患者擦净肛门。

6. 撤出便盆 放平床头，嘱患者双脚蹬床面，同时护士戴手套左手抬起患者腰骶部，右手轻轻取出便盆，观察粪便性状，必要时记录和送检；盖上便盆巾；协助患者穿裤。

7. 整理通风 协助患者洗手，安置舒适卧位，开窗通风。

8. 处理洗手 及时倒掉排泄物，清洗消毒便盆（用冷水洗净便器，因热水清洗时，可使蛋白质凝固，不易洗净便器），放回原处。护士脱下手套，洗手。

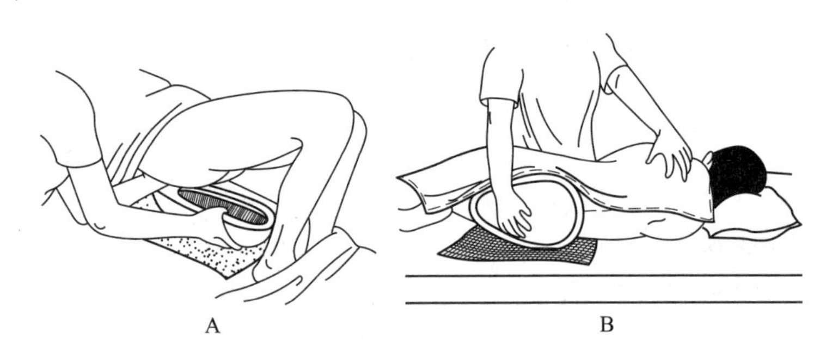

图 7－12 给便盆法

（二）尿壶

尿壶有塑料和搪瓷二种，专为卧床男患者准备（女患者可用广口女式尿壶），使用方法如下。

1. 能自行排尿者，向其交待使用方法，排尿后取出尿壶时，要将壶颈向上倾斜，以防尿液溅出污染床单。

2. 排尿后根据需要观察尿液情况，测量尿量，并记录在记录单上。使用后的尿壶处理与便盆相同。

3. 对尿失禁患者，每 2～3 小时递送尿壶一次，帮助患者有意识地控制或引起排尿，并指导患者做会阴部肌肉锻炼，每日数次使其收缩及放松，以增强尿道括约肌收缩功能。

4. 对留置导尿管的患者，采用合适的接尿器。男患者可置便器于外阴部接尿，或采用阴茎套连接尿管引流至袋中，也可用一次性塑料袋接尿。女患者可采用橡胶奶头开口端固定于尿道口处，连接尿管将尿引流入贮水袋中。对此类患者每日应清洁、消毒外阴部，每日更换接尿管。

目标检测

答案解析

一、选择题

A1/A2 型题

1. 去除口臭宜选用的漱口溶液是（　）
   A. 生理盐水　　B. 朵贝尔溶液　　C. 2% ~3% 硼酸溶液
   D. 1% ~4% 碳酸氢钠溶液　　E. 1% 醋酸溶液
2. 患者口腔真菌感染，选下列哪种溶液作口腔护理（　）
   A. 0.1% 醋酸溶液　　B. 1% ~4% 碳酸氢钠溶液　　C. 2% ~3% 硼酸溶液
   D. 生理盐水　　E. 朵贝尔溶液
3. 患者，女性，25 岁。诊断为血小板减少性紫癜，检查唇和口腔黏膜有散在瘀点，轻触牙龈出血，口腔护理时应特别注意（　）
   A. 动作轻稳，勿损伤黏膜　　B. 夹紧棉球防止遗留在口腔
   C. 棉球蘸水不可过湿，以防呛咳　　D. 先取下假牙，避免操作中脱落
   E. 擦拭时勿触及咽部以免恶心
4. 压疮的易发部位，下列不正确的是（　）
   A. 侧卧位—踝部　　B. 仰卧位—髂前上棘　　C. 半坐卧位—骶尾部
   D. 俯卧位—膝部　　E. 头高足底位—足跟

A3/A4 型题

（5 ~7 题共用题干）

患者，女性，60 岁。因心衰引起两下肢水肿，体质虚弱、消瘦，已卧床 3 周，近日尾骶部皮肤破溃，家庭病床的责任护士仔细观察后认为是炎性浸润期压疮。

5. 支持其判断的典型表现是（　）
   A. 患者主诉尾骶部疼痛、麻木感
   B. 局部皮肤发红、水肿
   C. 尾骶部皮肤呈紫色，有皮下硬结，并出现水疱
   D. 创面湿润，有少量脓性分泌物
   E. 伤口周围有坏死组织
6. 针对患者的压疮表现，护士拟订护理计划，其中不妥的是（　）
   A. 每 2 ~3 小时协助翻身一次
   B. 骶尾部置棉圈
   C. 在无菌操作下抽出水疱内液体
   D. 创面涂消毒溶液后用无菌敷料包扎
   E. 平卧时在颈、腰及腘窝部垫海绵垫
7. 护士进行保健指导，嘱咐患者的饮食应（　）

A. 高热量、低蛋白、低盐
B. 低盐、高蛋白、高维生素
C. 低脂肪、高蛋白、高维生素
D. 高热量、高蛋白、高维生素
E. 高脂肪、低蛋白、高维生素

（8～9题共用题干）

患者，男性，56岁。因左侧股骨颈骨折入院，术后生活不能自理。护士为其进行床上擦浴。

8. 协助其更换清洁裤子的步骤是（　）
A. 先脱左侧，后穿右侧
B. 先脱左侧，后穿左侧
C. 先脱右侧，后穿右侧
D. 先脱右侧，后穿左侧
E. 无特殊要求，随患者意愿

9. 擦浴过程中，患者出现寒战、面色苍白、速脉，护士应（　）
A. 请家属协助擦浴
B. 加快操作速度尽快完成擦浴
C. 嘱患者深呼吸
D. 立即停止擦浴
E. 给予镇静药

二、思考题

1. 患者，男性，68岁。患大叶性肺炎昏迷8天，8天内给予大量抗生素治疗，近日发现其口腔黏膜破溃，创面上附着白色膜状物，拭去附着物可见创面轻微出血。请问：

（1）患者口腔发生了什么问题？该如何处理？

（2）为其进行口腔护理时应注意哪些问题？

2. 患者，女性，62岁。2周前因脑血管意外导致右侧肢体偏瘫。患者神志清楚，体质瘦弱，大小便失禁，近日发现骶尾部皮肤颜色紫红，触之局部有硬结，且皮肤表现有大小水疱数个，感觉局部疼痛。请问：此患者发生了什么？如何进行治疗和护理？

（谭桂煌）

书网融合……

本章小结

微课

题库

第八章　饮食护理

学习目标

1. 通过本章学习，重点把握基本饮食、治疗饮食和试验饮食的适用范围、饮食原则及方法；一般饮食护理。

2. 学会实施鼻饲法操作，具有认真、严谨的工作态度和尊重、关爱患者的意识。

情境导入

情境描述　患者，女性，55 岁。因脑出血入院治疗，现患者神志不清，意识处于昏迷状态。查体：T 37.5℃，P 110 次/分，R 25 次/分，BP 140/95mmHg。医嘱：给予鼻饲，补充营养。

讨论　1. 如何为患者插胃管？如何证实胃管在胃内？

2. 如何为患者鼻饲流质饮食？

3. 鼻饲流质饮食的注意事项？

营养与饮食（nutrition and diet）和健康、疾病有着非常密切的关系。合理的营养与饮食可以促进机体正常生长发育，维持机体生理功能、促进组织修复、提高机体免疫力。不良的营养与饮食可引起人体各种营养物质失衡，导致某些疾病发生。机体患病时，均衡的饮食、充足的营养是促进疾病康复的有效手段。因此，护士应具备一定的营养与饮食知识，正确评估患者饮食状况，制定科学合理的饮食治疗计划，做好饮食护理，促进患者康复。

PPT

第一节　医院饮食

医院饮食（hospital diets）可分为基本饮食、治疗饮食和试验饮食。

一、基本饮食

基本饮食包括普通饮食、软质饮食、半流质饮食和流质饮食四种（表 8－1）。

表 8－1　基本饮食

饮食种类	适用范围	饮食原则	用法
普通饮食 （general diet）	无饮食限制、病情较轻或处于恢复期、消化吸收功能正常、体温正常者	合理营养、平衡膳食；易消化、无刺激的一般饮食；与健康人饮食基本相同	每日 3 餐，总热能 2200 ~ 2600kcal，蛋白质 70 ~ 90g，脂肪 60 ~ 70g，碳水化合物 450g 左右
软质饮食 （soft diet）	咀嚼、消化吸收功能不良、老人和幼儿、口腔疾病、低热、术后恢复期患者	营养均衡，食物碎、烂、软，易于咀嚼、吞咽、消化。如软饭、面条、切碎煮烂的菜、肉等；少进食油炸、油腻，膳食纤维丰富、刺激性强的食物	每日 3 ~ 4 餐，总热能 2200 ~ 2400kcal，蛋白质 60 ~ 80g

续表

饮食种类	适用范围	饮食原则	用法
半流质饮食（semi－liquid diet）	咀嚼和吞咽不便、消化道和口腔疾病、术后恢复期、中等热患者	少食多餐；食物呈半流质状，易于吞咽、消化和咀嚼；营养丰富、纤维素少。如粥、蒸鸡蛋、豆腐、肉末、菜末、面条、馄饨等	每日5～6餐，总热能1500～2000kcal，蛋白质50～70g
流质饮食（liquid diet）	高热、口腔疾病、吞咽困难、急性消化道疾患、大手术后、病情危重全身衰竭的患者	无刺激性，易吞咽、易消化的液体状食物。营养素和热量不足，只能短期使用。如牛奶、豆浆、米汤、菜汁、肉汁、果汁、稀藕粉等	每日6～7餐，每2～3小时一次，总热能836～1195kcal，蛋白质40～50g

二、治疗饮食

治疗饮食（modified diet）是根据疾病治疗需要，在基本饮食的基础上适当调整热能或营养素摄入，达到治疗或辅助治疗的目的，从而促进患者的疾病康复（表8－2）。

表8－2　治疗饮食

饮食种类	适用范围	用法
高热量饮食（high energy diet）	分解代谢增强的患者，如甲状腺功能亢进、结核、恶性肿瘤、严重创伤、大面积烧伤、产妇和消瘦、营养不良者	在基本饮食的基础上可加餐2～3次，可进鸡蛋、牛奶、豆浆、蛋糕、巧克力、水果等；每日总热量约为3000kcal
高蛋白饮食（high protein diet）	高代谢性疾病，如结核、恶性肿瘤、烧伤、甲亢、大手术后的患者；慢性消耗性疾病，如贫血、肾病综合征的患者；低蛋白血症，如孕妇和乳母	蛋白质摄入可增至1.5～2g/(kg·d)，但总量不超过120g/d，总热量为2500～3000kcal/d。在基本饮食的基础上添加富含蛋白质的食物，如肉类、鱼类、乳类、蛋类、豆类等
低蛋白饮食（low protein diet）	限制蛋白质摄入者，如急性肾炎、急慢性肾功能不全、尿毒症、肝性脑病等患者	成人蛋白质摄入应<40g/d，视病情可减少至20～30g/d；肾病患者尽量选用动物蛋白，忌用豆制品；若肾功能严重衰竭，甚至需要无蛋白饮食；肝昏迷患者以植物蛋白为主；多补充蔬菜和含糖高的食物
低脂肪饮食（low fat diet）	肝胆胰疾病，高脂血症、动脉粥样硬化、高血压、冠心病、肥胖症、腹泻等患者	脂肪摄入<50g/d，肝胆胰疾病患者<40g/d，饮食清淡，限制动物脂肪摄入，禁用肥肉、蛋黄、动物脑等；高脂血症和动脉硬化患者不必限制植物油（椰子油除外）
低胆固醇饮食（low cholesterol diet）	高胆固醇血症、高脂血症、动脉硬化、高血压、冠心病患者	胆固醇摄入量<300mg/d；禁用或少用含胆固醇高的食物，如动物内脏、脑、肥肉、动物油、鱼子、蛋黄等
低盐饮食（low salt diet）	心功能不全、急慢性肾炎、肝硬化腹水、高血压、先兆子痫、各种原因所致水肿较轻者	食盐限制在<2g/d（或酱油10ml/d）；禁用咸菜、咸蛋、咸肉、火腿、腊肠等腌制食品
无盐低钠饮食（salt free and low sodium diet）	同低盐饮食适用范围，但水肿或病情较重者	无盐和低钠饮食均需控制食物中的自然含钠量，无盐饮食<0.7g/d、低钠饮食<0.5g/d 忌用腌制食品及含钠高的食物和药物，如含碱油条、挂面、苏打、碳酸饮料、碳酸氢钠药物等；烹调时可加糖、醋等调味
高纤维饮食（high fiber diet）	便秘、肥胖症、高脂血症、糖尿病等患者	成人摄入膳食纤维>40g/d；宜选择富含膳食纤维的食物，如魔芋、韭菜、芹菜、玉米、粗粮、豆类、笋、苹果、香蕉等食物
少渣或无渣饮食（low residue or residue free diet）	伤寒、肠炎、痢疾、腹泻、食管－胃底静脉曲张及消化道狭窄或手术的患者	食物少渣、细软；不选用富含膳食纤维的食物；不选用刺激性强的调味品，不选用坚硬带碎骨、鱼刺的食物；可食用豆腐、蒸蛋和嫩的瘦肉等食物
低嘌呤饮食（low purine diet）	痛风患者及高尿酸血症者	限制外源性嘌呤摄入，少用富含嘌呤的食物，如瘦肉、动物内脏、鱼类、禽类、豆类。宜选用谷类、蔬菜水果类等低嘌呤食物；蛋白质供给以鸡蛋、牛奶为主；多饮水，忌饮酒

三、试验饮食

试验饮食（test diet）是指在特定时间内，通过调整饮食内容确保实验检查结果准确性和协助疾病诊断的饮食（表8－3）。

表8－3　试验饮食

饮食种类	适用范围	饮食原则及用法
潜血试验饮食	协助诊断有无消化道出血	试验前3日内禁食肉类、动物血、肝、绿色蔬菜等含铁丰富的食物和药物；宜食用牛奶、豆制品、土豆、白菜、米饭、面条、馒头、梨、苹果等含铁低的食物，第4日留取粪便作潜血试验
胆囊B超检查饮食	检查胆囊、胆管、肝胆疾病	检查前3日禁食牛奶、豆制品、糖类等发酵产气食物，检查前1日晚进食无脂肪、低蛋白、高碳水化合物的清淡饮食。检查当日早晨禁食，若胆囊显影良好，还需了解胆囊收缩功能，则在第一次B超检查后，进食高脂肪餐（如油煎荷包蛋2只或高脂肪方便餐，脂肪量为25～50g）；30～45分钟后第二次B超检查观察，若效果不明显，可再等待30～45分钟后再次检查
肌酐试验饮食	评估肾小球滤过功能；测定肌酐系数	试验期3日，实验期间进低蛋白质饮食，蛋白质摄入量＜40g/d；禁食肉类、鱼类、禽类等；全天主食不超过300g；忌饮茶和咖啡，蔬菜、水果、植物油不限，热量不足可用马铃薯、藕粉、点心等含蛋白质低的食物充饥，第3日测内生肌酐清除率及血肌酐含量
甲状腺^{131}I试验饮食	协助检查甲状腺功能	检查前2周，检查期间禁食海带、海蜇、紫菜、海鱼、虾等含碘丰富的食物；禁用碘伏、碘酒消毒皮肤
尿浓缩功能试验饮食	协助检查肾小管浓缩功能	试验前1日，控制全天饮食中的水分，总量在500～600ml；蛋白质供给量约为1g/(kg·d)；禁饮水及含水量高的食物；忌食过甜、过咸的食物；可进食含水少的食物，如米饭、馒头、炒鸡蛋、土豆等
葡萄糖耐量试验饮食	协助诊断糖尿病	试验前3日进食碳水化合物≥300g/d，停用一切能升糖的药物；试验前禁食10～12小时；空腹采血后将葡萄糖75g溶于300ml水中顿服，分别于服后0.5、1、2、3小时取血标本测定血糖

第二节　一般饮食的护理

PPT

一、影响饮食与营养的因素

（一）生理因素

1. 年龄　各年龄阶段对营养素的需求不同。生长发育期的婴幼儿、儿童、青少年对营养素的需要量增加，需摄入足够的蛋白质、各种维生素和微量元素；老年人新陈代谢减慢，机体所需热量减少，但对钙的需求增加；婴幼儿消化功能未发育完善，老年人咀嚼及消化功能减退，应给予软质易消化的食物。

2. 活动量　活动量大的个体对热量及营养素的需求大于活动量小的个体。

3. 身高和体重　体格健壮、高大的个体对热能、营养素的需求量相对较高。

4. 特殊生理状况　妊娠期和哺乳期妇女对营养需求明显增加，并可有饮食习惯的改变，如喜食酸、辣等食物。

（二）心理因素

一般情况下，焦虑、抑郁、恐惧等不良情绪可引起交感神经兴奋，抑制胃肠道蠕动及消化液分泌，使人食欲降低，引起进食过少、偏食和厌食。愉快、轻松的心理状态则会促进食欲。有些患者在进食时会有不正常的心理状态，如在孤独、焦虑中就想进食。

（三）病理因素

1. 疾病　疾病可影响患者的食欲、消化和吸收。

2. 药物　疾病治疗期间服用的药物可促进或抑制食欲。如胰岛素、类固醇类药物可增进食欲，而非肠溶性红霉素、安妥明等可降低食欲。

3. 食物过敏　某些人可能对特定食物过敏，如进食海产品后可引起腹泻、哮喘，进食乳制品后可引起腹泻；某些个体可因乳糖酶缺乏造成机体对乳类食品不能耐受。

（四）社会文化因素

1. 经济状况　经济情况直接影响人们的购买力，影响人们对食物的选择，从而影响其营养状况。经济状况良好者应注意有无营养过剩，而经济状况差者应防止营养不良。

2. 饮食习惯　饮食习惯受民族、宗教信仰、社会背景、文化习俗、地理位置、生活方式等的影响。不同民族及宗教的人可能有不同的饮食禁忌，如佛教徒很少摄入动物性食物，可能会引起特定营养素缺乏。我国有“东酸西辣、南甜北咸”的饮食特色，如东北人喜食酸菜，其中含有较多的亚硝胺类物质，易发生消化道肿瘤。饮食习惯不佳，如偏食、吃零食等，可造成某些营养素的摄入量过多或过少。长期嗜酒者可使食欲减退，导致营养不良。

3. 饮食环境　进餐环境、餐具和食物的洁净度及食物的色香味可影响个体对食物的选择和摄入。

4. 营养知识　正确理解和掌握营养知识有助于人们摄入均衡的饮食和营养，患者如果不了解营养素的每日需要量和食物营养成分等基本知识，就可能出现不同程度的营养失调。

二、患者一般饮食护理

（一）病区饮食管理

患者入院后，主管医生根据病情确定饮食种类，开出饮食医嘱。护士填写饮食通知单，送交营养室，并将医嘱填写在病区饮食单上，在患者床头或床尾卡上明确标记，作为分发食物的依据。若因病情需要更改饮食，如术前需禁食，或检查、试验前需行特殊饮食者，由医生开出医嘱，护士填写饮食更改通知单或饮食停止通知单，送交订餐人员或营养室，并告知患者和家属。

（二）患者饮食管理

1. 患者进食前的护理

（1）做好饮食指导　护士应根据医嘱的饮食种类对患者进行饮食指导，说明可选用和不宜选用的食物及每天进餐的量、次数、时间，使患者理解并遵循医嘱。用患者容易接受的食物取代限制的食物，使用替代的调味品或佐料，尽量符合患者的饮食习惯。

（2）准备进餐环境　舒适的进餐环境可使患者心情愉快、增进食欲。进餐环境宜清洁、整齐、空气清新、气氛轻松。

1）进餐前暂停非紧急的治疗护理工作。

2）有病危或呻吟的患者宜用屏风遮挡。

3）整理病室和床单位，去除不良气味及不良视觉印象，如饭前半小时开窗通风、移去便器等。对病室内不能如厕的患者，饭前半小时给予便器排尿或排便，使用后及时撤除，开窗通风，防止病室内残留的不良气味影响食欲。

4）鼓励同室患者同时进餐，促进食欲。

（3）协助患者做好进餐准备

1）协助患者取舒适体位，若病情许可，可协助患者下床进餐，不便下床者可取坐位或半坐卧位，床上放跨床小桌，必要时将治疗巾或餐巾置于胸前，保持衣服、被单的整洁。卧床患者可安排侧卧位或仰卧位（头转向一侧）并给予适当支托。

2）减轻或去除患者不适，疼痛患者可给予镇痛剂；高热者予以降温；因特定的固定姿势引起疲劳者，应帮助患者更换卧位并给予相应部位的按摩；对焦虑、忧郁者进行心理疏导等，条件许可时，可允许家人陪伴患者进餐。

3）协助患者排便、洗手、漱口，病情危重者给予口腔护理；若不能如厕者，饭前半小时给予便器排尿或排便，以促进食欲。

2. 患者进餐时的护理

（1）及时分发食物　护士衣帽整洁、洗净双手，根据饮食单协助配餐员及时将饭菜分发给患者。对禁食或特殊饮食者应告知原因和时间，并在床头（尾）卡上做相应标记。

（2）观察进餐情况　进餐期间，护士应加强病房巡视，观察患者进食情况。

1）对实施治疗饮食、试验饮食的患者应督促、检查落实情况。

2）家属带来的食物须经护士检查，符合饮食原则方可食用，必要时协助加热。

3）询问患者对医院饮食的意见和要求，及时向营养室、食堂反馈。

（3）协助患者进食

1）鼓励患者自行进食，协助患者取合适体位，并将食物、餐具等放到易取处。

2）对不能自行进食的患者，护士应喂食或指导家属喂食。喂食时应有耐心，注意喂食速度和量，不要催促；食物的温度要适宜，防止烫伤；饭和菜、固体和液体食物应轮流喂食。进流质饮食者，可用吸管吸吮。

3）对双目失明或双眼被遮盖的患者，在喂食前应告知食物名称，增进其进食的兴趣。对要求自行进食者，可按时钟平面图妥善放置食物和餐具，并告知食物的名称和方位，方便患者进餐（图 8－1）。对不能经口进食的患者，予以管饲饮食或胃肠外营养补充机体所需营养素。

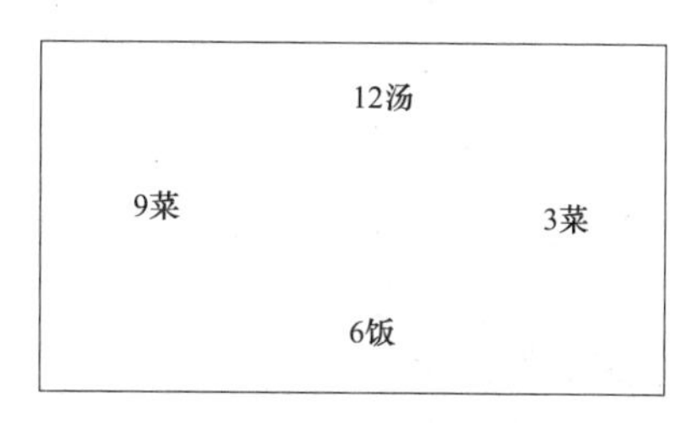

图 8－1　食物放置平面图

3. 特殊问题的处理

（1）恶心　患者进食过程中出现恶心，鼓励做深呼吸并暂停进食。

（2）呕吐　患者发生呕吐时应及时将患者头偏向一侧，防止呕吐物进入气管，并提供盛装容器；尽快清除呕吐物，及时更换被污染的被服，开窗通风，去除室内不良气味；帮助患者漱口，去除口腔异味，询问是否继续进食，不愿继续进食者，保存好剩下的食物待其愿意进食时给予。观察呕吐物的性状、颜色、量和气味，做好记录。

（3）呛咳　嘱患者进食时应细嚼慢咽，不要边进食边说话，以免发生呛咳。若发生呛咳，应帮助患者拍背；若异物进入喉部，应在腹部剑突下、肚脐上方，用手由下向上推挤数次，使异物排出，防止窒息。

4. 患者进食后的护理

（1）及时撤去餐具，清理食物残渣，整理床单位，督促和协助患者饭后洗手、漱口或为患者进行口腔护理，以保持餐后的清洁和舒适。

（2）餐后根据需要做好记录，记录进食时间、量、食物种类、进食后的反应，以评价患者的进食是否达到营养需求。

（3）对暂停禁食或延迟进食的患者应做好交接班。

第三节 特殊饮食的护理

PPT

一、鼻饲法

鼻饲法（nasogastric gavage）指将胃管经鼻腔插入胃内，从管内灌注流质食物、药物、水分的方法。

【目的】

对不能自行经口腔进食的患者以鼻胃管供给食物和药物，维持患者的营养和治疗需要。适用于以下患者。

1. 不能经口进食者，如昏迷、口腔疾病、口腔术后的患者，上消化道肿瘤引起吞咽困难的患者。
2. 不能张口的患者，如破伤风。
3. 早产儿及病情危重者。
4. 拒绝进食者。

【评估】

1. 辨识患者 核对患者身份信息。

2. 意识、病情 评估患者年龄、意识、诊断、病情、治疗情况；患者活动、情绪状态。

3. 合作程度、鼻饲经历 向患者解释操作的目的、过程及注意事项，询问患者有无插管经历，取得患者配合。

4. 鼻腔情况 评估患者鼻腔黏膜有无炎症、出血，鼻腔是否通畅；活动性义齿、咀嚼吞咽、食道疾病情况。

【计划】

1. 护士准备 着装规范，修剪指甲，洗手、戴口罩。

2. 用物准备

（1）治疗车上层 鼻饲包（一次性硅胶胃管、治疗碗、弯盘、镊子、血管钳、纱布、压舌板、液状石蜡棉球）、一次性 10ml 注射器、50ml 注射器、一次性手套、棉签、治疗巾、手电筒、听诊器、胶布、橡皮圈、别针、温开水、吸管、流质饮食（温度为 38～40℃）、餐巾纸、手消毒液、松节油。

（2）治疗车下层 备锐器盒、医用垃圾桶及生活垃圾桶。

3. 环境准备 整洁安静，温、湿度适宜，光线充足。

4. 患者准备 了解鼻饲法的目的及配合要点；取舒适体位，情绪稳定。

【实施】 微课

1. 操作方法

（1）插管

1）核对解释 备齐用物携至患者床边，核对床头（床尾）卡和腕带信息，向患者或家属解释操作的目的及配合方法，取得合作。

2）安置体位 协助患者取坐位或半坐卧位，不能坐起者取平卧或右侧卧位。若戴有眼镜或活动义齿，应取下并妥善放置；昏迷患者去枕头后仰位。

3）铺治疗巾 铺治疗巾于颌下，定位患者剑突位置并标记。

4）清洁鼻腔 检查鼻腔，选择通畅一侧，用湿棉签清洁鼻腔。

5）测量胃管 打开无菌鼻饲包，戴手套，测量胃管插入的长度，并作标记，用液状石蜡油润滑胃管前端。成人：①前额发际至剑突；②鼻尖至耳垂再至剑突，插入长度45～55cm。小儿：眉间—剑突与脐中点，插入长度14～18cm（图8－2）。

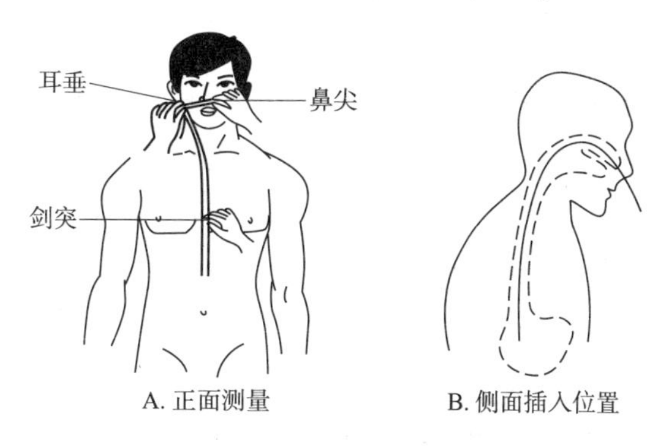

图8－2 胃管插入的长度

6）插入胃管 ①清醒患者：左手持纱布托住胃管，右手持镊子或止血钳夹住胃管前端，沿一侧鼻腔先稍向上平行，再向后下缓缓插入，插入14～16cm（咽喉部）时，嘱患者做吞咽动作，顺势插入胃管。②昏迷患者：去枕头向后仰，插入约15cm（会厌部）时，将头部托起，使下颌尽量靠近胸骨柄以增大咽喉部通道的弧度，便于胃管沿咽后壁滑行插入至预定长度（图8－3）。

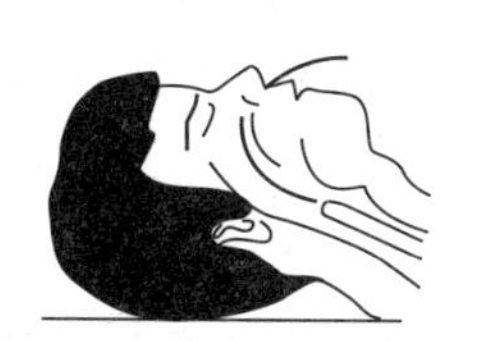

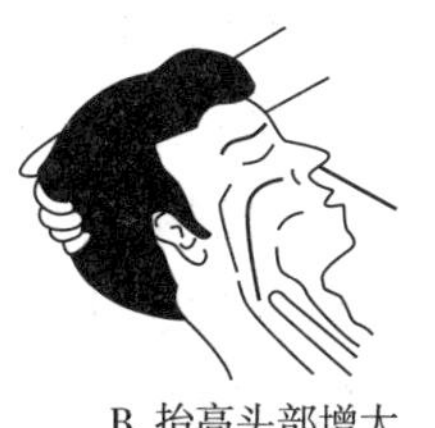

图8－3 昏迷患者插管

7）观察处理 患者出现恶心、呕吐，暂停插管，嘱患者深呼吸，休息片刻后再行插管；出现呛咳、呼吸困难、发绀等，应立即拔管，休息缓解后重插；插入不畅，检查胃管是否盘在口中，并将胃管抽回少许，再随吞咽动作插入胃管。

8）验证胃管 ①抽胃液：用注射器连接胃管末端回抽，抽出胃内容物。②听气过水声：置听诊器于患者胃部，同时用注射器快速向胃内注入10ml空气，听气过水声。③观察有无气泡逸出：将胃管末端置于水中观察无气泡逸出，若有大量气体逸出，表示误入气管。

9）固定胃管 用胶布固定胃管于鼻翼及面颊部。

10）灌注流食 注射器连接胃管末端，先注入少量温开水，再缓慢灌注流质饮食或药物，喂食完毕，再注入少量温开水清洁管腔。

11）固定胃管 盖紧一次性胃管末端胶塞，将胃管末端反折并用纱布包好，用橡皮圈或夹子夹紧，用别针将胃管固定于患者衣领或枕头上。

12）整理归位 脱手套，嘱患者尽量保持原替位20～30分钟，整理床单元及用物，注射器冲洗后放于治疗盘内。

13）洗手记录 洗手，记录鼻饲的时间、种类、量以及患者反应。

（2）拔管

1）核对解释 携用物至床旁，核对床号、姓名及腕带信息，告知拔管原因。

2）铺巾置盘 铺治疗巾置弯盘于患者颌下，戴手套，最后一次喂食完毕，关闭胃管末端，揭去固定胶布。

3）呼气拔管　用纱布包裹近鼻孔处的胃管，嘱患者深呼吸，在其呼气时拔管，边拔边擦胃管，至咽喉处快速拔出，以防液体滴入气管，置胃管于弯盘中，移出患者视线外。

4）清洁整理　清洁口、鼻、面部，必要时用松节油擦去胶布痕迹，协助漱口，取舒适卧位，整理床单位和用物。

5）洗手记录　洗手，记录拔管时间和患者反应。

2. 注意事项

（1）进行有效沟通，减少患者心理压力，评估鼻腔情况，若有鼻腔疾病，选择健侧鼻腔插管。

（2）动作轻柔，注意插管的方向及解剖位置，尤其是通过食管的 3 个狭窄部位（环状软骨水平、平气管分叉处、食管通过膈肌处），避免损伤鼻腔和食管黏膜。

（3）每次喂食前需证实胃管在胃内，灌食前后应注入少量温开水，防止鼻饲液附着在管壁干结变质，引起胃肠炎或管腔堵塞。

（4）插入胃管至 10～15cm（咽喉部）时，若为清醒患者，嘱其做吞咽动作；若为昏迷患者，则用手将患者头部托起，使下颌靠近胸骨柄，便于插管。

（5）每次鼻饲液量不超过 200ml，间隔时间不少于 2 小时，温度宜为 38～40℃。配制的流质食物应放置在 4℃以下的冰箱内保存，在 24 小时内用完。

（6）避免鼻饲液过冷过热，避免注入速度过快、注入空气；药物应研碎溶解后再注入；新鲜果汁和乳液分别注入，防止产生凝块。

（7）口腔护理 2 次/日，鼻饲用物每日更换消毒。

（8）普通胃管每周更换一次，硅胶胃管每月更换一次，于当晚最后一次喂食后拔管，次晨从另一侧鼻腔插入。

（9）食管－胃底静脉曲张、食管癌、食管梗阻患者禁忌插胃管。

【评价】

1. 患者充分理解插管意义，主动配合，护患沟通有效。
2. 护士操作方法正确，动作轻、稳，无黏膜损伤出血及其他并发症。
3. 管饲饮食清洁，灌注的量、速度和温度适宜，能保证患者的营养和治疗需要。

素质提升

研究发现成人胃管的置管位置错误率为 1.3%～50%。结合循证护理的证据，护理专家推荐可将传统方法和新方法联合应用，确保置胃管的安全性。新方法包括：①X 线检查法，通过 X 线摄片，清晰显示胃管走行及是否在胃内，是判断胃管在胃内的金标准；②抽吸物检测，对抽吸物进行 pH 检测，或进行胆红素和 pH 相结合的方法检测；③CO_2测定法，用 CO_2比色计在鼻胃管头端测定 CO_2浓度来排除胃管误入呼吸道；④电磁探查或内镜检查。护理安全是护理工作永恒的主题，护理工作只有紧紧围绕“以患者为中心、以质量为核心”的服务宗旨，注重探索创新，引入新技术、新规范、新理念，才能提高医院整体护理水平，确保患者的健康和安全。

二、要素饮食

要素饮食（elemental diet）是一种化学组成明确的精制饮食，含有人体所必需的易于消化吸收的营养成分，与水混合后可以形成溶液或较为稳定的悬浮液。其主要特点是不需消化即可直接被小肠吸收利用，为机体提供营养。

1. 目的　主要用于临床营养治疗，提高危重症患者的能量及各种营养素摄入，促进伤口愈合，改善患者营养状况，达到辅助治疗、康复的目的。适用于以下几种情况。

（1）手术前后的营养支持。

（2）超高代谢患者，如严重烧伤、创伤、感染等。

（3）消化吸收不良患者，如严重腹泻、消化道瘘、短肠综合征等。

（4）癌症等营养不良的患者。

2. 分类　要素饮食根据治疗用途可分为营养治疗用要素饮食和特殊治疗用要素饮食两大类。营养治疗用要素饮食主要包含游离氨基酸、单糖、重要脂肪酸、维生素、无机盐类和微量元素；特殊治疗用要素饮食针对不同疾病的患者，通过增减相应营养素达到治疗目的。

3. 用法　根据患者需要，将粉状要素饮食按比例添加水，配制成适宜浓度和剂量的要素饮食，通过口服、鼻饲、胃或空肠造瘘口滴注等方式摄入。

（1）口服法　口服剂量为开始每次50ml，渐增至每次100ml，依病情6～8次/日。因要素饮食口味欠佳，患者不易耐受，临床少用。应用时可添加果汁、菜汁、肉汤等调味。

（2）分次注入　将配制好的要素饮食用注射器通过鼻胃管注入胃内，4～6次/日，每次250～400ml。此方法操作方便，费用低廉，但易引起恶心、呕吐、腹胀、腹泻等消化道症状。

（3）间歇滴注　将配制好的要素饮食经输注装置缓慢注入鼻胃管或造瘘管，4～6次/日，每次400～500ml，每次输注持续时间为30～60分钟。

（4）连续滴注　在12～24小时内持续滴入或用肠内营养泵恒定滴速，速度可逐渐递增稳定至120～150ml/h。多用于经空肠造瘘管喂食的患者。

4. 并发症　在应用过程中，可因营养制剂选择不当、配置不合理、营养液污染或护理不当等因素引起各种并发症。

（1）机械性并发症　营养管较硬、插入位置不当，引起鼻咽部和食管黏膜的损伤，管道阻塞。

（2）感染性并发症　营养液误吸可导致吸入性肺炎，肠道造瘘者营养管滑入腹腔可引起急性腹膜炎。

（3）代谢并发症　可出现高血糖、水电解质代谢紊乱。

（4）其他并发症　胃肠道反应如恶心、呕吐、腹痛、腹泻；过敏反应和出血倾向等。

5. 注意事项

（1）要素饮食的配制、保存　根据患者病情配制合适浓度、剂量的要素饮食。配制时应严格无菌操作，用具均需消毒灭菌。配制好的溶液应放在4℃的冰箱中保存，在24小时内用完，防止细菌污染和时间过长而变质。

（2）要素饮食的温度　温度过低可引起腹泻，口服温度为38℃左右，鼻饲及经造瘘口注入的温度宜为41～42℃。

（3）注入量、速度的调节　滴注原则为低浓度、小剂量、慢速度开始，逐渐增加，待患者耐受后，再稳定配餐标准、用量和速度。停用时，逐渐减量，防止低血糖反应。

（4）管道维护　检查导管有无折叠或漏液，每次滴注前后用温开水或生理盐水冲净管腔，防止食物积滞管腔而腐败变质。

（5）加强巡视　滴注过程中观察患者有无胃肠道反应、低血糖反应，反应严重时可暂停滴入。

（6）做好营养评估　定期记录体重，观察尿量、大便次数及性状，检查血糖、尿糖、电解质、血尿素氮、肝功能等指标。

PPT

第四节　出入液量记录

出入液量记录常用于休克、大面积烧伤、大手术后或心脏病、肾脏疾病、肝硬化腹水的患者。正确测量和记录患者液体的摄入量和排出量，可为了解病情、做出诊断、决定治疗方案等提供重要依据。

一、记录内容与要求

1. 摄入量　包括每日的饮水量、食物中的含水量、输液量、输血量等。患者饮水时应使用固定的饮水容器，并测定其容量；固体食物应记录单位数量或重量，如米饭 1 中碗（100g）、苹果 1 个（100g），再根据医院常用食物含水量和水果含水量核算其含水量（表 8－4、表 8－5）。

2. 排出量　主要为尿量，还包括其他途径的排出液，如大便量、呕吐物量、咯出物量（咯血、咳痰）、出血量、引流量、创面渗液量等，也应作为排出量加以测量和记录。除大便记录次数外，液体以毫升（ml）为单位记录。为保证记录的准确性，昏迷、尿失禁患者或需密切观察尿量的患者，最好留置导尿；婴幼儿测量尿量可先测量干尿布重量，再测量湿尿布重量，两者之差即为尿量；对于不易收集的排出量，可依据定量液体浸润棉织物的情况进行估算。

二、记录方法

1. 眉栏填写　用蓝（黑）钢笔填写眉栏各项，包括患者姓名、科别、床号、住院病历号、诊断及页码。

2. 出入液量记录　日间 7 时至 19 时用蓝（黑）钢笔记录，夜间 19 时至次晨 7 时用红钢笔记录；记录同一时间的摄入量和排出量，在同一横格上开始记录；对于不同时间的摄入量和排出量，应各自另起一行记录；记录应及时、准确，不需继续记录出入液量后，记录单无需保存。

3. 出入液量总结　12 小时或 24 小时就患者出入量做一次小结或总结。12 小时做小结，用蓝（黑）钢笔在 19 时记录的下面一格上下各划一横线，将 12 小时小结的液体出入量记录在划好的格子上；24 时做总结，用红钢笔在次晨 7 时记录的下面一格上下各划一横线，将 24 小时总结的液体出入量记录在划好的格子上，需要时应分类总结，并将结果分别填写在体温单相应的栏目上。

表 8－4　医院常用食物含水量表

食物	单位	原料重量（g）	含水量（ml）	食物	单位	原料重量（g）	含水量（ml）
米饭	1 中碗	100	240	藕粉	1 大碗	50	210
大米粥	1 大碗	50	400	鸭蛋	1 个	100	72
大米粥	1 小碗	25	200	馄饨	1 大碗	100	350
面条	1 中碗	100	250	牛奶	1 大杯	250	217
馒头	1 个	50	25	豆浆	1 大杯	250	230
花卷	1 个	50	25	蒸鸡蛋	1 大碗	60	260
烧饼	1 个	50	20	牛肉	1 小块	100	69
油饼	1 个	100	25	猪肉	1 小块	100	29

续表

食物	单位	原料重量（g）	含水量（ml）	食物	单位	原料重量（g）	含水量（ml）
豆沙包	1个	50	34	羊肉	1小块	100	59
菜包	1个	150	80	青菜	1小把	100	92
水饺	1个	10	20	大白菜	1棵	100	96
蛋糕	1块	50	25	冬瓜	1小块	100	97
饼干	1块	7	2	豆腐	1小块	100	90
煮鸡蛋	1个	40	30	带鱼	1根	100	50

表8-5　各种水果含水量表

水果	原料重量（g）	含水量（ml）	水果	原料重量（g）	含水量（ml）
西瓜	100	79	葡萄	100	65
甜瓜	100	66	桃	100	82
西红柿	100	90	杏	100	80
萝卜	100	73	柿子	100	60
李子	100	68	香蕉	100	60
樱桃	100	67	橘子	100	54
黄瓜	100	83	菠萝	100	86
苹果	100	68	柚子	100	85
梨	100	71	广柑	100	88

目标检测

答案解析

一、选择题

A1/A2 型题

1. 不属于医院基本饮食的是（　）
   A. 普通饮食　　B. 治疗饮食　　C. 半流质饮食
   D. 流质饮食　　E. 软质饮食
2. 关于治疗饮食，下列叙述错误的是（　）
   A. 高热量饮食适用于产妇　　B. 高蛋白饮食适用于癌症患者
   C. 低蛋白饮食适用于尿毒症患者　　D. 低脂肪饮食适用于胰腺疾病患者
   E. 高膳食纤维适用于伤寒患者
3. 宜采用低蛋白饮食的患者是（　）
   A. 肺结核患者　　B. 肝性脑病患者　　C. 高脂血症患者
   D. 冠心病患者　　E. 烧伤患者
4. 下列有关饮食护理的说法，错误的是（　）
   A. 帮助患者纠正错误的饮食习惯、行为
   B. 为患者创造安静、清洁、空气清新、舒适的就餐环境
   C. 对禁食、限制饮食的患者，讲解原因取得配合
   D. 对食管－胃底静脉曲张患者插胃管提供营养

E. 按医嘱确定饮食种类，并指导患者选择食物

5. 鼻饲法的适用对象不包括（　）

A. 早产儿　B. 口腔疾病者　C. 昏迷患者

D. 拒绝进食患者　E. 偏食者

6. 成人患者胃管插入的长度为（　）

A. 14～16cm　B. 25～35cm　C. 45～55cm

D. 60～70cm　E. 80～90cm

7. 正确测量胃管插入长度的方法是（　）

A. 从鼻尖至剑突　B. 从前额发际至胸骨剑突　C. 从眉心至胸骨柄

D. 从眉心至剑突　E. 从前发际至胸骨柄

8. 关于鼻饲法的操作方法，错误的是（　）

A. 每次鼻饲量不超过200ml

B. 每次灌注前应检查胃管是否通畅

C. 每次鼻饲前注入少量温开水，证实胃管是否在胃内

D. 药品研碎溶解后灌入

E. 拔管应夹紧胃管末端快速拔出

9. 患者，男性，60岁。患慢性肺源性心脏病，为减轻其心脏负担，饮食宜采用（　）

A. 高蛋白　B. 低脂肪　C. 低盐

D. 少渣　E. 低胆固醇

10. 甲状腺^{131}I试验饮食不需禁用的食物及药物是（　）

A. 海带、海蜇　B. 紫菜、苔菜　C. 海参

D. 碘酒、碘伏　E. 土豆

二、思考题

患者，男性，55岁。因近2个月感觉疲劳伴口渴、多饮、多尿来院就诊，收入内分泌科住院。入院检查：T 36.8℃，P 80次/分，R 20次/分，BP 160/96 mmHg，空腹血糖20mmol/L，总胆固醇8.7mmol/L。该患者平时喜吃甜食和饮酒，体型偏胖，偶有胸闷感，两年前发现有高血压。

请问：

（1）护士应给该患者什么饮食？

（2）如何对该患者进行饮食方面的健康教育？

（张　敏）

书网融合……

本章小结

微课

题库

第九章　排泄护理

学习目标

1. 通过本章学习，重点把握尿液、粪便的评估；异常排尿、排便的护理。

2. 学会患者留置导尿法、各种灌肠法；具有娴熟的操作技术、较强的无菌观念及关心、爱护患者的意识。

情境导入

情境描述　患者，男性，78 岁。晚饭后在看电视时突然晕倒被送入医院。查体：患者意识不清，压眶反射存在，双眼向右凝视，左侧鼻唇沟变浅、口角下垂，左侧肢体不能活动；小便失禁。T 36.8℃，P 60 次/分，R 20 次/分，BP 210/120mmHg。住院第 5 天家属协助患者排便时因大便干燥，导致排便困难。医嘱：留置导尿、大量不保留灌肠。

讨论　1. 如何为患者实施留置导尿术？留置尿管应如何护理？

2. 应选择什么溶液为患者实施大量不保留灌肠？大量不保留灌肠应注意哪些问题？

排泄是机体将新陈代谢所产生的废物排出体外的生理活动过程，是人体的基本生理需要之一。排泄的主要方式是排尿和排便。正常的排尿、排便活动在维持机体内环境相对稳定、保证机体正常生命活动中起着很大作用，许多健康问题会直接或间接地影响人体的排尿、排便功能，尿液和粪便的质和量也会发生异常变化。因此，在护理工作中，护士应仔细观察患者排尿、排便情况，为诊断治疗和护理提供资料，并指导和帮助患者维持正常的排尿、排便功能，满足患者排泄的需要，使之获得最佳的健康和舒适状态。

第一节　排尿护理

PPT

泌尿系统产生的尿液可将人体代谢的终末产物、过剩盐类、有毒物质和药物排出体内，同时调节水、电解质代谢及酸碱平衡，维持人体内环境的相对稳定。当排尿功能受到损害时，个体的身心健康将会受到影响。

一、排尿的评估

（一）尿液的评估

1. 尿量与次数　成人 24 小时尿量为 1000 ~ 2000ml，平均为 1500ml。白天排尿 4 ~ 6 次，夜间 0 ~ 1 次，每次尿量为 200 ~ 400ml。尿量和排尿的次数、饮水量和其他途径所排出的液体量有关。

尿量是反映肾脏功能的重要指标之一。肾脏的病变使尿液的生成障碍，可出现少尿或无尿；泌尿系统的结石或肿瘤可导致排尿障碍，出现尿潴留；膀胱炎症或机械性刺激可引起尿频。

2. 颜色　正常尿液呈淡黄色。当尿液浓缩时，量少则色深。此外，还受到某些食物和药物的影响。病理情况下，尿液颜色可呈现异常变化。

（1）血尿　肉眼血尿呈红色或棕色，见于急性肾小球肾炎、输尿管结石、泌尿系统肿瘤、结核等。

（2）血红蛋白尿　大量红细胞在血管内被破坏，形成血红蛋白尿，呈酱油色或浓茶色，见于恶性疟疾和输入异型血引起的急性溶血反应。

（3）胆红素尿　呈深黄色或黄褐色，见于阻塞性和肝细胞性黄疸。

（4）乳糜尿　因尿液中含淋巴液而呈乳白色，见于丝虫病。

3. 透明度　正常尿液澄清、透明。尿中有脓细胞、红细胞以及大量的上皮细胞、黏液、管型等，尿液呈白色絮状、浑浊状，常见于泌尿系统感染。

4. 气味　正常尿液的气味来自尿内挥发性酸，尿液静置后，尿素分解产生氨气，故有氨臭味。

（1）新鲜尿液有氨臭味，提示泌尿道感染。

（2）烂苹果味，见于糖尿病酮症酸中毒，因尿内含有丙酮酸所致。

（3）尿液有粪臭味，考虑为膀胱直肠瘘。

5. pH 酸碱度　正常人尿液呈弱酸性，pH 为 5～7.5，平均为 6。尿液酸碱度受尿量的多少和饮食种类的影响，如进食大量蔬菜水果时，尿呈碱性；进食大量肉类时，尿呈酸性。

（1）尿液呈酸性，见于酸中毒。

（2）尿液呈碱性，见于碱中毒或服用碱性药物。

6. 比重　正常成人尿比重 1.015～1.025，尿比重高低主要取决于肾脏的浓缩功能，一般尿比重与尿量成反比。尿比重经常固定在 1.010 左右，提示肾功能严重障碍。

（二）异常排尿活动的评估

1. 多尿（polyuria）　指 24 小时尿量经常超过 2500ml。正常情况下见于饮用大量液体、妊娠期；病理情况下多因内分泌代谢障碍或肾小管浓缩功能不全引起，见于糖尿病、尿崩症、肾功能衰竭（多尿期）等患者。

2. 少尿（oliguria）　指 24 小时尿量少于 400ml 或每小时尿量少于 17ml。多见于发热、液体摄入过少、休克，心、肾、肝功能衰竭患者。

3. 无尿（anuria）或尿闭　指 24 小时尿量少于 100ml 或 12 小时内无尿者。多见于严重休克、急性肾功能衰竭（无尿期）、药物中毒等患者。

4. 膀胱刺激征　尿频、尿急、尿痛，且每次尿量减少称为膀胱刺激征。单位时间内排尿次数增多为尿频；患者突然有强烈尿意，不能控制需立即排尿为尿急；排尿时膀胱区及尿道疼痛为尿痛。有膀胱刺激征时常伴有血尿。

5. 尿潴留（retention of urine）　是指尿液大量存留在膀胱内而不能自主排出者。膀胱高度膨胀容积达 3000～4000ml 时，膀胱可至脐部。患者主诉下腹胀痛、排尿困难，体检可见耻骨上膨隆，扪及囊性包块，叩诊呈浊音，有压痛。常见原因如下。

（1）机械性梗阻　膀胱颈部或尿道有梗阻性病变，如前列腺肥大或肿瘤压迫尿道使排尿受阻。

（2）动力性梗阻　外伤、疾病或使用麻醉剂致脊髓初级排尿中枢活动障碍或抑制，不能形成排尿反射，导致排尿受阻。

（3）其他　各种原因引起的不能用力排尿或不习惯卧床排尿。如术后害怕伤口疼痛，过度的紧张、焦虑等均可引起排尿困难，形成尿潴留。

6. 尿失禁（incontinence of urine）　是指排尿不受意识控制，尿液不自主地流出。可分为如下几种。

（1）真性尿失禁（完全性尿失禁）　膀胱完全不能贮存尿液，稍有尿液便会不自主流出，膀胱处于空虚状态。多见于脊髓初级排尿中枢与大脑皮质之间联系受损，如截瘫。

（2）假性尿失禁（充溢性尿失禁）　膀胱内贮存部分尿液，当充盈到一定压力时即不自主地溢出少量尿液，当膀胱内压力降低时，排尿停止，但膀胱仍呈胀满状态。常见于脊髓初级排尿中枢活动受抑制，当膀胱充满尿液，内压增高时，迫使少量尿液流出；也见于创伤、感染、肿瘤引起的神经性排尿功能障碍以及膀胱以下的尿路梗阻，如前列腺增生、尿道狭窄等。

（3）压力性尿失禁　当咳嗽、喷嚏或运动使腹压升高时，尿液不由自主地溢出。常因膀胱括约肌张力减退、骨盆底肌肉及韧带松弛所致，多见于中老年女性。

二、影响排尿的因素

（一）生理因素

1. 年龄　婴儿因大脑发育不完善，大脑皮质对初级排尿中枢的控制力较弱。因此，排尿次数较多，且易发生夜间遗尿；老年人因膀胱括约肌张力减弱，容易出现尿频、压力性尿失禁。

2. 饮食　饮食是影响排尿的重要因素。如果其他因素不变，排尿的量、次数与液体的摄入量成正比；咖啡、茶和含酒精的饮料有利尿作用；含盐较高的食物、饮料可造成水钠潴留，使尿量减少。

3. 生理变化　妇女在妊娠期早期，可因增大的子宫压迫膀胱使排尿次数增多。

（二）疾病相关因素

1. 疾病

（1）泌尿系统的疾病，如泌尿系统的肿瘤、结石或狭窄可导致排尿障碍，出现尿潴留；肾脏的病变会使尿液生成发生障碍，出现少尿或无尿。

（2）前列腺疾病，如前列腺肥大或肿瘤压迫尿道，可引起排尿困难。

（3）神经系统的疾病与损伤，会使排尿反射的神经传导和排尿的意识控制发生障碍，出现尿失禁或尿潴留。

2. 药物　某些药物会直接影响排尿，如利尿剂可阻碍肾小管的重吸收作用而使尿量增加；镇痛剂则影响神经传导，干扰排尿活动。

3. 手术和检查　手术损伤致失血、失液，机体缺水使尿量减少；泌尿系统的手术会直接影响尿液的生成或排出；手术中使用的麻醉剂可抑制排尿反射等；部分检查可能造成尿道损伤、水肿，导致排尿形态的改变，如膀胱镜检查。

（三）其他

1. 心理因素　过度的焦虑和紧张，会促使排尿而出现尿频、尿急；有时也会抑制排尿而出现尿潴留。排尿还受暗示的影响，如听见流水声可诱导排尿。

2. 环境因素　排尿应在一种隐蔽的场所进行，如排尿环境缺乏隐蔽，个体会产生压力而影响正常排尿。

3. 气候因素　夏季气温高，人体大量出汗，尿量减少。冬季寒冷，血管收缩，循环血量增加，体内水分相对增多，反射性地抑制抗利尿激素的分泌，而使尿量增加。

4. 个人习惯　儿童期的排尿训练对成年后的排尿习惯有影响。多数人习惯起床后或睡前排尿。排尿的姿势也会影响排尿。

素质提升

人智能排泄护理机器人，就是专为卧床、失能群体解决大小便护理问题的机器。仪器产品组成有主机、卧便器、专用床垫等。工作原理是当使用者排出大小便时，仪器的卧便器自动感知，主机立即启动抽取大小便并存储在污物桶内，大小便结束后，洁净的温水自动喷出，冲洗使用者的隐私部位和集便器内部，冲洗结束后立即进行暖风烘干。整个过程为智能全自动化运行，护理人员无需操作，不用接触污物。如何更便捷、更高效、更舒适的解决失能老人的排泄问题，一直是护理的难题。提升失能人群的护理质量，提高失能人群的生命尊严，从而满足人们对美好生活的向往是社会主义核心价值体系——以改革创新为核心的时代精神的体现。

三、排尿异常的护理

（一）尿潴留患者的护理

1. 心理护理　安慰患者，消除其紧张、焦虑情绪。

2. 提供隐蔽的排尿环境　关门窗，拉上围帘，请无关人员回避。适当调整治疗与护理时间，使患者安心排尿。

3. 取适宜的体位和姿势　尽可能让患者以习惯姿势排尿。

4. 利用条件反射诱导排尿　让患者听流水声；温水冲洗会阴或温水坐浴；热敷膀胱区。

5. 按摩、针灸　按摩可放松肌肉，促进排尿。如病情允许，可用手自膀胱向尿道方向推移按压膀胱协助排尿，手法轻柔，不可强行按压，以防膀胱破裂。针刺中极、曲骨、三阴交穴或艾灸关元、中极等穴，刺激排尿。

6. 药物治疗　遵医嘱肌内注射卡巴胆碱等。

7. 导尿　经上述处理无效时可采用导尿术。

8. 健康教育　向患者讲解影响排尿的因素、养成定时排尿的习惯等。

（二）尿失禁患者的护理

1. 心理护理　尿失禁患者因自尊受损，心理压力大，期望得到他人的理解和帮助。护士应尊重理解患者，给予安慰和鼓励，使之树立信心，积极配合治疗和护理。

2. 皮肤护理　保持局部皮肤清洁、干燥。床上放一次性尿垫，经常用温水清洗会阴部，勤换尿垫、衣裤、床单，根据局部皮肤情况定时按摩受压部位，防止发生压疮。

3. 引流尿液　女性患者定时用女式尿壶紧贴外阴接取尿液；男性患者用尿壶接尿，也可用阴茎套连接引流袋接取尿液，但此法不宜长时间使用，需每天定时取下尿壶和阴茎套，并清洗会阴部和阴茎。

4. 帮助患者重建正常排尿功能

（1）摄入足量的水分　鼓励患者多饮水，每天摄水量为2000～3000ml，促进排尿反射，预防泌尿系统感染。

（2）膀胱功能训练　定时使用便器，嘱患者做排尿动作，开始白天每隔1～2小时使用便盆1次，夜间4小时1次，以后酌情延长间隔时间，以促进膀胱功能的恢复。

（3）盆底肌锻炼　患者取立、坐或卧位，试做排尿动作，先慢慢收紧盆底肌肉，再缓慢放松，每次10秒左右，连续10遍，每日进行5～10次，以不疲劳为宜。病情允许可做抬腿运动或下床活动，增强腹部肌肉力量。

5. 置导尿管　对长期尿失禁的患者，采用留置导尿管术，避免尿液刺激皮肤发生破溃；还可定时放尿，锻炼膀胱肌肉张力。

6. 健康教育 向患者及家属介绍尿失禁的原因及护理的方法，指导患者重建正常排尿功能。

四、排尿异常的护理技术

（一）导尿术

导尿术（catheterization）是在严格无菌操作下，将无菌导尿管经尿道插入膀胱引流尿液的方法。

【目的】

1. 引流尿液 为尿潴留患者引流出尿液，以减轻痛苦。

2. 协助临床诊断 如留取未受污染的尿标本作细菌培养；测量膀胱容量、压力及检查残余尿量；进行尿道或膀胱造影等。

3. 进行治疗 如为膀胱肿瘤患者进行膀胱化疗。

【评估】

1. 核对医嘱，查对患者身份信息，解释操作目的。

2. 评估患者年龄、意识状况、病情、治疗用药情况；患者会阴部皮肤黏膜情况；患者心理状态、合作程度及疾病知识。

【计划】

1. 护士准备 着装整洁，洗手，戴口罩。

2. 用物准备

（1）治疗车上层 备一次性无菌导尿包、外阴消毒用物（消毒液棉球、镊子、无菌手套、弯盘、纱布）、导尿用物（无菌手套、弯盘、消毒液棉球、一次性钳子及镊子、润滑油棉球、洞巾、双腔气囊导尿管、标本瓶、一次性 10ml 注射器内盛 0.9% 生理盐水、纱布、集尿袋、标签纸）。另备一次性尿垫或治疗巾、浴巾、手消毒液。

（2）治疗车下层 备便盆及便盆巾、锐器回收盒、医用垃圾桶和生活垃圾桶。

3. 环境准备 清洁、干燥、温度适宜、光线明亮，符合无菌操作要求。酌情关闭门窗，拉上床帘。

4. 患者准备 患者及家属了解导尿的目的及操作中的配合要点。协助患者酌情清洁会阴部，取适当体位。

【实施】

1. 操作方法

（1）女患者导尿法 微课

1）核对解释 携用物至床旁，核对患者床头卡及腕带信息，解释目的和配合方法。尊重患者，严格查对，耐心解释，取得患者配合。

2）清洁外阴 能自理者嘱其清洁外阴。对不能自理者，协助其清洗。保护隐私，防止受凉，动作轻柔。

3）安置卧位 放平床头、床尾支架，松开床尾盖被，助患者脱去对侧裤腿，盖于近侧腿上，必要时加盖浴巾。将被盖在对侧腿上，协助取仰卧屈膝位，两腿略外展，暴露外阴。

4）垫巾置盘 将一次性尿垫或治疗巾垫于患者臀下，核对检查并打开导尿包，取初步消毒用物，弯盘置于近外阴处，将消毒液棉球倒入小方盘内。嘱患者抬起臀部，配合垫巾。

5）初次消毒 左手戴手套，右手持镊子夹取消毒液棉球，依次从上至下、从对侧向近侧消毒阴阜、两侧大阴唇，左手分开大阴唇，从上至下擦洗两侧小阴唇、尿道口、肛周和肛门。消毒完毕，右手将弯盘及小方盘移至床尾或治疗车下层，脱下手套置于弯盘内。动作轻柔以免引起患者疼痛，嘱患者深呼吸放松，询问患者感受。

6）铺巾备管　在患者两腿之间打开导尿包外层，按无菌要求打开内层治疗巾，戴无菌手套，铺无菌洞巾，使洞巾和治疗巾内层衔接成一个无菌区。按操作顺序摆放用物，用注射器注气检查导尿管是否通畅。用润滑油棉球润滑导尿管前端，置于方盘内。

7）再次消毒　弯盘置近会阴处，取出消毒液棉球放入弯盘一端，左手拇指、示指分开并固定小阴唇，右手持镊夹取消毒液棉球，自上而下、由内向外依次消毒：尿道口、两侧小阴唇、尿道口。污染棉球放于弯盘另一端，消毒毕，将镊子放入弯盘内，右手将弯盘移至治疗巾右外侧。消毒动作轻柔，嘱患者保持体位，勿移动身体及下肢。

8）插导尿管　左手固定小阴唇，嘱患者张口深呼吸，右手持镊夹导尿管，对准尿道口轻轻插入尿道4 ~6cm，见尿液流出再插入1 ~2cm，松开左手，固定导尿管，将尿液引入集尿袋或方盘内（图9 -1）。

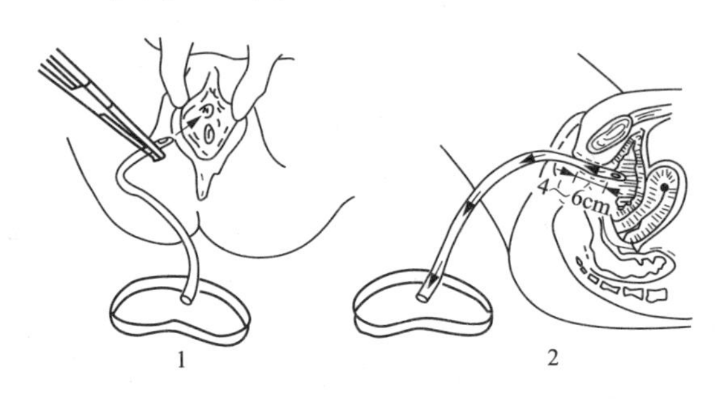

图9 -1　女患者插尿管法

9）留取标本　若需作尿培养，用无菌试管接取中段尿液5ml，盖好瓶盖放置妥当。

10）引流尿液　当方盘内盛尿液2 /3 满，夹住导尿管末端，倒尿液于便盆内，再继续放尿；或将尿液引流入集尿袋内。

11）拔管整理　夹住导尿管末端，轻轻拔出，撤下洞巾，擦净外阴，将一次性用物置医用垃圾桶内，包装纸置生活垃圾桶内，脱下手套。协助患者穿裤，取舒适卧位，整理床单位。耐心解答患者问题，进行健康宣教，感谢患者配合。

12）记录送检　按隔离消毒原则分类处理非一次性用物，消毒双手，记录尿量、性状，尿标本贴标签后及时送检。

（2）男患者导尿法

1） ~4）步骤同女患者导尿术，男患者导尿的体位采取仰卧位，两腿分开。

5）初次消毒　左手戴手套，右手持镊子夹消毒液棉球依次消毒阴阜、阴茎背侧和腹侧、阴囊。左手用无菌纱布裹住阴茎将包皮向后推，暴露尿道外口，自尿道口向外旋转擦洗尿道口、龟头及冠状沟数次，并将弯盘及小方盘移至床尾或治疗车下层，脱下手套置于弯盘内。操作过程中动作轻柔以免引起患者疼痛，嘱患者深呼吸放松，询问患者感受。

6）铺巾备管　同女患者导尿术。

7）再次消毒　左手用无菌纱布裹住阴茎并提起，同时，将包皮向后推，暴露尿道口，右手用消毒液棉球如前法消毒尿道口、龟头及冠状沟数次，将污染棉球、镊子放入弯盘内，右手将弯盘移至治疗巾右外侧。操作时与患者沟通，缓解紧张情绪。

8）插导尿管　左手用无菌纱布固定阴茎并提起，将其与腹壁呈60°角，右手将弯盘置洞巾口旁，嘱患者张口深呼吸，用镊子夹持导尿管前端，对准尿道口轻轻插入20 ~22cm，见尿液流出后，再插入1 ~2cm，将尿液引流入集尿袋内或方盘内（图9 -2）。嘱患者保持体位，勿移动身体及下肢，做深呼吸，观察患者反应，询问患者感受。

9）~12）同女患者导尿术。

2. 注意事项

（1）严格无菌操作，预防泌尿系感染。

（2）选择光滑和粗细适宜的导尿管，一般女性成人选择 14 ~ 16 号；男性成人选择 18 ~ 20 号；儿童选择 8 ~ 12 号。插管时动作要轻，以免损伤尿道黏膜。

（3）为女患者导尿时，如误入阴道应立即拔出，并更换另一根无菌导尿管重新插管。

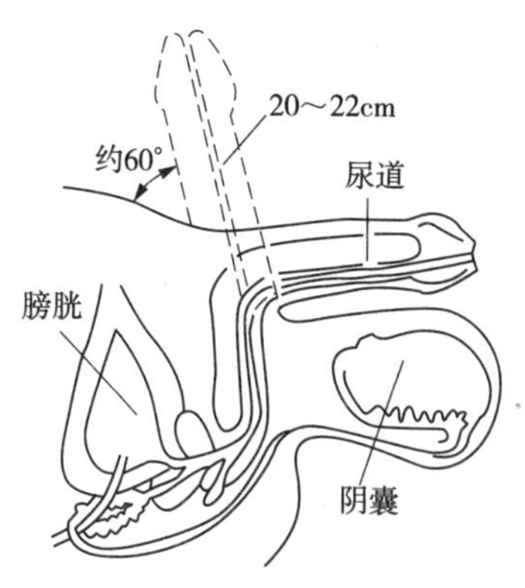

图 9－2　男患者插尿管法

（4）为膀胱高度充盈并极度衰弱的患者导尿时，放尿的速度不可太快，首次放尿不应超过1000ml。因急速大量放尿，可导致腹腔内压力突然降低，大量血液滞留于盆腔血管内，产生虚脱；还可使膀胱内压突然降低而引起膀胱黏膜急剧充血，发生血尿。

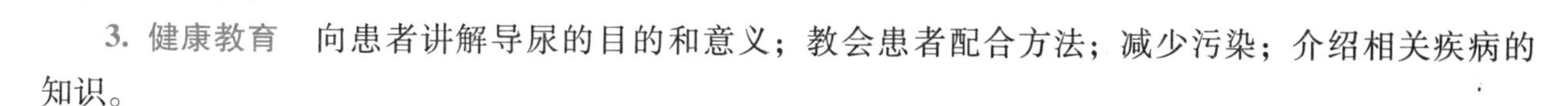

3. 健康教育　向患者讲解导尿的目的和意义；教会患者配合方法；减少污染；介绍相关疾病的知识。

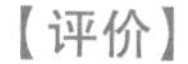

【评价】

1. 患者及家属对导尿的认知度和配合程度。
2. 通过导尿达成护理预期目标程度。
3. 患者及家属对导尿护理操作满意度。

（二）留置导尿术

留置导尿术（retention catheterization）是指在导尿后，将导尿管保留在膀胱内，持续引流尿液的方法。

【目的】

1. 观察病情　正确记录每小时尿量，测量尿比重，为抢救危重或休克患者及时做好病情判断。
2. 持续引流尿液　为盆腔手术患者排空膀胱，使膀胱持续保持空虚，避免术中误伤。
3. 保持局部干燥　为尿失禁、昏迷、会阴或肛门附近有伤口者留置导尿管，保持局部清洁干燥。
4. 利于切口的愈合　某些泌尿系统疾病手术后留置导尿管，便于引流和冲洗，并减轻手术切口的张力。
5. 进行膀胱功能训练　为尿失禁患者行膀胱功能训练。

【评估】

同导尿术。

【计划】

同导尿术。

【实施】

1. 操作方法

（1）~（8）同导尿术　见尿后再插入 7 ~ 10cm。

（9）固定引流　根据导尿管上注明的气囊容积，向气囊内注入 0.9% 氯化钠溶液，轻拉导尿管有阻力感，证明导尿管已固定在膀胱内（图 9－3），留取尿标本，导尿管末端与集尿袋引流管连接，用别针或橡皮圈将集尿袋固定于床缘下，开放导尿管（图 9－4）。向患者交代注意事项，动作轻缓，防止黏膜损伤。

（10）整理归位　协助患者穿裤子，取舒适卧位，整理床单位，撤下一次性用物放于医用垃圾桶内，按隔离消毒原则分类处理用物，脱下手套，消毒双手、记录尿量及性状。询问患者感觉，耐心，做好健康教育，感谢患者合作。

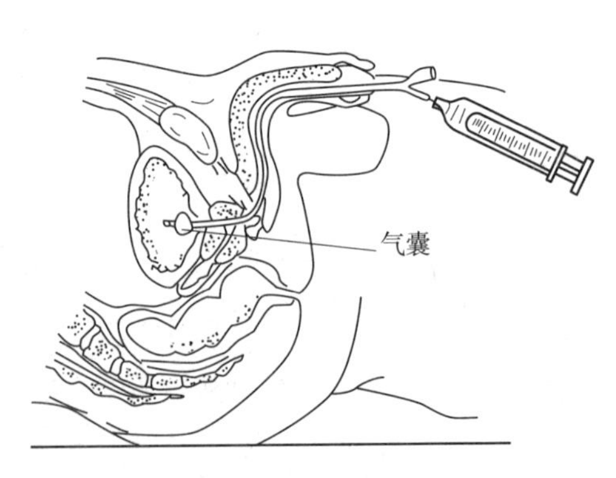

图 9－3　气囊导尿管固定法

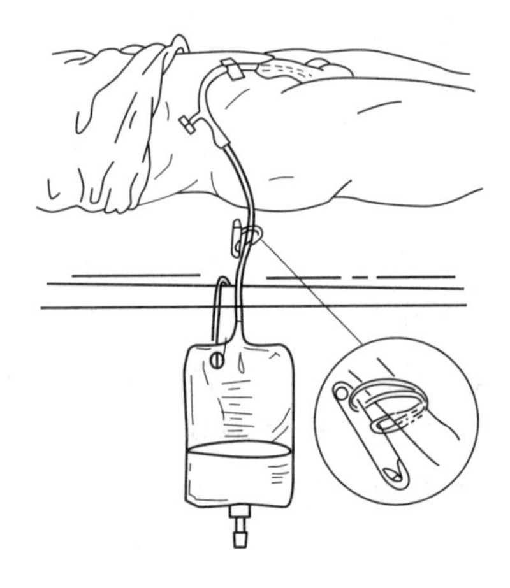

图 9－4　集尿袋连接固定法

2. 注意事项

（1）保持引流通畅　协助变换卧位，引流管应妥善放置，避免受压、扭曲、堵塞；在病情允许的情况下，鼓励患者多饮水以增加尿量，达到自然冲洗的目的。

（2）防止逆行感染　①保持尿道口清洁，女患者用消毒液棉球擦拭外阴及尿道口，男患者用消毒液棉球擦拭尿道口、龟头及包皮，每日 2 次。②及时排空引流袋，每日更换引流袋 1 次，并记录尿量。③每周更换导尿管 1 次，硅胶导尿管可酌情延长更换周期。④注意听取患者主诉，观察尿液，每周做尿常规检查 1 次。发现尿液有浑浊、沉淀和结晶时，应行膀胱冲洗。⑤患者离床活动时，妥善固定引流袋及导尿管，引流袋不能高于膀胱高度，以防逆行感染。

（3）训练膀胱功能　采用间歇夹管方式夹闭导尿管，每 3～4 小时开放一次，使膀胱定时充盈和排空，促进膀胱功能的恢复。

（4）防止损伤尿道内口部黏膜　固定时膨胀的气囊不能卡在尿道内口，拔管前用注射器抽空气囊内生理盐水，以免损伤尿道内口部黏膜。

3. 健康教育　向患者讲解导尿的目的和意义；教会患者配合方法，减少污染；介绍相关疾病的知识。

【评价】

1. 患者及家属对留置导尿的认知度和配合程度。
2. 通过留置导尿达成护理预期目标程度。
3. 患者及家属对留置导尿护理操作满意度。

（三）膀胱冲洗术

膀胱冲洗术（bladder irrigation）是利用三通导尿管，将溶液灌入到膀胱内，再借用虹吸原理将灌入的液体引流出来的方法。

【目的】

1. 留置导尿管者保持尿液引流通畅。
2. 清除膀胱内的血凝块、黏液、细菌等异物，预防感染。
3. 治疗某些膀胱疾病，如膀胱炎、膀胱肿瘤等。

【评估】

1. 核对医嘱，查对患者身份信息，解释操作目的。

2. 评估患者年龄、意识状况、病情、治疗用药情况；导尿管引流情况、引流袋内尿液性状、会阴局部情况；患者心理状态、合作程度及疾病知识。

【计划】

1. 护士准备　衣帽整洁、洗手、戴口罩。

2. 用物准备

（1）治疗车上层　备医嘱执行单、无菌膀胱冲洗器、碘伏、无菌棉签、一次性治疗巾、无菌纱布、按医嘱备冲洗液、一次性塑料手套、手消毒液。

（2）治疗车下层　备便盆及便盆巾、锐器盒、医用垃圾桶及生活垃圾桶。

（3）常用冲洗溶液　0.9%氯化钠溶液、0.02%呋喃西林液、氯己定液、0.1%新霉素溶液。溶液的温度为38～40℃，前列腺肥大摘除术后患者用温度4℃左右的0.9%氯化钠溶液。

3. 环境准备　清洁、干燥，符合无菌操作要求。酌情床帘遮挡。

4. 患者准备　患者及家属了解膀胱冲洗术的目的、过程、注意事项，操作时配合。

【实施】

1. 操作方法

（1）核对解释　携用物至床旁，核对床头卡上床号、姓名及腕带上信息，解释膀胱冲洗目的及配合方法，协助患者取仰卧屈膝位。耐心解释和指导。

（2）排空膀胱　戴一次性塑料手套，打开引流管开关，排空膀胱，夹闭引流管，将集尿袋中尿液放入便盆内，脱下手套放入医用垃圾桶内，消毒双手。

（3）插管排气　查对冲洗液瓶签，去除外盖后常规消毒瓶塞，将膀胱冲洗器导管针头插入瓶塞，将冲洗液挂于输液架上，排气后关闭导管。认真核对，防止污染。

（4）消毒连接　在导尿管下垫一次性治疗巾，用碘伏消毒导尿管外口和引流管接口放于无菌纱布上，将导尿管和引流管分别与膀胱冲洗器“Y”形的两个分管相连接（图9－5）。遮挡患者，保护隐私。

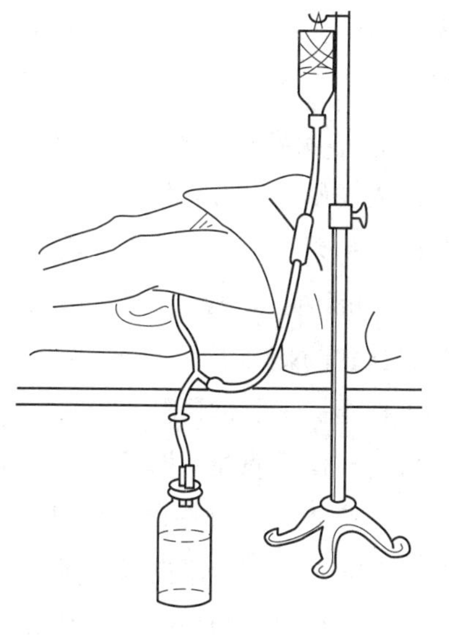

图9－5　膀胱冲洗术

（5）冲洗引流　打开冲洗器导管开关，调节滴速60～80滴/分钟，待患者有尿意或滴入溶液200～300ml后，夹闭冲洗管，放开引流管，如此反复冲洗直至流出液澄清为止（如为治疗药物滴入后保留半小时）。观察患者反应，询问有无不适。

（6）撤冲洗器　冲洗毕，分离膀胱冲洗器的两个分管，消毒导尿管外口及引流接管口，并将导尿管和引流管连接，清洁外阴部，固定导尿管和集尿袋，协助患者取舒适卧位，整理床单位，清理用物。病情允许时嘱患者多饮水。

（7）观察记录　观察引流液量、性状及患者反应，洗手、记录。

2. 注意事项

（1）严格无菌操作，防止泌尿道感染。

（2）滴入药物应在膀胱内保留30分钟后再引流出体外，保证药物疗效。

（3）每天冲洗3～4次，每次冲洗量500～1000ml。滴速为60～80滴/分，不宜过快，防止患者尿意强烈，膀胱收缩，迫使冲洗液从导尿管侧溢出尿道外。

（4）保持引流通畅"Y"形管低于耻骨联合，以便引流彻底。若流出量少于灌入的液体量，考虑是否有血块或脓液阻塞，可增加冲洗次数或更换导尿管。

（5）观察患者反应及引流液量、性状。冲洗时若患者感觉不适，出现腹痛、膀胱剧烈收缩、流出血性液体，应停止冲洗，通知医生处理。

3. 健康教育　向患者及家属解释膀胱冲洗的目的及操作方法；向患者说明摄取足量水分的重要性，每天饮水量应维持在2000ml左右，以产生足够的尿量起到冲洗作用，预防感染发生。

【评价】

1. 操作过程无污染，患者无不适感，无不良反应。

2. 护士与患者、家属沟通有效，患者、家属获得相关护理知识，能进行相应的自我护理。

第二节　排便护理

PPT

当食物进入胃和小肠消化吸收后，残渣储存于大肠内，水分被大肠吸收，其余均经细菌发酵和腐败作用后形成粪便。粪便的性质与形状可以反映消化系统的功能状况。因此，护士通过对患者排便活动及粪便的观察，可以发现和鉴别消化道疾病，有助于诊断治疗和护理。

一、排便的评估

（一）粪便的评估

粪便的量与性状可以反映消化系统的功能状况。通过对患者排便活动及粪便性状的观察，了解患者消化系统的情况，为诊断、治疗、护理措施提供依据。

1. 排便次数与量　正常成年人每天排便1～3次，每次平均量为150～300g；婴幼儿每天排便3～5次。成人每天排便超过3次或每周少于3次均为排便异常。大便量的多少与饮食有关，进食肉类及蛋白质者量较少，素食者量较多。

2. 形状与软硬度　粪便形状可分为成形、不成形。软硬度可分为硬便、软便、稀便、水样便。正常成人粪便是成形软便。消化不良或急性肠炎者粪便稀薄或呈水样便，且排便次数增多；便秘时，粪便坚硬，呈栗子样；肠道部分梗阻或直肠狭窄者粪便呈扁条形或带状。

3. 颜色　正常成人粪便呈黄褐色或棕黄色；婴幼儿粪便为黄色或金黄色。大便颜色与饮食有关。排除饮食的影响，大便颜色发生改变提示消化系统存在病理变化，如柏油样便提示上消化道出血；白色陶土样便提示胆道梗阻；暗红色便提示下消化道出血；果酱样便见于肠套叠、阿米巴痢疾；粪便表面粘有鲜血或便后滴血，见于肛裂或痔疮出血；白色米泔水样便见于霍乱、副霍乱。

4. 气味　气味是由食物残渣与结肠中细菌发酵而产生，与食物种类及肠道疾病有关。肉食者味重，素食者味轻。消化不良者粪便呈酸臭味。严重腹泻患者因未消化的蛋白质与腐败菌的作用，气味恶臭；上消化道出血呈腥臭味；下消化道溃疡、恶性肿瘤患者粪便呈腐臭味。

5. 内容物　粪便的内容物主要为食物的残渣、细菌、大量脱落的肠上皮细胞及机体代谢后的废物。若粪便中混入或表面附有血液、脓液或肉眼可见的黏液，提示消化道感染或出血。肠道寄生虫感染者粪便中可见蛔虫、蛲虫和绦虫节片。

（二）排便活动异常的评估

1. 便秘（constipation）　正常排便形态改变，排便次数减少，排出过于干硬的粪便，且排便不畅、困难。可出现腹痛、腹胀、消化不良、乏力、食欲减退等症状，腹部触诊较硬实且紧张，有时可触及包块。常见原因有患者排便习惯不良；环境或生活习惯的突然改变；饮食中水分或纤维摄入量不足；长期卧床缺乏活动；滥用缓泻剂造成药物依赖；直肠肛门手术后；神经系统疾病、肛周疾病等，均可抑制肠道功能而导致便秘的发生。

2. 腹泻（diarrhea）　是指正常排便形态改变，肠蠕动增快，排便次数增多，粪便稀薄不成形，甚至水样便。常伴有肠痉挛、腹痛、恶心、呕吐、乏力、肠鸣音亢进等症状和体征。腹泻是一种保护性反应，有助于将肠道内刺激物或有害物质排出。但严重腹泻可造成大量胃肠液丧失而发生水、电解质代谢和酸碱平衡紊乱。常见于饮食不当，如进食过冷、过油腻、不洁或过敏的食物；情绪紧张、焦虑；消化系统发育不成熟、胃肠道疾病、甲状腺功能亢进等疾病。

3. 排便失禁（fecal incontinence）　是指肛门括约肌不受意识控制而不自主地排便。任何引起肛门括约肌功能完整性受损的情况均可导致大便失禁。如神经肌肉病变或损伤、胃肠道疾病等。

4. 肠胀气（flatulence）　是指胃肠道内有过多的气体积聚而不能排出。表现为腹胀、痉挛性疼痛、呃逆、腹部膨隆、肛门排气增多、叩诊呈鼓音。当肠胀气压迫膈肌和胸腔时，可出现气急和呼吸困难。常见原因有摄入过多产气性食物、肠道功能异常、肠梗阻及肠道手术后、药物的不良反应等因素。

二、影响排便的因素

（一）生理因素

1. 年龄　2～3岁的婴幼儿，由于神经肌肉系统发育不全，不能控制排便；老年人由于腹部肌张力降低、肠蠕动减弱、肛门括约肌松弛等导致肠道控制能力下降而出现排便功能异常。

2. 饮食　是影响排便的主要因素，摄入富含纤维的饮食可增加粪便容积，有助于刺激排便反射。如果食物中缺少纤维素或摄入的液体不足，会引起排便困难或便秘。

3. 活动　适度的活动有助于维持肌肉张力，刺激肠蠕动，维持正常的排便功能。长期卧床或缺乏活动使腹部和盆腔肌肉张力降低、肠蠕动减慢，易发生排便困难。

（二）疾病相关因素

1. 疾病　如肠道感染时，可引起腹泻；肠道肿瘤可引起阻塞，导致粪便形态的改变；脊髓损伤、脑卒中可引起排便失禁。

2. 药物　缓泻药可刺激肠蠕动，减少肠道水分吸收，促进排便；麻醉剂或镇痛药，可使肠运动减弱而导致便秘。

3. 治疗与检查　某些治疗和检查会影响个体的排便活动。例如，腹部、肛门部位手术，会因为肠壁肌肉的暂时麻痹或伤口疼痛而造成排便困难；胃肠X线检查常需灌肠或服用钡剂，也可影响排便。

（三）心理因素

精神抑郁时，身体活动减少，肠蠕动减慢而导致便秘；情绪紧张焦虑时，迷走神经兴奋性增强，肠蠕动增加而致腹泻。

（四）社会文化因素

1. 排便环境　社会文化教育影响个人的排便观念。在现代社会，排便被认为是个人隐私行为，排便环境缺乏隐蔽性可能引起排便困难。如个体因疾病或治疗的限制需要求助于他人时，个体就可能抑制或减少排便的次数，从而影响正常排便，易引起便秘。

2. 排便习惯　作息时间的改变，排便姿势以及环境的改变等都会影响排便习惯的改变。

三、排便异常的护理

（一）便秘患者的护理

1. 心理护理　对情绪紧张不安的患者应给予解释、指导，减轻顾虑。

2. 提供排便环境　创造一个安全舒适的隐蔽环境。

3. 选择适宜的排便姿势　病情允许时下床排便，如无特殊禁忌，最好采取蹲式或抬高床头，利用重力作用增加腹内压，促进排便。

4. 腹部按摩　用单手或双手的示指、中指和无名指重叠在左下腹乙状结肠部深按下，由近心端向远心端作环状按摩，以刺激肠蠕动，帮助排便。

5. 按医嘱给药　遵医嘱给予缓泻剂，如番泻叶、硫酸镁等，并观察药物疗效。

6. 简易通便法　指导或协助患者使用开塞露或甘油栓等。必要时给予灌肠、人工取便。

7. 健康教育　①生活规律，定时排便。②合理饮食，多摄入蔬菜、水果、粗粮等高纤维素食物，多饮水，病情允许时每天可饮水 2000ml 以上。③适当运动，如散步、做操、打太极拳等，卧床患者可进行床上活动。

（二）腹泻患者的护理

1. 心理护理　主动关心安慰患者，消除其焦虑不安的情绪，保持床褥、衣物清洁、干燥。

2. 卧床休息　减少体力消耗，提供安静、舒适的休息环境，注意保暖。

3. 饮食护理　鼓励患者多饮水，酌情给予低脂少渣、清淡的流质或半流质饮食，腹泻严重时暂禁食。

4. 防止水、电解质代谢紊乱　遵医嘱给药，如止泻剂、抗感染药物、口服补液盐或静脉输液等。

5. 保护肛周皮肤　每次便后用软纸轻擦，温水清洗，并在肛门周围涂油膏，以保护局部皮肤。

6. 观察排便情况　观察并记录排便的性质、次数等，必要时留标本送检。疑为传染病时，按肠道隔离原则护理。

7. 健康教育　①向患者解释引起腹泻的原因和防治措施。②教育患者饮食宜清淡并注意饮食卫生。③指导患者观察排便情况，有异常及时与医护人员联系。

（三）排便失禁患者的护理

1. 心理护理　排便失禁患者常感自卑和忧郁，护士应尊重、理解患者，给予安慰和鼓励，帮助其树立信心，配合治疗和护理。

2. 皮肤护理　床上垫一次性中单，每次便后用温水洗净肛周及臀部皮肤，保持局部皮肤清洁干燥，必要时肛周皮肤涂油膏保护，防止破损感染。

3. 排便功能训练　建立条件反射，重建正常的排便功能，帮助患者恢复对排便的控制能力。①观察排便的习惯，在排便前给患者使用便盆。排便无规律者，可每隔 2～3 小时让患者试行排便，每次试行排便时间限制在 15～20 分钟。②指导患者进行肛门括约肌及盆底肌收缩锻炼：先缓慢收紧，再缓慢放松，连续 10 遍，每天 5～10 次，以逐步恢复肛门括约肌的控制能力。

4. 提供舒适的环境　及时更换污染的衣被，定时开窗通风、去除不良气味，保持室内空气清新。

5. 健康教育　合理饮食，适当摄入液体，进行适当的运动。

（四）肠胀气患者的护理

1. 养成良好的饮食习惯，进食时细嚼慢咽，勿食产气多的食物和饮料。

2. 协助患者下床活动，卧床患者可在床上活动或变换体位，以促进肠蠕动。

3. 积极治疗肠道疾病。

4. 轻微肠胀气时，可进行腹部热敷、按摩和针刺疗法；严重肠胀气时，遵医嘱给予药物治疗或肛管排气。

四、排便异常的护理技术

（一）灌肠法

灌肠法（enema）是将一定量的液体由肛门经直肠灌入结肠，以帮助患者清洁肠道、排出粪便和积气或由肠道供给药物，达到诊断和治疗的方法。根据灌肠的目的分为不保留灌肠和保留灌肠。不保留灌肠根据灌入液量的多少，分为大量不保留灌肠和小量不保留灌肠。为了达到清洁肠道的目的而反复进行的大量不保留灌肠称为清洁灌肠。

1. 大量不保留灌肠

【目的】

（1）排便排气　软化和清除粪便，驱除肠内积气。

（2）清洁肠道　为肠道手术、检查或分娩做准备。

（3）减轻中毒　稀释并清除肠道内的有害物质。

（4）高热降温　灌入低温溶液，为高热患者降温。

【评估】

（1）核对医嘱，查对患者身份信息，解释操作目的。

（2）评估患者年龄、意识状况、病情、治疗用药情况；肛周及肛门情况、大便性状及颜色；患者心理状态、合作程度及疾病知识。

【计划】

（1）护士准备　着装整洁，洗手、戴口罩。

（2）用物准备

1）治疗车上层　一次性灌肠袋及肛管、润滑剂、纱布或纸巾、一次性手套、一次性治疗巾、量杯、水温计、灌肠溶液、医嘱执行单、手消毒液。

2）治疗车下层　备便盆、便盆巾、医用垃圾桶和生活垃圾桶。

3）灌肠溶液　常用0.1%～0.2%肥皂液、0.9%氯化钠溶液。成人每次用量为500～1000ml，小儿200～500ml。溶液温度一般为39～41℃，降温时为28～32℃，中暑者降温为4℃的0.9%氯化钠溶液。

（3）环境准备　安静、清洁、宽敞，关闭门窗，床帘遮挡，调节适宜的室温。

（4）患者准备　了解灌肠的目的、过程和注意事项，协助患者排尿，配合操作。

【实施】

（1）操作方法

1）携物核对　备齐用物携至床旁，核对床头卡上床号、姓名及腕带上信息，解释操作目的及配合方法，嘱患者排尿。尊重患者，严格查对耐心解释，患者配合。

2）安置卧位　取左侧卧位，双膝屈曲，脱裤至膝部，臀部移至床沿，暴露臀部，臀下垫治疗巾。保护隐私，防止受凉。

3）润管排气　测量灌肠液水温，将液体倒入灌肠袋内，灌肠袋挂于输液架上，液面距肛门40～60cm（伤寒患者液面距肛门小于30cm液体量少于500ml）。戴手套，弯盘置于臀边，纱布或卫生纸放在治疗巾上，润滑肛管前端，排尽气体，关调节器。

4）插入肛管　护士左手分开臀裂显露肛门，嘱患者深呼吸，另一手将肛管轻轻插入直肠7～10cm，小儿插入深度4～7cm（图9－6），固定肛管，打开调节器，观察液体下降情况。操作中动作轻柔，请患者配合，做深呼吸，以利于插管。

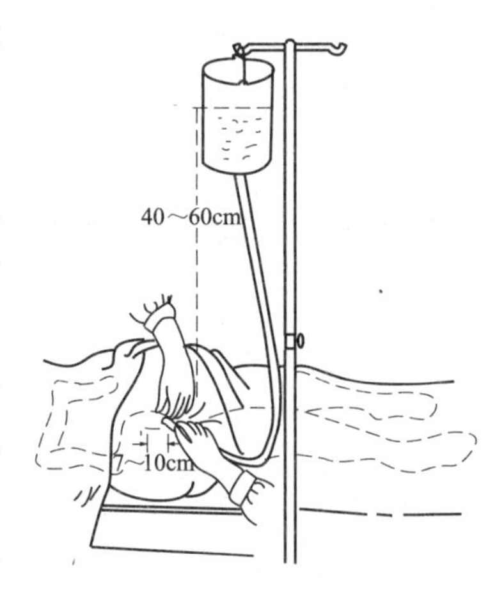

图9－6 大量不保留灌肠

5）灌液观察 如液面下降过慢或停止，多因粪块阻塞肛管前端，可移动肛管或挤捏肛管；如患者诉腹胀或有便意，可嘱其深呼吸以减轻腹压，同时降低灌肠筒高度或调节滴速以减慢流速。认真听取患者主诉，主动询问患者感受。

6）拔出肛管 待灌肠液剩余少许时关闭调节器，用卫生纸包裹肛管轻轻拔出。擦净肛门，脱下手套，将弯盘移至治疗车下层。操作时注意不污染患者衣被。

7）保留溶液 嘱患者尽量保留5～10分钟，以利粪便软化；降温灌肠，液体应保留30分钟，排便后30分钟测量体温，并记录。耐心解释保留时间的意义。

8）协助排便 不能下床的患者，给予便盆，将纸巾放于易取处；对危重症患者应等候至排便完毕，清洁局部。取出便盆、治疗巾，观察大便性质、颜色、量，必要时留取标本送检。脱手套。

9）整理归位 整理床单位，开窗通风去除异味，分类清理用物，消毒双手。耐心做好健康教育，谢谢患者合作。

10）观察记录 观察患者反应，在体温单大便栏目内记录灌肠结果：灌肠后排便一次记为1/E；灌肠后未排便记为0/E；自行排便一次，灌肠后又排便一次记为1，1/E。

（2）注意事项

1）正确选用灌肠溶液，掌握溶液的温度、浓度、量和灌入压力。

2）肝昏迷患者禁用肥皂液灌肠，以减少氨的产生和吸收；充血性心力衰竭和水钠潴留患者禁用0.9%氯化钠溶液灌肠。

3）伤寒患者灌肠时用0.9%氯化钠溶液，灌肠筒内液面不得高于肛门30cm，液体量不得超过500ml。

4）急腹症、消化道出血、妊娠、严重心血管疾病等患者禁忌灌肠。

5）灌肠过程中随时观察患者的病情变化，如发现脉速、面色苍白、出冷汗、剧烈腹痛、心悸气急时，应立即停止灌肠，报告医生给予及时处理。

（3）健康教育 向患者及家属讲解维持正常排便习惯的重要性，并指导患者及家属保持健康的生活习惯以维持正常排便。

【评价】

患者无不适，达到灌肠目的。护患沟通良好，患者获得相关知识。

2. 小量不保留灌肠

【目的】

为腹部或盆腔手术后患者、危重症患者、年老体弱者、小儿、孕妇等解除便秘和肠胀气。

【评估】

（1）核对医嘱，查对患者身份信息，解释操作目的。

（2）评估患者年龄、意识状况、病情、治疗用药情况；腹胀、肛门及肛周局部情况；患者心理状态、合作程度及疾病知识。

【计划】

（1）护士准备 着装整洁，洗手、戴口罩。

（2）用物准备

1）治疗车上层　一次性灌肠包（无菌注洗器或小容量灌肠袋、一次性肛管、血管钳、润滑剂、卫生纸、弯盘、5～10ml 温开水、一次性治疗巾、一次性手套）、水温计、医嘱执行单、手消毒液。

2）治疗车下层　备便盆、便盆巾、医用垃圾桶和生活垃圾桶。

3）常用灌肠液　“1、2、3”溶液（50%硫酸镁 30ml、甘油 60ml、温开水 90ml）；甘油或液体石蜡 50ml 加等量温开水；各种食用植物油 120～180ml。液体温度为 39～41℃。

（3）环境准备　同大量不保留灌肠。

（4）患者准备　同大量不保留灌肠。

【实施】

（1）操作流程

1）～2）同大量不保留灌肠。

3）润管排气　戴手套，用注洗器吸药（图 9－7），连接肛管，润滑肛管前端，排气。

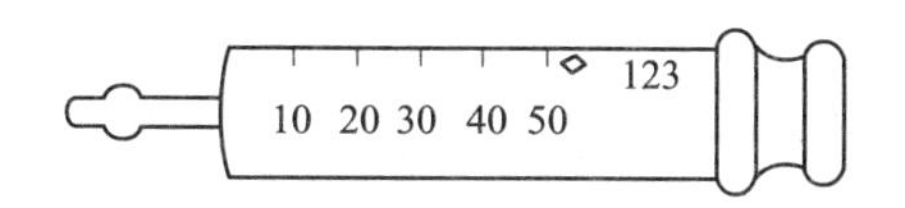

图 9－7　注洗器

4）插入肛管　护士左手分开臀裂，暴露肛门，嘱患者深呼吸，另一手将肛管轻轻插入直肠 7～10cm（图 9－8）。动作轻柔，嘱患者深呼吸，放松。

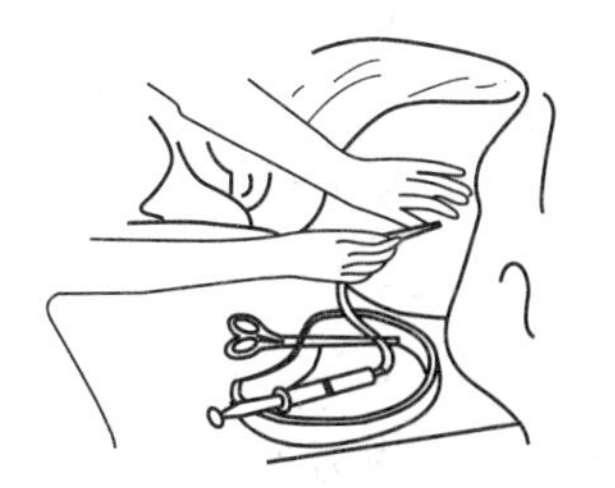

图 9－8　注洗器灌肠法

5）灌注溶液　缓慢注入溶液，直至溶液全部注入。如使用小容量灌肠筒，液面距肛门低于 30cm。抬高肛管末端，使管内溶液全部流入，取下注洗器。观察患者反应，认真听取主诉。

6）拔管擦拭　反折肛管末端，用纱布包住肛管轻轻拔出，肛管放入医用垃圾桶内，用纸巾擦净肛门。

7）保留溶液　嘱患者尽量保留溶液 10～20 分钟，充分软化粪便，以利排便。耐心做好健康教育，谢谢患者合作。

8）～10）　同大量不保留灌肠。

（2）注意事项

1）正确选用灌肠溶液，掌握溶液的温度、浓度和量。

2）如用小容量灌肠筒，液面距肛门低于 30cm。

3）每次抽吸灌肠液时应排尽空气，防止注入空气引起腹胀。

（3）健康教育　同大量不保留灌肠。

【评价】

患者无不适，达到灌肠目的。护患沟通良好，患者获得相关知识。

清洁灌肠

【目的】

彻底清除滞留在结肠内的粪便，为直肠、结肠镜检和手术前作肠道准备。

【实施】

反复多次进行大量不保留灌肠，首次用肥皂水，再使用 0.9% 氯化钠溶液，直到排出液澄清无粪质为止。

3. 保留灌肠

【目的】

将药液灌入到直肠或结肠内，通过肠黏膜吸收达到治疗的目的。常用于镇静、催眠和治疗肠道感染。

【评估】

（1）核对医嘱，查对患者身份信息，解释操作目的。

（2）评估患者年龄、意识状况、病情、治疗用药情况；腹部及肛门、肛周局部情况；患者心理状态、合作程度及疾病知识。

【计划】

（1）护士准备　着装整洁，洗手、戴口罩。

（2）用物准备

1）同小量不保留灌肠，另备温开水 5 ~ 10ml、小垫枕。

2）常用溶液　药物及剂量遵医嘱准备：镇静催眠常用 10% 水合氯醛；治疗肠道感染常用 2% 小檗碱、0.5% ~ 1% 新霉素或其他抗生素溶液。灌肠溶液量不超过 200ml，液体温度 39 ~ 41℃。

（3）环境准备　安静、清洁、宽敞、光线充足，关闭门窗，屏风或床帘遮挡。调节室温。

（4）患者准备　使患者了解保留灌肠的目的、过程和注意事项，排空大小便，取得患者配合。

【实施】

（1）操作方法

1）核对解释　携用物至床旁，核对患者床头卡及腕带信息，解释操作目的及配合方法。嘱患者排便、排尿。细心核对，自我介绍，耐心解释。

2）安置卧位　依据病情取左侧或右侧卧位（阿米巴痢疾），双膝屈曲，脱裤至膝部，臀部移近床沿。臀下垫小枕抬高臀部 10cm，枕上垫一次性治疗巾，弯盘放于臀边。减少暴露，保护隐私。

3）润管排气　戴手套，用注洗器抽吸药液，连接肛管，润滑肛管前端，排气。

4）插入肛管　护士左手分开臀裂显露肛门，嘱患者深呼吸，轻轻插入肛管 10 ~ 15cm。动作轻柔，插入深度适宜。

5）灌注溶液　把注洗器抬高，距离肛门 30cm 内，缓慢注入药液，注药后再注入温开水 5 ~ 10ml，抬高肛管末端，使管内溶液全部流入。观察患者反应，如患者腹胀，嘱患者深呼吸，并减慢注入速度。

6）拔管保留　取下注洗器，反折肛管末端，用纱布包住肛管轻轻拔出，用纸巾擦净肛门，嘱患者保持侧卧位 10 ~ 20 分钟，取出小枕，再变换卧位，利于液体流入肠内。嘱患者保留药液在 1 小时以上。操作中注意不污染患者衣被。

7）整理归位　脱下手套，协助取舒适卧位，排便后取出治疗巾。整理床单位。耐心解释保留时间长的意义和解答患者问题，感谢患者合作。

8）~ 10）同大量不保留灌肠。

（2）注意事项

1）慢性细菌性痢疾，病变部位多在直肠或乙状结肠，应取左侧卧位；阿米巴痢疾病变多在回盲部，取右侧卧位。

2）为提高疗效，宜选晚上睡前灌肠，且肛管要细、插入要深、药量要少、注入药液速度要慢、液面距肛门不超过 30cm，以便有效保留药液，使肠黏膜充分及收。

3）肛门、直肠、结肠等手术后患者及排便失禁者不宜保留灌肠。

（3）健康教育　向患者及家属讲解有关的疾病知识，指导配合，提高治疗效果。

【评价】

患者无不适，达到灌肠目的。护患沟通良好，患者获得相关知识。

4. 口服高渗溶液清洁肠道

【目的】

利用肠道内不吸收高渗溶液的特性，在肠道内形成高渗环境，从而使肠道内水分大量增加，可以软化粪便、刺激肠蠕动、加速排便，达到清洁肠道的目的。适用于直肠、结肠检查和手术前肠道准备。

【实施】

（1）操作方法

1）甘露醇法　患者术前3天进半流质饮食，术前1日进流质饮食，术前1日14：00～16：00口服甘露醇溶液1500ml（20%甘露醇500ml ＋ 5%葡萄糖1000ml混匀）。一般服用15～20分钟后即反复自行排便。

2）硫酸镁法　患者术前3天进半流质饮食，每晚口服50%硫酸镁10～30ml，术前1日进流质饮食，术前1日14：00～16：00先口服25%硫酸镁200ml（50%硫酸镁100ml＋50%葡萄糖盐水100ml），再口服温开水1000ml。一般服用15～30分钟后即可反复自行排便，2～3小时内可排便2～5次。

（2）注意事项　服药速度不宜过快，以免引起呕吐，服药中护士应观察患者的一般情况，注意排便次数及粪便性质并记录，确定是否达到清洁肠道的目的。

（3）健康教育　向患者及家属讲解有关的疾病知识，指导配合，提高治疗效果。

【评价】

患者无不适，达到灌肠目的。护患沟通良好，患者获得相关知识。

（二）简易通便术

【目的】

软化粪便、润滑肠壁、刺激肠蠕动而促进排便。适用于老人、体弱者和久病卧床者。

【评估】

1. 核对医嘱　查对患者身份信息，解释操作目的。

2. 评估患者　年龄、意识状况、病情、治疗用药情况；腹胀情况，有无肛裂、痔疮出血情况；患者心理状态、合作程度及疾病知识。

【计划】

1. 护士准备　着装整洁，洗手、戴口罩。

2. 用物准备　通便剂（开塞露、甘油栓、肥皂栓）、纸巾、剪刀、一次性手套。

3. 环境准备　环境安静、清洁、宽敞、光线充足，必要时拉好床帘遮挡。

4. 患者准备　了解简易通便的目的、过程和注意事项，配合操作。

【实施】

1. 操作方法

（1）开塞露法　开塞露由甘油或山梨醇制成，装在葫芦状塑料容器内。患者取左侧卧位，嘱患者深呼吸放松肛门括约肌，戴手套将开塞露前端帽子取下，挤出少许液体润滑前端，左手将患者肛周皮肤掰开显露肛门，右手将开塞露前端轻轻插入肛门，再将药液全部挤入直肠内（图9－9），嘱患者保留5～10分钟后排便。

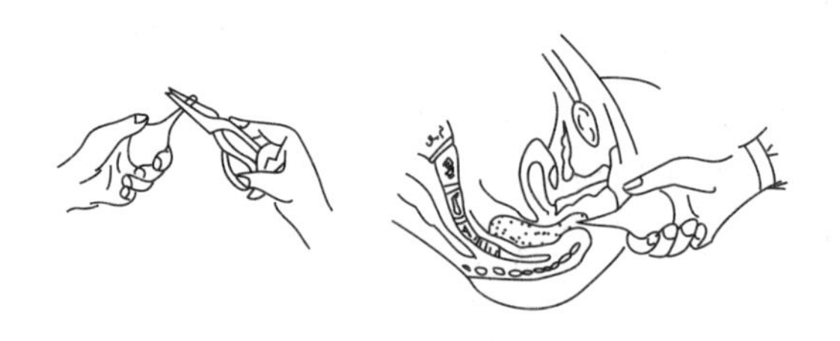

图 9-9 开塞露简易通便法

(2) 甘油栓法 甘油栓是甘油和明胶制成的栓剂。患者取左侧卧位，嘱患者深呼吸放松肛门括约肌，戴手套捏住甘油栓底部，轻轻插入肛门至直肠内（图 9-10），用纸巾抵住肛门处轻轻按摩，保留 5~10 分钟后排便。

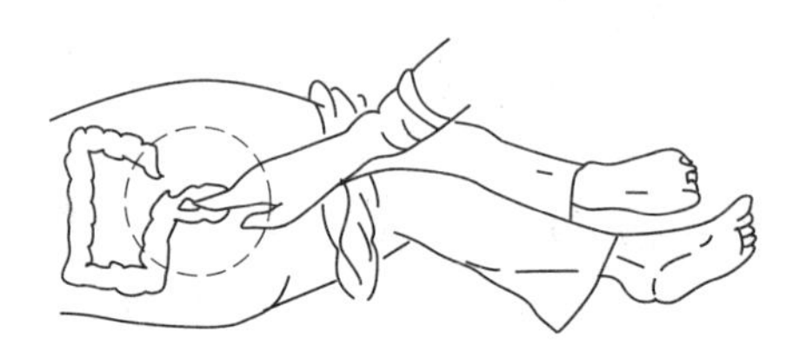

图 9-10 甘油栓简易通便法

(3) 肥皂栓法 将普通肥皂削成圆锥形（底部直径约 1cm、长 3~4cm）。患者取左侧卧位，嘱患者深呼吸放松肛门括约肌，使用时手拿纸巾或戴手套，将肥皂栓蘸热水软化后轻轻插入肛门。有肛门黏膜溃疡、肛裂及肛门剧烈疼痛者，不宜使用。

2. 注意事项

(1) 操作时，手法要轻柔，避免损伤肠黏膜或引起肛门水肿。

(2) 对大便嵌塞者，经灌肠或通便后仍无效时，可采取人工取便法，以解除患者痛苦。

(3) 发现患者面色苍白、出汗、疲倦等不适时，应暂停操作，并通知医生处理。

3. 健康教育 向患者及家属讲解有关的疾病知识，指导配合，提高治疗效果。

【评价】

1. 患者排出大便，无不良反应，达到预期效果。

2. 护士能与患者或家属有效沟通，得到理解与配合。患者、家属学会有关知识，能进行相应的自我护理。

（三）肛管排气法

将肛管从肛门插入直肠，以排除肠腔内积气的方法。

【目的】

排出肠腔积气，减轻腹胀。

【评估】

1. 核对医嘱，查对患者身份信息，解释操作目的。

2. 评估患者年龄、意识状况、病情、治疗用药情况；腹胀情况，有无肛裂、痔疮出血及肛门水肿情况；患者心理状态、合作程度及疾病知识。

【计划】

1. 护士准备 着装整洁，洗手、戴口罩。

2. 用物准备

(1) 治疗车上层 备无菌用物（一次性肛管、接头、橡胶管、棉签）、润滑剂、玻璃瓶（内盛水

3/4满，瓶口系带）、胶布（1cm×15cm）、别针、纸巾、弯盘、一次性治疗巾、一次性手套、手消毒液。

（2）治疗车下层 备便盆、便盆巾、医用垃圾桶和生活垃圾桶。

3. 环境准备 安静、清洁、宽敞、光线充足，关闭门窗，床帘遮挡。

4. 患者准备 了解肛管排气的目的、过程和注意事项，配合操作。

【实施】

1. 操作方法

（1）核对解释 携用物至床旁，核对床头卡及腕带上床号、姓名，并解释操作目的、过程和注意事项。耐心解释，患者配合。

（2）安置体位 取左侧卧位或仰卧位，双膝屈曲，脱裤至膝部，臀下垫治疗巾。减少暴露，保护隐私。

（3）系瓶连管 将玻璃瓶系在床边，橡胶管一端插入玻璃瓶液面下，以便于观察气体排出量；另一端与肛管相连。动作轻柔，耐心指导患者深呼吸。

（4）润管插入 戴手套，润滑肛管前端，嘱患者张口呼吸，将肛管轻轻插入直肠 15～18cm。请患者保持体位。

（5）妥善固定 固定肛管，橡胶管留出足够长度，用别针固定在床单上（图 9－11）。便于患者翻身活动。

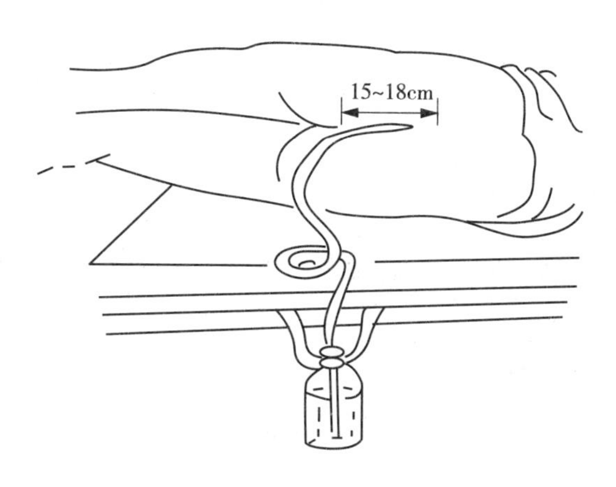

图 9－11 肛管排气

（6）观察排气 观察气体排出情况。如排气不畅，帮助患者更换体位或按摩腹部，以促进排气，保留肛管不超过 20 分钟。询问患者感受、腹胀情况有无改善。

（7）拔管处理 拔出肛管，分离肛管置于医用垃圾桶内，用纸巾擦净肛门，取下玻璃瓶及橡胶管，脱下手套，协助患者取舒适体位，整理床单位。耐心指导防止肠胀气的方法，谢谢合作。

（8）清理记录 清理用物。污染用物分类浸泡消毒，一次性用物放入医用垃圾桶内；消毒双手，记录排气与腹胀改善情况。

2. 注意事项

（1）保留肛管时间不得超过 20 分钟，防止降低肛门括约肌的反应性，甚至导致肛门括约肌永久性松弛。

（2）再次排气时，需间隔 2～3 小时后再进行。

3. 健康教育 养成良好的饮食习惯，细嚼慢咽，勿食产气多的食物和饮料；适当活动，促进肠蠕动。

【评价】

患者腹胀减轻，无不良反应。护士与患者或家属沟通有效，得到患者配合。

答案解析

目标检测

一、选择题

A1/A2 型题

1. 排尿观察属异常的是（　）

A. 24 小时尿量 2000ml　B. 尿呈淡黄色　C. 尿比重 1.015

D. 夜间排尿 0～1 次　E. 新鲜尿有氨臭味

2. 对非尿路梗阻的尿潴留患者，最后采取的措施为（　）

A. 导尿术　B. 热敷下腹部　C. 按摩下腹部

D. 让患者听流水声　E. 温水冲洗会阴部

3. 关于留置导尿的护理，下述与预防泌尿系统结石或感染无关的是（　）

A. 更换贮尿袋时，防止尿液逆流

B. 鼓励患者多饮水，增加排尿量

C. 鼓励患者经常变换卧位

D. 作间歇性引流夹管

E. 保持尿道口清洁，定时膀胱冲洗

4. 患者，女性，40 岁。因行剖宫产需进行术前准备。护士准备插入导尿管。但患者不同意，此时护士应（　）

A. 患者自行排尿，解除膀胱压力

B. 请示护士长改用其他办法

C. 请家属协助劝说

D. 耐心解释，讲清导尿的重要性，并用屏风遮挡

E. 报告医生择期手术

5. 患者，男性，79 岁。昏迷，护士为患者进行留置导尿，下列措施正确的是（　）

A. 每日更换留置导尿管　B. 随时倾倒尿液，并提高引流管

C. 每周用消毒液棉球擦拭尿道口　D. 每月做尿常规检查一次

E. 发现尿液混浊时进行膀胱冲洗

6. 血红蛋白尿液呈（　）

A. 鲜红色　B. 黄褐色　C. 酱油色

D. 乳白色　E. 淡黄色

7. 患者，女性，40 岁。诊断为胃、十二指肠溃疡出血，经对症治疗后出血停止，大便隐血阳性，出血期间患者大便呈

A. 黄褐色　B. 果酱样　C. 柏油样

D. 陶土色　E. 水样便

8. 肛管排气插入深度为（　）

A. 10～15cm　B. 15～18cm　C. 7～10cm

D. 10～20cm　　　　E. 15～20cm

9. 患者，女性，53岁。中暑，体温41.5℃，遵医嘱灌肠为患者降温。下列正确的做法是（　）

A. 选用0.1%～0.2%肥皂水　　　　B. 灌肠液量每次<500ml

C. 用4℃的0.9%氯化钠溶液　　　　D. 灌肠时患者取右侧卧位

E. 灌肠后患者保留1小时排便

10. 患者，男性，38岁。因阿米巴痢疾需做保留灌肠，应采取的体位是（　）

A. 仰卧位　　　　B. 俯卧位　　　　C. 半坐卧位

D. 左侧卧位　　　　E. 右侧卧位

二、思考题

患者，女性，65岁。行胃部全麻手术后，12小时未排尿，患者自诉下腹胀痛。护理体检：视诊可见耻骨上高度膨隆，极度虚弱，触诊可及囊样包块，有压痛，叩诊呈实音。请问：

（1）该患者发生了什么情况？

（2）护士可能采取哪些护理措施帮助患者排尿？

（3）如需导尿首次引流尿液不应超过多少毫升？为什么？

（4）根据患者情况医嘱留置导尿管，应怎样防止逆行性感染？

（路雪燕）

书网融合……

本章小结

微课

题库

第十章　冷热疗法

学习目标

1. 通过本章学习，重点把握冷热疗的作用、禁忌证；冷热疗的方法。

2. 学会各种冷热疗法，具有娴熟的操作技术，具有严谨求实的工作态度和关心爱护患者的意识。

情境导入

情境描述　患者，男性，39岁。因外伤导致胫骨平台骨折，平车急诊入院。入院后完善相关检查，行手术治疗，现胫骨平台骨折切开复位内固定手术术后第二天，晨起测体温39.6℃，医嘱：乙醇擦浴。

讨论　1. 使用乙醇擦浴时，所用的乙醇浓度、温度及量是多少？

2. 如何为患者实施乙醇拭浴？在乙醇擦浴过程中应注意哪些问题？

冷热疗法（cold and heat therapy）是临床常用的物理治疗方法，是利用低于或高于人体温度的物质作用于人体表面，通过神经传导引起皮肤和内脏器官血管的收缩或舒张，从而改变机体各系统血液循环和新陈代谢，达到止血、镇痛、消炎、退热和增进舒适的目的。在实施冷、热疗法的过程中，护理人员应及时、有效地评估患者局部或全身的冷热状况，正确使用冷热疗法，防止不良反应的发生，确保患者安全，满足患者身心需要。

PPT

第一节　冷疗法

冷疗法是利用低于人体温度的物质作用于局部或全身，以达到减轻充血或出血、消炎、镇痛、降温、降低新陈代谢等目的的一种物理治疗方法。

一、冷疗的作用

1. 减轻局部充血或出血　冷疗可使局部毛细血管收缩，血管通透性降低，减轻局部组织的充血和水肿；冷疗还可使血液黏稠度增加，血液循环减慢，促进血液凝固而控制出血。适用于鼻出血、扁桃体摘除术和局部软组织损伤早期。

2. 控制炎症扩散　冷疗可使毛细血管收缩，血流速度减慢，细菌的活力和细胞的新陈代谢降低，从而控制炎症扩散及抑制化脓，适用于炎症早期，如鼻部软组织发炎早期，可采用鼻部冰敷以控制炎症扩散。

3. 减轻疼痛　冷疗可抑制组织细胞的活动，使神经末梢的敏感性降低，从而减轻疼痛；同时，冷疗还可使局部血管收缩，血管通透性降低，渗出减少，从而减轻局部充血、肿胀压迫神经末梢引起的疼痛。适用于牙痛、烫伤及急性损伤的早期，如踝关节扭伤48小时内可用冷湿敷，以减轻踝关节软组织出血和疼痛。

4. 降低体温 冷疗直接作用于体表皮肤，通过传导和蒸发作用散热，使体温降低，适用于高热、中暑患者的降温。头部用冷可降低脑细胞的代谢，减少脑细胞的耗氧量，提高脑组织对缺氧的耐受性，减少脑细胞的损伤。适用于脑外伤、脑缺氧等患者。

二、影响冷疗的因素

1. 冷疗方式 根据冷疗过程中所使用的导热介质的不同，可将冷疗方式分为干冷法和湿冷法两种，用冷方式不同，疗效也不同。水是良好的导体，其传导能力比空气好，渗透力强，速度快。因此，湿冷疗法的效果优于干冷疗法。临床应用中，可根据患者用冷疗的目的选择合适的方法。

2. 冷疗部位 用冷部位不同，产生的冷疗效应也不同。人体皮肤的厚薄分布不均，皮肤薄或不常暴露的部位对冷有明显的反应。此外，皮下冷感受器比热感受器多8～10倍，故浅层皮肤对冷刺激较敏感。因此，临床上为高热患者降温时，通常将冰袋或冰囊置于皮肤薄且有大血管分布的颈部、腋下、腹股沟等处，以增强降温的效果。

3. 冷疗时间 冷疗需要有一定的时间才能产生效应。在一定时间内，冷疗效应随着时间的延长逐渐增强。冷疗时间一般为20～30分钟。用冷时间持续30～45分钟后，反而引起血管扩张，这是机体避免长时间用冷对组织的损伤而出现的防御反应，称继发效应。用冷时间过长不但达不到治疗目的，还可导致不良反应甚至冻伤。

4. 冷疗面积 冷效应与用冷面积成正比。用冷面积越小，效应越弱。用冷面积越大，对身体血流量的分布、温度等影响越大，产生的效应越强，局部冷疗反应较弱，全身冷疗反应较强，但易引起全身反应，患者的耐受性越差，易引起血管收缩使患者血压升高。因此，大面积冷疗时，需严密观察患者的局部和全身反应，以保证治疗安全、有效。

5. 环境温度 冷疗的温度与体表皮肤的温度相差越大，机体对冷刺激的反应越强，反之则越弱。此外，环境温度也会影响冷疗效果，如环境温度低于或等于身体温度时，冷疗效果增加；环境温度高于身体温度时，冷疗效果降低。

6. 个体差异 个体因年龄、性别及机体状况等有所差异，神经系统对冷热刺激的调节功能有所差异，所以对同一强度的冷刺激，会产生不同的效应。例如，婴幼儿因体温调节中枢未发育完善，对冷疗反应较为强烈；女性患者对冷刺激较男性敏感等；昏迷者、血液循环障碍者及老年人，因感觉功能丧失或减退，对冷疗刺激的反应较迟钝，易冻伤。因此，为这类患者用冷时要特别注意温度的选择。

三、冷疗法禁忌证

1. 慢性炎症或深部化脓病灶 冷疗可使局部血管收缩，血流减少，妨碍炎症吸收。

2. 循环障碍 冷疗可使血管收缩，血液循环障碍加重，导致组织缺血、缺氧而变性、坏死。因此，大面积组织受损、休克、全身微循环明显障碍、糖尿病周围血管病变、动脉硬化、神经病变、水肿等患者不宜用冷疗。

3. 对冷过敏 对冷过敏者应用冷疗可引起过敏症状，如红斑、荨麻疹、关节疼痛、肌肉痉挛等症状。

4. 慎用冷疗法者 心脏病及体质虚弱者、昏迷或者感觉异常者、关节疼痛、婴幼儿及哺乳期胀奶的产妇等均应慎用冷疗。

5. 禁忌冷疗的部位

（1）枕后、耳廓、阴囊等处禁忌用冷，以防引起冻伤。

（2）心前区禁忌用冷，以防引起反射性心率减慢、心房纤颤、心室纤颤及房室传导阻滞。

（3）腹部禁忌用冷，以防引起腹痛、腹泻。

（4）足底禁忌用冷，以防引起反射性末梢血管收缩而影响散热，或引起一过性冠状动脉收缩。

四、冷疗法

（一）冰袋（冰囊）的使用

【目的】

降温、消炎、止血、镇痛。

【评估】

1. 患者的年龄、病情、体温、意识状态、治疗情况和肢体活动能力。
2. 患者局部皮肤状况、循环状况，对冷的耐受度，有无感觉障碍等。
3. 患者的心理状态和配合程度。

【计划】

1. 护士准备 着装整洁，洗手，戴口罩。

2. 用物准备

（1）治疗车上层 治疗盘内备冰袋或冰囊（图 10－1）、布套、毛巾、帆布袋、木槌。治疗盘外备冰块、盆及冷水、漏勺、手消毒液。

（2）治疗车下层 备生活垃圾桶和医用垃圾桶。

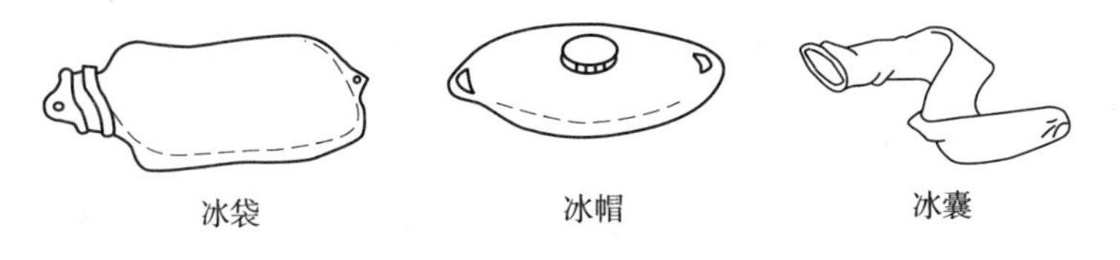

图 10－1 冰袋、冰囊

3. 环境准备 清洁、安静、舒适、安全，室温适宜。酌情关闭门窗，根据需要备屏风或床帘，保护患者隐私。

4. 患者准备 了解操作的目的、方法、注意事项及配合要点。

【实施】

1. 操作方法

（1）核对解释 核对、评估患者并做好解释。

（2）备好用物 备齐所需用物，检查冰袋或冰囊有无破损、漏气，冰袋夹子能否夹紧。

（3）装好冰袋 将冰块装入帆布袋，用木槌敲成小块，倒入脸盆，用冷水冲去冰的菱角。将小冰块装入冰袋或冰囊 1/2～2/3 满，驱出袋内空气，夹紧袋口。用毛巾擦干冰袋，倒提抖动检查无漏水后套上布套。

（4）再次核对 携用物至患者床旁，核对患者床号、姓名及腕带信息，确认患者，向患者或家属解释目的以取得合作。

（5）放置冰袋 将冰袋置于冷敷部位（或将冰袋悬挂吊起，仅底部与治疗部位皮肤接触）

1）高热患者降温时冰袋可置于患者前额或头顶部（图 10－2），冰囊可置于体表大血管分布处，如颈部两侧、腋窝、腹股沟等处。

2）鼻出血者将冰囊吊在支架上，底部接触鼻根。

3）扁桃体摘除术后将冰囊置于颈前颌下（图 10－3）。

（6）严密观察　用冷疗法期间注意观察治疗的效果、局部皮肤情况及患者反应，倾听患者主诉，观察冰袋有无异常。

（7）撤除冰袋　30 分钟后撤除冰袋，防止产生继发效应，协助患者取舒适卧位，整理床单位。

（8）整理用物　倒净袋内冰水，将冰袋或冰囊洗净、倒挂晾干，吹入少量空气，防止两层之间粘贴，后夹紧袋口，置于阴凉处备用，冰袋布套清洁后晾干备用。

（9）洗手记录　洗手，记录使用部位、时间、效果、局部反应及患者反应。

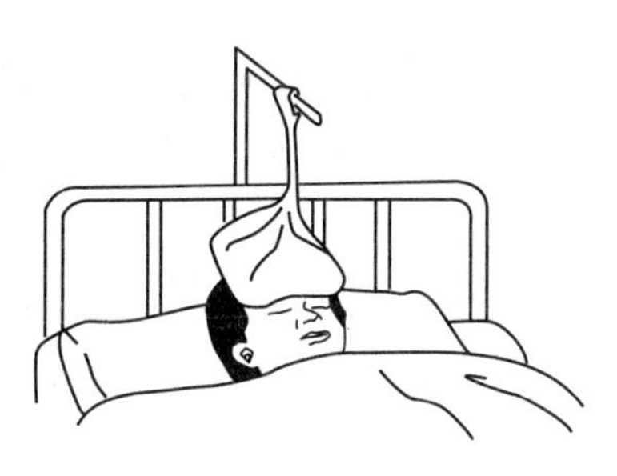

图 10－2　冰袋的使用

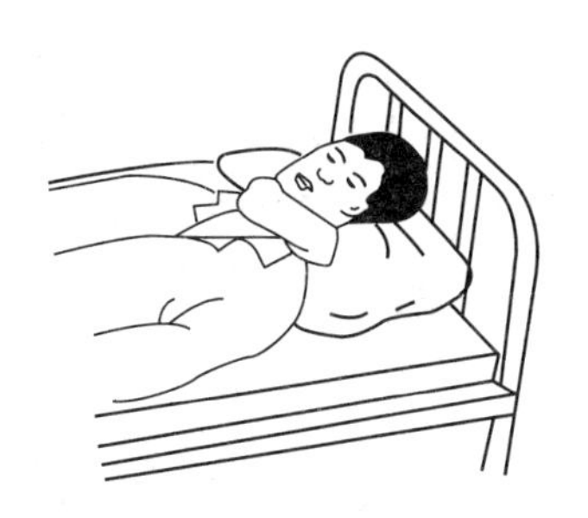

图 10－3　冰囊的使用

2. 注意事项

（1）使用冰袋、冰囊时，外面应套上布套。

（2）用冷过程中随时观察并检查冰袋、冰囊是否夹紧，有无漏水。冰块完全融化时，应立即更换并保持布袋的干燥。

（3）注意观察患者局部皮肤变化，每 10 分钟查看一次局部皮肤颜色，如出现皮肤苍白、青紫等，或患者主诉局部麻木、灼烧感等，需立即停止用冷，防止冻伤。

（4）冰袋压力不宜过大，以免阻碍血液循环，如冰袋置于前额时，为减轻局部压力，需将冰袋悬吊在支架上，但要确保冰袋与前额皮肤接触。

（5）高热患者降温时，用冷 30 分钟后应复测体温，当体温降至 39℃以下，可取下冰袋停止用冷，并做好记录。

（6）用冷时间正确，最长不超过 30 分钟，需长时间用冷者应休息 1 小时后可再次使用，以利于局部组织复原，防止发生不良反应。

3. 健康教育　向患者及家属介绍冰袋（冰囊）的作用、使用方法及注意事项，说明局部冷疗的影响因素和禁忌使用冷疗的部位。

【评价】

1. 患者局部皮肤无冻伤、无不良反应，达到冷疗目的。
2. 护士操作规范，动作熟练、轻巧。
3. 护士能与患者或家属有效沟通，得到理解与配合。

（二）冰帽（冰槽）的使用

【目的】

头部降温，预防脑水肿，降低脑细胞的代谢，减少其耗氧量，提高脑组织对缺氧的耐受性，减少对脑细胞的损害。

【评估】

1. 患者的年龄、病情、体温、意识状态、治疗情况和肢体活动能力。
2. 患者头部状况，如头部皮肤状况、循环状况、有无感觉障碍等。

3. 患者的心理状态和配合程度。

【计划】

1. 护士准备　着装整洁，洗手，戴口罩。

2. 用物准备

（1）治疗车上层　治疗盘内备帆布袋、木槌、海绵垫、不脱脂棉球、凡士林纱布、肛表。治疗盘外备冰帽或冰槽（图10－4）、冰块、盆及冷水、漏勺、手消毒液。

（2）治疗车下层　备水桶、生活垃圾桶、医用垃圾桶。

3. 环境准备　清洁、舒适、室温适宜，必要时关闭门窗。

4. 患者准备　了解操作的目的、方法、注意事项及配合要点；排空大小便，取舒适卧位。

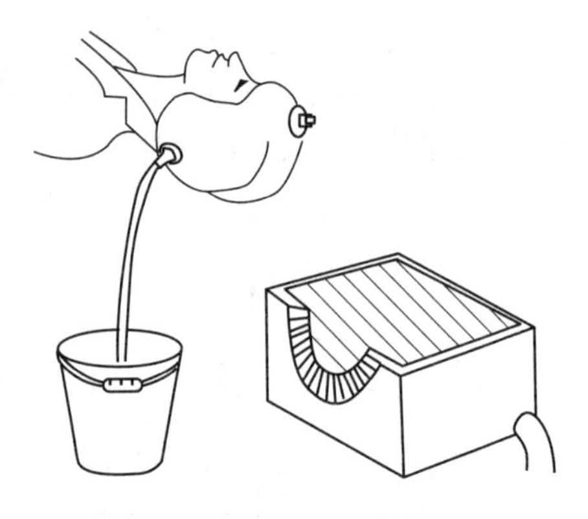

图10－4　冰帽、冰槽的使用

【实施】

1. 操作方法

（1）核对解释　核对、评估患者并做好解释。

（2）备好用物　备齐所需用物，检查冰帽有无破损、漏水。

（3）装好冰袋　将冰块装入帆布袋，用木槌敲成小块，倒入脸盆，用冷水冲去冰的菱角。将小冰块装入冰帽约2/3满，驱出帽内空气，旋紧冰帽口。用毛巾擦干冰帽，检查无漏水。

（4）再次核对　携用物至患者床旁，核对患者床号、姓名及腕带信息，确认患者，向患者或家属解释目的以取得合作。

（5）放置冰帽

1）去枕，铺橡胶单及中单于患者头下；铺治疗巾于冰帽或冰槽内，将小垫枕放于患者肩下。

2）在患者后颈部、双耳外侧与冰帽接触的部位垫海绵垫，两耳塞不脱脂棉花，用凡士林纱布覆盖双眼。

3）将患者头部置于冰帽或冰槽内，冰帽的排水管置于水桶内（图10－4），注意水流情况。

（6）严密观察　①用冷期间注意观察患者生命体征，每30分钟测量1次肛温，肛温维持在33℃左右。②注意观察皮肤颜色、心率、冰帽有无异常。

（7）撤除冰帽　30分钟后撤除冰帽或冰槽，协助患者取舒适卧位，整理床单位。

（8）整理用物　冰帽处理同冰袋。

（9）洗手记录　洗手，记录用冷部位、时间、效果及反应，将每次测量的体温记录在特别护理记录单上。

2. 注意事项

（1）观察冰帽有无破损、漏水，冰块融化后应及时更换或添加冰块。

（2）密切观察患者病情、体温及心率变化，防止发生心房纤维性颤动、心室纤维性颤动或房室传导阻滞等。每30分钟测量一次肛温，肛温不可低于30℃。

（3）密切观察头部皮肤变化，每10分钟查看一次局部皮肤颜色，特别是耳廓部位皮肤，若皮肤出现苍白、青紫、麻木或患者有其他不适等，应立即停止用冷。

（4）用冷时间正确，最长不超过30分钟，需长时间用冷者应休息1小时后可再次使用，以利于局部组织复原，防止发生不良反应。

3. 健康教育　使用冰帽（冰槽）前，向患者及家属介绍使用方法、说明头部冷疗作用。

【评价】

1. 患者局部皮肤无冻伤、无不良反应，达到冷疗目的。

2. 护士操作规范，动作熟练、轻巧。

3. 护士能与患者或家属有效沟通，得到理解与配合。

（三）冷湿敷法

【目的】

降温，早期扭伤、挫伤的消肿、止痛。

【评估】

1. 患者的年龄、病情、体温、意识状态、治疗情况和肢体活动能力。

2. 患者局部皮肤状况、循环状况，对冷的耐受度，有无感觉障碍及有无伤口等。

3. 患者的心理状态和配合程度。

【计划】

1. 护士准备　着装整洁，洗手，戴口罩。

2. 用物准备

（1）治疗车上层　治疗盘内备敷布 2 块、长把钳子 2 把、凡士林、纱布、棉签、弯盘、塑料薄膜、棉垫或毛巾、橡胶单、治疗巾。治疗盘外备盆（内盛冰水）、手消毒液。必要时备换药用物。

（2）治疗车下层　备生活垃圾桶和医用垃圾桶。

3. 环境准备　清洁、舒适、室温适宜，必要时关闭门窗、屏风遮挡。

4. 患者准备　了解操作的目的、方法、注意事项及配合要点。

【实施】

1. 操作方法

（1）核对解释　核对、评估患者并做好解释。

（2）备好用物　根据患者局部情况备齐所需用物。

（3）再次核对　携用物至患者床旁，核对患者床号、姓名及腕带信息，确认患者，向患者或家属解释目的以取得合作。

（4）安置体位　协助患者取舒适体位，暴露治疗部位。

（5）湿敷患处

1）在治疗部位下垫橡胶单和治疗巾。冷敷部位涂凡士林，上盖一层纱布。

2）将敷布置于冰水中浸透，双手各持一把止血钳将敷布拧至不滴水（图 10－5）。

3）抖开敷布敷于患处（为高热患者降温时敷于前额），上盖塑料薄膜及棉垫或毛巾。

4）每 3～5 分钟更换一次敷布，及时更换盆内冰水。

（6）严密观察　注意观察局部皮肤情况及患者反应，倾听患者主诉。

（7）整理用物　冷敷完毕，撤去用物，用纱布擦去凡士林，协助患者取舒适卧位，整理床单位。

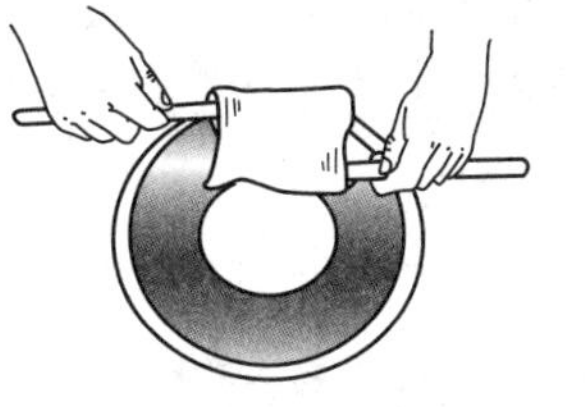
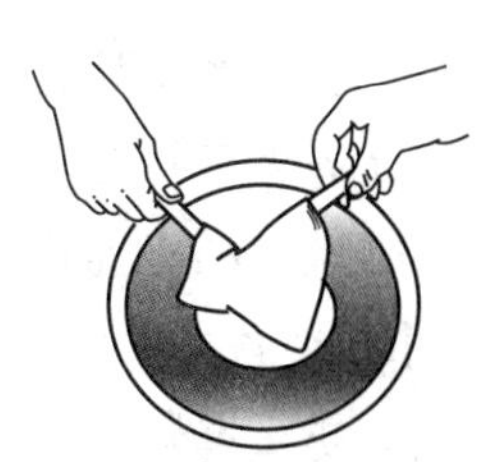
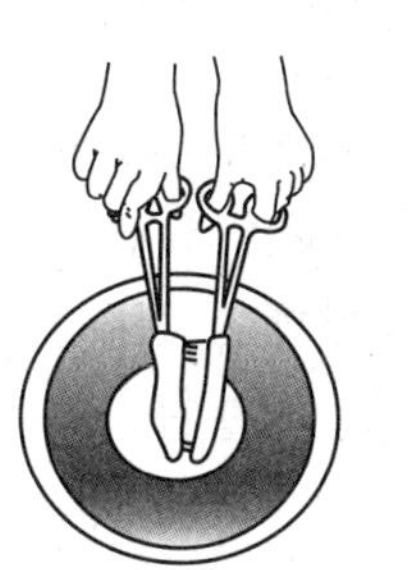
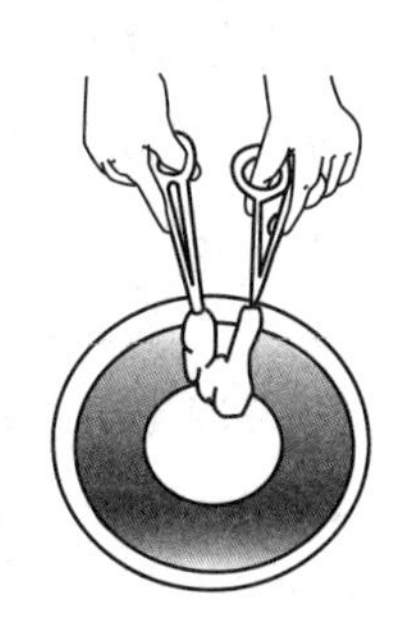

图 10－5　拧敷布法

(8) 洗手记录　洗手，记录冷敷部位、时间、效果、局部反应及患者反应。

2. 注意事项

(1) 注意观察局部皮肤情况及患者反应，每10分钟查看一次局部皮肤颜色。

(2) 冷湿敷以15～20分钟为宜。

(3) 如为高热患者降温，则使用冷湿敷30分钟后应测量体温，并将体温测量结果记录在体温单上。

(4) 如冷敷部位为开放性伤口，应准备无菌敷布，须按无菌技术操作处理伤口。

3. 健康教育　冷湿敷前向患者及家属介绍冷湿敷的作用、方法。

【评价】

1. 患者无冻伤、无不良反应，达到冷湿敷的目的。

2. 护士操作规范，动作熟练、轻巧。

3. 护士能与患者或家属有效沟通，得到理解与配合。

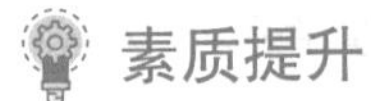

素质提升

冷敷新技术

脉动加压冷敷机是一种全新的冷敷和加压相结合，对损伤组织局部冷敷、加压，可达到降温、止痛、止渗、消肿作用的一种医疗设备。纯物理疗法则冷敷、脉动、加压于一体。冷敷机采用全自动半导体制冷系统，制温速度快、免维护、对环境没污染，操作简单，准备时间短，能减轻医护人员工作强度。对各种外伤、骨伤、发热、疼痛肿胀等具有明显效果。护理人员如何将新技术与护理实践有机结合，从而为患者提供更高效、优质、安全的护理服务，是当今时代下需要迫切思考的问题。护理创新对提升护理工作质量，改善医患关系，维护健康具有重要意义。因此，护理工作也必须通过创新，承担起自己的时代责任，寻求恰当、完美护理方法。

(四) 乙醇或温水拭浴法　微课

【目的】

为高热患者降温。

【评估】

1. 患者的年龄、病情、体温、意识状态、治疗情况、过敏史和活动能力。

2. 患者全身皮肤状况、循环状况，对冷的耐受度，有无感觉障碍等。

3. 患者的心理状态和配合程度。

【计划】

1. 护士准备　着装整洁，洗手，戴口罩。

2. 用物准备

(1) 治疗车上层　治疗盘内备大毛巾、小毛巾、热水袋及套、冰袋及套；治疗盘外备小盆（内盛32～34℃温水2/3满或25%～35%乙醇200～300ml，温度30℃）、手消毒液。必要时备干净衣裤。

(2) 治疗车下层　备生活垃圾桶和医用垃圾桶。必要时备便盆及便盆巾。

3. 环境准备　清洁、舒适、室温适宜，关闭门窗，必要时拉上床帘或屏风遮挡。

4. 患者准备　了解操作的目的、方法、注意事项及配合要点；排空大小便，取舒适卧位。

【实施】

1. 操作方法

(1) 核对解释　核对、评估患者并做好解释。

（2）备好用物　备齐所需用物，按热水袋、冰袋使用方法备好热水袋和冰袋。

（3）再次核对　携用物至患者床旁，核对患者床号、姓名及腕带信息，确认患者，向患者或家属解释目的以取得合作。

（4）松被脱衣　用床帘或屏风遮挡，协助患者取舒适体位，松开床尾盖被，按需给予便器，协助患者脱去上衣，松解裤带。

（5）安置冰袋　冰袋置于头部，可帮助降温和防止头部充血。

（6）置热水袋　热水袋置于足底，可促进足底血管扩张，减轻头部充血并使患者感觉舒适。

（7）拭浴

1）将大浴巾垫于拭浴部位下，小毛巾浸于盛有乙醇或温水的小盆中，浸湿后取出拧至半干，缠于手上成手套状（图 10－6），以离心方向拍拭，拍拭完毕用大毛巾擦干皮肤。

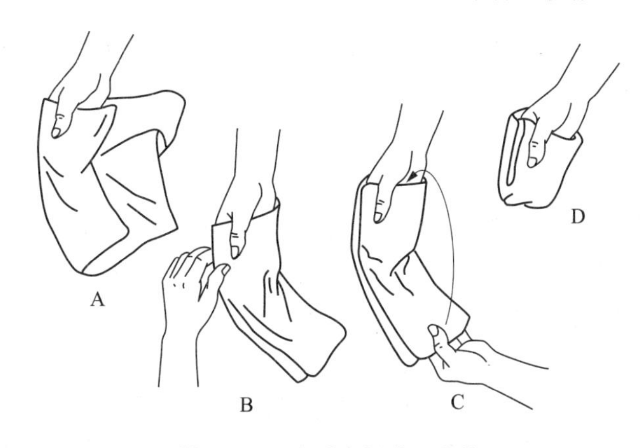

图 10－6　小毛巾折成手套状

2）双上肢　患者取仰卧位，按以下顺序擦拭：颈外侧、肩、上臂外侧、前臂外侧、手背；侧胸、腋窝、上臂内侧、肘窝、前臂内侧、掌心。先擦拭近侧后对侧，每侧肢体可拍拭 3 分钟。

3）背部　协助患者侧卧，暴露背部，分上、中、下三部分纵向拍拭背部。擦拭顺序：颈下肩部、腰背部、臀部。协助患者穿好上衣。

4）双下肢　协助患者仰卧、脱去近侧裤腿。擦拭顺序：髋部、下肢外侧、足背；腹股沟、下肢内侧、内踝；臀下沟、下肢后侧、腘窝、足跟。脱去对侧裤腿，同法擦拭对侧下肢。协助患者穿好裤子，卧于舒适卧位。

（8）严密观察　注意观察局部皮肤情况及患者反应，倾听患者主诉。

（9）撤热水袋　拭浴结束，取下热水袋。

（10）整理用物　整理用物，按规定消毒处理后放回原处，整理床单位。

（11）撤去冰袋　30 分钟后复测体温，若体温降至 39℃以下，取下头部冰袋。

（12）洗手记录　洗手，记录拭浴时间、效果、局部反应及患者反应。

2. 注意事项

（1）拭浴过程中，注意观察局部皮肤情况及患者反应，重点观察皮肤表面有无发红、苍白、出血点，如出现面色苍白、寒战及脉搏、呼吸异常时，应立即停止拭浴并通知医生给予处理。

（2）擦至颈外侧、腋窝、肘窝、腹股沟、腘窝等大血管丰富处，应稍用力并延长拍拭时间，以促进散热。

（3）禁忌拍拭胸前区、腹部、后颈、足底等部位，以免引起不良反应。

（4）新生儿、血液病高热患者及酒精过敏者禁用乙醇拭浴。

（5）拭浴时，以拍拭（轻拍）方式进行，不能用摩擦方式，避免摩擦生热。

（6）拭浴的全过程不宜超过20分钟，以防产生继发效应。

3. 健康教育　拭浴前向患者及家属介绍拭浴目的、方法和影响因素。

【评价】

1. 患者无畏寒、寒战、不适等不良反应。
2. 擦浴30分钟后，患者体温有所下降，达到乙醇或温水拭浴的目的。
3. 护士操作规范，动作熟练、轻巧。
4. 护士能与患者或家属有效沟通，得到理解与配合。

PPT

第二节　热疗法

热疗法是利用高于人体温度的物质作用于局部或全身，以达到促进血液循环、解痉、阵痛、消炎、保暖等目的的一种物理治疗方法。

一、热疗的作用

1. 促进炎症消散或局限　热疗可使局部血管扩张，血液循环速度加快，促进组织中毒素、废物的排出；同时血流增多，白细胞数量增多，增强了组织新陈代谢和白细胞的吞噬功能。在炎症早期用热疗，可促进炎性渗出物的吸收和消散；在炎症后期用热疗，可促使白细胞释放蛋白溶解酶，以溶解坏死组织，使炎症局限，如踝关节扭伤后48小时后，用湿热敷可促进踝关节软组织淤血的吸收和消散。

2. 减轻疼痛　热疗可以降低感觉神经的兴奋性，提高疼痛阈值；热疗可以改善血液循环，加速组织胺等致痛物质的排出及炎性渗出物的吸收，减轻水肿，解除对局部神经末梢的刺激和压迫，达到减轻疼痛的目的；热疗还可以使肌肉、肌腱、韧带等组织松弛，增强肌肉组织伸展性，减少肌肉痉挛和关节强直，增加关节的活动范围，以解除或减轻疼痛。常用于腰肌劳损、胃肠痉挛、肾绞痛患者缓解疼痛，局部软组织损伤48小时后减轻肿胀和疼痛。

3. 减轻深部组织充血　热疗使皮肤血管扩张，血流量增加，使全身循环血量重新分布，深部组织血流量减少，从而减轻深部组织充血。

4. 保暖　热疗可使局部血管扩张，促进血液循环，使体温升高，让患者感到舒适。适用于年老体弱者、早产儿、危重及末梢循环不良者的患者。

二、影响热疗的因素

1. 热疗方法　热疗方法分干热法和湿热法两种。用热方式不同，疗效也不同。干热疗法以空气或媒介物传导温度，具有保温时间较长、不会浸湿皮肤、烫伤危险性较小及患者更易耐受等特点；湿热疗法通过水传导温度，具有穿透力强、不易使患者皮肤干燥、体液丢失较少且患者主观感受较好。同等温度下湿热法效果优于干热法，这是因为水的导热能力、渗透力、速度均比空气强。因此，使用干热法的温度应比湿热法的高，如干热需50～70℃可达到的治疗效果，而湿热只需40～60℃即可达到治疗效果。

2. 热疗部位　用热部位不同，产生的热效果也不同。血管粗大、血流较丰富的体表部位，热疗效果好；皮肤较薄或不经常暴露的部位对热刺激的反应较明显，效果较好。此外，血液循环的情况也会影响热疗效应，血液循环良好的部位，热疗效应较好。

3. 热疗时间　在一定时间内，热疗效果随着时间的延长逐渐增强。热疗时间一般为20～30分钟。用热时间过长，已扩张的小动脉会收缩，产生与生理效应相反的作用称为继发效应。同时，用热时间过长、温度过高可导致烫伤。

4. 热疗面积　热疗效果与用热面积成正比。用热面积越大，对身体血流量、温度等影响越大，产生的效应越强；反之则越弱。但是用热面积越大，机体的耐受性也越差，还可能引起全身反应。如大面积热疗，可致周围血管扩张，引起血压下降，患者容易发生晕厥，因此，在使用大面积热疗时，应密切观察患者局部及全身反应，以保证热疗安全、有效。

5. 环境温度　热疗的温度与体表皮肤的温度相差越大，机体对热刺激的反应越强烈，反之则反应越小。此外，环境温度也会影响热疗效应，当环境温度高于或等于身体温度时，热疗效果增强；反之则减弱。

6. 个体差异　患者机体状况、精神状态、年龄及性别等有所差异，所以对同一强度的热刺激，会产生不同的效应。老年人因体温调节能力较差，对热刺激的敏感性降低；昏迷、瘫痪、血液循环不良、血管硬化、感应迟钝等患者，对热刺激的敏感性也降低；婴幼儿因体温调节中枢未发育完善，对热疗反应较为强烈且适应能力有限。在为这些患者进行热疗时应特别注意温度的选择，防止烫伤。同时，女性对热刺激较男性敏感等。

三、热疗法禁忌证

1. 软组织扭伤、挫伤初期　软组织扭伤、挫伤48小时内禁忌用热疗，因为用热可使局部血管扩张、通透性增加，从而加重皮下出血、肿胀和疼痛。

2. 未明确诊断的急腹症　热疗虽能减轻疼痛，但对于未明确诊断的急腹症患者使用热疗，可因疼痛缓解而掩盖病情真相，贻误疾病诊断和治疗；同时热疗会促进炎症扩散，有引发腹膜炎的危险。

3. 面部危险三角区的感染　面部危险三角区血管分布丰富，面部静脉无静脉瓣，且与颅内海绵窦相通。用热会使血管扩张，血流量增加，导致细菌和毒素进入血液循环，促进炎症扩撒，引起颅内感染和败血症等。

4. 各种脏器出血　热疗可使局部血管扩张，增加脏器的血流量和血管的通透性而加重脏器出血。

5. 出血性疾病患者　血液凝固障碍的患者，用热后局部血管扩张，会增加出血的倾向。

6. 其他

（1）恶性肿瘤病变部位　热疗可使血管扩张，血流量增加，有助于细胞的生长及新陈代谢。在恶性肿瘤部位使用热疗会加速肿瘤细胞的新陈代谢从而加重病情。另外，因血液循环加快而使肿瘤扩散和转移。

（2）金属移植物治疗部位、人工关节处　金属是热的良导体，在此部位用热易导致局部烫伤。

（3）孕妇　热疗会影响胎儿生长发育。

（4）心、肝、肾功能不全者　大面积热疗可使皮肤血管扩张，内脏器官的血液供应减少，进而加重病情。

（5）急性炎症　在急性炎症反应期使用热疗，可使局部温度升高，循环血量增加，有利于细菌繁殖及分泌物增多，从而加重病情。如牙龈炎、中耳炎、结膜炎等。

（6）皮肤湿疹处　热疗可使局部皮肤破损加重，患者皮肤痒感加重增加不适感。

（7）睾丸　睾丸处用热可抑制精子的发育及破坏精子。

（8）慎用热疗者　感觉功能异常、意识不清、老年人、婴幼儿慎用热疗，这类患者用热易造成烫伤，应在严密监视下使用热疗。

四、热疗法

（一）热水袋的使用

【目的】

解痉、镇痛、保暖、舒适。

【评估】

1. 患者的年龄、病情、意识状态和活动能力。

2. 患者局部皮肤状况，如皮肤的颜色、温度及有无水肿、硬结、瘢痕、淤血，有无伤口、感觉障碍及对热的耐受程度。

3. 患者的心理状态及配合程度。

【计划】

1. 护士准备 着装整洁，洗手，戴口罩。

2. 用物准备

（1）治疗车上层 治疗盘内备热水袋及布套、水温计、大毛巾（必要时）。治疗盘外备量杯、热水（60～70℃），手消毒液。

3. 环境准备 安静、整洁、温度适宜，酌情关闭门窗。

4. 患者准备 了解热水袋使用的目的、方法、注意事项及配合要点；排空大小便，取舒适卧位。

【实施】

1. 操作方法

（1）核对解释 核对、评估患者并做好解释。

（2）备好用物

1）检查热水袋有无破损、漏气。

2）用水温计测量水温，调节水温至60～70℃。

3）放平热水袋，打开塞子，一手持热水袋袋口边缘，另一手向袋内灌入热水至1/2～2/3满。

4）将热水袋袋口缓缓放平，见热水到达袋口即排尽袋内空气（图10－7），旋紧塞子。

5）用毛巾擦干热水袋外壁水迹，倒提热水袋并轻轻抖动，检查无漏水后装入布套内。

（3）再次核对 携热水袋至患者床旁，核对床号、姓名及腕带信息，向患者或家属解释以取得合作。

（4）置热水袋 将热水袋置于患者所需部位，袋口朝向身体外侧，以免烫伤。

（5）严密观察 注意观察局部皮肤及患者反应，倾听患者主诉。

（6）撤热水袋 30分钟后撤去热水袋，协助患者取舒适卧位，整理床单位。

（7）整理用物 倒净热水袋热水，倒挂晾干，吹入少量空气后旋紧塞子，存放于阴凉处备用，布套清洁后晾干备用。

（8）洗手记录 洗手，记录热疗的部位、时间、效果及患者反应。

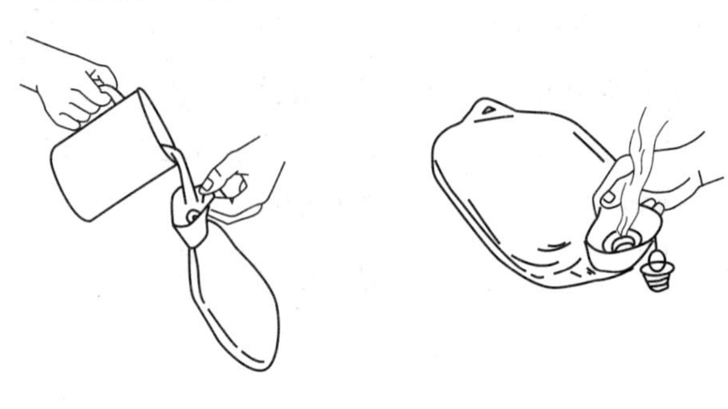

图10－7 灌热水袋法

2. 注意事项

（1）老年人、婴幼儿、昏迷、麻醉未清醒者、肢体麻醉者、末梢循环不良者使用热水袋时，调节水温在50℃以内，热水袋布套外可再包一块大毛巾，定时检查局部皮肤情况，防止烫伤。

（2）对炎症部位进行热敷时，热水袋灌 1/3，避免因压力过大而引起疼痛。

（3）使用热水袋期间，经常巡视患者，密切观察患者局部皮肤情况，如有皮肤潮红、疼痛，应立即停止使用，并在局部涂抹凡士林以保护皮肤。

（4）严格控制用热时间，以不超过 30 分钟为宜，以防发生继发效应，如持续使用热水袋，应每 30 分钟检查水温一次，及时更换热水，并严格做好交接班。

3. 健康教育 使用前，向患者介绍热水袋的作用、使用方法和禁忌使用热疗的部位。

【评价】

1. 患者感觉温暖、舒适，局部皮肤无烫伤，达到热水袋使用的目的。
2. 护士操作规范，动作熟练、轻巧。
3. 护士能与患者或家属有效沟通，得到理解与配合。

（二）烤灯的使用

【目的】

消炎、消肿、解痉、镇痛，促使创面干燥、结痂和肉芽组织的生长，促进伤口愈合。

【评估】

1. 患者的年龄、病情、治疗情况、意识状态和活动能力。
2. 患者局部皮肤状况，有无伤口、感觉障碍及对热的耐受程度。
3. 患者的心理状态及配合程度。

【计划】

1. 护士准备 着装整洁，洗手，戴口罩。

2. 用物准备 鹅颈灯或红外线灯，必要时备纱布和有色眼镜。

3. 环境准备 安静、整洁、温度适宜，酌情关闭门窗，必要时用床帘或屏风遮挡患者。

4. 患者准备 了解使用烤灯的目的、方法、注意事项及配合要点；排空大小便，取舒适卧位。

【实施】

1. 操作方法

（1）核对解释 核对、评估患者并做好解释。

（2）备好用物 根据患者治疗部位选择适合功率的灯泡，检查烤灯性能、无漏电。

（3）再次核对 携物至患者床旁，核对床号、姓名及腕带信息，向患者或家属解释，取得患者合作。

（4）安置体位 协助患者取舒适卧位，暴露治疗部位。必要时用床帘或屏风遮挡患者。面、颈及前胸部位照射时，可用纱布遮盖双眼或戴有色眼镜。

（5）放置烤灯 将烤灯灯头移至治疗部位的上方或侧方，有保护罩的灯头可垂直照射，调节灯距，距治疗部位一般为 30～50cm，接通电源，打开开关，温度以患者感觉温热为宜（图 10－8），照射 20～30 分钟/次。

（6）严密观察 照射期间每 5 分钟询问患者感觉，观察局部皮肤颜色。

（7）撤除烤灯 照射完毕，关闭开关，撤除烤灯，协助患者取舒适卧位，整理床单位。

（8）整理用物 烤灯擦拭整理后备用。

（9）洗手记录 洗手，记录照射部位、时间、效果、局部反应及患者反应。

2. 注意事项

（1）根据治疗部位选择不同功率红外线灯泡：胸、腹、腰、背取 500～1000W，手、足部取 250W，鹅颈灯 40～60W。

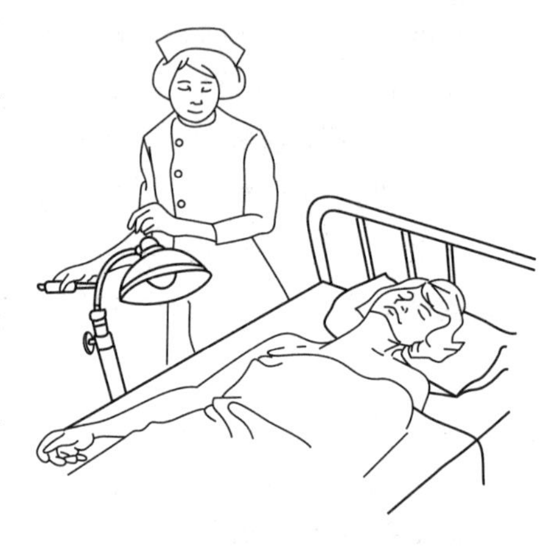
图 10－8　烤灯的使用

（2）照射过程中注意观察皮肤反应，以皮肤出现桃红色均匀红斑为合适剂量，若出现紫红色应停止照射，并涂上凡士林保护皮肤。

（3）红外线多次治疗后，治疗部位皮肤可出现网状红斑、色素沉着。

（4）意识不清者、局部感觉障碍者、血液循环障碍者及瘢痕部位，治疗时应专人守护，加大灯距，防止烫伤。

（5）治疗完毕，嘱患者在室内休息 15 分钟后方可外出，防止感冒。

（6）烤灯使用过程中避免触摸灯泡，或者用布覆盖烤灯，以免烫伤或发生火灾。

3. 健康教育　使用烤灯前，向患者介绍烤灯使用目的、方法、注意事项。

【评价】

1. 患者感觉温暖、舒适，局部皮肤无烫伤，达到烤灯使用的目的。
2. 护士操作规范，动作熟练、轻巧。
3. 护士能与患者或家属有效沟通，得到理解与配合。

（三）热湿敷法

【目的】

消炎、消肿、解痉、镇痛。

【评估】

1. 患者的年龄、病情、治疗情况、意识状态和活动能力。
2. 患者局部皮肤状况，有无伤口、感觉障碍及对热的耐受程度。
3. 患者的心理状态及配合程度。

【计划】

1. 护士准备　着装整洁，洗手，戴口罩。

2. 用物准备

（1）治疗车上层　治疗盘内备敷布 2 块、长把钳子 2 把、棉垫或毛巾、凡士林、纱布、棉签、治疗巾、塑料薄膜、水温计。治疗盘外备水盆内盛温水（水温 50～60℃）、热水瓶、手消毒液。必要时备热水袋、浴巾，有伤口者备换药用物。

（2）治疗车下层　备生活垃圾桶和医疗垃圾桶。

3. 环境准备　安静、整洁、温度适宜，酌情关闭门窗。

4. 患者准备　了解热湿敷的目的、方法、注意事项及配合要点；排空大小便，取舒适卧位。

【实施】

1. 操作方法

（1）核对解释　核对、评估患者并做好解释。

（2）备好用物　根据患者情况备齐用物。

（3）再次核对　携物至患者床旁，核对床号、姓名及腕带信息，向患者或家属解释，取得患者合作。

（4）安置体位　协助患者取舒适卧位，暴露治疗部位，必要时用床帘或屏风遮挡。

（5）湿敷患处

1）在热敷部位下垫治疗巾，热敷处涂上凡士林（范围略大于患处），并在其上盖一单层纱布。

2）调节水温 50～60℃，将敷布置于热水中浸透，双手各持一把长把钳子将敷布从热水中取出拧至不滴水（拧敷布方法同冷湿敷）。

3）抖开敷布，用手腕掌侧皮肤试温，以不烫手为宜，将敷布折叠后盖于纱布上，敷布上可加盖塑料薄膜及棉垫或毛巾。若患处不忌压，可将热水袋置于敷布上，再盖棉垫，再加盖大毛巾以维持温度。

4）每 3～5 分钟更换一次敷布，及时更换盆内热水以维持温度，治疗时间以 15～20 分钟为宜。

（6）严密观察　观察局部皮肤情况及患者反应，倾听患者的主诉。

（7）整理用物　治疗完毕，撤去用物，用纱布擦去凡士林，轻轻拭干热敷部位，协助患者取舒适卧位，整理床单位。整理用物，按规定消毒处理后放回原处。

（8）洗手记录　洗手，记录热湿敷的部位、时间、效果、局部反应及患者反应。

2. 注意事项

（1）热敷部位有伤口或创面者，应按无菌操作进行，热敷后按外科换药法处理伤口。

（2）面部热敷者，应嘱患者敷后在室内休息 15 分钟方可外出，以防感冒。

（3）热敷过程中，注意观察患者反应及局部皮肤状况，及时检查敷布温度，每 3～5 分钟更换一次敷布，维持合适温度。

3. 健康教育　热湿敷前，向患者介绍操作目的、方法及注意事项。

【评价】

1. 患者感觉温暖、舒适，局部皮肤无烫伤、无感染发生，达到热湿敷的目的。
2. 护士无菌观念强，操作规范，动作熟练、轻巧。
3. 护士能与患者或家属有效沟通，得到理解与配合。

（四）热水坐浴法

【目的】

消炎、消肿、镇痛，使患者清洁、舒适。用于会阴部、肛门、外生殖器疾病者及手术后，盆腔充血、水肿、炎症、疼痛。

【评估】

1. 患者的年龄、病情、治疗情况、意识状态和活动能力。
2. 患者局部皮肤状况，如皮肤的颜色、温度及有无水肿、硬结、瘢痕、淤血，有无伤口、感觉障碍及对热的耐受程度。
3. 患者的心理状态及配合程度。

【计划】

1. 护士准备　着装整洁，洗手，戴口罩。

2. 用物准备

（1）治疗车上层　治疗盘内备药物（遵医嘱）、水温计、无菌纱布、弯盘、浴巾。治疗盘外备热水（水温 40～50℃），手消毒液。另坐浴椅上置无菌坐浴盆（图 10－9）。必要时备换药用物。

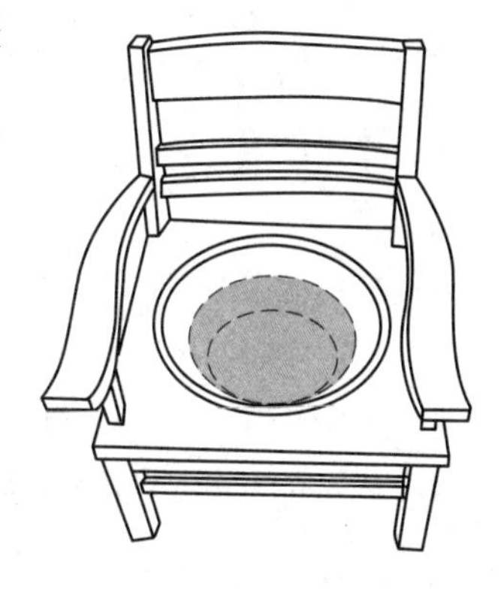

图 10－9　坐浴椅

（2）治疗车下层　备生活垃圾桶和医疗垃圾桶。

3. 环境准备　安静、整洁、温度适宜，酌情关闭门窗。必要时用床帘或屏风遮挡患者。

4. 患者准备 了解热水坐浴的目的、方法、注意事项及配合要点；排空大小便，清洁坐浴部位，取舒适坐位。

【实施】

1. 操作方法

（1）核对解释 核对、评估患者并做好解释。

（2）备好用物 根据患者坐浴部位及局部情况备齐用物。

（3）再次核对 携物至患者床旁，核对床号、姓名及腕带信息，向患者或家属解释，取得患者合作。

（4）配坐浴液 调节水温至40～45℃，将坐浴盆放于坐浴椅上，将热水或药液倒入坐浴盆内1/2满。

（5）协助坐浴

1）用床帘或屏风遮挡患者。

2）协助患者脱裤至膝部。

3）指导患者先用纱布蘸坐浴液擦拭臀部皮肤测试水温，待臀部皮肤适应水温后将臀部完全浸入盆中，腿部用大毛巾遮盖。

4）及时添加热水及药物，并嘱患者添加热水及药物时，臀部离开坐浴盆。坐浴时间以15～20分钟为宜。

（6）严密观察 观察局部皮肤情况及患者面色、脉搏、呼吸有无异常，倾听患者主诉。如患者出现不适，应立即停止坐浴。

（7）整理用物 坐浴毕，用纱布擦干臀部，协助患者穿好衣裤，取舒适卧位，如有伤口按无菌操作换药，整理床单位，清理用物。

（8）洗手记录 洗手，记录坐浴的药物、时间、效果、局部反应及患者反应。

2. 注意事项

（1）女性患者在经期、妊娠后期、产后2周内、阴道出血和盆腔急性炎症期不宜坐浴，以免引起出血和感染扩散。

（2）坐浴部位有伤口者，应严格执行无菌操作，备无菌的坐浴盆、溶液，坐浴后应按无菌技术处理伤口。

（3）坐浴过程中保证患者安全，随时观察面色、脉搏、呼吸，倾听患者主诉，如有乏力、眩晕、心慌等不适，应立即停止坐浴，扶患者上床休息，防止患者跌倒，并注意观察病情变化。

（4）坐浴前嘱患者排空大小便，因坐浴时热水可刺激会阴、肛门，易引起排尿、排便反射。

3. 健康教育 坐浴前向患者介绍坐浴的作用、方法及注意事项。

【评价】

1. 患者感觉温暖、舒适，局部皮肤无烫伤，热水坐浴后局部炎症和疼痛减轻，达到热水坐浴的目的。

2. 护士无菌观念强，操作规范，动作熟练、轻巧。

3. 护士能与患者或家属有效沟通，得到理解与配合。

（五）温水浸泡法

【目的】

消炎，镇痛，清洁、消毒伤口。用于手、足、前臂、小腿部位的感染早期。

【评估】

1. 患者的年龄、病情、治疗情况、意识状态和活动能力。

2. 患者局部皮肤状况，有无伤口、感觉障碍及对热的耐受程度。

3. 患者的心理状态及配合程度。

【计划】

1. 护士准备　着装整洁，洗手，戴口罩。

2. 用物准备

（1）治疗车上层　治疗盘内备药物（遵医嘱）、纱布、长镊子、水温计。治疗盘外备浸泡盆（盆内盛43～46℃热水）、手消毒液。必要时备换药用物。

（2）治疗车下层　备生活垃圾桶和医疗垃圾桶。

3. 环境准备　安静、整洁、温度适宜，酌情关闭门窗。必要时用床帘或屏风遮挡患者。

4. 患者准备　了解温水浸泡的目的、方法、注意事项及配合要点；排空大小便，取舒适卧位。

【实施】

1. 操作方法

（1）核对解释　核对、评估患者并做好解释。

（2）备好用物　根据患者情况备齐用物。

（3）再次核对　携物至患者床旁，核对床号、姓名及腕带信息，向患者或家属解释，取得患者合作。

（4）配浸泡液　将热水倒入浸泡盆内1/2满，调节水温至43～46℃，一般以患者可耐受的温度为准，倒入药液配制成浸泡溶液。

（5）协助浸泡

1）暴露治疗部位，协助患者将肢体慢慢浸入盆，必要时用长镊子夹纱布反复轻擦创面，使之清洁，避免镊子尖端接触创面（图10－10）。

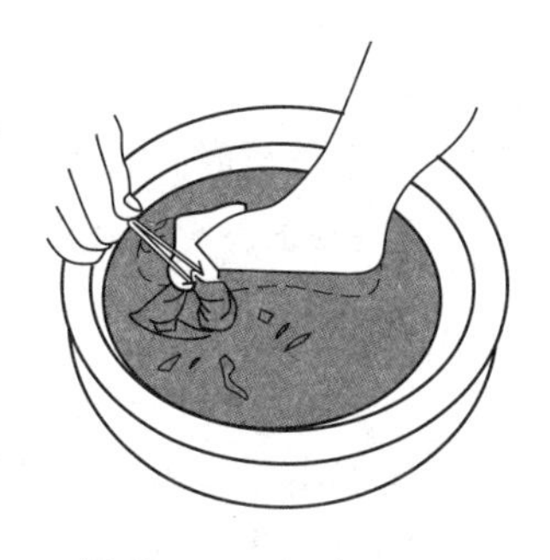

图10－10　温水浸泡法

2）及时添加热水及药物，添加热水时嘱患者将肢体移出浸泡盆。

（6）严密观察　观察局部皮肤情况及患者反应。

（7）整理用物　浸泡30分钟后，用毛巾擦干浸泡部位，有伤口者按无菌技术处理伤口。协助患者取舒适卧位，整理床单位。整理用物，按规定消毒处理后放回原处。

（8）洗手记录　洗手，记录浸泡的部位、药物、时间、效果、局部反应及患者反应。

2. 注意事项

（1）浸泡部位有伤口者，应备无菌浸泡盆、溶液及用物；浸泡后应按无菌换药法处理伤口。

（2）浸泡过程中，注意观察局部皮肤情况，倾听患者主诉，如出现红肿、疼痛等反应应立即停止浸泡并给予相应处理。

（3）随时调节水温，如中途需添加热水，应先将肢体移出盆外再添加，以防烫伤。

3. 健康教育　浸泡前向患者介绍温水浸泡的方法、注意事项及治疗作用。

【评价】

1. 患者感觉温暖、舒适，局部皮肤无烫伤，温水浸泡后局部炎症和疼痛减轻，达到温水浸泡的目的。

2. 护士无菌观念强，操作规范，动作熟练、轻巧。

3. 护士能与患者或家属有效沟通，得到理解与配合。

目标检测

答案解析

一、选择题

A1/A2 型题

1. 下列不是热疗目的的是（　）
   A. 缓解疼痛　B. 减轻深部组织充血　C. 促进炎症的消散和局限
   D. 保暖　E. 制止炎症扩散或化脓
2. 不宜用冷的病情是（　）
   A. 踝关节扭伤的早期　B. 鼻出血　C. 末梢循环不良
   D. 牙痛　E. 中暑患者
3. 影响冷热疗法的因素不包括（　）
   A. 方式　B. 部位　C. 面积
   D. 时间　E. 护士
4. 运用冷疗方法中，下列做法不妥的是（　）
   A. 扁桃体摘除术后冰囊置于颈前颌下
   B. 高热患者降温至39℃以下可取下冰袋
   C. 温水擦浴患者出现面色苍白立即停止操作
   D. 化学冰袋由固体变凝胶应立即更换
   E. 脑水肿患者头部降温，肛温维持在30℃以下
5. 温水擦浴时，头部置冰袋是为了（　）
   A. 防止全身皮肤血管扩张　B. 防止脑血流量增多而致头痛
   C. 减轻头晕　D. 防止心率减慢
   E. 促进头部血液循环
6. 某患者急诊入院，面色苍白，大汗淋漓，腹痛难忍，拒按，因诊断不明，当班护士不采取的措施是（　）
   A. 立即与医生联系　B. 询问病史安慰患者　C. 腹部热敷止痛
   D. 测量生命体征　E. 密切观察病情变化
7. 患者，男，35 岁。不慎左侧踝关节扭伤，为防止皮下出血与肿胀，早期应（　）
   A. 冷热交替敷　B. 局部按摩　C. 冷湿敷
   D. 热湿敷　E. 松节油涂擦
8. 患者，男，27 岁。鼻唇沟处有一疖，表现为红肿热痛，前来就诊，护士嘱其禁忌局部用热，其原因是防止（　）
   A. 加重局部疼痛　B. 加重局部功能障碍
   C. 掩盖病情　D. 出血　E. 引起颅内感染

二、思考题

患者，女，32 岁。3 天前淋雨后出现发热，门诊以“急性肺炎”收治入院。入院后，患者体温升至39.9℃，脉搏108 次/分，呼吸26 次/分，意识清楚，口唇干裂，皮肤苍白干燥，畏寒，有时出现寒战，

遵医嘱为患者进行乙醇拭浴。请问：

1. 乙醇拭浴的作用是什么？
2. 如何准备乙醇？
3. 拭浴前头部置冰袋、足底置热水袋的原因是什么？
4. 乙醇拭浴的注意事项有哪些？

（王锐瑞）

书网融合……

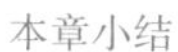
本章小结

微课

题库

第十一章　药物疗法

学习目标

1. 通过本章学习，重点把握常用药物的种类、常用给药医嘱的外文缩写词；给药途径和给药原则、注射原则；各种注射方法的目的、常用部位及注意事项。

2. 学会各种药物抽吸的操作、各种注射法的操作及超声雾化吸入法、氧气雾化吸入法的操作，具有娴熟的操作技术、较强的无菌观念、关心爱护患者的意识；做到态度认真负责、严格查对、方法正确、解释合理、过程完整、无差错发生。

情境导入

情境描述　患者，女性，68岁。因慢性充血性心力衰竭住院。患者胸闷、憋气、乏力、头晕。医嘱：地高辛0.25mg po qd，维生素C 1.0g po tid。

讨论　1. 维生素C应如何进行保存？

2. 医嘱中po、qd、tid分别表示什么？

3. 护士在给药时如何做好“三查八”对工作？

药物在预防、诊断和治疗疾病过程中起着重要作用。药物疗法（administering medication）是目前临床最普遍的一种治疗方法，执行药物治疗是护士重要的职责之一，护士既是药物治疗的直接执行者，也是用药过程的监护者。为了确保患者能合理、安全、有效地用药，护士必须了解患者的用药史，掌握相关药物的药理知识、给药方法和操作技术，评价患者用药后的疗效和反应，使患者得到最佳的药物治疗效果。

第一节　给药的基本知识

PPT

一、概述

护士在给药的过程中，不仅要熟悉药物的药理学知识，还必须掌握药物的领取与保管方法、给药的时间和途径等，严格遵守给药原则，根据患者的具体情况，对患者进行全面、安全的给药护理，以达到药物治疗的最佳效果。

（一）药物的种类、领取和保管

1. 药物的种类

（1）内服药　分为固体剂型和液体剂型，其中固体剂型包括片剂、丸剂、散剂、胶囊等，液体剂型包括溶液、酊剂、合剂等。

（2）注射药　有水剂、粉剂、油剂、结晶和混悬液等。

（3）外用药　有软膏、溶液、洗剂、搽剂、滴剂、酊剂、粉剂、栓剂、涂膜剂等。

（4）其他类　有粘贴敷片、胰岛素泵及植入慢溶药片等。

2. 药物的领取　领取的方式各医院的规定不同，但应遵循凭医生的处方领取原则。通常门诊患者按医生处方在门诊药房自行领取药物；住院患者的药物领取由住院药房（又称中心药房）根据医生处方负责配备，病区护士负责领取。已使用计算机联网管理的医院，患者的用药从医生开写医嘱到医嘱处理、药物计价、药物登账、药品消耗、费用结算等各环节均在联机网络上处理，提高了管理效率，降低了药物领取过程中的差错率。

（1）常用药物　病区内设有药柜，存放一定基数的常用药物，由专人负责，根据消耗量填写领药单，定期到药房领取、补充，便于病区内药物的正常使用。各病区的住院患者每天所用药物很多，服药由中心药房专人负责核对、配备，病区护士负责核对领回后再次进行核对和分发；患者所用注射类的药品、抢救药品、临时医嘱的口服药等，均由病区护士专人负责根据使用量填写领药单，定期到药房领取，以确保患者治疗的正常进行。

（2）贵重药物或特殊药物　患者使用的贵重药物或特殊药物，护士凭医生处方领取后方可给患者使用。

（3）剧毒药和麻醉药　病区内配备一定基数的剧毒药和麻醉药，加双锁保管，每班交接。用后凭医生专用处方和空安瓿领取补充。

3. 药物的保管原则

（1）药柜保管　药柜应放在光线明亮、干燥、通风处，避免阳光直射。保持整洁，专人负责。

（2）分类放置　药物按内服、外用、注射、剧毒药等分类放置，根据药物有效期的先后顺序排列，有计划地使用，以防失效。贵重药、麻醉药、剧毒药应加锁保管，专本登记，严格交接。

（3）标签醒目　药瓶标签明显，字迹清晰，注明药名（中、英文对照）、浓度、剂量、规格。内服药用蓝色边、外用药用红色边、剧毒药用黑色边的标签。

（4）定期检查　凡没有标签或标签模糊不清，药物已过有效期或有潮解、变色、混浊、发霉和沉淀等现象，均不能使用。

（5）按质保管　根据药物性质分类妥善保管，避免药物变质影响疗效或增加毒副作用。①易挥发、潮解或风化的药物，如乙醇、过氧乙酸、糖衣片和干酵母等，应装密封瓶内，用后注意盖紧瓶盖。②易被热破坏的药物，如疫苗、胎盘球蛋白、抗毒血清等，须放在冰箱内冷藏（2～10℃）保存。③易氧化和遇光变质的药物，如维生素C、氨茶碱等应装在深色密盖瓶中，盐酸肾上腺素等针剂应放在有黑纸遮盖的盒内，并置于阴凉处。④易燃、易爆的药物，如乙醇、乙醚、环氧乙烷等，应单独存放，远离明火，并密闭置于阴凉低温处保存。⑤患者个人专用的贵重或特殊药物，应注明床号、姓名，单独存放。

素质提升

高危药品分级管理策略

中国药学会参照美国ISMP 2008年公布的19类及13种高危药品目录，结合我国医疗机构用药实际情况，推出了《高危药品分级管理策略及推荐目录》，将高危药品分为A、B、C三个等级。A级为高危药品管理最高级别，这类高危药品使用频率高，一旦用药错误，患者死亡风险最高；B级使用频率较高，一旦用药错误，会给患者造成严重伤害；C级使用频率亦较高，一旦用药错误，会给患者造成一定的伤害，伤害的风险等级较B级低，高危药品分级管理对护理工作质量、改善医患关系，维护患者健康具有重要意义。因此，高危药品的管理者必须通过严格的管理策略，承担起自己的时代责任，从而为患者提供更高效、优质、安全的用药指导。

二、安全给药的原则

安全给药原则是一切用药的总则，在执行药疗时必须严格遵守。

（一）根据医嘱给药

给药属于非独立性的护理操作，护士必须严格根据医嘱给药。护士应熟悉常用药物的作用、副作用、用法、毒性反应和配伍禁忌，对有疑问的医嘱，应向医生询问清楚后再执行，避免盲目执行，更不得擅自更改医嘱。一般情况下，护士只执行医生签名后的书面医嘱，但紧急情况下，如抢救和手术过程中可执行口头医嘱，但护士必须复述医嘱内容，双方确认无误方可执行，并及时记录医嘱内容和执行时间，在最短的时间内（6 小时以内）督促医生补写医嘱，并由医生签名。

（二）严格执行查对制度

（1）严格执行“三查八对一注意”。

三查：指操作前、操作中、操作后查医嘱、药物质量及配伍禁忌。

八对：对床号、姓名、药名、浓度、剂量、方法、时间和有效期。

一注意：注意用药后的反应。

（2）严格检查药物质量，确保药物没有变质，并在有效期内。

（三）正确安全合理给药

（1）护士在执行药疗时，应首先认真检查药物的质量，对疑有变质或已超过有效期的药物，应立即停止使用。要做到“五准确”即将准确的药物、按准确的剂量、用准确的方法、在准确的时间、给予准确的患者。

（2）备好的药物要及时使用，避免久置造成药液污染或药效降低的情况出现。

（3）给药前应向患者解释用药的相关信息，以取得合作，征得患者的同意后方可用药；根据药物性质并对患者进行相应的用药指导，提高患者自我合理用药的能力。

（4）使用易发生过敏反应的药物时，应了解患者的过敏史、用药史和家族史，根据需要进行过敏试验，结果阴性者方可给药，给药过程中加强观察。

（5）两种或两种以上药物联合使用时要注意配伍禁忌，避免发生药源性疾病。

（四）观察疗效和不良反应

护士在用药过程中需监测患者病情变化，动态评价药物疗效和不良反应，对容易引起过敏反应或毒副作用较大的药物，更应密切观察，必要时做好记录。

在用药过程中，护士还须观察患者对药物治疗的信赖程度、情绪反应，有无药物依赖、滥用或不遵医嘱行为等，根据患者具体的心理、行为反应，采取相应的心理护理和行为指导。

如用硝苯地平治疗心绞痛时，应观察心绞痛发作的次数、强度、心电图等情况。

（五）发现给药错误应及时采取措施

发现用药错误，要立即报告护士长和医生，并协助医生给予紧急处理，密切观察患者病情变化，最大限度减少或消除由于差错造成的不良后果，并向患者及家属做好解释。填写意外事件报告，作为该事件之法律证明，并检讨错误及造成的原因。

三、给药途径和给药时间

1. 给药途径 是根据药物的性质、剂型、机体对药物吸收情况和用药目的决定的。临床常用给药途径有：口服、注射（皮内注射、皮下注射、肌内注射、静脉注射）、舌下含服、吸入、皮肤外用、直肠给药等。其中动、静脉注射药液直接进入血液循环，其他给药途径药物均有一个吸收过程。吸收速度由快到慢顺序为：吸入→舌下含服→直肠黏膜→肌内注射→皮下注射→口服给药→皮肤外用。另外，有些药物，给药途径不同，会产生不同的效应。如硫酸镁肌内或静脉注射时可产生降压和镇静作用，口服时则会产生导泻和利胆作用。

2. 给药时间　给药的时间和间隔取决于药物的半衰期和人体生理节奏，同时还要考虑药物的特性，以维持有效血药浓度，发挥最大药效，减少不良反应。临床给药的次数、时间、部位常用外文缩写描述见表11－1、表11－2。

表11－1　常用给药的外文缩写及中文译意

缩写	中文译意	缩写	中文译意
qd	每日一次	id	皮内注射
bid	每日两次	H	皮下注射
tid	每日三次	im	肌内注射
qid	每日四次	iv	静脉注射
qm	每晨一次	ivgtt/ivdrip	静脉点滴
qn	每晚一次	po	口服
qod	隔日一次	sig	用法
qh	每1小时一次	gtt	滴
q2h	每2小时一次	OS	左眼
q4h	每4小时一次	OD	右眼
q6h	每6小时一次	OU	双眼
am	上午	AS	左耳
pm	下午	AD	右耳
12n	中午12点	AU	双耳
12mn	午夜12点	st	立即
ac	饭前	DC	停止
pc	饭后	prn	需要时（长期）
hs	临睡前	sos	必要时（限用一次，12小时内有效）

表11－2　给药时间缩写（外文）与时间安排

缩写	时间安排	缩写	时间安排
qm	6am	q2h	6am，8am，10am，12n，2pm…
qd	8am	q3h	6am，9am，12n，3pm，6pm…
bid	8am，4pm	q4h	8am，12n，4pm，8pm，12mn…
tid	8am，12n，4pm	q6h	8am，2pm，8pm，2am
qid	8am，12n，4pm，8pm	qn	8pm

四、影响药物疗效的因素

药物疗效的产生不仅取决于药物本身，同时还受机体内外因素和药物因素的影响。为了保证每位患者在用药过程中都能达到最佳的治疗效果，最大程度减少不良反应的发生，护士必须掌握影响药物作用的各种因素，以便采取相应的护理措施。

（一）机体因素

1. 生理因素

（1）年龄与体重　一般药物用量与体重呈正比。但儿童和老年人对药物的反应与成人不同，除体重因素外，还与生长发育和机体的功能状态有关。小儿的神经系统、内分泌系统以及许多脏器发育尚未完善，应用某些药物时易造成中毒；而老年人则因肝肾等器官功能的衰退影响药物的代谢和排泄，对药物的耐受性降低，所以儿童与老年人的用量应比成人用量减少。

（2）性别　男性和女性对药物的反应一般无明显差异。但女性在月经期和妊娠期时，子宫对泻药、子宫收缩药及刺激性较强的药物比较敏感，易引起月经过多、流产或早产；某些药物能通过胎盘进入胎体或经乳汁被乳儿吸入体内引起中毒。故女性在月经期、妊娠期和哺乳期时用药要慎重。

2. 病理状态　疾病可影响药物在体内的过程，进而影响药物的疗效。在病理因素中，对肝肾功能具有重要意义。肝功能受损时导致对某些药物代谢酶减少，使药物代谢速度变慢，造成药物作用增强，半衰期延长。如地西泮、苯巴比妥、洋地黄类等主要在肝脏代谢的药物要减量、慎用或禁用。同样，肾功能受损时，某些主要经肾脏排泄的药物因半衰期延长，可在体内蓄积引起中毒，故应减量或禁用。

3. 心理行为因素　心理行为因素在一定程度上可影响药物的疗效，其中以患者的精神状态、情绪变化、对药物的信赖程度、暗示作用等最为重要。如“安慰剂”能起到镇痛、镇静的作用。给药中，护士要充分调动患者的主观能动性，患者保持心情愉悦、乐观，药物就容易发挥治疗效果。

4. 个体差异　在年龄、性别、体重等基本因素相同的情况下，个体对同一药物的反应仍不尽相同。如特异体质的患者对某类药物敏感度高，虽用量极少，也能导致中毒，必须给予足够的重视，避免使用。

（二）药物因素

1. 药物剂量　药物的效应强弱与剂量大小之间呈一定关系，药物必须达到一定的剂量才能产生效应。在一定范围内，随着药物剂量增加，其药效相应增强；剂量减少，药效减弱。当剂量超过一定限度时则会产生中毒反应。在使用安全范围小的药物（如洋地黄类药物）时护士应特别注意监测有无中毒反应。有些药物，如氯化钾溶液，还必须注意单位时间内进入机体的药量，需要严格控制静脉输液速度，速度过快会造成单位时间内进入体内的药量过大，引起毒性反应。

2. 药物剂型　同一药物的不同剂型因其吸收量与速度不同，会影响到药物作用的快慢和强弱。如口服给药时，液体制剂比固体制剂吸收快；肌内注射时，水溶液比混悬液、油剂吸收快，因而作用发生也较快。

3. 给药途径　不同的给药途径能影响药效的强弱，甚至有些药物会出现不同的作用。如硫酸镁口服时吸收很少，只起导泻和利胆作用，注射给药则产生抗惊厥和降压作用。

4. 给药时间和次数　给药时间和次数取决于药物的半衰期以及人体的生理节奏，以维持有效血药浓度和发挥最大药效为最佳选择。半衰期长的药物给药间隔时间长，半衰期短的药物给药间隔时间短。

5. 联合用药　联合用药是指两种或两种以上药物同时或先后应用，其目的是增强疗效，减少毒副作用。若联合用药后使原有的效应增强，称为协同作用；若联合用药后使原有的效应减弱，称为拮抗作用。如异烟肼和乙胺丁醇合用可增强抗结核作用；不合理的联合用药会降低疗效，加大毒性，如庆大霉素若与依他尼酸钠和呋塞米配伍，导致永久性耳聋；若与阿米卡星、链霉素配伍可导致肾功能损害、神经性耳聋等。又如维生素C若与磺胺类合用，会使药效降低；静脉点滴青霉素的患者不能同时口服琥乙红霉素片，因为后者会干扰青霉素的杀菌能力。因此，药物的相互作用已成为合理用药内容的组成部分，护士应根据用药情况，从药效学、药动学及机体情况等方面分析，判断联合用药是否合理，并指导患者安全用药。临床静脉滴注药物时，注射剂在混合使用或大量稀释时易产生化学或物理改变，因此要遵守“常见药物配伍禁忌”的规定。

（三）其他因素

饮食可以影响药物的吸收和排泄，进而影响药物的疗效。①饮食能促进药物的吸收增加疗效：高脂饮食可以促进脂溶性维生素A、维生素D、维生素E的吸收。因此，维生素A、维生素D、维生素E宜在餐后服用；酸性食物可增加铁剂的溶解度，促进铁的吸收。②饮食能干扰药物的吸收降低疗效：在补钙时不宜同食菠菜，因菠菜中含有大量的草酸，草酸与钙结合成草酸钙而影响钙的吸收。服铁剂时不能与茶水、高脂饮食同时服用，因茶叶中的鞣酸与铁结合形成铁盐阻碍吸收；脂肪抑制胃酸分泌，也影响铁的吸收。③饮食能改变尿液的 pH 而影响药物疗效：鱼、肉等在体内代谢产生酸性物质，豆制品、蔬菜等素食在体内代谢产生碳酸氢盐，它们排出时会影响尿的 pH，从而影响药物疗效。如氨苄西林在酸性尿液中杀菌力强，在治疗泌尿系统感染时，可以多食荤食，使尿液呈酸性，增强抗菌作用。磺胺类药物在碱性尿液中抗菌力较强，可以多食素食，以碱化尿液增加疗效。

PPT

第二节　口服给药法

口服给药法（administering oral medication）是指药物口服或胃管内灌入后，经胃肠道黏膜吸收进入到血液循环，而发挥局部或全身治疗的作用，以达到诊断、防病治病目的的给药方法。口服给药是最常用、最方便、最经济和较安全的给药方法，但因口服给药吸收慢，所以不适用于急救、呕吐频繁、意识不清、禁食等患者。

一、安全有效用药指导

慢性病患者和出院后需要继续服药的患者，如何规范合理的用药、安全和有效的用药，是护士临床工作中必不可少的职责之一。护士应根据药物性能，指导患者合理用药。

1. 一般用药指导

（1）需要吞服的药物用温开水送服，不宜用茶水、果汁等送服。

（2）缓释片、肠溶片和胶囊吞服时不可以嚼碎。

（3）舌下含化片应该放在舌下或两颊黏膜与牙齿之间让其融化。

（4）慢性病患者和出院后需要继续服药的患者，让其了解用药的相关知识和服药过程中的注意事项及配合程度，从而减少不良反应的发生。

2. 特殊药物用药指导

（1）抗生素及磺胺类药物应按时服用，以保证有效的血药浓度。

（2）对牙齿有腐蚀作用或使牙齿染色的药物，如酸类和铁剂，应用吸水管吸服且服后漱口。服用铁剂时，还应忌饮茶，以免形成铁盐，妨碍铁剂的吸收。

（3）健胃及刺激食欲的药物宜饭前服，因可刺激味觉感受器，使消化液分泌增多，增加食欲。助消化药及对胃黏膜有刺激性的药宜饭后服，使药物和食物均匀混合，有利于消化或减少药物对胃黏膜的刺激。

（4）止咳糖浆服后不宜立即饮水（一般 30 分钟后方可饮水），以免冲淡药液，降低疗效。若同时服用多种药，止咳糖浆应最后服用。

（5）磺胺类药物和退热药服后应多饮水，前者由肾脏排出，尿少时易析出结晶，阻塞肾小管；后者主要作用是发汗降温，多饮水以增加疗效。

二、口服给药法

【目的】

通过口服给药，达到减轻症状、协助诊断、预防和治疗疾病的目的。

【评估】

1. 核对医嘱、患者身份信息，解释服药目的。

2. 患者年龄、病情及意识状态，既往用药史和过敏史，治疗情况，肝肾功能情况；患者有无吞咽困难，呕吐和口腔、食道疾患，有无因检查、手术需禁食，有无药物依赖。患者对所用药物的了解程度。

【计划】

1. 护士准备 着装整洁，洗手，戴口罩。

2. 用物准备 药柜内常用药物、药盘、药匙、量杯、滴管、研钵、药杯、服药卡、服药本、发药车、水壶、纸巾或湿纱布、治疗巾、饮水管、包药纸，必要时备注射器。

3. 环境准备 安静整洁、温湿度适宜、光线充足。

4. 患者准备 明确服药目的及用药注意事项，并能积极配合。

【实施】

1. 操作方法

（1）核对解释　核对医嘱、服药本和小药卡，按床号顺序将小药卡插入药盘内、放好药杯，备好用物。严格执行“三查八对”。

（2）规范配药

1）根据医嘱核对服药本、小药卡，无误后配药。配好一位患者的药后，再配另一位患者的药物。

2）根据不同剂型的药物，采用不同的取药方法。先备固体药，再备水剂与油剂。

配固体药：药片、胶囊等固体药用药匙取出所需药量，放入药杯。同一患者同一时间内服用的多种药片放入同一药杯内。粉剂、含化及特殊要求的药物需用纸包好放在药杯内。

配液体药：①摇匀药液，打开瓶盖。避免药液内溶质沉淀而影响给药浓度。②取量杯，一手拇指置于所需刻度，使其与护士视线平齐，另一手持药瓶，瓶签向上（以免药液沾污瓶签），倒药液至所需刻度处（图 11－1）。③将药液倒人药杯，用湿纱布擦净瓶口，盖好。同时服用几种药液时应倒入不同药杯。④倒取不同药液需清洗量杯，防止更换药液发生化学反应。⑤油剂或不足 1ml 的药液，用滴管吸取，滴于事先加入少量温开水的药杯内，防止药液粘附杯内，影响剂量。

3）核对整理　配药完毕，配药者核对一遍，请另一护士再次核对并签名。整理药柜及用物，洗手。

4）发药　按给药时间备温开水，携服药本、药车至患者床旁。核对（“三查八对”内容）后，将药发给患者。对不能合作患者，如危重患者、儿童应喂服，鼻饲患者应将药研碎，用温开水溶解后，从胃管内注入，再注入少量温开水冲管；遇有听觉或语言障碍患者，必须认真确认患者，用文字或非语言交流技巧协助患者将药服下，同时认真听取患者反应，耐心讲解药物作用及服药注意事项，回答患者问题。

观察患者服药后反应，向患者或家属解释服药目的及注意事项。再次核对，协助患者取舒适卧位，将药杯进行消毒、清洁、消毒，如为一次性药杯集中消毒处理；清洁药盘。洗手，记录。

2. 注意事项

（1）取药时方法正确，确保患者用药剂量准确。

（2）配药时要严格执行查对制度，防止差错事故发生，确保患者用药安全。

（3）发药前应了解患者的有关情况，凡因特殊检查、手术需禁食或暂离病区者，暂不发药，并做好交班。

（4）发药时，同一患者所有药物应一次取离药盘，以减少错漏；对患者提出的疑问，护士应认真听取并重新核对，确认无误后耐心解释再给患者服药。口服给药的方法及注意事项。

（5）发药后，护士应确认患者将药物服下，特别是麻醉药、催眠药和抗肿瘤药物；随时观察药物疗效及不良反应，若有异常及时和医生联系，酌情处理。

（6）吞服药时用温开水送服，缓释片、肠溶片和胶囊吞服时不可嚼碎。

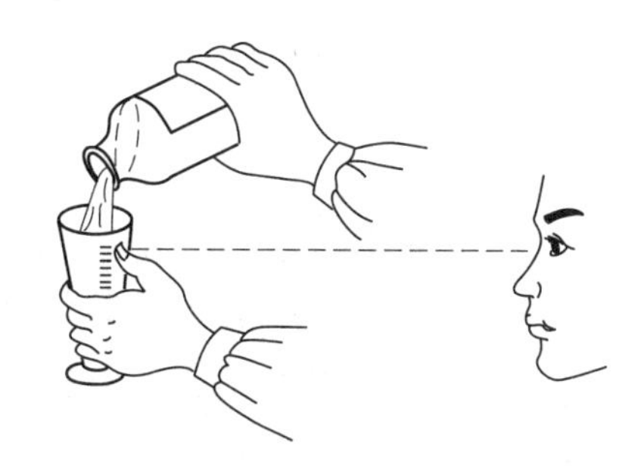

图 11－1　量取药液的方法

第三节　吸入给药法

雾化吸入法（inhalation）是应用雾化装置将药液分散成细小的雾滴，经鼻或口吸入呼吸道，达到预防和治疗疾病的目的。吸入药物除了对呼吸道局部产生作用外，还可通过肺组织吸收而产生全身性疗效。雾化吸入用药具有奏效较快、药物用量较小、不良反应较轻的优点，临床应用广泛。常用的雾化吸入法有超声波雾化吸入法、氧气雾化吸入法和手压式雾化器雾化吸入法。

一、超声波雾化吸入法

超声波雾化吸入法（ultrasonic atormizing inhalation）是利用超声波声能，将药液变成细微的气雾，由呼吸道吸入，达到改善呼吸道通气功能和防治呼吸道疾病的给药方法。

1. 基本构造　超声波雾化吸入器由超声波发生器、水槽、晶体换能器、雾化罐、透声膜、螺纹管和口含嘴（或面罩）组成（图 11－2）。

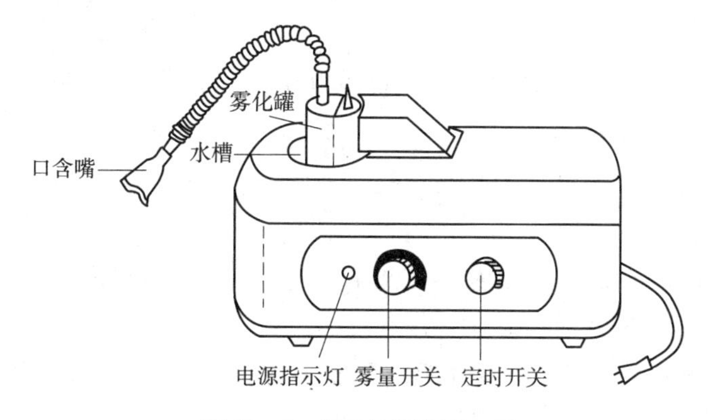

图 11－2　超声波雾化吸入器

2. 工作原理　超声波发生器接通电源后输出高频电能，通过水槽底部晶体换能器将高频电能转换为超声波声能，声能震动并透过雾化罐底部的透声膜作用于罐内的药液，使药液表面张力和惯性受到破坏，从而形成微细的雾滴喷出，通过螺纹管随着患者深吸气进入呼吸道。

3. 作用特点　其雾量大小可以调节，雾滴小而均匀（直径在 5μm 以下），药液可随患者深而慢的吸气到达终末支气管和肺泡。同时由于雾化器的电子部分产热，能对药液起到轻度加温的作用，使患者吸入的气雾温暖舒适。

【目的】

1. 预防和控制呼吸道感染。常用于呼吸道感染、胸部手术前后的患者。

2. 湿化呼吸道。常用于呼吸道湿化不足、痰液黏稠、气管切开术后。

3. 改善通气功能，解除支气管痉挛，保持呼吸道通畅。常用于支气管哮喘等患者。

4. 治疗肺癌。间歇吸入抗癌药物治疗肺癌。

【常用药物】

1. 抗生素类药物　常用庆大霉素、卡那霉素等，可以控制呼吸道感染，消除炎症。

2. 稀释痰液药物　常用 α－糜蛋白酶、乙酰半胱氨酸等，可以稀释痰液，易于排出。

3. 解痉平喘药物　常用氨茶碱、沙丁胺醇等，可以解除支气管痉挛改善通气功能。

4. 糖皮质激素类药物　常用地塞米松等，与抗生素同时使用，可以增强抗炎效果，减轻呼吸道黏膜水肿。

5. 治疗肺癌　常用 5－氟尿嘧啶。

【评估】

1. 核对医嘱、患者身份信息，解释操作目的、方法、注意事项及配合要点。

2. 患者意识状态、病情、治疗用药情况、有无过敏史；患者面部、口腔黏膜、呼吸道状况；患者心理状态、自理能力，对雾化给药的了解程度。

【计划】

1. 护士准备　着装整洁、洗手、戴口罩，熟悉雾化吸入法。

2. 用物准备

（1）治疗车上层　备超声波雾化吸入器 1 套，治疗盘内放置药液、冷蒸馏水、水温计、弯盘、纸巾、50ml 注射器、手消毒液等。

（2）治疗车下层　备锐器回收盒、医用垃圾桶和生活垃圾桶各 1 个。

3. 环境准备　安静、整洁、安全、温湿度适宜。

4. 患者准备　患者明确操作目的，了解操作过程，能配合采取舒适体位。

【实施】

1. 操作方法

（1）备雾化器　检查并连接雾化器各部件，选择口含管。蒸馏水的放入量视不同类型的雾化器的水位线而定，水量应浸没雾化罐底部透声膜。

（2）核对加药　核对医嘱，检查药物质量，将药液用蒸馏水稀释至 30～50ml 加入雾化罐内，将雾化罐放入水槽，盖紧水槽盖。

（3）核对解释　携用物至患者床旁，核对床头卡及腕带信息，核对医嘱，向患者解释治疗的目的，指导患者深呼吸数次，协助取舒适卧位。

（4）开机调节　接通电源，打开电源开关，调节雾量开关（大档 3ml/min、中档 2ml/min、小档 1ml/min），设定治疗时间。

（5）雾化吸入　当气雾喷出时，协助患者将口含管放入口内，紧闭口唇深吸气，用鼻呼气，或将面罩放置在患者口鼻前，嘱患者张口深吸气，闭嘴用鼻呼气。

（6）结束雾化　治疗毕，取下口含管或面罩，关闭雾化开关，再关闭电源开关。协助患者擦干面部，安置舒适卧位。

（7）处理用物　倒净水槽内的水并擦干，雾化罐、螺纹管、口含管浸泡消毒 1 小时，洗净晾干后备用，分类处理垃圾，洗手。

（8）观察记录　观察疗效与不良反应，记录时间及效果。

2. 注意事项

（1）治疗前，应认真检查机器各部件，确保连接正确和性能良好；使用后及时消毒雾化管道，防止交叉感染。

（2）水槽底部晶体换能器和雾化罐底部的透声膜质薄性脆，操作过程中应动作轻稳，以免损坏。

（3）水槽和雾化罐内切忌加温水或热水，水槽内水温超过50℃或水量不足，应先关机，再更换冷蒸馏水；若雾化罐内药量过少，可直接从盖上小孔内添加，不必关机。

（4）一般治疗时间为15～20分钟，连续使用时，应间歇30分钟后再开机使用。

3. 健康教育　向患者及家属介绍雾化吸入目的，指导患者正确的咳嗽、深呼吸。

【评价】

护士操作规范，机器性能良好。患者主动配合，护患沟通良好。

二、氧气雾化吸入法

氧气雾化吸入法（oxygen atormization inhalation）是借助一定压力的氧气产生的高速气流，使药液变成雾状喷出，随患者吸气进入呼吸道，达到治疗目的的吸入法。

1. 氧气雾化器的结构　主要包括吸入管口（口含嘴或面罩）、贮液瓶、输气管（图11－3）。

2. 氧气雾化器吸入原理　利用高速氧气气流通过细管管口时在管口附近产生的负压，将药液由邻近的小管吸出，所吸出的药液又被细管口高速气流撞击成细微的雾滴，呈气雾喷出，随着患者吸气而进入呼吸道。

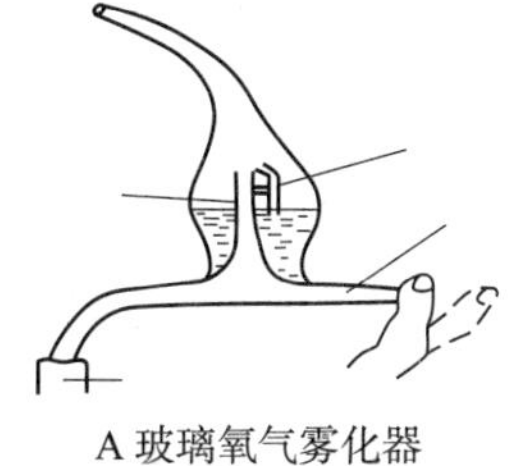

A 玻璃氧气雾化器

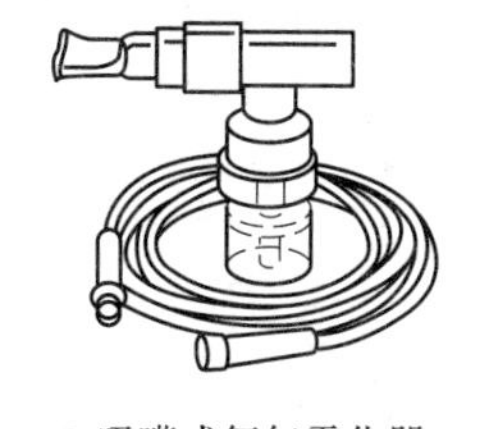

B 吸嘴式氧气雾化器

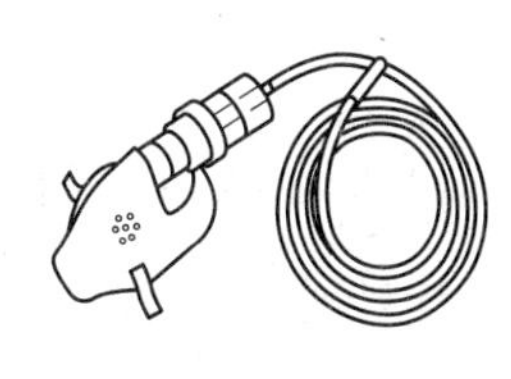

C 面罩式氧气雾化器

图11－3　氧气雾化器

【目的】

1. 控制呼吸道感染，稀释痰液，减轻黏膜水肿。

2. 解除支气管痉挛，使呼吸道通畅，改善通气功能。

【评估】

同超声波雾化吸入法。

【计划】

1. 护士准备　着装整洁、洗手、戴口罩，熟悉雾化吸入法。

2. 用物准备

（1）治疗车上层　备氧气雾化吸入器一个，供氧装置（湿化瓶内勿装水），治疗盘内放置药液、纸巾、10ml注射器、手消毒液。

（2）治疗车下层　备锐器回收盒、医用垃圾桶和生活垃圾桶各1个。

3. 环境准备　安静、整洁、安全、温湿度适宜。氧气放置避开明火。

4. 患者准备　患者明确操作目的，了解吸入方法，能配合采取舒适体位。

【实施】

1. 操作方法

(1) 查对备药　核对医嘱，检查药物质量，抽取药液稀释至5ml注入雾化罐内。

(2) 核对解释　携用物至患者床旁，核对床头卡及腕带信息，核对医嘱，向患者解释，协助患者取坐位、半坐卧位或侧卧，指导患者深呼吸数次。

(3) 连接氧气　连接雾化器的接气口于氧气装置，调节氧流量至6～8L/min。

(4) 雾化吸入　嘱患者手持雾化器，将口含嘴放入口中，紧闭口唇深吸气，用鼻呼气，如此反复至药液吸完。

(5) 结束雾化　取下口含嘴，关闭氧气开关，协助患者清洁口腔，擦干面部，安置舒适卧位。

(6) 处理用物　温水冲洗雾化器后浸泡消毒1小时，再洗净晾干备用，如为一次性雾化吸入器按规定处理。

(7) 观察记录　观察疗效与不良反应。洗手，记录。

2. 注意事项

(1) 注意用氧安全，严禁接触烟火和易燃品。雾化时氧流量不可过大，以免损坏雾化器。

(2) 氧气湿化瓶内勿盛水以免液体进入雾化器内使药液稀释而影响疗效。

(3) 雾化过程中若患者感到疲劳，关闭氧气休息片刻后再行吸入。

3. 健康教育

(1) 向患者及家属讲解用氧安全，室内严禁烟火和易燃品。

(2) 指导患者深呼吸配合雾化吸入、正确的咳痰方法、预防呼吸道疾病的相关知识。

【评价】

护士操作规范，用氧安全。患者明确操作目的并配合，护患沟通有效。

三、手压式雾化吸入法

手压式雾化吸入法（hand pressure atomizing inhalation）是将药液预置于雾化器内的高压送雾器中，将雾化器倒置，用拇指按压雾化器（图11-4）的顶部，利用雾化器内腔的高压，使药液以细微的气雾从喷嘴喷出，作用于口咽部、气管、支气管黏膜，进而被局部吸收的治疗方法。适用于支气管哮喘和喘息性支气管炎的对症治疗。

【目的】

解除支气管痉挛，改善通气功能。主要适用于应用肾上腺素类药、氨茶碱或沙丁胺醇等支气管解痉药。

【评估】

同超声波雾化吸入法。

【计划】

1. 护士准备　着装整洁、洗手、戴口罩，熟悉雾化吸入法。

2. 用物准备　根据医嘱备手压式雾化吸入器（含药液）、纸巾。

3. 环境准备　安静、整洁、安全、温湿度适宜。

4. 患者准备　患者明确操作目的，了解操作过程，能配合采取舒适体位。

【实施】

1. 操作方法

(1) 查对备药　核对医嘱，准备手压式雾化吸入器（内含药物）。

（2）核对解释 携用物至患者床旁。核对床头卡及腕带信息，核对医嘱，向患者解释，协助取坐位或侧卧位，指导患者深呼吸数次。

（3）雾化吸入 取下雾化器的保护盖，充分摇匀药液，将雾化器倒置，接口端放入双唇间（图11－4），吸气开始时，按压气雾瓶顶部，使之喷药，药雾随着深吸气经口吸入，尽可能延长屏气时间，然后闭嘴用鼻呼气。每次进行1～2喷，两次之间的间隔时间不少于3～4小时。

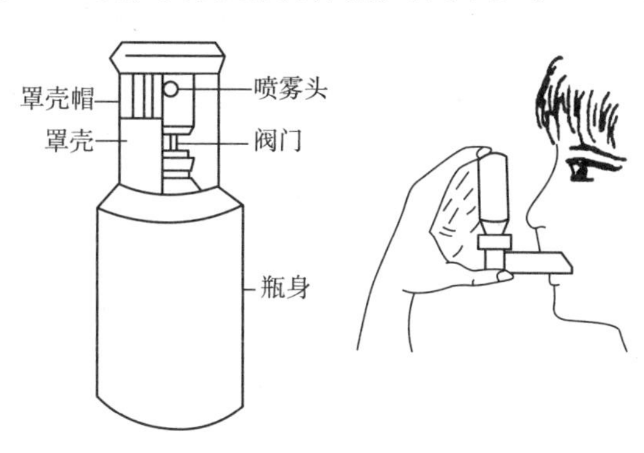

图11－4 手压式雾化器雾化吸入

（4）结束雾化 取下雾化器，协助患者清洁口腔，擦干面部，安置舒适卧位。

（5）处理用物 雾化器使用后应放在阴凉处（30℃以下）保存，其塑料外壳应定期用温水清洁，洗手。

（6）观察记录 观察疗效与不良反应，记录。

2. 注意事项

（1）使用前检查雾化器各部件是否完好，有无松动、脱落等，使用后放在阴凉处保存（30℃以下），塑料外壳定期清洁。

（2）药液随着深吸气经口腔吸入，尽可能延长屏气时间，然后再呼气，提高治疗效果。

3. 健康教育

（1）指导患者或家属正确使用手压式雾化吸入器的给药方法。

（2）教会患者评价疗效，当疗效不满意时，不可随意增减用药量或更改用药间隔时间，以免加重不良反应。

（3）指导患者选择适宜的运动，增强体质，预防呼吸道感染。

【评价】

同超声波雾化吸入法。

PPT

第四节 注射给药法

注射给药法（administering injection）是将无菌的药液或生物制剂注入体内，达到诊断和防治疾病目的的一种给药方法。注射给药具有吸收快、给药量准确、药效迅速的特点，适用于需要药物迅速发挥作用，或因各种原因不能经口服给药的患者。但注射给药是一种侵入性操作，可引起疼痛或潜在并发症，如感染等。因此，护士要严格遵守注射原则，确保安全用药。根据针头刺入的组织不同，常用注射法分为皮内注射、皮下注射、肌内注射、静脉注射和动脉注射。

一、注射原则

1. 严格遵守无菌操作原则

（1）环境整洁安静，符合无菌技术操作要求。

（2）注射前护士必须洗手，戴口罩，着装整洁，必要时戴无菌手套；注射后护士应洗手。

（3）注射器的乳头、活塞、空筒内壁及针头的针梗、针尖必须保持无菌。

（4）注射部位皮肤严格消毒，并保持无菌。用棉签蘸2%碘酊，以注射点为中心，由内向外螺旋式旋转涂擦，消毒范围直径大于5cm，待干后，用70%～75%乙醇同法脱碘2遍，范围大于碘酊消毒面积，待干后即可注射。也可以用0.5%碘伏或安尔碘同法消毒2遍。

2. 严格执行查对制度

（1）严格执行“三查八对”　在注射前、中、后均应仔细查对患者的床号、姓名、药名、浓度、剂量、时间、方法及有效期。

（2）认真检查药物质量　若发现药液变质、变色、沉淀、混浊、过期、安瓿有裂痕、瓶盖松动及瓶签模糊不清等现象，均不能使用。

（3）如同时注射多种药物，应查对有无配伍禁忌。

3. 严防交叉感染

（1）一人一套用物。

（2）所用物品按消毒隔离原则处理。

（3）禁止双手回套使用过的针帽，及时处理锐器伤。

4. 选择合适的注射器和针头　根据药液量、黏稠度、刺激性强弱及给药途径选择注射器和针头。一次性注射器的包装须密封，且在有效期内。注射器应完好无损、无漏气；针头锐利、无钩、无弯曲，型号合适；注射器和针头衔接紧密。

5. 选择合适的注射部位　注射部位应避开神经和血管（动、静脉注射除外），不可在炎症、硬结、瘢痕、损伤及皮肤病处注射。对需要长期注射的患者，应经常更换注射部位。

6. 药液应现用现配　注射药液在规定时间内临时抽取，即刻注射，以防药物效价降低或被污染。

7. 注射前排尽空气　进针前应排尽注射器内空气，特别是动、静脉注射，以防空气进入血管内引起空气栓塞，排气时应防止浪费药液和污染针头。

8. 掌握合适的进针角度和深度　根据注射方法的不同，掌握正确的进针角度和深度（图11－5）。进针时不可把针梗全部刺入注射部位，以防断针。

9. 注射前检查回血　进针后注射药液前，应抽动注射器活塞，检查有无回血。动、静脉注射必须有回血方可注入药液。皮下及肌内注射无回血方可注药，若有回血，须拔出针头更换部位进针，不可将药液注入血管内。

10. 掌握无痛注射技术

（1）做好解释和安慰工作，消除或减轻患者的顾虑和恐惧，分散其注意力。

（2）协助患者取合适的体位，使肌肉放松。

（3）注射时做到“两快一慢加匀速”，即进针和拔针要快、推药液速度缓慢而均匀。

（4）注射刺激性较强的药物，选用较长针头，进针要深。同时注射几种药物时，最后注射刺激性强的药液。

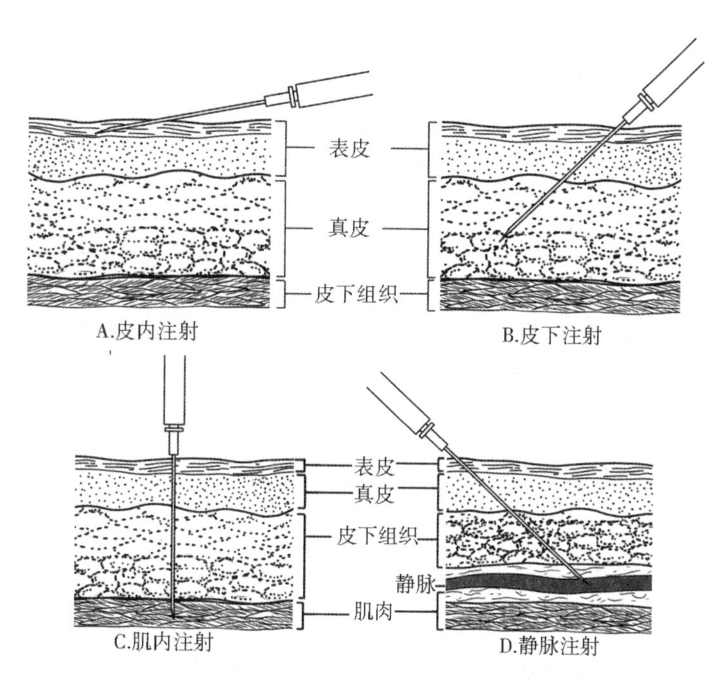

图 11－5 各种注射法的进针深度

二、注射用物

1. 基础注射盘 皮肤消毒液（常用0.5%碘伏、安尔碘，或2%碘酊，75%乙醇）、无菌持物钳及罐、无菌纱布缸、无菌棉签、砂轮、弯盘、启瓶器。

2. 注射器及针头

（1）注射器 有玻璃注射器和一次性注射器两种，临床多用后种。注射器由空筒和活塞两部分组成，空筒前端为乳头，空筒表面标有容量刻度，活塞由活塞体、活塞轴和活塞柄部分组成（图11－6）。

（2）针头 由针尖、针梗和针栓三部分组成（图11－6）。

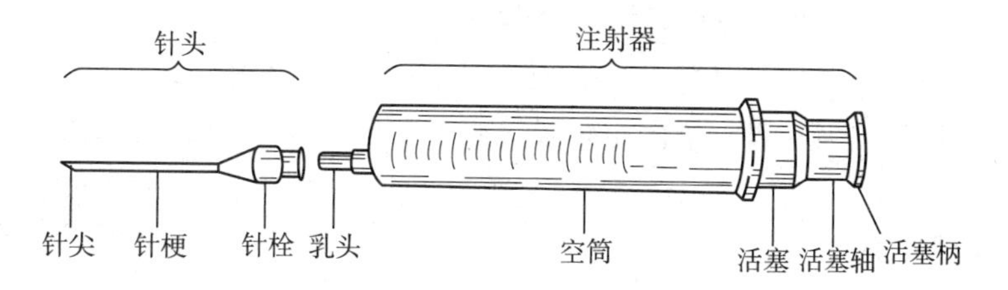

图 11－6 注射器及针头的构造

（3）注射器规格、针头型号及主要用途见表11－3。

表 11－3 注射器、针头规格及主要用途

注射器规格	针头型号	主要用途
1ml	$4^{1/2}$号	皮内注射
1ml、2ml、2.5ml	5～6号	皮下注射
2ml、2.5ml、5ml	6～7号	肌内注射
5ml、10ml、20ml、30ml、50ml、100ml、	$4^{1/2}$～9号	静脉注射
2ml、5ml（视采血量而定）	6～9号	静脉采血

3. 注射药物 按医嘱准备。

4. 注射本或注射卡 根据医嘱备注射本（卡）及药物。

5. 治疗车备物 治疗车上层备注射用物及手消毒液，下层备分类垃圾桶。

三、药液抽吸技术

药液抽吸是运用无菌技术从安瓿或密封瓶内准确、无污染地抽吸药液的方法。

【目的】

遵医嘱准确进行药液抽吸，为各种注射做准备。

【评估】

核对医嘱，检查药物质量、性状、有效期及配伍禁忌。

【计划】

1. 护士准备 着装整洁、洗手、戴口罩，熟悉药液抽吸法。

2. 用物准备

（1）治疗车上层 备基础注射盘、一次性注射器（规格视药量而定）、药物、溶媒、注射卡、手消毒液。必要时备防护用品。

（2）治疗车下层 备置锐器回收盒、医用垃圾桶和生活垃圾桶各1个。

3. 环境准备 清洁、安全、宽敞、光线适宜，符合无菌操作的基本要求。

【实施】

1. 操作方法

（1）核对铺盘 核对医嘱与注射卡，检查药物质量及有效期，铺无菌盘。

（2）抽吸药液

1）自安瓿内吸取药液法

①锯痕消毒：轻弹安瓿顶端，使药液弹至体部，用消毒砂轮在安瓿颈部锯痕（其颈部若有蓝点标记或在颈、体之间有一环形凹痕，无需用砂轮划痕，消毒后可直接折断安瓿），用75%乙醇消毒锯痕处并去除玻璃细屑。

②折断安瓿：用无菌纱布包裹住安瓿颈部，折断安瓿。

③抽吸药液：检查并打开注射器包装袋，调整针头斜面与空筒刻度面相反，拧紧针栓，抽动活塞柄，一手持安瓿，一手持注射器并以示指固定针栓，将针尖斜面向下放入安瓿内的液面下，抽动活塞，吸取药液（图11－7）。

2）自密封瓶内吸取药液法

①去盖消毒：用启瓶器去除密封瓶铝盖中心部分，消毒瓶塞及周围，待干。

②抽吸药液：注射器内先抽入与所需药液等量的空气，以示指固定针栓，将针头刺入瓶内，注入空气，倒转药瓶使针头斜面在液面下，抽动活塞，吸取所需药量。用示指固定针栓，拔出针头（图11－9）。

（3）排尽空气 将针头垂直向上，一手持注射器并用示指固定针栓，另一手持活塞柄，轻拉活塞使针头内的药液回流至空筒内，使气泡集中于乳头根部，向上轻推活塞驱尽气体。

（4）装盘备用 针梗套上安瓿，或使用盖帽装置将针梗插入针头保护套，再次核对后放入无菌盘中备用。

（5）整理用物 用物放于原处，分类处理垃圾，洗手。

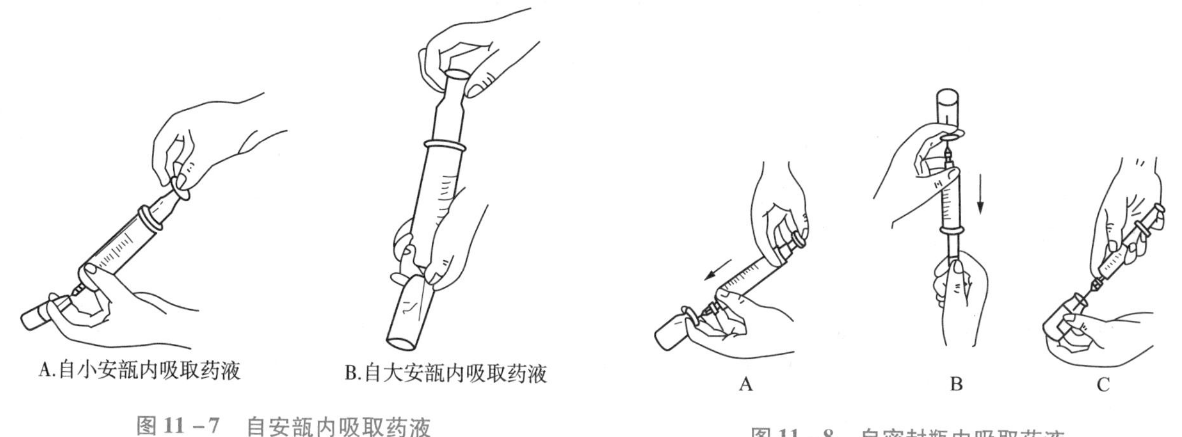

图 11－7 自安瓿内吸取药液

图 11－8 自密封瓶内吸取药液

2. 注意事项

（1）严格执行无菌技术操作原则和查对制度。

（2）折断安瓿时应避免捏碎安瓿上端。自安瓿内抽药时，安瓿倾斜度不能过大，以免药液流出，要抽尽安瓿内药液。

（3）抽药时手只能触及活塞轴和活塞柄，不可触及活塞体部，以免污染药液。排气时示指固定针栓，不能触及针梗和针尖，轻推活塞排气，不可浪费药液。

（4）结晶和粉剂需按要求先用无菌生理盐水或专用溶媒等充分溶解，然后再抽吸；混悬液摇匀后抽吸。油剂和混悬液抽吸时，应选用较粗的针头。

（5）操作中要仔细谨慎，防止针刺伤。配制化疗药物时做好个人防护。

（6）药液抽取后要及时注射，以免药液污染和效价降低。

【评价】

操作规范、熟练，药量准确。无污染和差错发生，防护得当。

四、常用注射技术 微课

（一）皮内注射法

皮内注射法（intradermic injection，ID）是将小量药液或生物制品注入表皮和真皮之间的方法。

【目的】

1. 实施药物过敏试验，以判断有无过敏反应。

2. 预防接种。

3. 局部麻醉的前驱步骤。

【评估】

1. 核对医嘱、患者身份信息，解释操作目的。

2. 患者意识状态、诊断、病情、治疗用药史、过敏史和家族史；患者注射部位皮肤状况；患者对疾病了解情况、心理状态及合作程度。

【计划】

1. 护士准备 着装整洁、洗手、戴口罩，熟悉皮内注射操作方法。

2. 用物准备

（1）治疗车上层 备基础注射盘、按医嘱备药液、1ml 注射器（带 4～$4^1/_2$号针头）、注射卡、手消毒液等。药物过敏试验需另备 0.1% 盐酸肾上腺素 1 支、2ml 注射器 1 支。

（2）治疗车下层　备置锐器回收盒、医用垃圾桶和生活垃圾桶各一个。

3. 环境准备　清洁、安静、光线适宜。必要时遮挡患者。

4. 患者准备

（1）明确注射目的和注意事项，取舒适体位，能配合操作。

（2）常用注射部位　药物过敏试验选择前臂掌侧下段内侧；预防接种一般选择上臂三角肌下缘；局部麻醉前驱步骤选择麻醉的中心部位。

【实施】

1. 操作方法　以药物过敏试验为例。

（1）查对备药　操作者洗手，戴口罩。核对医嘱和注射卡，检查用物，铺无菌盘，抽吸药液，排气后将针尖斜面调至与空筒刻度面一致，套安瓿放入无菌盘内（认真核对，防止污染）。

（2）核对解释　携用物至患者床旁。核对床头卡上床号、姓名及腕带信息，询问患者过敏史、用药史和家族史，向患者解释注射目的和注意事项，取得合作。

（3）定位消毒　协助患者取舒适体位，选择前臂掌侧下段内侧，用70%～75%乙醇消毒皮肤，直径5cm以上，待干。

（4）进针注药　再次核对，排尽空气，操作者左手绷紧注射部位皮肤，右手持注射器，示指固定针栓，针尖斜面向上与皮肤成5°刺入，待针尖斜面完全进入皮内后，放平注射器，左手拇指固定针栓，右手推入药液0.1ml，使局部隆起呈一圆形皮丘（皮丘处皮肤发白并显露毛孔），快速拔出针头（图11－9）。

（5）核对计时　再次查对，询问、观察患者有无不适，记录注射时间。嘱患者勿按压注射部位，就地休息20分钟。

（6）整理交代　协助患者取舒适体位，交代注意事项。分类处理用物，注射针头放入锐器盒，洗手。

（7）记录结果　观察20分钟后判断结果并记录。

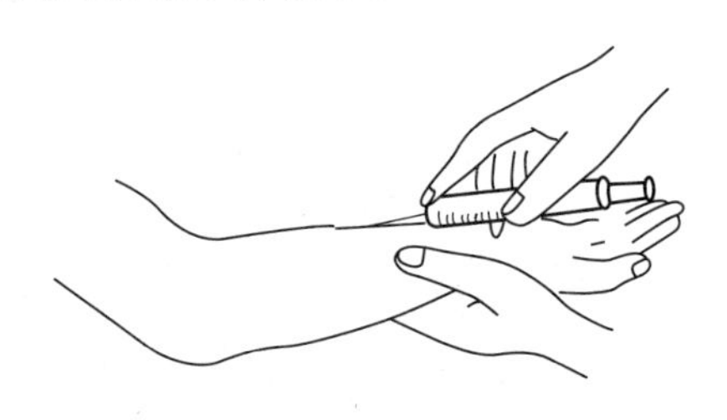

图11－9　皮内注射

2. 注意事项

（1）药物过敏试验前应详细询问用药史、过敏史和家族史，备0.1%盐酸肾上腺素；若患者对注射药物有过敏史者，则不作皮试，并与医生联系，更换其他药物。

（2）忌用碘类消毒剂消毒皮肤，以免因脱碘不彻底而影响局部反应的观察，且避免与碘过敏反应相混淆。

（3）注意进针的角度和深度，以免将药液注入皮下或药液漏出。

（4）拔针后嘱患者勿按揉皮丘或揉擦局部，以免影响局部反应的观察。

（5）药物过敏试验后严密观察患者的反应，首次注射后须观察30分钟，注意局部和全身反应，倾听患者的主诉，做好急救准备工作。

3. 健康教育

（1）向患者讲解用药目的，可能出现的反应及注意事项。

（2）告知患者做药物过敏试验过程中及试验之后，若有不适应立即通知护士，以便及时处理。

（3）对皮试结果阳性的患者，应告知患者和家属，今后不能使用该种药物。

【评价】

操作规范、熟练，无污染。护患沟通良好，患者主动配合。

（二）皮下注射法

皮下注射法（hypodermic injection，H）是将小量药液或生物制品注入皮下组织的方法。

【目的】

1. 需要在一定时间内达到药效，而药物不宜或不能经口服给药时。

2. 预防接种。

3. 局部用药。

【评估】

1. 核对医嘱、患者身份信息，解释操作目的。

2. 患者意识状态、诊断、病情、治疗情况；患者肢体活动情况和注射部位的皮肤状况；患者对用药了解情况，心理状态及合作程度。

【计划】

1. 护士准备　着装整洁、洗手、戴口罩，熟悉皮下注射操作方法。

2. 用物准备

（1）治疗车上层　备基础注射盘、按医嘱备药液、1ml 或 2ml 注射器（带 $5^{1/2}$ ~6 号针头）、注射卡、手消毒液等。

（2）治疗车下层　备置锐器回收盒、医用垃圾桶和生活垃圾桶各 1 个。

3. 环境准备　清洁、安静、光线适宜。必要时遮挡患者。

4. 患者准备

（1）明确注射目的和注意事项，取舒适体位并暴露注射部位，配合操作。

（2）常用部位　上臂三角肌下缘、大腿前侧和外侧、两侧腹壁、后背等（图 11－10）。

【实施】

1. 操作方法

（1）查对备药　同皮内注射法。

（2）核对解释　携用物至患者床旁，查对床头卡上床号、姓名及患者腕带信息。核对医嘱，向患者解释注射目的及配合方法，取得合作。

（3）定位消毒　协助患者取舒适体位，选择注射部位，常规消毒注射部位皮肤：用 2% 碘酊消毒待干后，70% 乙醇脱碘 2 次（或用安尔碘消毒 2 遍）。

（4）核对进针　再次核对注射卡和患者姓名，排尽空气，操作者左手绷紧注射部位皮肤，右手持注射器，示指固定针栓，针尖斜面向上与皮肤成 30°~40°快速刺入皮下，针梗进入 1/2~2/3（图 11－11）。

（5）回抽注药　右手固定注射器，左手抽吸无回血后缓慢推注药液。

（6）拔针按压　注射完毕，无菌干棉签放于针刺处，快速拔针，按压 1~2 分钟。

（7）核对交代　再次核对，询问、观察患者有无不适，交待注意事项。

（8）整理记录　协助患者取舒适体位，分类处理用物。洗手，记录。

2. 注意事项

（1）皮下注射不宜用于注射刺激性强的药物。

（2）进针角度不宜超过45°（胰岛素专用针除外），以免刺入肌层。过瘦者或小儿可捏起局部组织，并适当减小进针角度。在三角肌下缘注射者，进针方向稍向外侧，可避免药液注入肌层。

（3）注射药液量少于1ml时，必须用1ml注射器抽吸药液，保证注入剂量准确。

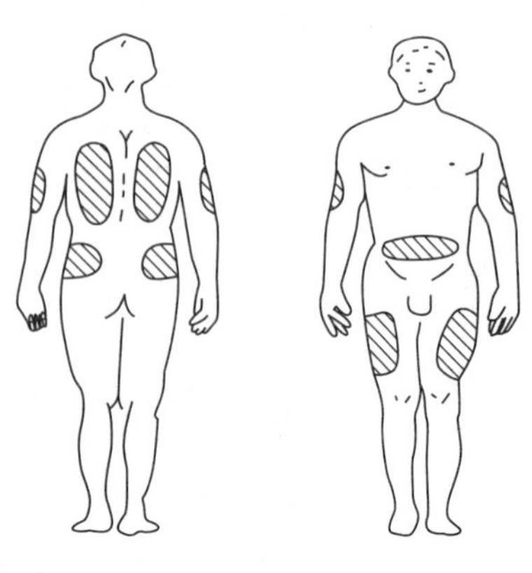

图11－10　皮下注射常用部位

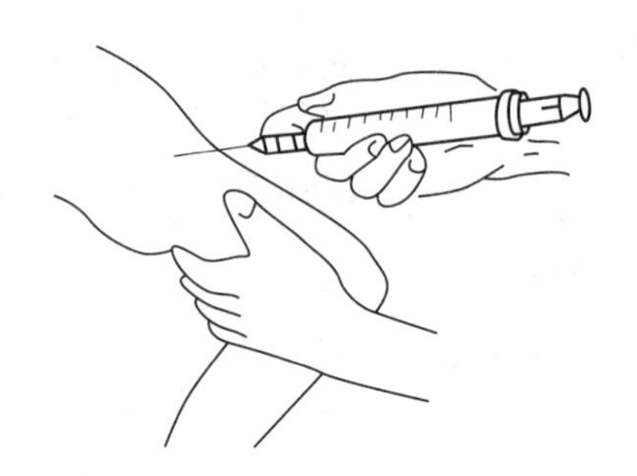

图11－11　皮下注射

（4）对长期皮下注射者，应建立轮流交替注射部位的计划，以利于药物充分吸收。

3. 健康教育

（1）向患者及家属讲解用药目的，药物的疗效及不良反应，若有不适及时报告。

（2）长期皮下注射患者，应建立轮流交替注射部位的计划，经常更换注射部位，以利于药物充分吸收。如应教会患者使用胰岛素笔注射的方法。

【评价】

1. 护士无菌观念强，操作规范、熟练。

2. 护患沟通有效，患者明确操作目的并主动配合。

（三）肌内注射法

肌内注射法（intramuscular injection，im）是将一定量的药液或生物制品注入肌肉组织的方法。人体的肌肉组织有丰富的毛细血管网，药液注入肌肉组织后，通过毛细血管壁进入血液循环。一般选择肌肉较丰厚且远离大神经和大血管的部位。最常用臀大肌，其次为臀中肌、臀小肌、股外侧肌和上臂三角肌。

【注射部位定位法】

（1）臀大肌注射定位法

1）“十”字法　从臀裂顶点向左或向右侧作一条水平线，然后从髂嵴最高点作一条垂直线，将一侧臀部分为四个象限，其外上象限并避开内角为注射部位（图11－12A）。

2）连线法　取髂前上棘与尾骨连线的外上1/3处为注射部位（图11－12B）。

（2）臀中肌、臀小肌注射定位法常用于小儿及不能翻身的患者。

1）三指法　取髂前上棘外侧三横指处（以患者自己的手指宽度为标准）为注射部位。

2）构角法　将操作者的示指尖和中指尖分别置于患者的髂前上棘和髂嵴下缘处，示指、中指和髂嵴之间便构成一个三角区域，此区域即为注射部位（图11－13）。

（3）股外侧肌注射定位法　在大腿中段外侧，一般成人的膝关节上10cm、髋关节下10cm，宽约7.5cm处为注射部位。该处大血管、神经干很少，且注射范围较广，适用于多次注射或2岁以下幼儿注射。

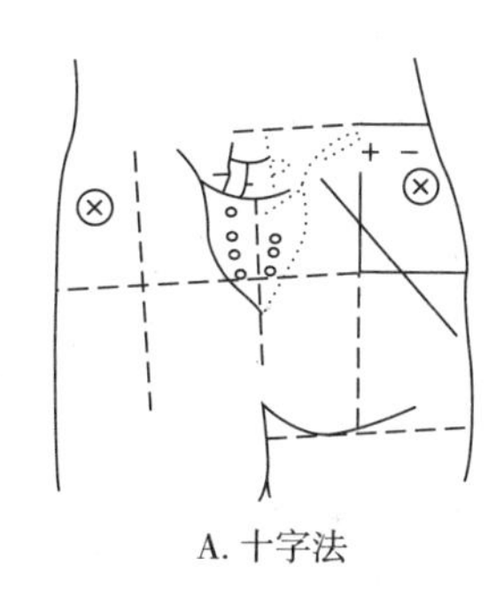
A. 十字法

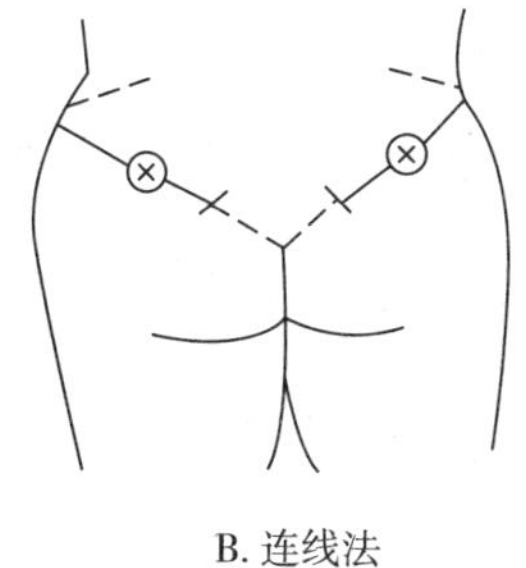
B. 连线法

图 11－12　臀大肌注射定位法

（4）上臂三角肌注射定位法　取上臂外侧，肩峰下 2～3 横指处（图 11－14）。此处肌肉较薄，只用于小量药液注射。

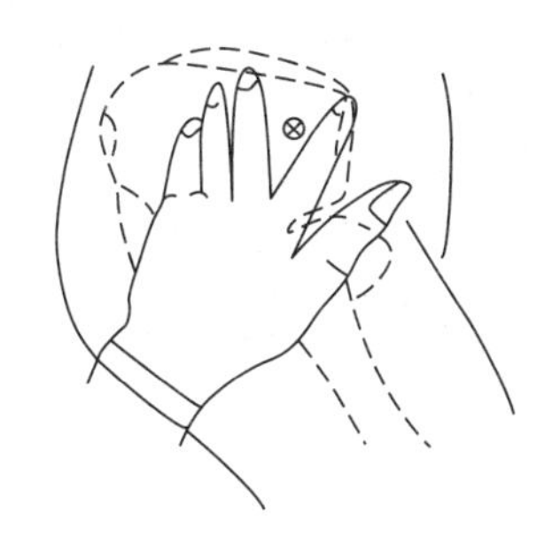
图 11－13　臀中、小肌注射定位法

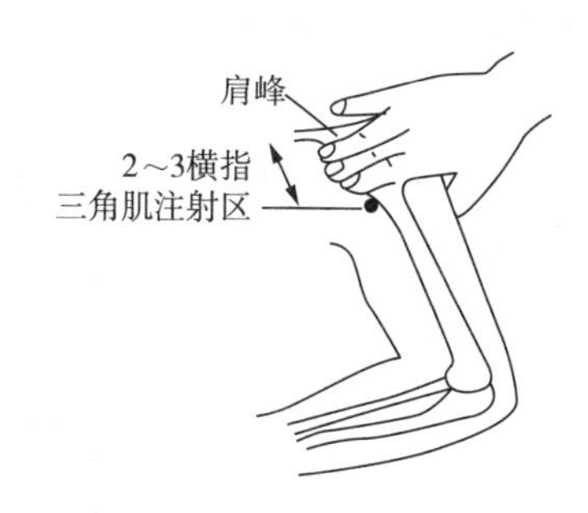

图 11－14　三角肌注射定位法

【目的】

1. 不宜口服或静脉给药，要求比皮下注射更迅速发挥疗效的药物。

2. 注射药量较大或刺激性较强的药物。

3. 预防接种。

【评估】

1. 核对医嘱、患者身份信息，解释操作目的。

2. 患者意识状态、诊断、病情、治疗用药情况；患者肢体活动、注射部位的皮肤状况；患者对用药了解情况，心理状态及合作程度。

【计划】

1. 护士准备　着装整洁、洗手、戴口罩，熟悉肌内注射操作方法。

2. 用物准备

（1）治疗车上层　备基础注射盘、按医嘱备药液、2ml 或 5ml 注射器（6～7 号针头）、注射卡、洗手液等。

（2）治疗车下层　备置锐器回收盒、医用垃圾桶和生活垃圾桶各 1 个。

3. 环境准备　清洁、安静、光线适宜。必要时遮挡患者。

4. 患者准备

（1）明确注射目的和注意事项，能配合操作。

（2）取舒适体位。根据患者情况，取适宜的体位，使注射部位肌肉松弛。

①臀部注射：侧卧位时上腿伸直下腿屈曲；俯卧位时两足尖相对，足跟分开；仰卧位用于危重及不能翻身的患者，限于臀中肌、臀小肌注射时采用。

②股外侧肌注射：座椅稍高，以自然坐位为宜。

③上臂三角肌注射：取坐位，注射侧单手叉腰使三角肌显露。

【实施】

1. 操作方法

（1）查对备药　洗手，戴口罩。核对医嘱和注射卡，检查用物，铺无菌盘，抽吸药液并排气，针头套安瓿放入无菌盘内。

（2）核对解释　携用物至患者床旁，查对床头卡上床号、姓名及患者腕带信息。核对医嘱，向患者解释注射目的及配合方法，取得合作。

（3）定位消毒　根据患者情况选择注射部位，根据病情选择坐位或卧位，常规消毒注射部位皮肤，待干。

（4）核对进针　再次核对，排尽空气，操作者左手拇指和示指分开并绷紧皮肤，右手持注射器，中指固定针栓，如握毛笔姿势，针头与皮肤成90°，快速刺入针梗的2/3长度（图11－15）。

（5）回抽注药　右手固定注射器，左手抽动活塞，确认无回血后缓慢推注药液。

（6）拔针按压　注射完毕，无菌干棉签放于针刺处，快速拔针，按压针眼处。

（7）核对交代　再次核对，询问、观察患者有无不适，交代注意事项。

（8）整理记录　协助患者取舒适体位，分类处理用物。洗手，记录。

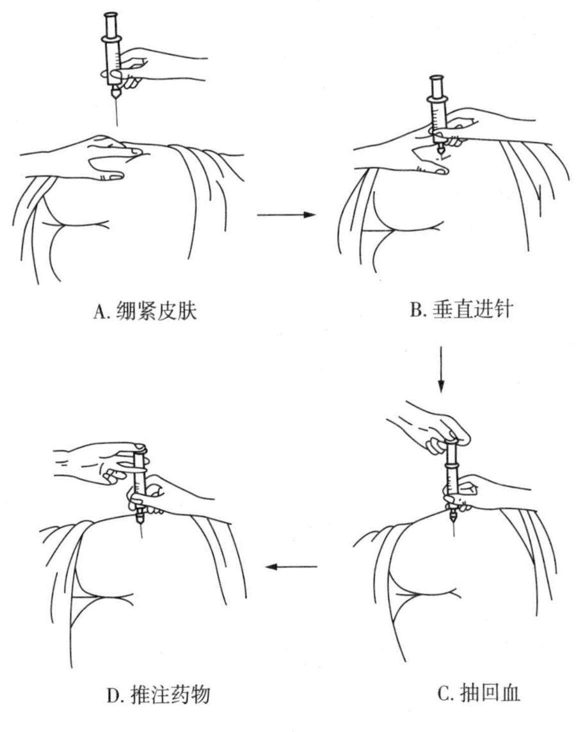

图11－15　肌内注射

2. 注意事项

（1）同时注射两种以上药物时，应注意配伍禁忌。

（2）2岁以下婴幼儿不宜选用臀大肌注射，因其臀部肌肉尚未发育好，有损伤坐骨神经的危险。可选用臀中肌、臀小肌或股外侧肌进行注射。肌内注射常用注射部位的选择、定位方法及注意事项。

（3）进针时切勿将针梗全部刺入，以防针梗折断难以取出。若针头折断，嘱患者保持原姿势不动，以防断针移位，尽快用无菌止血钳夹紧外露端拔出针梗。若断端全部埋入皮下，速请外科医生处理。

（4）对需长期注射者，要交替更换注射部位，并用细长针头，可避免或减少硬结的发生。

（5）注射刺激性强的药物时，选用长针头深部注射，均匀缓慢推药，防止药物渗漏至皮下组织，减轻损伤和疼痛。

3. 健康教育

（1）向患者及家属讲解用药目的，药物的疗效及不良反应，若有不适及时报告。

（2）告知患者进针时切勿随意扭动注射部位，防止针梗折断。对出现局部硬结者，指导局部热敷的方法。

【评价】

1. 护士无菌观念强，操作规范、熟练。

2. 护患沟通有效，患者明确操作目的并主动配合。

（四）静脉注射法

静脉注射法（intravenous injection，iv）是将药液注入静脉的方法。选择粗、直、弹性好、易于固定的静脉，避开静脉瓣和关节。常用静脉如下。

（1）四肢浅静脉　上肢常选用肘部浅静脉（头静脉、正中静脉、贵要静脉）、腕部、手背的浅静脉；下肢常选用足背静脉、大隐静脉、小隐静脉（图 11－16）。

（2）头皮静脉　头皮静脉注射一般用于婴幼儿。小儿头皮静脉较为丰富，分支多，互相沟通交错成网且表浅易见，易于固定。常选用额静脉、颞浅静脉、耳后静脉和枕静脉（图 11－17）。选择时应注意与头皮动脉相鉴别（表 11－4）。

（3）股静脉　位于股三角区，在髂前上棘和耻骨结节连线的中点与股动脉相交，在股动脉的内侧 0.5cm 处（图 11－18）。

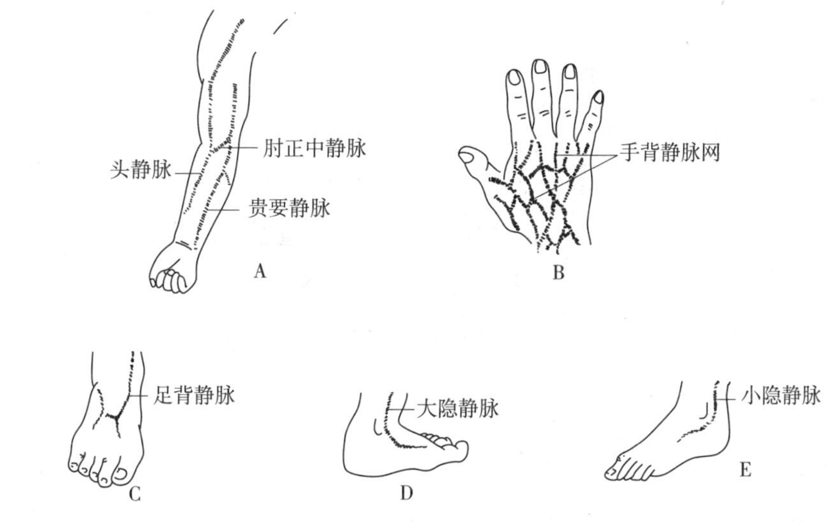

图 11－16　四肢浅静脉常用注射部位

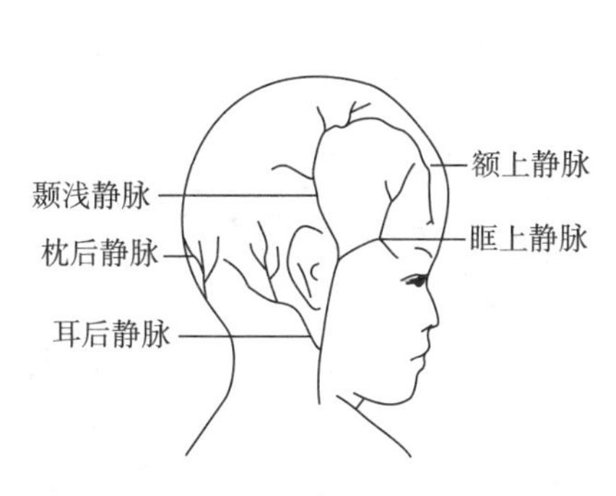

图 11－17　小儿头皮静脉分布

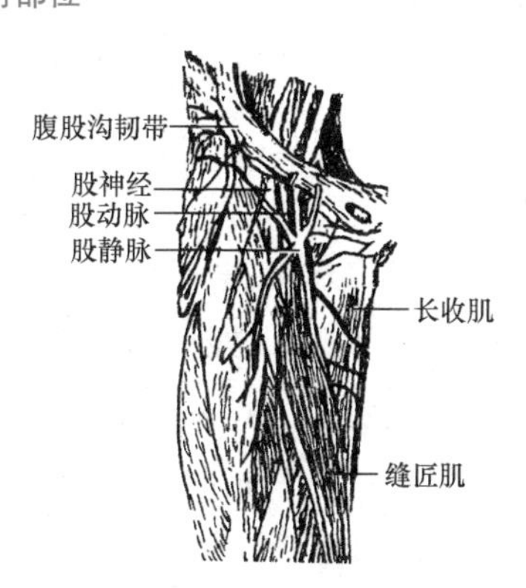

图 11－18　股静脉的解剖位置

表 11-4　头皮动脉与静脉的鉴别

鉴别项目	头皮静脉	头皮动脉
外观颜色	微蓝色	暗红或与浅红色
触摸搏动	无	有
管壁	薄、易压瘪	厚、不易压瘪
血流方向	向心	离心
回血颜色	暗红	鲜红
注药时状态	阻力小	阻力大、局部皮肤呈树枝状苍白，患儿可出现痛苦状或尖叫

【目的】

1. 药物不宜口服、皮下或肌内注射，需迅速发挥药效，尤其是治疗急重症患者时。

2. 输液、输血。

3. 由静脉注入药物，作某些诊断检查，如肝、肾、胆囊等 X 线片。

4. 股静脉注射，主要用于急救时加压输液、输血或采集血标本。

5. 静脉营养治疗。

【评估】

1. 核对医嘱、患者身份信息，解释操作目的。

2. 患者意识状态、诊断、病情、治疗用药情况；患者肢体活动状况，注射部位的皮肤、静脉血管的弹性和充盈情况；患者对用药了解情况，心理状态及合作程度。

【计划】

1. 护士准备　着装整洁、洗手、戴口罩，必要时戴手套。

2. 用物准备

（1）治疗车上层　备基础注射盘、按医嘱备药液、止血带、小垫枕及一次性治疗巾、一次性注射器、敷贴、注射卡、无菌纱布、洗手液等。必要时备头皮针、手套，股静脉注射备沙袋。

（2）治疗车下层　备置锐器回收盒、医用垃圾桶和生活垃圾桶各一个。

3. 环境准备　清洁、安静、光线适宜。必要时遮挡患者。

4. 患者准备

（1）明确注射目的和注意事项，能配合操作。

（2）取舒适体位。根据患者情况，常见的有以下 3 种。

①四肢浅静脉注射：协助患者取卧位或坐位。

②小儿头皮静脉注射：患儿取仰卧位或俯卧位，必要时剃去注射部位头发。

③股静脉注射：取仰卧位，下肢伸直略外展，必要时，臀下垫高以充分暴露注射局部。

【实施】

1. 操作方法

（1）四肢浅静脉注射法

1）查对备药　洗手，戴口罩。核对医嘱和注射卡，检查用物，铺无菌盘，抽吸药液并排气，针头套安瓿放入无菌盘内。

2）核对解释　携用物至患者床旁，查对床头卡上床号、姓名及患者腕带信息。核对医嘱，向患者解释注射目的及配合方法，选择合适的静脉，取得合作。

3）定位消毒　根据病情选择坐位或卧位，戴手套，在穿刺部位肢体下垫小枕，在穿刺点上方约 6cm 处系止血带，常规消毒注射部位皮肤，待干。

4）核对穿刺　再次核对，排气，嘱患者握拳，左手拇指绷紧静脉下端皮肤，右手持注射器，示指固定针栓，针尖斜面向上与皮肤成15°～30°，从静脉上方或侧方刺入皮下，再沿静脉走向潜行刺入，见回血后再顺静脉平行进针少许（图11－19A）。

5）缓慢推药　松止血带，嘱患者松拳，固定针头，缓慢推注药液（图11－19B）。

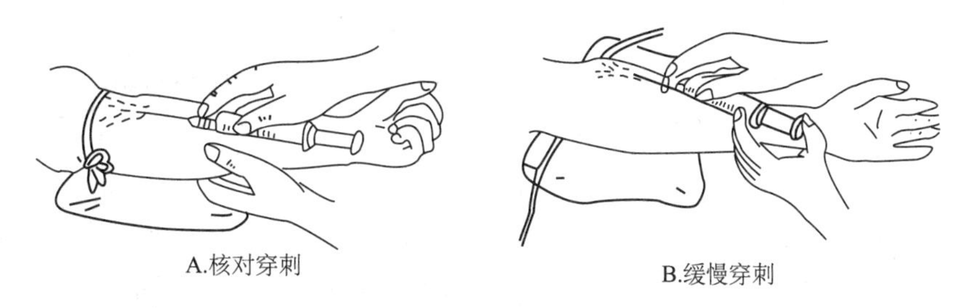

图11－19　静脉注射法

6）拔针按压　注射完毕，将无菌干棉签置于进针处，快速拔针，按压片刻。分离注射器和针头，针头放入锐器盒，脱去手套。

7）核对交代　再次查对，询问、观察患者有无不适，交代注意事项。

8）整理记录　协助患者取舒适体位，分类处理用物。洗手，记录。

（2）小儿头皮静脉注射法

1）查对备药　洗手，戴口罩。核对医嘱和注射卡，检查用物，铺无菌盘，抽吸药液，更换型号合适的头皮针，排气后放入无菌盘内。

2）核对解释　携用物至患儿床旁，核对床头卡及腕带信息。核对医嘱，向患儿家属解释注射目的及配合方法，取得家属支持。

3）选择静脉　患儿平卧或侧卧位，指导和协助患儿家属固定患儿头部，注意保暖，选择合适的头皮静脉。

4）备皮消毒　剃除穿刺部位毛发，戴手套，用70%～75%乙醇消毒皮肤两遍，待干。

5）进针推药　再次核对，排气，助手固定小儿头部。操作者左手拇指、示指固定静脉两端，右手持头皮针柄，以静脉最清晰点后约0.1cm处与皮肤成5°～10°向心方向刺入，见回血后再进针少许，放平针头推药少许，无异常固定针头，缓慢注入药液，注毕用干棉签放于穿刺点上方，快速拔出针头按压。

6）核对记录　处置注射器，脱手套，再次查对，洗手，记录。

7）观察交代　观察患儿有无不适，向家属交代注意事项。

8）整理用物　整理病床单位，分类处理用物，洗手。

（3）股静脉注射法

1）查对备药　同静脉注射。

2）核对解释　携用物至患者床旁，核对床头卡及腕带信息。核对医嘱，向患者或患儿家属解释注射目的及配合方法，取得合作。

3）定位消毒　患者取仰卧位，下肢伸直略外展外旋，臀下垫小枕，操作者左手示指和中指扪及股动脉搏动处，其内侧0.5cm处为进针点，常规消毒局部皮肤及操作者左手示指和中指，待干。

4）核对穿刺　再次核对、排尽空气后，操作者在腹股沟中部，用左手示指、中指扪及股动脉搏动最明显处，并用示指固定，右手持注射器，针头与皮肤成45°或90°，在股动脉内侧0.5cm处刺入。

5）注药抽血　抽动活塞见暗红色回血，即固定针头，注入药液或抽取所需血量。

6）拔针按压　注射毕，拔出针头，用无菌纱布按压针刺处3～5分钟，确认无出血后用胶布固定。

7）核对交代　再次核对，询问患者有无不适，交代注意事项。

8）整理记录　协助患者取舒适体位，分类处理用物。洗手，记录。

2. 注意事项

（1）对长期静脉给药的患者，为保护血管，应有计划地由远心端向近心端选择血管进行注射。

（2）注射对组织有强烈刺激的药物，应另备抽有无菌生理盐水的注射器，穿刺确认针头在血管内后，先注入少量生理盐水，再换上抽有药液的注射器推注，以防药液外溢而致组织坏死。

（3）根据药物性质、患者的年龄及病情，掌握推药速度，注意观察注射局部及病情变化，随时听取患者的主诉。

（4）注药过程中确保针头在静脉内，若局部疼痛、肿胀、抽无回血，应拔出针头，另选静脉注射。

（5）有出血倾向的患者不宜采用股静脉注射。股静脉注射时，进针后若抽出鲜红血液，提示针头刺入股动脉，应立即拔出针头，用无菌纱布加压按压穿刺处5～10分钟，直至无出血后再在另一侧股静脉穿刺。

3. 特殊患者提高静脉穿刺成功率的方法

（1）肥胖患者　皮下脂肪较厚，静脉比较深，显露不明显。穿刺时，用消毒后的手指触摸静脉位置和走向，稍加大进针角度（30°～40°），顺静脉走向从静脉的正上方刺入。

（2）水肿患者　先用手指按揉局部，将皮下水份暂时驱散，使静脉显露后尽快进针。

（3）休克、脱水患者　可在扎上止血带后，由穿刺部位的远心端向近心端方向揉按局部皮肤，使静脉充盈后再进针。

（4）老年患者　皮肤松弛，皮下脂肪较少，且脆性较大，静脉硬化易滑动，使针头不易刺入或易刺破血管壁。可用手指固定穿刺点静脉上下两端后，在静脉上方直接穿刺。

4. 静脉穿刺失败的常见原因

（1）针头刺入过浅未刺入静脉内　刺入过浅或因静脉滑动，针头未刺入静脉内。表现为抽吸无回血，推药局部隆起并有痛感。

（2）针尖斜面未完全进入静脉　穿刺成功后未平行进针或推进距离不够，针尖斜面部分在皮下。表现为抽吸有回血，推药局部隆起并有痛感（图11－20）。

（3）针头刺入较深刺破对侧血管壁　针尖斜面部分在血管内，部分在血管外。表现为抽吸有回血，推入少量药液时局部可无隆起，但患者有痛感。

（4）针头刺入过深穿透对侧血管壁　表现为抽吸无回血，药液注入深层组织，患者有痛感。

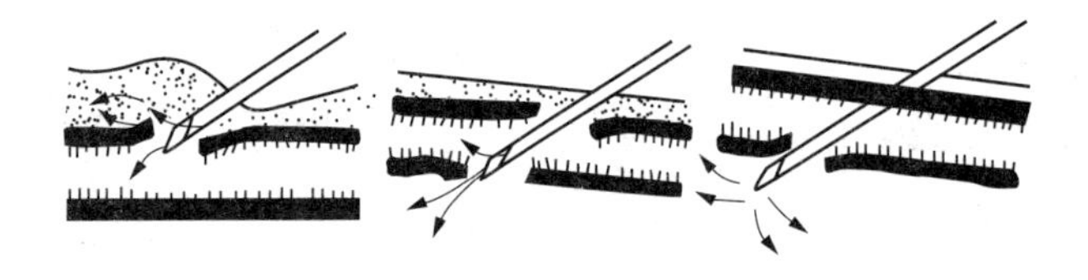

图11－20　静脉注射失败原因

5. 健康教育　向患者及家属讲解用药目的，药物的疗效及不良反应，讲解保护血管的知识，指导患者及家属按压穿刺部位的方法及时间。

【评价】

护士无菌观念强，操作规范、熟练。护患沟通有效，患者主动配合。

（五）微量注射泵的应用

微量注射泵（microinjector）是将小剂量药液持续、均匀、定量、准确地注入人体静脉的注射装置。

【目的】

准确控制药物剂量；操作简便；流速稳定及使用安全。

【评估】

1. 核对医嘱、患者身份信息，解释操作目的。

2. 患者意识状态、诊断、病情、治疗用药情况；患者肢体活动状况，注射部位的皮肤、静脉血管的弹性和充盈情况；患者对用药了解情况，心理状态及合作程度。

【计划】

1. 护士准备　着装整洁、洗手、戴口罩，必要时戴手套。

2. 用物准备　治疗卡、治疗盘、治疗巾、碘伏、酒精、棉签、液体、药品、砂轮、输液贴、弯盘、微量注射泵、20ml 或 50ml 注射器、延长管。

3. 环境准备　清洁、安静、光线适宜。必要时遮挡患者。

4. 患者准备　向患者解释操作目的及方法，取得合作。

【实施】

1. 操作方法

（1）将注射泵放在仪器车或床旁桌上。

（2）接通电源，打开开关。

（3）把抽吸好药液的注射器稳妥地固定在注射泵上（图 11 – 21）。

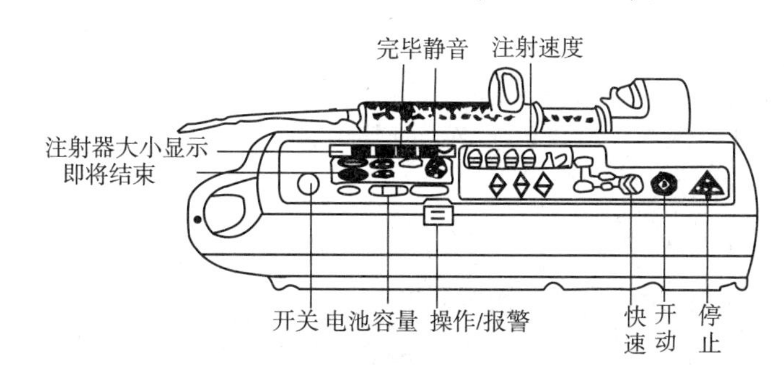

图 11 – 21　注射泵

（4）遵医嘱设定注射速度。

（5）将注射器与已穿刺成功的静脉穿刺针或留置针连接，固定好后，按“开始”键即开始注射。

（6）在药液即将注射完毕时，注射泵会发出报警音，注射完后，注射泵会连续发出报警铃声并自动停止运行。

（7）按压“消音键”消除报警音。

（8）松开注射器与静脉穿刺针的连接。取出注射器，关闭注射泵，切断电源。

2. 注意事项

（1）护理人员要熟练掌握专业知识及药物作用和不良反应，认真执行医嘱，对特殊药物准确换算。

（2）严格执行交接班制度，微量泵上要注明药物名称、剂量、配置时间、泵入速率等，交接班做到“三清”，即口头讲清、书面写清、床边看清，严防差错事故的发生。

（3）加强巡视，药物泵注后注意观察输液管道是否通畅，药液有无渗漏、脱管，血管走向有无条索状红线出现，特别是给患者翻身、拍背、吸痰时保护好输液管道，防止扭曲受压或脱落。

（4）妥善处理管道回血，更换注射器或患者躁动、咳嗽，管道有回血时，严禁按快进键处理回血，可用另外注射器将液体回抽，再用生理盐水冲注，并将延长管内有血的液体排除，调节注射泵后连接。

（5）使用期间不能随意中断泵入药物，提前配好药物备用，当残留报警灯亮时立即更换，更换动作要迅速、准确，血管活性药物更换前后严密监测生命体征。

（6）加强注射泵保养，定期检查仪器的性能，使用完后要及时清洁除尘，特别是推进器与轨道、针管夹，要用棉签蘸汽油擦洗后，再用清水擦干。如注射泵接电源后显示器不亮，泵速有误差，报警失灵严禁给患者使用，应及时维修。

（六）动脉注射法

动脉注射法（arterial injection）是将药液注入动脉的方法。常选用的动脉有股动脉、颈总动脉、锁骨下动脉和桡动脉。

【目的】

1. 抢救重度休克患者，加压输入血液，以迅速增加有效血容量。
2. 注入造影剂进行某些特殊检查，如血管造影等。
3. 注射抗癌药物进行区域性化疗。

【评估】

（1）核对医嘱、患者身份信息及解释操作目的。

（2）患者意识状态、诊断、病情、治疗情况。

（3）患者注射部位皮肤、血管的弹性情况；患者对用药及疾病知识的了解情况，心理状态及合作程度。

【计划】

1. 护士准备 着装整洁、洗手、戴口罩，必要时戴手套。

2. 用物准备

（1）治疗车上层 备基础注射盘、按医嘱备药液、型号合适的注射器和针头、无菌纱布、沙袋、注射卡、手消毒液等。必要时备无菌手套和无菌洞巾。

（2）治疗车下层 备锐器回收盒、医用垃圾桶和生活垃圾桶各1个。

3. 环境准备 清洁、安静、光线适宜，必要时屏风遮挡患者。

4. 患者准备

（1）明确注射目的和注意事项，协助取合适体位并暴露注射部位。

（2）选择动脉搏动最明显处，采集血标本常选用桡动脉、股动脉。作区域性化疗时，头面部疾患选用颈总动脉，上肢疾患选用锁骨下动脉或肱动脉，下肢疾患选用股动脉。

【实施】

1. 操作方法

（1）查对备药 同静脉注射法。

（2）核对解释 携用物至患者床旁，核对床头卡及患者的腕带信息。核对医嘱，向患者解释注射目的及配合方法，取得合作。

（3）定位消毒 根据患者的注射部位取合适的体位，暴露穿刺部位，常规消毒注射部位的皮肤，并消毒护士的左手示指和中指或左手戴无菌手套。

（4）核对穿刺 核对后排气，左手示指和中指触摸动脉搏动最明显处固定，右手持注射器，在两指间垂直或与动脉走向成40°刺入动脉。

（5）注药或抽血 穿刺后见有鲜红色的血夜进入注射器，马上用右手固定注射器，左手推注药液或抽取血液标本。

（6）拔针按压　注射完毕后迅速拔针，局部用无菌纱布加压按压止血 5～10 分钟。

（7）核对交代　再次查对，询问、观察患者有无不适，并且交代注意事项。

（8）整理记录　协助患者取舒适体位，分类处理用物。洗手，记录。

2. 注意事项

（1）有出血倾向者，不宜行动脉穿刺。

（2）注射过程中随时听取患者主诉，密切观察穿刺部位情况及病情变化，若有异常及时处理。

（3）拔针后局部用无菌纱布或沙袋加压止血 5～10 分钟，防止局部出血或形成血肿。

3. 健康教育　向患者及家属讲解用药目的，药物的疗效及不良反应，指导患者及家属按压穿刺部位的方法及时间。

【评价】

护士无菌观念强，操作规范、熟练。护患沟通良好，患者主动配合。

PPT

第五节　局部给药

根据各专科特殊治疗的需要，还可采取以下局部给药方法。

一、滴药法

滴药法是指将药液滴入眼、鼻、耳等处，以达到局部或全身的治疗作用，或者做某些诊断检查的一种给药方法。

（一）滴眼药法

1. 目的　用眼药滴瓶或滴管将药液滴入眼结膜囊，以达到消炎杀菌、麻醉、收敛、散瞳、缩瞳等治疗作用或者做某些诊断检查。

2. 操作方法　护士备齐用物至患者床旁，核对床头卡及腕带信息，向患者解释目的及配合方法，协助患者取坐位或仰卧位，头略后仰，用干棉签拭去眼分泌物，嘱患者眼睛向上注视。左手取一干棉球放于患者下眼睑处，并用示指固定上眼睑，拇指将下眼睑向下牵拉；右手持滴管或滴瓶，手掌根部轻轻放于患者前额，滴管距离眼睑 1～2cm 处，将药液 1～2 滴滴入结膜下穹隆中央。轻提上睑，使药液均匀扩散于眼球表面，以干棉球拭干流出的药液。涂眼药膏者，则将 1cm 左右长度的眼药膏挤入下穹隆部。

3. 注意事项

（1）操作时严格执行无菌操作原则，预防交叉感染。

（2）认真核对，注意检查眼药水的质量和药液的性质。滴药时，一般先左后右，防止遗漏和差错。应用有致痛的眼药或散瞳药时，应事先告知患者以消除紧张。

（3）滴药的动作应轻柔，防止伤及眼球。

（二）滴耳药法

1. 目的　将药液滴入耳道，以达到清洁消炎的目的。

2. 操作方法　护士备齐用物至患者床旁，核对床头卡及腕带信息，向患者解释目的及配合方法。协助患者侧卧位，患耳向上，用棉签清洁耳道。护士一手持干棉球，将耳廓向后上方轻拉，使耳道变直。另一手持滴管，掌根轻置于耳廓旁，将药液滴入耳道 2～3 滴，并轻提耳廓或轻压耳屏，将干棉球塞入外耳道口。嘱患者保持原体位 1～2 分钟，观察有无不良反应。

3. 注意事项

（1）滴管口不可触及患者外耳道，防止交叉感染。

（2）滴入的药液温度要适宜，避免刺激内耳引起眩晕。

（3）如昆虫类进入耳道，可选用油剂药液，滴药后 2～3 分钟便可取出。

（4）清除耳内耵聍滴入软化剂后可有胀感，耵聍取出后胀感即消失，嘱患者不必紧张。

（三）滴鼻药法

1. 目的　将药液滴入鼻腔，治疗副鼻窦炎；或者滴入血管收缩剂，减少分泌，减轻鼻塞症状。

2. 操作方法　护士备齐用物至患者床旁，核对床头卡及腕带信息，向患者解释目的及配合方法。嘱患者先排出鼻腔分泌物并清洁鼻腔，解开衣领，协助患者取仰卧位或侧卧位，护士一手持干棉球，以手指轻推鼻尖，暴露鼻腔。另一手持滴瓶，距离鼻孔 2cm 处向鼻孔内入药液 3～5 滴。轻捏鼻翼或嘱患者将头部略向两侧轻轻摇动，然后捏鼻坐起。

3. 注意事项

（1）注意观察患者用药后是否出现黏膜充血加剧。

（2）血管收缩剂连续使用时间不可过长。

二、插入给药法

插入给药法常用栓剂进行插入给药，包括直肠给药和阴道给药。栓剂进入体腔在 37℃ 左右温度下熔化，经黏膜吸收而产生疗效。

（一）直肠栓剂插入法

1. 目的　将栓剂插入直肠，产生局部或全身治疗作用将栓剂插入直肠，产生局部或全身治疗作用。

2. 操作方法　护士备齐用物至患者床旁，核对床头卡及腕带信息，向患者解释目的及配合方法。协助患者取侧卧位，膝部弯曲，暴露肛门。护士戴上指套或手套，嘱患者张口 深呼吸，尽量放松，将栓剂插入肛门，并用示指将栓剂沿直肠壁朝脐部方向轻轻送入 6～7cm，保持侧卧姿势，15 分钟后改变体位。

3. 注意事项

（1）操作前嘱患者先排净大便，使药物与肠黏膜充分接触，增强效果。

（2）操作时动作要轻柔，注意保护患者隐私。

（二）阴道栓剂插入法

1. 目的　将消炎、抗菌栓剂插入阴道，达到局部治疗作用。

2. 操作方法　护士备齐用物至患者床旁，核对床头卡及腕带信息，向患者解释目的及配合方法。协助患者取屈膝仰卧位，分开双腿，露出会阴部。嘱患者张口深呼吸，尽量放松，护士一手戴指套或手套，以示指或利用置入器将栓剂沿阴道下后方轻轻送入 5cm 以上，嘱患者仰卧 15 分钟以上，以利于药物吸收。

3. 注意事项

（1）操作时准确判断阴道口位置，必须置入足够深度，注意保护患者隐私。

（2）指导患者治疗期间避免性生活及盆浴，阴道出血和月经期禁用。

三、皮肤给药法

皮肤用药是将药物直接涂于皮肤，起到局部治疗的作用。皮肤用药有溶液类、软膏类、糊剂类等多种剂型。

（一）溶液类

将塑料布或橡胶单垫在患处下方，用持物钳直接夹取蘸湿药液的棉球，涂抹于患处，直至局部皮肤清洁后用干棉球擦干。主要用于急性皮炎伴有大量渗液或脓液的患者。

（二）软膏类

用棉签将软膏涂于患处，不必涂药过厚，除局部有溃疡或大片糜烂时，一般不需要包扎。

（三）糊剂类

用棉签将药糊直接涂于患处，不宜涂药太厚，还可将药物涂于无菌纱布上，然后贴于受损皮肤处，包扎固定。主要用于亚急性皮炎，有少量渗液或轻度糜烂的患者。皮肤给药操作前了解患者对局部用药处的主观感觉，有针对性地做好解释工作。注意观察用药后局部皮肤反应情况，特别加强对小儿和老年患者的观察，随时评价用药效果。

四、舌下给药法

舌下给药法是药物通过舌下口腔黏膜丰富的毛细血管吸收达到治疗作用，可避免胃肠道刺激、吸收不全和首过消除作用，而且起效快。使用时指导患者将药物放在舌下，让其自然溶解吸收，不可咀嚼吞下，否则会影响药物疗效。同时要教会患者如何评价药效，若用药后症状不缓解，可以重复用药，但应在服药同时及时就医。

目标检测

答案解析

一、选择题

A1/A2 型题

1. 容易氧化和遇光变质的药物是
   A. 地高辛　B. 乙醇　C. 干酵母
   D. 盐酸肾上腺素　E. 地西泮
2. 禁忌静脉推注的药物是
   A. 10% 氯化钾　B. 10% 葡萄糖酸钙　C. 50% 葡萄糖
   D. 30% 泛影葡胺　E. 氨茶碱
3. 雾化吸入疗法的目的不包括
   A. 减轻呼吸道的炎症　B. 解除支气管的痉挛　C. 镇咳、祛痰
   D. 稀释痰液　E. 腹部手术后镇痛
4. 超声雾化器的工作特点不包括
   A. 雾滴小而均匀，直径在 5μm 以下　B. 药液可吸入支气管末端
   C. 雾液温暖舒适　D. 雾量的大小可以调节
   E. 用氧量小，节约资源
5. 服药前需测心率的药物是
   A. 甲氧氯普胺　B. 地高辛　C. 普萘洛尔
   D. 硫糖铝片　E. 肠溶阿司匹林

6. 患者，男性，14 岁。阑尾切除术后回病房，医嘱哌替啶 50mg im q6h prn，正确执行时间是

A. 每 6h 一次，连续使用　B. 术后 6h 使用一次　C. 术后 6h 一次，限用 2 次

D. 术后 6h 一次，连续用 3d　E. 需要时用，两次间隔时间 6h

7. 患儿，1 岁。在其臀部做肌内注射，操作方法正确的是

A. 用 2ml 注射器，7 号针头　B. 部位选臀中、小肌　C. 用 75% 乙醇消毒皮肤

D. 进针、推药、拔针均要快　E. 注射后局部轻轻按揉

8. 患者，68 岁，诊断为脑血栓。医嘱静脉注射 10% 葡萄糖酸钙 10ml st。在静脉注射中，错误的做法是

A. 认真执行“三查七对”　B. 选择手背粗、直、有弹性的血管穿刺

C. 止血带扎在穿刺点 6cm 以上　D. 常规消毒皮肤、待干

E. 穿刺时针梗与皮肤成 30°~40°

9. 患者，男性，62 岁。患慢性支气管炎，最近咳嗽加剧，痰黏稠，伴呼吸困难，给予超声雾化吸入治疗。超声雾化治疗的目的不包括

A. 消除炎症　B. 解除支气管痉挛　C. 稀释痰液

D. 帮助祛痰　E. 促进食欲

10. 下列药物服用后必须多饮水的是

A. 铁剂　B. 止咳糖浆　C. 助消化药

D. 健胃药　E. 磺胺类药

11. 实施无痛肌内注射的措施，下列不妥的是

A. 患者侧卧位时上腿弯曲

B. 患者俯卧位时足尖相对，足跟分开

C. 推注药液速度缓慢

D. 同时注射两种药液时，应后注射刺激性强的药液

E. 不在有硬结的部位进针

12. 患者，男性，25 岁。支气管肺炎，医嘱青霉素 80 万单位静脉滴注，滴注前先行青霉素皮试。以下注射操作正确的是

A. 注射部位取前臂掌侧下段　B. 用稀碘酊消毒皮肤

C. 进针后抽回血　D. 推药液于真皮下

E. 拔针后用干棉签按压

13. 患者，男性，52 岁。护士为其做青霉素皮试，其结果为：局部皮肤红肿，直径 1.1cm，无自觉症状。下列处理正确的是

A. 可以注射青霉素

B. 可以注射青霉素，但剂量减少，准备急救药品

C. 暂停该药，下次使用重新试验

D. 禁用青霉素

E. 在对侧肢体做对照试验

14. 患者，女性，70 岁，患糖尿病。医生建议患者出院后打胰岛素控制血糖。护士在患者出院时对其进行注射胰岛素的健康教育，下列说法正确的是

A. 要在上臂三角肌处注射

B. 注射区皮肤不需消毒

C. 行皮下注射，进针角度为15°～30°

D. 不可在发炎、有瘢痕、硬结处注射

E. 进针后抽动活塞要有回血

15. 患者，男性，诊断为精神分裂症。服用盐酸氯丙嗪0.2g tid，护士在发药时应注意

A. 要患者服后多饮水　　B. 发药前测量脉搏　　C. 避免药物和牙齿接触

D. 应饭前给药　　E. 待患者服下后再离开

二、思考题

1. 患者，女性，42岁。以外阴炎入住妇科8床。近日患者出现咳嗽，咳黏痰。医嘱：α－糜蛋白酶4000U超声波雾化吸入，bid。

（1）该患者使用α－糜蛋白酶雾化吸入有什么作用？

（2）应如何为患者进行雾化吸入？

2. 患者，33岁，妊娠8周。有习惯性流产史，遵医嘱给予黄体酮肌内注射。小张护士在执行医嘱时应采用哪些无痛技术来减轻患者的疼痛？

3. 患者，女，36岁。入住妇科12床，今日患者咳嗽、咳痰，遵医嘱给予甘草合剂10ml po bid。

（1）给患者用药时如何落实“三查七对”制度？

（2）该药物每天给药几次？分别安排在几点给药？

（任　敏）

书网融合……

本章小结

微课

题库

第十二章 药物过敏试验

学习目标

1. 通过本章学习，重点把握青霉素过敏反应的原因、试验结果判断、临床表现、过敏性休克的处理、过敏反应的预防；链霉素过敏反应的处理；破伤风抗毒素过敏反应原因；碘过敏试验结果判断。

2. 学会各种药物试验液的配制方法、破伤风抗毒素过敏注射方法，具有娴熟的操作技术、较强的无菌观念、关心爱护患者的意识。

情境导入

情境描述 患者，女性，28岁。在产后第2周出现乳房胀痛发热两天，收入住院治疗，入院以后自觉全身不适，头胀痛。查体：体温38.0℃，右侧乳房外上象限红肿、胀痛、皮温高，触诊有约6cm×5cm的肿块，有压痛。医嘱：青霉素G钠640万单位+5%葡萄糖500ml静脉滴注。护士遵医嘱做青霉素皮肤试验，注射5分钟后皮丘增大，局部皮肤发红、瘙痒，并且自觉心慌、气紧、头晕，继而出现了面色发白，呼吸急促的症状。

讨论 1. 从患者注射部位皮肤变化及全身表现判断发生了什么？

2. 患者出现面色苍白、呼吸急促等休克症状，应如何进行急救？

临床上使用某些药物时，会引起不同程度的过敏反应。其发生与药物的剂型、剂量和用药途径无关，与患者的过敏体质有关。过敏反应轻重程度不同，严重者可发生过敏性休克，甚至危及生命。因此，在使用可引起过敏反应药物前，先询问用药史、过敏史、家族用药过敏史，同时必须做药物过敏试验。当试验结果为阴性时，方可使用，以避免过敏反应的发生。

第一节 青霉素过敏试验

PPT

一、青霉素过敏反应的原因

过敏反应是抗原和抗体在致敏细胞上相互作用而引起的异常免疫反应。青霉素本身无抗原性，其降解产物（如青霉烯酸、青霉噻唑酸等）属于半抗原，进入机体后，与组织蛋白结合形成全抗原，刺激机体产生特异性抗体IgE。IgE附着于某些组织的肥大细胞和嗜碱性粒细胞表面，使机体处于致敏状态。当机体再次接受该抗原时，抗原与抗体IgE结合，形成全抗原，发生抗原-抗体反应，导致细胞破裂，释放组胺、缓激肽等血管活性物质。这些物质分别作用于效应器官，使平滑肌痉挛，毛细血管扩张及通透性增高，腺体分泌增多，从而产生一系列过敏反应的临床表现（图12-1）。

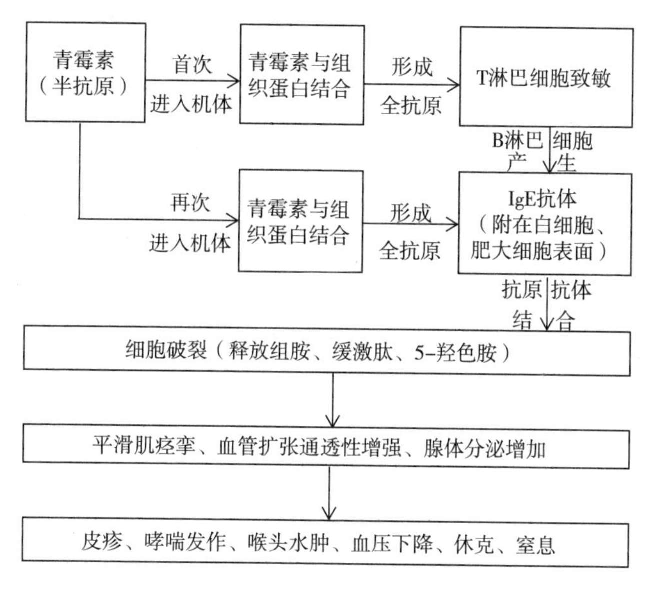

图12－1　青霉素过敏反应机制

二、青霉素过敏反应的特点

药物过敏反应（anaphylactic reaction）属于异常的免疫反应，是抗原抗体相互作用的结果。它具有以下特点。

1. 仅发生于用药人群中的少数，不具有普遍性。

2. 患者一旦对药物过敏，无论剂量大小均可发生过敏反应，可作为与药物中毒反应相鉴别的重要依据。

3. 表现与正常药理反应或毒性反应无关。

4. 一般发生于再次用药，而不发生在首次用药。

5. 过敏的发生与体质因素有关，是对某些药物“质”的过敏，而非“量”的中毒，即对某种药物过敏的人，任何制剂、任何剂量、任何给药途径，均可发生过敏反应。

三、青霉素过敏反应的预防

1. 使用各种剂型的青霉素前，必须详细询问患者的用药史、过敏史、家族用药过敏史。对有青霉素过敏史者，禁止做过敏试验；无过敏史者，凡首次用药、已停药3天以上再次用药和用药途中更换药物批号者，先做药物过敏试验，结果阴性方可用药。对高敏体质者，应慎做过敏试验。

2. 配制试验液的溶媒应选择生理盐水或专用溶媒，因为青霉素试验液在接近于中性溶液时最稳定。试验液与注射液一定要现用现配，因青霉素溶液放置过久，药物效价降低且易分解产生致敏物质，导致过敏反应发生。

3. 做药物过敏试验，必须准确配制试验药液，严格遵守操作规程，准确判断试验结果，结果阴性方可用药。结果阳性者绝对禁止使用青霉素，同时报告医生，在治疗单上和患者床头卡上，醒目注明青霉素过敏试验阳性，并告知患者及其家属。

4. 做青霉素过敏试验及使用青霉素前，均应备好0.1%盐酸肾上腺素、注射器、氧气及其他急救药物和器械；进行过敏试验或使用药物时，密切观察患者反应；注射后嘱患者观察30分钟，无过敏反应方可离开。

5. 护士应加强责任心，严格执行查对制度。

四、青霉素过敏试验方法

【目的】

预防青霉素过敏反应。

【评估】

1. 核对医嘱、患者身份信息，解释操作目的。

2. 患者意识状态、治疗用药情况、青霉素用药史、过敏史和家族用药过敏史；患者注射部位皮肤状况，是否空腹；患者对疾病及用药了解情况，心理状态及合作程度。

【计划】

1. 护士准备　同皮内注射法。

2. 用物准备

（1）治疗车上层　备基础注射盘，青霉素 1 支（剂量 80 万 U），1ml、2ml 和 5ml 注射器各 1 支，注射卡，0.1% 盐酸肾上腺素 1 支，地塞米松 1 支，手消毒液等。

（2）治疗车下层　备锐器回收盒、医用垃圾桶和生活垃圾桶各 1 个。

3. 环境准备　清洁、安静、光线适宜。

4. 患者准备　明确注射目的和注意事项，能配合操作；取舒适体位。

【实施】

1. 操作方法

（1）试验液配制　皮内试验液为每毫升含 200～500U 的青霉素 0.9% 氯化钠溶液，注入剂量为 0.1ml（20～50U）。临床上青霉素的制剂有 40 万 U、80 万 U、160 万 U、400 万 U。以 80 万 U/支青霉素药物为例进行配制，具体配制方法（表 12－1）。

表 12－1　青霉素皮内试验液的配制方法

操作步骤	青霉素	0.9% 氯化钠溶液	药液浓度	注意事项
将粉剂溶解	80 万 U/支	抽 4ml 注药瓶内	20 万 U/ml	全部溶解
第一次稀释	取上液 0.1ml	抽 0.9ml 至 1ml	2 万 U/ml	摇匀
第二次稀释	取上液 0.1ml	抽 0.9ml 至 1ml	2000U/ml	摇匀
第三次稀释	取上液 0.1ml	抽 0.9ml 至 1ml	200U/ml	摇匀

备注：做青霉素药物过敏试验可选用浓度 200U/ml，或 500U/ml 进行皮内注射（在第三次稀释后，取上液 0.25ml，抽 0.75ml 至 1ml，浓度为 500U/ml）。

（2）试验方法　核对医嘱，确认患者，再次询问患者无过敏史，于前臂掌侧下段皮内注射青霉素试验溶液 0.1ml（含青霉素 20～50U），20 分钟后观察并判断皮试结果。

（3）结果判断

1）阴性　皮丘无改变、周围无红肿及红晕，无自觉症状。

2）阳性　皮丘隆起增大，出现红晕硬块，直径大于 1cm，或红晕周围有伪足、痒感，严重时可发生过敏性休克。

（4）记录结果　将试验结果记录在病历、医嘱单、注射卡上，阴性用蓝笔标注（－），阳性用红笔标注（＋）。

2. 注意事项

（1）青霉素过敏试验前必须仔细询问用药史、过敏史和家族史，对青霉素有过敏史者禁止做此项试验。初次用药者、停药 3 天后再次用药或在使用过程中改用不同生产批号的制剂时，均需做过敏试验。

（2）患者不宜空腹时做试验。因个别患者空腹注射时，会发生眩晕、恶心或低血糖晕厥等，易与过敏反应相混淆。

（3）配制试验液时，抽吸药液量要准确，每次抽吸后应充分混匀，注射剂量必须准确。

（4）过敏试验结果阳性者禁用青霉素，在医嘱单、体温单、门诊病历、床头卡和注射卡上醒目注明“青霉素阳性”，并告知患者及家属禁止使用此类药物。

（5）配制试验液或溶解青霉素的生理盐水应专用。试验液与注射液要现用现配，因青霉素溶液极不稳定，放置过久药物效价降低，且易分解产生致敏物质。

（6）若对试验结果有疑问，应在对侧前臂掌侧下段皮内注射生理盐水 0.1ml，20 分钟后对照观察反应，确认青霉素皮试结果为阴性时方可用药。

3. 健康教育　同皮内注射法。

【评价】

1. 护士操作规范、熟练；试验液配制、试验方法及结果判断正确。
2. 护患沟通有效，患者明确试验目的及配合方法。

五、青霉素过敏反应的临床表现 微课

青霉素过敏反应（penicillin anaphylaxis）涉及皮肤、呼吸、循环、中枢神经、消化等多系统。因此，其临床表现为综合性表现，但最严重的表现为过敏性休克。

（一）青霉素过敏性休克

过敏性休克（allergic shock）是过敏反应中最严重的一种反应。发生率为万分之五到万分之十，在用药数秒或数分钟内呈闪电式发生，也有发生在用药 30 分钟后，有极少数发生于连续用药的过程中，但大多发生在用药后 30 分钟之内。主要临床表现如下。

1. 呼吸道阻塞症状　胸闷、气促、呼吸困难和哮喘，伴濒死感。因喉头水肿、肺水肿和支气管痉挛引起。

2. 循环衰竭症状　面色苍白，冷汗，脉搏细弱，血压下降等。因周围血管扩张导致循环血量不足引起。

3. 中枢神经系统症状　头晕眼花，面部及四肢麻木，意识丧失，抽搐，大小便失禁等。因脑组织缺氧引起。

4. 皮肤过敏症状　出现皮肤瘙痒、荨麻疹及其他皮疹。

（二）血清病型反应

血清病型反应多发生于多次接受青霉素治疗者，偶见初次用药的患者。各种类型的变态反应（Ⅰ、Ⅱ、Ⅲ、Ⅳ型）都可能出现，以皮肤过敏反应和血清型反应较为多见。前者主要表现为荨麻疹，严重者会发生剥脱性皮炎；后者一般于用药后 7～12 天出现，临床表现与血清病相似，有发热、关节肿痛、皮肤发痒、荨麻疹、全身淋巴结肿大和腹痛等症状。

（三）各器官或组织的过敏反应

（1）皮肤过敏反应出现瘙痒、荨麻疹，严重者发生剥脱性皮炎。

（2）呼吸道过敏反应可引起哮喘或诱发原有哮喘发作。

（3）消化系统过敏反应出现过敏性紫癜，以腹痛和便血为主要症状。

六、青霉素过敏反应的处理

（一）青霉素过敏性休克抢救

1. 立即停药就地抢救 立即停药，协助患者平卧，保暖，通知医生。

2. 注射首选药物 立即皮下注射0.1%盐酸肾上腺素0.5～1ml，患儿剂量酌减。症状若不缓解，可每隔半小时皮下或静脉注射该药0.5ml，直至脱离危险期。盐酸肾上腺素具有收缩血管、增加血管外周阻力、兴奋心肌、增加心输出量及松弛支气管平滑肌的作用。

3. 改善呼吸功能 给予氧气吸入，呼吸受抑制时，应立即进行人工呼吸，并遵医嘱肌内注射尼可刹米、山梗菜碱等呼吸兴奋剂。喉头水肿影响呼吸时，应立即配合医生行气管插管或气管切开术。

4. 维持循环功能 迅速建立静脉通路。遵医嘱给予平衡溶液补充血容量，必要时用多巴胺、间羟胺等升压药。若发生心搏骤停，立即进行复苏抢救，如实施胸外心脏按压术。

5. 遵医嘱给药 遵医嘱给予5%碳酸氢钠纠正酸中毒，应用抗组胺类药物如盐酸异丙嗪或苯海拉明对抗过敏反应。同时应用地塞米松5～10mg静脉注射或氢化可的松200～400mg加入5%～10%葡萄糖溶液500ml内静脉滴注。

6. 密切观察 观察患者生命体征、意识、瞳孔、尿量及其他临床变化，并做好记录。患者未脱离危险前不宜搬动。

（二）血清病型过敏反应的处理

血清病型过敏反应主要是对症处理。轻者皮肤瘙痒，或荨麻疹，一般在停药或应用H_1受体阻断药可恢复，如马来酸氯苯那敏和地塞米松等。重者出现血压下降，面色苍白等休克现象，立即进行抗青霉素过敏性休克治疗。

素质提升

人类治疗细菌性感染的第一个武器——青霉素

1928年9月初，苏格兰细菌学家亚历山大·弗莱明博士经过观察和研究，用研制的青霉的培养液滴到葡萄球菌中，青霉附近的葡萄球菌经过一段时间都被杀死了。他发现，原来青霉生长时会释放出一种物质，这种物质可以很好地抑制和杀死葡萄球菌。经过与弗洛里和钱恩共同研究“发现青霉素及其临床效用”，为此于1945年荣获了诺贝尔生理学或医学奖。

1953年5月，中国第一批国产青霉素诞生，截至2001年年底，我国的青霉素年产量已占世界青霉素年总产量的60%，居世界首位。青霉素的出现开创了用抗生素治疗疾病的新纪元。因此，启示大家在日常学习和工作中，要勤观察、多探究，培养发现问题和解决问题的能力。

第二节 氨苄西林过敏试验

PPT

一、氨苄西林过敏试验方法

【目的】

预防氨苄西林过敏反应。

【评估】

1. 核对医嘱、患者身份信息，解释操作目的。

2. 患者意识状态、治疗用药情况、氨苄西林用药史、过敏史和家族史；患者注射部位皮肤状况，是否空腹；患者对疾病及用药了解情况，心理状态及合作程度。

【计划】

1. 护士准备　同皮内注射法。

2. 用物准备

（1）治疗车上层　备基础注射盘，氨苄西林1支（剂量0.5g），1ml、2ml和5ml注射器各1支，注射卡，0.1%盐酸肾上腺素1支，地塞米松1支，手消毒液等。

（2）治疗车下层　备锐器回收盒、医用垃圾桶和生活垃圾桶各1个。

3. 环境准备　清洁、安静、光线适宜。

4. 患者准备　明确注射目的和注意事项，能配合操作；取舒适体位。

【实施】

1. 操作方法

（1）试验液配制　皮内试验液为每毫升含500μg氨苄西林的0.9%氯化钠溶液，注入剂量为0.1ml（50μg）。以每支0.5g的氨苄西林药物为例进行配制，具体配制方法（表12－2）。

表12－2　氨苄西林皮内试验液的配制方法

操作步骤	氨苄西林	0.9%氯化钠溶液	药液浓度	注意事项
将粉剂溶解	每支0.5g	抽2ml注药瓶内	0.25g/ml	全部溶解
第一次稀释	取上液0.2ml	抽0.8ml至1ml	50mg/ml	摇匀
第二次稀释	取上液0.1ml	抽0.9ml至1ml	50mg/ml	摇匀
第三次稀释	取上液0.1ml	抽0.9ml至1ml	500μg/ml	摇匀

（2）试验方法　核对医嘱，确认患者，再次询问患者无过敏史，于前臂掌侧下段皮内注射氨苄西林试验溶液0.1ml（含氨苄西林50μg），20分钟后观察、判断皮试结果。

（3）结果判断、记录以及过敏反应的处理，同青霉素过敏试验法。

2. 注意事项　同青霉素过敏试验法。

3. 健康教育　同皮内注射法。

【评价】

同青霉素过敏试验法。

二、氨苄西林过敏反应的处理

同青霉素过敏反应的处理。

第三节　头孢菌素过敏试验

PPT

一、头孢菌素过敏试验方法

头孢菌素类抗生素具有抗菌谱广、疗效好、毒性低等特点，是临床广泛使用的抗生素，但可引起过敏反应，且头孢菌素类与青霉素有部分交叉过敏现象，一般对青霉素过敏者有10%～30%对头孢菌素也过敏，而对头孢菌素过敏者中绝大多数对青霉素过敏，故在用药前需做过敏试验。

【目的】

预防头孢菌素过敏反应。

【评估】

1. 核对医嘱、患者身份信息，解释操作目的。

2. 患者意识状态、治疗用药情况、头孢菌素用药史、过敏史和家族史；患者注射部位皮肤状况，是否空腹；患者对疾病及用药了解情况，心理状态及合作程度。

【计划】

1. 护士准备　同皮内注射法。

2. 用物准备

（1）治疗车上层　备基础注射盘，先锋霉素1支（剂量0.5g），1ml、2ml和5ml注射器各1支，注射卡，0.1%盐酸肾上腺素1支，地塞米松1支，手消毒液等。

（2）治疗车下层　备锐器回收盒、医用垃圾桶和生活垃圾桶各1个。

3. 环境准备　清洁、安静、光线适宜。

4. 患者准备　明确注射目的和注意事项，能配合操作；取舒适体位。

【实施】

1. 操作方法

（1）试验液配制皮内试验液为每毫升含500μg先锋霉素的0.9%氯化钠溶液，注入剂量为0.1ml（含50μg）。现以先锋霉素每支0.5g为例，具体配制方法（表12-3）。

表12-3　先锋霉素皮内试验液的配制方法

操作步骤	先锋霉素	0.9%氯化钠溶液	药液浓度	注意事项
将粉剂溶解	每支0.5g	抽2ml注药瓶内	250mg/ml	全部溶解
第一次稀释	取上液0.2ml	抽0.8ml至1ml	50mg/ml	摇匀
第二次稀释	取上液0.1ml	抽0.9ml至1ml	50mg/ml	摇匀
第三次稀释	取上液0.1ml	抽0.9ml至1ml	500μg/ml	摇匀

（2）试验方法　核对医嘱，确认患者，再次询问患者无过敏史，于前臂掌侧下段皮内注射先锋霉素试验溶液0.1ml（含先锋霉素50μg），20分钟后观察、判断皮试结果。

（3）结果判断、记录以及过敏反应的处理，同青霉素过敏试验法。

2. 注意事项

（1）青霉素过敏者对头孢菌素类有交叉过敏现象，使用头孢菌素应慎重，青霉素过敏性休克者禁止使用头孢菌素类。

（2）在进行试验时，为防止出现假阴性，患者短时间内禁忌使用糖皮质激素类药和抗组胺药。

（3）即使实验结果是阴性，在使用过程中仍有可能发生过敏反应，故使用过程中要严密观察患者的反应。

3. 健康教育　同皮内注射法。

【评价】

同青霉素过敏试验法。

二、头孢菌素过敏反应的处理

同青霉素过敏反应的处理。

PPT

第四节　链霉素过敏试验

链霉素因本身的毒性作用及所含杂质（链霉素胍及二链霉胺）能释放组胺，使用时可引起过敏反应或毒性反应。过敏性休克发生率较青霉素低，但比青霉素过敏反应更严重，且死亡率很高，故使用链霉素前，需做过敏试验。

一、链霉素过敏试验方法

【目的】

预防链霉素过敏反应。

【评估】

1. 护士准备　同皮内注射法。

2. 用物准备

（1）治疗车上层　备基础注射盘，链霉素 1 支（剂量 1g，100 万 U），1ml、2ml 和 5ml 注射器各 1 支，注射卡，0.1% 盐酸肾上腺素 1 支，地塞米松 1 支，另备 10% 葡萄糖酸钙或 10% 氯化钙，手消毒液等。

（2）治疗车下层　备锐器回收盒、医用垃圾桶和生活垃圾桶各 1 个。

3. 环境准备　清洁、安静、光线适宜。

4. 患者准备　明确注射目的和注意事项，能配合操作；取舒适体位。

【实施】

1. 操作方法

（1）试验液配制　皮内试验液为每毫升含 2500U 链霉素的生理盐水溶液，注入剂量为 0.1ml（250U）。现以 100 万 U（1g）/支链霉素为例，具体配制过程（表 12－4）。

表 12－4　链霉素皮内试验液的配制方法

操作步骤	链霉素	0.9% 氯化钠溶液	药液浓度	注意事项
将粉剂溶解	每支 1g	抽 3.5ml 注药瓶内	25 万 U/ml	全部溶解
第一次稀释	取上液 0.1ml	抽 0.9ml 至 1ml	2.5 万 U/ml	摇匀
第二次稀释	取上液 0.1ml	抽 0.9ml 至 1ml	2500U/ml	摇匀

（2）试验方法　核对医嘱，确认患者，再次询问患者无链霉素过敏史，于前臂掌侧下段皮内注射链霉素试验溶液 0.1ml（含链霉素 250U），20 分钟后观察并判断皮试结果。

（3）结果判断　同青霉素过敏试验法。

（4）结果记录　同青霉素过敏试验法。

2. 注意事项

（1）过敏试验结果阳性者禁用链霉素，告知医生，并在医嘱单、体温单、病历卡、床头卡和注射卡上醒目注明“链霉素阳性”，同时告知患者及家属。

（2）即使试验结果是阴性，在使用过程中仍有可能发生过敏反应，故使用过程中要严密观察患者的反应。

3. 健康教育　同皮内注射法。

【评价】

同青霉素过敏试验法。

二、链霉素过敏反应的处理

链霉素过敏反应较少见，临床表现、处理方法和青霉素过敏反应相同。链霉素的毒性反应较过敏反应更常见，可表现为全身麻木、肌肉无力、抽搐、眩晕、耳鸣、耳聋等。患者如出现抽搐症状，可缓慢静脉注射10%葡萄糖酸钙或氯化钙10ml，因链霉素可与钙离子络合，可使中毒症状减轻。患者如出现肌肉无力、呼吸困难，遵医嘱皮下注射新斯的明0.5～1mg，必要时给予0.25mg静脉注射。

第五节　破伤风抗毒素过敏试验

PPT

一、破伤风抗毒素过敏试验方法

破伤风抗毒素（tetanus antitoxin，TAT）是一种特异性抗体，能中和患者体液中的破伤风毒素，使机体产生被动免疫，临床上常用于破伤风的预防和救治。破伤风抗毒素是从马的血清提取的，相对于人体是一种异种蛋白，具有抗原性，注射后易引起过敏反应，故首次使用前，或曾用过TAT但停药时间超过7天者，必须做过敏试验。

（一）破伤风抗毒素过敏试验法

【目的】

预防破伤风抗毒素过敏反应。

【评估】同青霉素过敏试验法。

【计划】

1. 护士准备　同皮内注射法。

2. 用物准备

（1）治疗车上层　备基础注射盘，破伤风抗毒素1支（剂量1500IU/ml），1ml、2ml和5ml注射器各1支，注射卡，0.1%盐酸肾上腺素1支，地塞米松1支，手消毒液等。

（2）治疗车下层　备锐器回收盒、医用垃圾桶和生活垃圾桶各1个。

3. 环境准备　清洁、安静、光线适宜。

4. 患者准备　明确注射目的和注意事项，能配合操作；取舒适体位。

【实施】

1. 操作方法

（1）试验液配制　皮内试验液为每毫升含150IU破伤风抗毒素的0.9%氯化钠溶液，注入剂量为0.1ml。

具体配制方法：用1ml注射器抽取破伤风抗毒素（每支含1500IU/ml）原液0.1ml加0.9%氯化钠溶液稀释至1ml，则1ml内含破伤风抗毒素150IU，即为标准试验液。

（2）试验方法　在前臂掌侧下段皮内注射破伤风抗毒素试验液0.1ml（含15IU），20分钟后观察并判断皮试结果。

（3）结果判断

1）阴性　局部皮丘无改变，周围无红肿，全身无异常反应。

2）阳性　局部反应为皮丘红肿，硬结直径大于1.5cm，红晕范围直径超过4cm，有时出现伪足、痒感。全身过敏反应表现与青霉素过敏反应相类似，以血清病型反应多见。

2. 注意事项

（1）做过敏试验前必须仔细询问用药史、过敏史和家族史。初次用药者、曾用过破伤风抗毒素但停药时间超过 7 天者，必须做过敏试验。

（2）皮试液配制时，抽吸药液量要准确，以保证试验液浓度的准确性。

（3）若对试验结果有疑问，应在对侧前臂掌侧下段皮内注射 0.9% 氯化钠溶液 0.1ml，20 分钟后对照观察局部反应。确认破伤风抗毒素皮试结果为阴性，将需要剂量一次进行注射，若试验结果为阳性，则采取脱敏注射。

3. 健康教育

（1）向患者讲解用药目的，可能出现的反应及注意事项。

（2）告知患者做药物过敏试验和脱敏注射过程中，若有不适，立即通知护士，以便及时处理。

【评价】

同青霉素过敏试验法。

二、破伤风抗毒素脱敏注射方法

1. 脱敏注射法　破伤风抗毒素脱敏注射法是对破伤风抗毒素过敏试验阳性者，采用多次剂量递增的方法（表 12－5），将破伤风抗毒素注入试验阳性者体内。

表 12－5　破伤风抗毒素脱敏注射方法

次数	TAT	0.9%氯化钠溶液	注射方法	间隔时间
1	0.1ml	抽 0.9ml 至 1ml	肌内注射	20min
2	0.2ml	抽 0.8ml 至 1ml	肌内注射	20min
3	0.3ml	抽 0.7ml 至 1ml	肌内注射	20min
4	余量	抽至 1ml	肌内注射	20min

当小剂量破伤风抗毒素抗原进入人体后，与吸附于肥大细胞或嗜碱性粒细胞膜上的 IgE 结合，使其逐步释放少量的组胺等活性物质，被机体本身释放的组胺酶分解，不至于对机体产生严重损害。因此，经过多次小量反复注射破伤风抗毒素后，可使细胞表面的 IgE 抗体大部分甚至全部被结合而消耗掉，便不会发生过敏反应。

2. 注意事项　脱敏注射时，要密切观察患者反应，若发现患者有面色苍白、气促、发绀、荨麻疹、头晕、心悸等不适或发生过敏性休克时，应立即停止注射，并配合医生进行抢救。若反应轻微，延长间隔时间，可待反应消退后注射，酌情增加注射次数，以达到顺利完成脱敏注射。

第六节　普鲁卡因过敏试验

PPT

一、普鲁卡因过敏试验方法

普鲁卡因（procaine）是一种常用局部麻醉药，偶尔发生轻重不一的过敏反应，故首次应用前须先做过敏试验，结果阴性才可使用。

【目的】

预防普鲁卡因过敏反应。

【评估】

同青霉素过敏试验法。

【计划】

1. 护士准备　同皮内注射法。

2. 用物准备

（1）治疗车上层　备基础注射盘，1%普鲁卡因1支（剂量10mg），1ml、2ml和5ml注射器各1支，注射卡，0.1%盐酸肾上腺素1支，地塞米松1支，手消毒液等。

（2）治疗车下层　备锐器回收盒、医用垃圾桶和生活垃圾桶各1个。

3. 环境准备　清洁、安静、光线适宜。

4. 患者准备　明确注射目的和注意事项，能配合操作；取舒适体位。

【实施】

1. 操作方法

（1）试验液浓度　皮内试验液为每毫升含2.5mg普鲁卡因的0.9%氯化钠溶液，注入剂量为0.1ml（含0.25mg）。

（2）试验液配制　以1%普鲁卡因1ml（10mg）为例配制普鲁卡因试验液。用1ml注射器抽取普鲁卡因0.25ml，抽取0.9%氯化钠溶液稀释至1ml，则每毫升含普鲁卡因2.5mg，即为普鲁卡因试验液。

2. 试验方法　同青霉素过敏试验法。

3. 结果判断　同青霉素过敏试验法。

【评价】

同青霉素过敏试验法。

二、普鲁卡因过敏反应的处理

同青霉素过敏反应处理。

第七节　碘过敏试验

PPT

一、碘过敏试验方法

临床上，常用碘化物造影剂进行支气管、心血管、脑血管、肾脏、胆囊、膀胱等组织和器官的造影，该药物可发生过敏反应，故在造影前1～2天应做过敏试验，结果阴性者，方可做碘造影检查。

【目的】

预防碘过敏反应。

【评估】

同青霉素过敏试验法。

【计划】

1. 护士准备　同皮内注射法。

2. 用物准备

（1）治疗车上层　备基础注射盘，30%泛影葡胺1ml、5%～10%碘化钾5ml，1ml、2ml和5ml注射器各1支，注射卡，0.1%盐酸肾上腺素1支，地塞米松1支，手消毒液等。

（2）治疗车下层　备锐器回收盒、医用垃圾桶和生活垃圾桶各1个。

3. 环境准备　清洁、安静、光线适宜。

4. 患者准备　明确注射目的和注意事项，能配合操作；取舒适体位。

【实施】

1. 操作方法

（1）皮内注射法　取碘造影剂0.1ml（30%泛影葡胺1ml）作皮内注射，20分钟后观察并判断皮试结果。

（2）口服法　检查前3天开始，口服5%～10%碘化钾5ml，每日3次，共3天，观察并判断试验结果。

（3）静脉注射法　取碘造影剂1ml（30%泛影葡胺1ml），缓慢静脉注射，观察5～10分钟后判断试验结果。在静脉注射造影剂前，必须先行皮内注射，然后再行静脉注射，若实验结果为阴性，方可进行碘剂造影。

2. 结果判断

（1）皮内注射法局部红肿、有硬结，直径超过1cm为阳性。

（2）口服法出现口麻、头晕、心慌、恶心、呕吐、荨麻疹等症状为阳性。

（3）静脉注射法有脉搏、呼吸、血压和面色等改变为阳性。

3. 注意事项

（1）在静脉注射造影剂前，必须先做皮内试验，结果为阴性时再行静脉注射试验，2次试验结果均为阴性者，方可进行碘剂造影。

（2）少数人过敏试验为阴性，但在注射碘造影剂时发生过敏反应，故在造影时仍需备好急救物品。

【评价】

同青霉素过敏试验法。

二、碘过敏反应的处理

同青霉素过敏反应处理。

第八节　细胞色素C过敏试验

PPT

一、细胞色素C过敏试验方法

细胞色素C是一种辅酶，能引起过敏反应，故用药前须做过敏试验，结果为阴性者方可用药。

【目的】

预防细胞色素C过敏反应。

【评估】

同青霉素过敏试验法。

【计划】

1. 护士准备　同皮内注射法。

2. 用物准备

（1）治疗车上层　备基础注射盘，细胞色素C 1支（剂量15mg/2ml）。1ml、2ml和5ml注射器各1支，注射卡，0.1%盐酸肾上腺素1支，地塞米松1支，手消毒液等。

（2）治疗车下层　备锐器回收盒、医用垃圾桶和生活垃圾桶各 1 个。

3. 环境准备　清洁、安静、光线适宜。

4. 患者准备　明确注射目的和注意事项，能配合操作；取舒适体位。

【实施】

1. 操作方法

（1）试验液配制　皮内试验液为每毫升含 0.75mg 细胞色素 C 的 0.9% 氯化钠溶液，注入剂量为 0.1ml（含 0.075mg）。以每支 2ml 含 15mg 细胞色素 C 为例，用 1ml 注射器抽取原液 0.1ml，加 0.9% 氯化钠溶液稀释至 1ml，则每毫升含细胞色素 C 0.75mg，即为细胞色素 C 皮试液。

（2）试验方法

1）皮内试验　在患者前臂掌侧下段按皮内注射的方法注射细胞色素 C 试验液 0.1ml（含细胞色素 C 0.075mg），20 分钟后观察并判断皮试结果。

2）划痕试验　用 75% 乙醇消毒患者前臂掌侧下段皮肤，待干后，滴上 1 滴细胞色素 C 原液（每毫升含 7.5mg），用无菌针头透过药液，在表皮划痕两道，长约 0.5cm，深度以微量渗血为宜，20 分钟后观察并判断皮试结果。

2. 结果判断　同青霉素。

【评价】

同青霉素过敏试验法。

二、细胞色素 C 过敏反应的处理

细胞色素 C 过敏反应的处理同青霉素过敏反应处理。

目标检测

答案解析

一、选择题

A1/A2 型题

1. 青霉素过敏的血清病型表现是（　）

A. 发热，关节肿痛　　B. 皮肤发绀，血压下降

C. 胸闷气促，伴濒危感　　D. 腹痛，便血

E. 面色苍白，四肢麻木

2. 即使药物过敏试验阳性，但还必须注射的药物是（　）

A. 青霉素　　B. 链霉素

C. 破伤风抗毒素　　D. 细胞色素 C

E. 普鲁卡因

3. 关于碘过敏试验的描述，正确的是（　）

A. 静脉注射造影剂前不用做皮内试验

B. 试验方法包括口服法和眼结膜试验法

C. 皮肤注射试验，皮丘直径 >2cm 为阳性

D. 口服后试验出现眩晕、心慌等可判断为阳性

E. 过敏试验阴性者，造影时不会发生过敏反应

4. 青霉素注射液要求现用现配，其主要目的是防止（ ）

A. 污染 B. 出现沉淀 C. 产生青霉烯酸

D. 产生致热物质 E. 出现结晶

5. 青霉素过敏反应的特异性抗体是（ ）

A. IgG B. IgA C. IgE

D. IgM E. IgD

6. 链霉素过敏休克时，使用葡萄糖酸钙的目的是（ ）

A. 收缩血管，增加外周阻力 B. 松弛支气管平滑肌

C. 使链霉素毒性症状减轻 D. 兴奋呼吸中枢

E. 缓解皮肤瘙痒

7. 患者患急性肺炎，注射青霉素数秒钟后出现胸闷、气短、面色苍白、出冷汗及濒危感，脉搏细弱，测血压60/40mmHg，此时首先应采取的急救措施是（ ）

A. 给予胸外心脏按压 B. 注射强心剂

C. 进行人工呼吸 D. 皮下注射0.1%盐酸肾上腺素1ml

E. 给予呼吸兴奋剂

8. 患者因足部被铁钉扎伤，需注射破伤风抗毒素，但皮试结果为阳性，此时应采取的措施是（ ）

A. 报告医师、停止医嘱

B. 将抗毒素分4次逐渐增量，每隔20分钟一次，直至余量注完

C. 将抗毒素分4次逐渐减量，每隔20分钟一次，直至余量注完

D. 将抗毒素平均分4次，每隔20分钟一次注射

E. 按原计划注射，同时给予抗过敏药

9. 患者，女性，56岁。做青霉素过敏试验3min后出现过敏性休克，护士立即为患者皮下注射盐酸肾上腺素的目的是（ ）

A. 增加心输出量 B. 减少外周阻力

C. 减少心输出量 D. 兴奋呼吸中枢

E. 收缩支气管平滑肌

10. 患者，女性，37岁。做青霉素过敏试验3min后出现过敏性休克，护士立即为患者皮下注射盐酸肾上腺素后，症状未缓解，再次注射此药物应间隔（ ）

A. 5min B. 10min C. 15min

D. 30min E. 60min

二、思考题

患者，女性，28岁。在产后第2周出现乳房胀痛发烧两天，收入住院治疗，入院以后自觉全身不适，头胀痛，查体：体温38.0℃，右侧乳房外上象限红肿、胀痛、皮温高，触诊有约6cm×5cm的肿块，有压痛。医嘱：青霉素G钠640万单位加入到5%葡萄糖500ml溶液中静脉滴注。护士遵医嘱做青霉素皮肤试验，注射5分钟后皮丘增大，局部皮肤发红、瘙痒，并且自觉心慌、气紧、头晕，继而出现了面色发白，呼吸急促的症状。

1. 青霉素局部皮肤试验阴性和阳性的判断标准是什么？

2. 当患者出现面色苍白、呼吸急促等休克症状，应如何进行抗过敏性休克急救？

（谭淑娟）

书网融合……

本章小结

微课

题库

第十三章　静脉输液

学习目标

1. 通过本章学习，重点把握静脉输液目的、静脉补液及补钾原则；静脉输液速度与时间的计算方法；常见输液故障及处理；输液微粒污染的概念；静脉输液常见不良反应的临床表现、预防与处理。

2. 学会静脉输液和正确处理输液故障方法，具有娴熟的操作技术、较强的无菌观念、关心爱护患者的意识，确保患者治疗安全。

情境导入

情境描述　患者，男性，58岁。因“糖尿病肾病”入院治疗。入院后，患者精神萎靡，面色苍白，眼睑水肿，尿量减少。护理体检：T 38.7℃，P 92次/分，R 22次/分，BP 150/90mmHg，血FBG 9.8mmol/L，Hb 79g/L，尿蛋白定量0.7g/24h，双肺可闻及干湿啰音，医嘱给予抗炎、利尿、降压、控制血糖及对症支持治疗，其中头孢米诺钠静脉输注。

讨论　1. 该患者输液目的是什么？

2. 静脉输液有哪些方法？选择静脉输液方法的依据有哪些？

3. 在静脉输液的过程中，可能发生哪些不良反应？应如何处理与预防？

4. 如何让患者获得相关的健康知识？

静脉输液是临床治疗疾病、抢救患者生命的重要途径。通过静脉输液能及时、有效地补充水分、血容量，纠正水、电解质及酸碱平衡失调；增加血容量，改善微循环；输注药物，治疗疾病。因此，护理人员须熟练掌握静脉输液知识及操作技能，密切观察，预防和处理输液不良反应，确保患者治疗安全。

第一节　概　述

PPT

静脉输液（intravenous infusion）是将大量无菌溶液或药物直接输入静脉的治疗方法。对于静脉输液，护士的主要职责是遵医嘱合理建立静脉通道、监测输液过程以及输液完毕的处理。同时，还要了解静脉输液目的、输注药物的种类和作用、预期效果、可能发生的不良反应预防及处理方法。

一、静脉输液原理及目的

1. 静脉输液原理　静脉输液是利用大气压和液体静压形成的输液系统内压高于人体静脉压的原理将液体输入静脉内。

2. 静脉输液目的

（1）补充水分、电解质，调节或维持体内水、电解质及酸碱平衡。常用于脱水、酸碱代谢紊乱等患者。

（2）增加循环血量，改善微循环，维持血压。用于大出血、休克和严重烧伤患者。

（3）输入药物，治疗疾病。如输入抗生素控制感染；输入解毒剂达到解毒作用。

（4）补充营养，供给热能，促进组织修复，维持正氮平衡。常用于慢性消耗性疾病、胃肠道吸收障碍及不能进食的患者。

二、常用溶液及作用

（一）晶体溶液

晶体溶液（crystalloid solution）分子量小，在血管内存留时间较短，能有效维持血浆晶体渗透压，调节细胞内外水分的平衡。临床常用的晶体溶液见表13－1。

表13－1 常用晶体溶液

种类	作用	常用溶液
葡萄糖溶液	补充水分、热量，减少蛋白质消耗，防止酮体产生，促进钠（钾）进入细胞内。常为静脉给药的稀释液	5%～10%葡萄糖溶液
等渗电解质溶液	补充水分、电解质，维持体液容量和渗透压平衡	0.9%氯化钠溶液、5%葡萄糖氯化钠溶液、复方氯化钠溶液
碱性溶液	纠正酸中毒，调节酸碱平衡	4%或1.4%碳酸氢钠溶液、11.2%乳酸钠溶液
高渗溶液	可迅速提高血浆渗透压，利尿脱水，消除水肿。同时可降低颅内压，改善中枢神经系统的功能	20%甘露醇、25%山梨醇、25%～50%葡萄糖溶液

（二）胶体溶液

胶体溶液（colloidal solution）分子量大，在血液内存留时间长，能有效维持血浆胶体渗透压，调节血管内外环境的平衡，达到增加血容量，改善微循环，提高血压的目的。临床常用的胶体溶液如下。

1. 右旋糖酐　为水溶性多糖类高分子聚合物。常用溶液有中分子右旋糖酐和低分子右旋糖酐。中分子右旋糖酐能提高血浆胶体渗透压，扩充血容量；低分子右旋糖酐能降低血液黏稠度，改善微循环和抗血栓形成。

2. 代血浆　作用与低分子右旋糖酐相似，扩容效果好，急性大出血时可与全血共用。多用于失血性休克、严重烧伤等患者。常用代血浆有羟乙基淀粉（706代血浆）、聚乙烯吡咯酮、氧化聚明胶等。

3. 血液制品　能提高血浆胶体渗透压，增加循环血量，补充蛋白质和抗体，有利于组织修复和增强机体抵抗力。常用血液制品有5%白蛋白和血浆蛋白等。

（三）静脉高营养液

高营养液能供给患者热能，维持正氮平衡，补充各种维生素和矿物质。其主要成分有氨基酸、脂肪酸、维生素、矿物质、高浓度葡萄糖以及水分。常用溶液有复方氨基酸、脂肪乳剂等。

三、静脉补液原则

1. 补液原则　输入的溶液种类及量应根据患者水、电解质及酸碱平衡紊乱的程度来确定，一般遵循“先晶后胶、先盐后糖、宁酸勿碱、宁少勿多”的原则。

2. 补钾原则　应遵从“四不宜”原则，即：不宜过浓（浓度不超过40mmol/L）；不宜过快（速度不超过20～40mmol/h）；不宜过多（限制补钾总量：依据血清钾水平，补钾量为60～80mmol/d，以每克氯化钾相当于13.4mmol钾计算，需补充氯化钾4.5～6g/d）；不宜过早（见尿补钾：一般尿量超过40ml/h或500ml/d方可补钾）。输液过程中应严格掌握输液速度，随时观察患者的反应，并根据患者的病情变化及时做出相应的调整。

第二节　常用静脉输液法

根据输入的液体是否与大气相通，将静脉输液法分为开放静脉输液法和密闭静脉输液法；根据进入血管通道器材所到达的位置，又将静脉输液法分为周围静脉输液法和中心静脉输液法。周围静脉输液法包括头皮针输液法、静脉留置针输液法和中线导管输液法；中心静脉输液法包括经外周静脉置入中心静脉导管和静脉输液港输液法。

开放性输液法是将溶液倒入开放式输液吊瓶内进行输液的方法。此方法的优点是可灵活更换液体种类及数量，又可随时添加药物。然而其缺点是药液极易被污染。因此，临床上较少使用。

密闭式静脉输液法是将无菌输液器直接插入原装密闭输液瓶（或袋）中进行输液的方法。因其污染机会少，临床上广泛应用。本节主要阐述密闭式静脉输液法，并分述密闭周围静脉输液法和密闭中心静脉输液法。护士应根据患者的病情缓急、年龄、神志、体位和输入溶液的性质及量选择不同的输液方法。

一、密闭式周围静脉输液法

（一）头皮针输液法

【适用范围】

1. 头皮针只用于短期或单次给药。

2. 可用于静脉采血、小量（时间小于4小时）的输液。

3. 输入液体限于等渗或接近等渗，pH处于正常和接近正常的液体。

【穿刺部位】

1. 四肢浅静脉　最好选择上肢静脉作为穿侧部位。上肢常用的浅静脉有手背静脉网、肘正中静脉、贵要静脉和头静脉。前臂背侧和内侧面静脉是成年患者输液时的首选部位。下肢常用的浅静脉有足背静脉网、小隐静脉和大隐静脉，因下肢静脉有静脉瓣，容易形成血栓，故下肢浅静脉不作为静脉输液的首选部位。儿童选择血管为手部、前臂和腋以下的上臂静脉，避开肘区。

2. 头皮静脉　幼儿和学步期小儿患者常用头皮静脉有额静脉、颞浅静脉、枕静脉和耳后静脉，如果尚未行走，可以选择足部血管。

【评估】

1. 核对医嘱和患者身份信息，向患者或家属解释输液目的、方法、注意事项及配合要点。

2. 评估患者的年龄、病情和诊断、意识状态及营养状况、心理状态及配合程度等；治疗方案和疗程、药物过敏史；穿刺局部皮肤和血管条件。

【计划】

1. 护士准备　着装整洁，洗手，戴口罩。

2. 用物准备

（1）治疗车上层　治疗盘内备：消毒物品（消毒剂、无菌棉签）1套，一次性输液器2个，一次性注射器2个，一次性头皮针2个，治疗巾，止血带，输液贴，弯盘，砂轮，液体和药物，输液卡，笔和表，清洁手套2副，手消毒液。

（2）治疗车下层　备锐器盒，医用垃圾桶和生活垃圾桶。

（3）其他　输液架，输液泵，必要时备夹板，棉垫和绷带。

3. 环境准备　整洁，安静，舒适，安全。

4. 患者准备 了解输液目的、方法、注意事项及配合要点；输液前排空大小便；取舒适卧位。

【实施】

1. 操作方法

（1）确认医嘱，打印输液卡片；确认患者的床号、姓名、住院号，输入药物的名称、性质、剂量、滴速和疗程等。

（2）评估患者年龄、意识状态、病情和诊断、治疗方案和疗程、药物过敏史、穿刺局部皮肤和血管条件；解释操作方法、注意事项和配合要点，以取得患者的合作。

（3）护士洗手，戴口罩；物品准备中需要根据患者年龄和用药选择输液器材质和过滤孔径。

（4）携用物至床旁，核对患者身份及药物；消毒瓶塞后检查输液器有效期及质量；将输液器插入瓶塞直至针头根部，关闭调节器；再次核对药物。

（5）排尽输液器内空气。手持针柄旋紧乳头，倒置茂菲滴管，打开调节器，待滴管内液面达1/2～2/3时，折叠滴管根部，迅速放下滴管，使液体流至输液管和针头连接处，关闭调节器，检查茂菲滴管液面以下输液管内无气泡。

（6）协助患者取舒适卧位，穿刺侧肢体下垫治疗巾，在穿刺点上方6～8cm处放好止血带，选择静脉；戴清洁手套；常规方法消毒穿刺部位皮肤直径≥5cm，待干；备输液贴；再次核对。

（7）再次扎止血带，嘱患者握拳，取下针帽，再次排气。检查无气泡后手持针柄使针头斜面朝上，与皮肤成15°～30°进针穿刺静脉。见回血后放平针头，再沿血管平行送入针头少许。嘱患者松拳，松止血带，打开调节器，待液体滴入顺畅，患者无不适，用一条输液贴固定针柄，一条有棉片输液贴固定针眼部位，最后将针头附近的输液管环绕后输液贴固定。必要时用夹板固定关节。

（8）根据病情、年龄及药物性质调节滴速。

（9）操作完毕，再次核对患者床号、姓名、腕带、药物名称、浓度、剂量、给药时间和方法；在输液卡上记录输液时间、滴速并签名，将其挂于输液架上。

（10）协助患者取舒适卧位，脱手套，洗手；演示呼叫器的使用方法并置于患者易取处；告知患者输液期间不可随意调节滴速；适当限制穿刺侧肢体活动；如发生穿刺部位肿胀、疼痛，滴速自行变快、变慢甚至不滴，身体发冷等不适时请及时告知护士。

（11）输液过程定期巡视，观察液体滴速是否正常；观察有无循环负荷过重、过敏、药物不良反应等表现；穿刺部位有无红、肿、热、痛、渗出等现象，及时处理发生的输液问题。

（12）待一瓶液体输完后，核对第二瓶液体，确认无误后，常规消毒第二瓶液体瓶口，从输完液体瓶内拔出输液器针头，插入下一瓶内，液体输入通畅后记录执行时间、滴速、签名。

（13）确认输液完毕，关闭调节器，轻揭胶布，用无菌敷贴轻压穿刺点上方或用干棉签轻压，快速拔针，按压至不出血，24小时后更换敷贴1次，直至穿刺点愈合。协助患者取舒适卧位，整理床单位。

（14）用物处理 垃圾分类处理，洗手，记录。

（二）静脉留置针输液法

【适用范围】

可留置72～96小时以避免反复静脉穿刺，减轻血管损伤的程度，还能随时开放静脉输液，便于急救给药。

【穿刺部位】

同头皮针输液法。

【评估】

同头皮针输液法。

【计划】

同头皮针输液用物；另备静脉留置针2个（图13－1）、透明贴膜、封管液（一次性预充式冲洗装置、生理盐水或稀释性肝素溶液）。

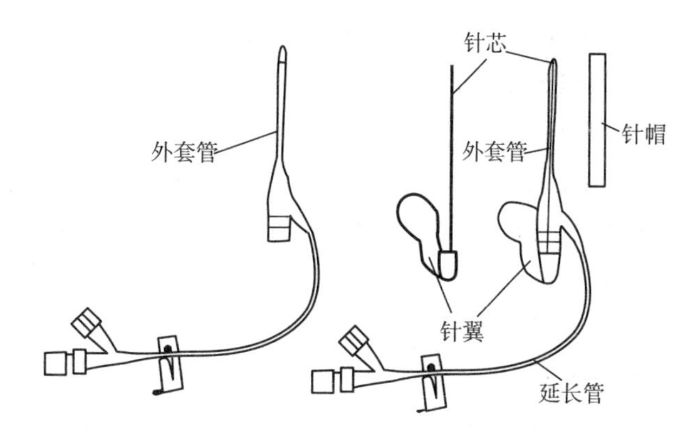

图13－1 外周静脉留置针

【实施】

1. 操作方法

（1）～（5）步骤同头皮针输液法。

（6）连接静脉留置针 检查有效期及质量；打开外包装，取出静脉留置针，将以排净空气的输液器与静脉留置针连接并排气。

（7）皮肤消毒 确认穿刺部位，协助患者取舒适卧位，将治疗巾置于穿刺部位下方，放好止血带，戴清洁手套；常规方法消毒穿刺部位皮肤直径≥8cm，待干；备透明贴膜；再次核对。

（8）穿刺 扎止血带（在穿刺点上方8～10cm处），取下针套，左右转动针芯松动外套管，使针头斜面向上，排尽空气，关闭调节器。嘱患者握拳，左手绷紧静脉下端皮肤，右手捏紧套管针两翼，针头斜面向上，与皮肤呈15°～30°由静脉上方穿刺，见回血降低角度，再将留置针顺着静脉走向送入少许，一手固定静脉留置针，一手退出针芯2～3mm后，将针芯与外套管送入静脉至距外套管根部1～2mm处，松开止血带，同时嘱患者松拳，打开输液器调节器，确认液体输注通畅，撤出针芯，放入锐器盒中。

（9）固定静脉留置针 用无菌透明膜做封闭式固定外套管，延长管U型固定（图13－2），输液接头要高于导管尖端并与血管平行，肝素帽或无针接头处采取高举平台法固定。在敷贴上记录穿刺日期、时间及穿刺者姓名。

（10）～（14）同头皮针输液法。

（15）正压封管 输液毕，断开静脉留置针与输液器的连接。规范消毒输液接头，连接抽吸5ml（冲管液量至少为导管及其附加装置容积2倍；封管液量为导管及其附加装置容积1.2倍）生理盐水的10ml注射器，脉冲式冲管，正压封管，夹毕小夹子（小夹子夹闭顺序：正压接头，在封管液注射器与接头断开后夹闭小夹子；负压接头，应先夹闭小夹子后断开注射器）。

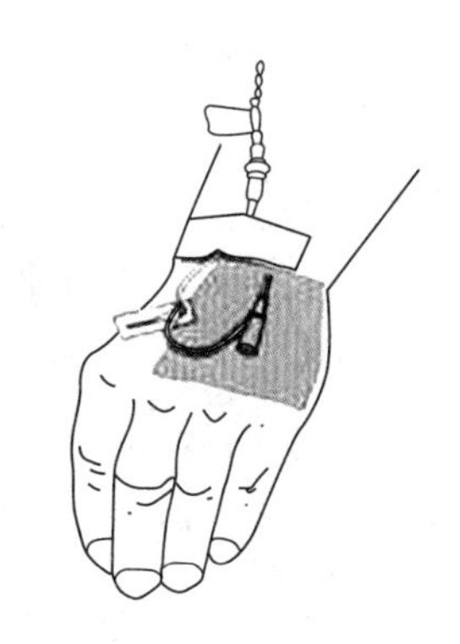

图13－2 外周静脉留置针固定法

（16）告知间歇期注意事项 穿刺侧肢体不输液时，可正常活动，避免用力过度或剧烈活动；保持穿刺部位干燥，避免穿刺点感染。

（17）再次输液 规范消毒输液接头，将输液器与输液接头连接，打开调节器，固定输液管路，调节滴速，再次核对无误后，记录执行时间、滴速，并签全名。

（18）拔针　协助患者取舒适体位，停止输液。以0°或180°角去除贴膜，检查穿刺点，在穿刺点上方覆盖棉球或纱布，用优势手缓慢轻柔拔针，棉球或纱布沿静脉走行方向按压至不出血（至少30秒），胶布固定棉球或纱布，每24小时更换1次，直至穿刺点愈合，协助患者取舒适卧位，整理床单位。

（19）用物处理　垃圾分类处理，洗手，记录。

2. 注意事项

（1）严格执行无菌操作及查对制度，防止交叉感染，做到一人一巾一带。

（2）根据治疗原则、疾病缓急、药物半衰期等合理安排输液顺序，注意药物应无配伍禁忌。

（3）输液前，排尽输液管内空气，输液中及时换瓶，输液毕及时拔针，加压输液时应有专人守护，严防空气栓塞的发生。

（4）长期输液者，应合理使用静脉，保护血管。输入刺激性强及特殊药物时，务必确保针头2/3以上在血管内，防药液外渗。

（5）根据患者病情、年龄及药物性质调节滴速。一般成人40～60滴/分，儿童20～40滴/分。对年老体弱、心肺功能不良、婴幼儿或输入刺激性较强的药物时速度宜慢；对严重脱水、血容量不足、心肺功能良好者输液速度可适当加快。

（6）输液过程中严密观察液体滴入是否通畅以及滴入速度是否合适；输液管有无漏液、扭曲受压；穿刺局部有无肿胀、疼痛；有无输液反应，如出现心悸、畏寒、持续性咳嗽等情况，应立即减慢或停止输液，通知医生，协助处理并做好记录。

（7）连续输液24小时以上者，需每天更换输液器。

（8）采用静脉留置针输液要严格掌握留置时间。一般静脉留置针可以保留72～96小时，严格按照产品说明执行。

3. 健康教育

（1）向患者说明年龄、病情及药物性质是决定输液速度的主要因素，嘱其不可自行调节输液滴速以免发生意外。

（2）向患者说明常见输液反应的症状及防治方法，告知患者一旦出现输液反应表现，应随时通知医护人员。

（3）长期输液的患者，做好心理护理，消除患者焦虑、烦躁等不良情绪。

【评价】

1. 患者及家属对静脉输液的认知度和配合程度。
2. 通过静脉输液达成预期治疗目标程度。
3. 护士能否合理选择输液工具，操作是否规范，熟练，患者及家属对静脉输液操作满意度。

（三）中线导管输液法

外周静脉置入的中等长度导管又叫中线导管（midline），导管长度20～30cm，从肘窝处上下两横指常规穿刺或采用超声引导技术从上臂置入贵要静脉、头静脉或肱静脉内，导管长度尖端位于腋静脉胸段或可到达锁骨下静脉的导管。

【适用范围】

1. 预计治疗时间1～4周的患者。
2. 持续输注等渗或接近等渗的药物。
3. 短期静脉输注万古霉素的患者。
4. 需持续镇静与镇痛的患者。

5. 间歇性或短期输注高渗透压、腐蚀性药物等（因存在未被检测的外渗风险，需谨慎）。

【穿刺部位】

首选上臂，其次选择肘窝部位，使用贵要静脉、头静脉、正中静脉和肱静脉，贵要静脉最佳。对于新生儿和儿童患者，其他可选择的部位包括：尖端在腹股沟以下的腿部静脉和胸以上区域尖端在颈部的头皮静脉。

【评估】

同 PICC 输液法。

【计划】

同 PICC 输液法用物；另备中长线导管套件 1 套。

【实施】

1. 操作方法 同 PICC 输液法，置管后无需拍胸片直接输液即可。
2. 注意事项 同 PICC 输液法注意事项。
3. 健康教育 同 PICC 输液法健康教育。

【评价】

同 PICC 输液法评价。

二、密闭式中心静脉输液法

当需要持续给予患者腐蚀性药物、肠外营养或渗透压超过 900mosm/L 的液体药物治疗时，应根据适应证选择适宜的中心静脉血管通路装置进行输液治疗。临床常用中心静脉血管通路装置包括经外周静脉置入中心静脉导管（PICC）、中心静脉导管（CVC）、静脉输液港（PORT）。PICC 的操作多由静脉治疗专科护士完成；后两种中心静脉输液法的置管多由医生完成，护士的主要职责是术中配合及中心静脉导管输液和维护。

（一）经外周静脉置入中心静脉导管

经外周静脉置入中心静脉导管（peripherally inserted central catheter，PICC）经贵要静脉、肘正中静脉、头静脉、肱静脉、颈外静脉（新生儿可通过大隐静脉、颞静脉、耳后静脉等）置入，尖端位于上腔静脉或下腔静脉的导管。首选贵要静脉置管。理想的 PICC 导管尖端位置应在上腔静脉与右心房连接处。如下肢静脉置管，导管尖端应在下腔静脉中高于横膈膜水平，PICC 置管后应确定导管尖端位置正确后方可输液。

【适用范围】

1. 患者的病情不稳定，输液用药复杂（多种输液类型）。
2. 预期超过 3 个月的不定期化疗。
3. 持续输液治疗（例如胃肠外营养、补液和电解质、抗肿瘤药物、血液和血制品）。
4. 血流动力学监测。
5. 长期的间歇性输液治疗。
6. 外周静脉穿刺失败或既往穿刺失败。
7. 耐高压注射型 PICC 导管可用于高压注射（如增强 CT 检查）。

【评估】

1. 核对医嘱，确定患者身份信息，解释操作目的。
2. 评估患者年龄、病情、药物过敏史、静脉治疗方案，药物性质。
3. 评估有无穿刺侧手术、化疗、外伤、穿刺置管史，排除置管禁忌证。

4. 评估穿刺局部皮肤血管情况，即穿刺部位皮肤有无红、肿、瘢痕、感染等；穿刺血管的充盈度、弹性，次选的备用血管。

5. 评估肢体的活动度，是否有起搏器存在。

6. 评估患者心理状态及配合程度，特殊需要（排尿、便等）。

【计划】

1. 护士准备　着装整洁，洗手、戴外科口罩、圆帽。2位PICC专科护士置管。

2. 用物准备

（1）治疗车上层　备液体和药物（按医嘱准备）、输液卡、一次性输液器2套、清洁手套1副、无菌生理盐水、肝素盐水、一次性治疗巾1块、清洁测量尺、清洁止血带、手消毒液。PICC穿刺包（无菌注射器20ml 2个、镊子1把、直剪刀1把、弯盘2个、纱布5块、无菌测量尺1个、无菌止血带1根、不同规格的无菌治疗巾5块、孔巾1块、无菌手套2副、一次性无菌手术衣1件、无菌输液贴、10cm×12cm无菌透明贴膜1张、75%酒精棉球、0.5%碘伏棉球或2%葡萄糖酸氯己定乙醇棉球）。PICC套件：PICC导管（图13-3）、延长管、减压套筒、思乐扣、带置管鞘的穿刺针、密闭无针正压接头1个或肝素帽1个。

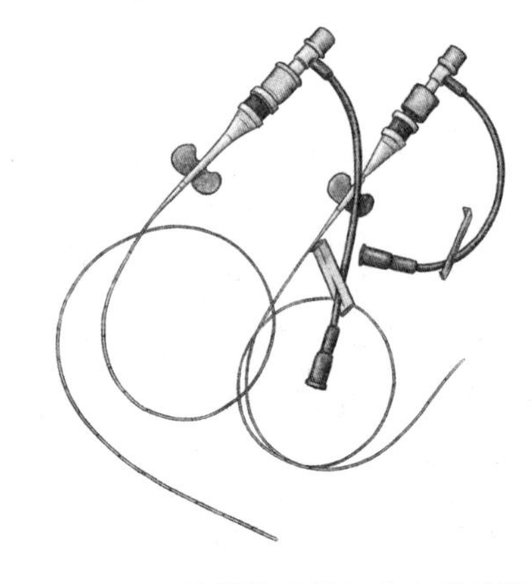

图13-3　经外周静脉置入中心静脉导管

（2）治疗车下层　备锐器盒、医用垃圾桶和生活垃圾桶。

3. 环境准备　在Ⅱ类医疗环境中操作，光线明亮。

4. 患者准备　了解PICC穿刺置管的目的、配合要点及注意事项，并在知情同意书上签全名，排空大、小便，按要求取舒适体位。

【实施】

1. 操作方法

（1）评估解释　确认置管医嘱和输液卡，签署知情同意书。核对床号、姓名及腕带信息，解释置管输液目的，检查穿刺肢体活动度、皮肤及血管情况。

（2）查对加药　核对输液卡及药物，按静脉输液法加药物至输液瓶内。

（3）测量定位　携用物至床旁再次核对患者信息，协助患者平卧，手臂呈45°～90°外展，患者手臂下垫一次性治疗巾，确定静脉（贵要静脉为最佳穿刺血管，可借助血管可视化设备评估）及穿刺点，避开肘关节；测量导管尖端所在位置（从穿刺点沿静脉走向测量至右胸锁关节再测量至第三肋间），预估插管长度；测量双侧臂围（肘横纹以上10cm处）并记录。

（4）穿刺前建立无菌区　洗手；检查所有用物质量和有效期；打开PICC穿刺包，戴无菌手套，整理用物并按序放置；铺防渗漏治疗巾于患者臂下；助手协助手臂消毒。方法：75%酒精棉球及2%葡萄糖酸氯己定乙醇溶液棉球（年龄<2个月婴儿慎用）分别消毒穿刺侧手臂皮肤3遍，第一遍顺时针，第二遍逆时针，第三遍顺时针；以穿刺点为中心消毒皮肤，直径≥20cm；建立最大无菌化屏障；操作者脱手套，消手，穿手术衣，戴无菌手套；助手将PICC套件无菌化投入无菌区；操作者预充导管和连接器；检查导管完整性。

（5）穿刺并固定　助手扎止血带，嘱患者握拳，可应用可视化设备；操作者取下穿刺针套，转动针芯，以15°～30°穿刺，见回血后降低角度，推进插管鞘，确保插管鞘在静脉内；松止血带，退穿刺针；操作者左手拇指固定插管鞘，示指或中指轻压插管鞘前端处静脉，另一手撤出针芯送入PICC导管；

左手固定插管鞘，右手缓慢均匀地将PICC导管送入静脉，当导管送至肩部时，嘱患者头部转向穿刺侧，下颌靠肩，导管顺利通过后，头恢复原位退出插管鞘及支撑导丝；导管置入预计长度后，指压套管端静脉稳定导管，退出插管鞘，拍片，确定导管位置；撤出支撑导丝；用10ml以上的注射器抽吸无菌生理盐水溶液冲管，确定导管通畅；按预测长度修剪导管，体外保留5~7cm，接肝素帽或正压接头，穿刺点盖无菌纱布2cm×2cm，导管出皮肤1cm处加蝶翼固定，按思乐扣，导管"C"形摆放，以穿刺点为中心无张力粘贴透明贴膜，穿刺点局部加压包扎，输液贴固定延长管。

（6）接输液器　输液通路通畅后根据患者病情、年龄及药液性质调节滴速；注明穿刺日期、时间及操作者姓名。

（7）做好宣教并记录　不宜做肩关节大幅度运动，避免置管侧手臂提5kg以上重物，局部出血多时及时告知护士，介绍预防机械性静脉炎的方法等；再次核对。在PICC维护手册及护理记录上记录导管名称、型号、置入长度、位置，静脉名称，臂围，穿刺日期及固定情况等。

（8）整理用物及巡视病房　观察输液是否通畅，有无输液反应，倾听患者主诉，如有异常立即通知医生并及时处理。

（9）正压封管　液体输毕，使用10ml以上注射器脉冲式冲管及正压封管同静脉留置针输液法。

（10）遵医嘱拔管　向患者解释并置于平卧位，手臂外展90°角。自下而上轻轻去除透明贴膜，检查穿刺点有无红、肿、渗出。缓慢拔出PICC导管，仔细检查导管是否完整，有无残留，穿刺点用无菌小纱布按压不出血后覆盖透明贴膜密封保护24小时，并卧床休息30分钟。

（11）整理用物，医疗垃圾分类处理，洗手，记录拔管日期及具体情况。

2. 注意事项

（1）对高凝倾向的患者，置管前使用肝素稀释液预冲导管及穿刺针，尽可能缩短穿刺置管时间，防止因堵塞而致穿刺失败；输液完毕，应用导管及附加装置容积2倍的生理盐水进行脉冲式冲管，可用导管及附加装置容积1.2倍肝素盐水，浓度为0~10U/ml正压封管。

（2）置管过程中如遇送管不畅，说明静脉有阻塞或导管位置有误，勿强行送管，可后撤导丝及导管少许后再继续置入，也可在超声引导下进针。严密观察患者病情变化及穿刺部位有无渗血等。

（3）严格执行无菌操作，预防感染。保持穿刺部位清洁、干燥，PICC置管24小时后必须更换贴膜，以后无菌透明贴膜至少7天更换1次，如遇贴膜污染、潮湿、脱落等情况随时更换。纱布敷料或透明敷料覆盖的纱布在穿刺点处每2天更换1次；贴膜上注明更换时间；肝素帽或正压接头至少7天更换1次。

（4）定期检查导管外露长度、导管内置长度、通畅性及固定情况。密切观察患者体温变化及穿刺部位有无渗血、红肿、疼痛等情况。发生感染时应及时处理或者拔管。

（5）每次输液后，可用10ml以上注射器抽吸生理盐水10~20ml脉冲方式冲管，并正压封管。当导管发生堵塞时，可使用尿激酶边推边拉的方式溶解导管内的血凝块，严禁将血块推入血管。

（6）治疗间歇期至少每周对PICC导管维护1次，进行冲管，更换贴膜及正压接头。

3. 健康教育

（1）洗澡时，注意保护置管肢体，勿浸泡贴膜。

（2）告知患者每日进行3~5次/小时松握拳运动，置管肢体不要上举、提重物、下垂和过度活动。

（3）贴膜松动、卷边、污染，穿刺点渗血、渗液或疼痛时；PICC导管返血时，及时告知医护人员。

（4）向患者说明常见输液反应的症状及防治方法，告知患者一旦出现输液反应表现，应随时通知医护人员。

（5）长期输液的患者，做好心理护理，消除患者焦虑、烦躁等不良情绪。

【评价】

1. 患者及家属对PICC输液的认知度和配合程度。

2. 通过PICC输液达成预期治疗目标程度。

3. 操作者是否操作规范，熟练，患者及家属对PICC输液操作满意度。

（二）中心静脉导管

中心静脉导管（central venous catheter，CVC）经锁骨下静脉、颈内静脉、股静脉置入，尖端位于上腔静脉或下腔静脉的导管。成人首选锁骨下静脉置管。

【适用范围】

1. 需要建立短期中心通路的情况。

2. 可以用于任何性质的药物输注。

3. 可以用于血流动力学监测。

【评估】

同PICC输液法。

【计划】

同PICC输液法用物；另备中心静脉导管套件1个。

【实施】

1. 操作方法　同PICC输液法（操作方法：6～11）。

2. 注意事项　同PICC输液法注意事项。

3. 健康教育　同PICC输液法健康教育。

【评价】

同PICC输液法评价。

（三）静脉输液港

静脉输液港（implantable venous access port）完全置入人体内的闭合输液装置，包括尖端位于上腔静脉的导管部分及埋植于皮下的注射座。静脉输液港维护和输液时，应使用专用无损伤针穿刺。连续输液无损伤针至少每7天更换1次。

【静脉输液港的优点】

1. 感染风险低　皮下埋植，减少了穿刺血管次数，降低了感染的风险。

2. 方便患者　埋植于皮下不易被人注意，一般不影响日常生活。

3. 维护简单　治疗间歇期每4周维护一次。

4. 使用期限长　注射座的穿刺次数可达2000次。

【适用范围】

1. 需长期进行间歇输液治疗（抗肿瘤治疗）的患者。

2. 可以用于任何性质的药物输注。

【评估】

1. 核对医嘱，确定患者身份信息，解释无损伤针操作目的。

2. 评估患者意识状态及合作程度，患者的生命体征、治疗方案、静脉输液港植入和维护情况、相关检验结果。

3. 触摸静脉输液港港体部位及周围皮肤有无发红、肿胀、疼痛、渗液等，港体与导管是否分离，港体是否翻转，移位。

4. 检查同侧胸部和颈部是否有肿胀、麻木、活动受限等，同侧臂围是否有增粗等疑似血栓症状。

5. 了解静脉输液港港体厚度及放置深度，患者的体型、插针用途、输液性质，为无损伤针型号选择提供参考。

【计划】

1. 护士准备 着装整洁，洗手、戴口罩。

2. 用物准备

（1）治疗车上层 备液体和药物（按医嘱准备）、输液卡、一次性输液器 2 套、清洁手套 1 副、无菌生理盐水、一次性 10ml 注射器 2 个、快速手消毒液、一次性使用无菌穿刺包、肝素钠封管液（500U/5ml）1 支、无损伤针（19～22G）2 个，10cm×12cm 无菌透明贴膜 1 张，正压接头 1 个，无菌纱布 2 块、砂轮、笔和静脉输液港维护手册。

（2）治疗车下层 备锐器盒、医用垃圾桶和生活垃圾桶。

3. 环境准备 同一次性静脉输液钢针输液法。

4. 患者准备 了解通过输液港使用无损伤针穿刺的目的、配合要点及注意事项。

【实施】

1. 操作方法

（1）暴露穿刺部位 携用物至床旁，固定治疗车，确认患者身份，协助其取舒适体位，去枕平卧，头偏向对侧，暴露穿刺部位，检查穿刺部位，通过触诊定位港体穿刺隔膜。如需要请助手协助。

（2）查对加药 核对输液卡及药物，按静脉输液法加药物至输液瓶内。

（3）建立无菌区 洗手；检查所有用物质量和有效期；打开一次性中心静脉导管辅助包，戴无菌手套，整理用物并按顺序放置，消毒方法：75%酒精棉球及 2% 葡萄糖酸氯己定乙醇溶液棉球（年龄 < 2 个月婴儿慎用）分别消毒输液港港座部位皮肤 3 遍，第一遍顺时针，第二遍逆时针，第三遍顺时针；以穿刺点为中心消毒皮肤，面积在 10cm×12cm 以上），自然待干；助手将无损伤针，一次性注射器，正压接头等所需无菌物品以无菌方式投入无菌区。操作护士以无菌方式抽吸 10ml 生理盐水，预冲无损伤针及输液接头，另一个注射器抽取肝素盐水备用。

（4）固定港座并穿刺 左手触诊注射座，以拇指、示指、中指固定静脉输液港港座，勿过度绷紧皮肤，右手持无损伤针垂直刺入皮肤，到达输液港港座储槽底部。

（5）冲港并固定无损伤针 抽回血确认针头位置无误并保证通畅后，脉冲式推注 10ml 生理盐水，夹闭延长管。针翼下可垫无菌纱布，确保针头平稳，无菌透明敷料固定。输液贴交叉固定延长管，另用一条输液贴横向固定，记录日期、时间及姓名。

（6）连接输液器 输液通路通畅后根据患者病情、年龄及药液性质调节滴速；在输液卡上注明滴速、时间及操作者姓名。

（7）宣教并记录 宣教：输液速度发生变化；穿刺部位有疼痛、烧灼、肿胀等不适；敷料潮湿、渗漏、松动、破损及时报告护士。再次核对。在护理记录上记录无损伤针型号及固定情况等，是否通畅，局部皮肤情况，治疗方案，不良反应的观察等。

（8）整理用物及巡视病房 观察输液是否通畅，有无输液反应，倾听患者主诉，如有异常立即报告医生并及时处理。

（9）冲、封管 液体输毕，使用 10ml 以上注射器连接无损伤针，将无损伤针斜面背对注射座导管锁接口，脉冲式冲管及正压封管同 PICC 输液法。

（10）拔除无损伤针 向患者解释并协助平卧位，自下而上轻轻去除透明贴膜，检查穿刺点有无红、肿、渗出。用非主力手固定港体，主力手轻轻拔除无损伤针。穿刺点用无菌小纱布按压不出血，消毒穿刺点，覆盖无菌敷料，保持穿刺点 24 小时密闭。

（11）整理用物，医疗垃圾分类处理，洗手，记录拔针日期及具体情况。

2. 注意事项

（1）在满足治疗需求前提下，选择最小规格的无损伤针，确保针头能安全插至注射座底部。当用于抗生素、化疗药物等静脉输注时，无损伤针尺寸选用20～22G；当用于血制品和肠外营养时，则选择19～20G针头；常用针头长度为19mm。

（2）治疗间歇期，建议每4周维护1次静脉输液港；冲港时，无损伤针斜面背对注射座导管锁接口，以最大程度有效冲洗注射座储槽及导管。

（3）连续输液时有计划更换插针部位，有助于皮肤愈合和预防局部感染；无损伤针、透明贴膜及输液接头应每7天更换1次。每天观察穿刺点及周围皮肤情况，发现穿刺点有无红、肿、热，痛，注射座有无移位、翻转，及时报告医生。经常观察输液滴速，发现滴速减慢时，应及时查明原因妥善处理。

（4）禁止使用小于10ml注射器冲管给药；经输液港给药前应通过抽回血来确定导管在静脉内。

（5）压力注射应使用耐高压的静脉输液港和无损伤针；

（6）输液港输注药物、血制品、营养液后，不相容药物之间，应采用生理盐水脉冲式冲管后再接其他液体；输液结束用生理盐水脉冲式冲管，再采用浓度为100U/ml肝素盐水正压封管；预充式冲洗装置是冲管的首选。不能用含有血液和药液混合的盐水冲洗导管。

3. 健康教育

（1）注意保护无损伤针，预防脱出。

（2）无损伤针每7天更换1次，禁止用力按压无损伤针。

（3）穿刺点有红、肿等不适；贴膜潮湿、卷边、污染、脱落等，应及时告知护士。

（4）带港期间，洗澡请勿用力搓洗埋植输液港部位皮肤，禁止背双肩包等，减少局部摩擦。

（5）拔针后，保持穿刺点24小时密闭，预防空气栓塞及感染。

【评价】

同PICC输液法评价。

素质提升

静脉治疗新理念

静脉输液是临床治疗疾病，抢救患者生命的重要途径。各种中心静脉输液工具广泛应用于临床，使静脉输液实现了“全疗程一针治疗”的伟大创举。然而静脉输液的有创性和风险性不容忽视，这就要求护士在所有护理环境中向所有患者群体提供护理、消除并发症、促进静脉保护和确保患者满意度，同时需要护士对患者结果负责。护士如何将新技术与护理实践有机结合，从而完美地驾驭各种输液工具，为患者提供高效、安全、优质的护理服务，是新时代赋予护士的伟大使命。因此，从事静脉输液的护士应主动树立终生学习的理念，掌握静脉输液前沿知识，不断丰富提升自己，为患者减轻痛苦，促进健康奉献力量。

三、输液速度及时间的调节

（一）输液速度的计算

每毫升溶液的滴数为该输液器的点滴系数，常记录在输液器外包装上。常见的点滴系数为10、15、20三种。静脉输液的速度与时间可按下列公式计算。

1. 已知输液总量和计划输液时间，计算每分钟滴数。

$$\text{每分钟滴数} = \frac{\text{液体总量（ml）} \times \text{点滴系数}}{\text{输液时间（分钟）}}$$

例：一位脑水肿患者静脉滴注20%甘露醇50ml，要求5分钟滴完，输液器的点滴系数为15，请问每分钟滴数为多少？

$$\text{每分钟滴数} = \frac{50 \times 15}{5} = 150$$

2. 已知每分钟滴数和输液总量，计算输液所需时间。

$$\text{输液时间（小时）} = \frac{\text{液体总量（ml）} \times \text{点滴系数}}{\text{每分钟滴数} \times 60\text{（分钟）}}$$

例：某患者需输1000ml液体，每分钟滴数为50滴，所用输液器的点滴系数为15，请问需多长时间输完？

$$\text{输液时间(小时)} = \frac{1000 \times 15}{50 \times 60} = 5\text{(小时)}$$

（二）输液泵的使用

电脑微量输液泵（infusion pump）是电子输液控制装置，通过作用于输液导管达到控制输液速度的目的，能将药液微量、均匀、精确地输入体内。常在需严格控制输液速度与药量的情况下使用，如危重患者、心血管疾病患者、婴幼儿的抢救与治疗；抗心律失常药、升压药的使用。输液泵种类繁多，主要操作程序大致相同。

1. 输液泵　输液泵结构见图13－4。

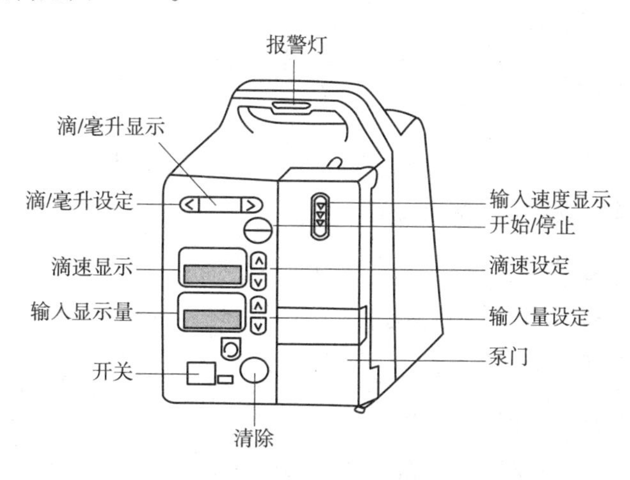

图13－4　输液泵结构

2. 输液泵的使用方法

（1）将输液泵固定在输液架上或床旁桌上，接通电源，打开开关。

（2）排尽输液管内空气，打开“泵门”，将输液管放置在输液泵的管道槽中，关闭“泵门”，设定输液速度及输液总量。

（3）按静脉输液法穿刺固定针头。

（4）确认输液泵正确设置后，按“开始/停止”键，启动输液。

（5）当输液量接近设定的“输液量限制”时，“输液量显示”键闪烁，提示输液结束。

（6）输液结束，按“开始/停止”键，停止输液。按“开关”键，关闭输液泵，打开“泵门”，取出输液管。

（7）消毒、保养输液泵。

3. 使用输液泵注意事项

(1) 避免任何固体微粒进入输液泵，以免影响输液泵的正常使用。

(2) 防止输液管内的溶液流完，否则空泵运转可磨损柱塞、缸体等，最终产生漏液。

(3) 输液管务必先排尽空气，以免泵内气泡影响流量的稳定。

四、输液故障排除法

(一) 溶液不滴

1. 针头滑出血管外　液体输入皮下组织，导致注射局部肿胀、疼痛，此时检查无回血，应尽快将针头拔出，更换针头后变换穿刺部位再穿刺。

2. 针头斜面紧贴血管壁　针尖斜面贴紧静脉内壁，堵塞针孔，导致溶液滴入不畅。应调整针头方向，或变换肢体位置，分离斜面与静脉内壁，使液体顺畅滴下。

3. 针头阻塞　轻挤近针头处输液管，感觉有阻力，松手后无回血，表明针头已阻塞。应拔出针头更换后，重新穿刺。

4. 压力过低　因输液瓶位置过低、患者肢体抬举过高或周围循环不良所致液体滴入不畅。应适当抬高输液瓶或放低肢体位置。

5. 静脉痉挛　因肢体暴露在寒冷环境中时间过长或输入的液体温度过低导致。可局部热敷或按摩等方法使静脉扩张，也可将输液器下端置于恒温器上，以解除静脉痉挛。

(二) 茂菲滴管内液面过高

1. 滴管侧壁有调节孔　先夹住滴管上端输液管，再打开调节孔，当滴管内液面降至1/3～1/2时，关闭调节孔，松开上端输液管。

2. 滴管侧壁无调节孔　将输液瓶取下并倾斜，使插入瓶内的针头露出液面，待溶液缓慢流下至滴管露出液面，再将输液瓶挂于输液架上继续点滴。

(三) 茂菲滴管内液面过低

夹紧滴管下端输液管，挤压滴管，迫使溶液下流至滴管内，待液面升至所需高度时停止挤压，松开滴管下端输液管，点滴通畅即可。

(四) 茂菲滴管内液面自行下降

输液过程中，若茂菲滴管内液面自行下降，应检查接管与针头有无脱离，衔接是否松动，滴管下端输液管有无漏气或裂隙，必要时更换输液器。

第三节　输液微粒污染和防护

PPT

输液微粒污染是指在输液过程中，输入液体中的非代谢性颗粒杂质，其直径一般为1～15μm，少数可达50～300μm，造成机体危害的过程。

一、输液微粒的来源

1. 药液制作过程中混入异物与微粒，如空气、水源或工艺过程的污染。药液盛装容器不洁净。

2. 一次性输液（血）器或一次性注射器不洁净。

3. 操作中的污染，如切割安瓿、开启瓶塞以及加药时反复穿刺等造成。

二、输液微粒污染的危害

输液微粒污染对机体的危害主要有堵塞血管、阻断血流及人体对微粒的反应等，最易受损的脏器为脑、肺、肝、肾等器官。具体对人体的危害如下。

1. 微粒直接阻塞血管，引起局部组织缺血、缺氧，甚至坏死。
2. 微粒进入肺毛细血管，导致巨噬细胞增殖，包绕微粒形成肉芽肿，影响肺功能。
3. 红细胞凝集后形成血栓，引起血管栓塞与静脉炎。
4. 引起血小板减少症及过敏反应。
5. 微粒刺激组织引起炎症或形成肿块。

三、输液微粒污染的预防措施

1. 严格控制制剂生产流程

（1）严格执行制剂生产操作规程，生产车间安装空气净化装置。

（2）工作人员穿戴整齐、规范，必要时戴手套、防护面罩。

（3）选用优质材料，采用先进工艺，提高检验技术，确保药液质量。

2. 规范输液操作流程

（1）净化操作室空气，静脉输液药物配置中心或配液室采用100级净化工作台，消除微粒污染。

（2）采用密闭式一次性输液（血）器。在通气管放置滤膜和安装输液终端过滤器以截留各种输液微粒。加药时避免大针头反复穿刺瓶塞。

（3）正确切割与擦拭玻璃安瓿，安瓿锯痕应小于瓶颈段的1/4周，开启前用75%乙醇擦拭瓶颈段以减少微粒污染。

（4）严格执行无菌技术操作，药液现配现用，避免污染。

第四节 常见输液反应和护理

PPT

输液反应是在静脉输液过程中出现的不良反应，可发生在输液过程中，也可发生在静脉输液结束后。 微课

一、发热反应

（一）原因

发热反应为输液反应中最常见的反应。多由输入致热源所致。

1. 药物方面 输入的溶液或药液制剂不纯；药物在贮存、运输或使用中被污染；临床上合并用药、联合用药时出现不溶性药物微粒。

2. 输液器具方面 一次性输液器和注射器质量不合格。

3. 输液环境及操作方面 输液环境及配药室空气洁净度不符合要求；未严格执行无菌操作；不溶性微粒进入药液，如配药时反复针刺橡胶塞及涤纶薄膜、安瓿折断时的玻璃碎屑等被吸入药液等，可增加发热反应发生的概率。

4. 患者方面 如体质虚弱或患有血栓性疾病者，血液处于高凝状态，高龄、危重、儿童、特殊体质者，对致热原的耐受程度明显降低。

（二）临床表现

发热常发生于输液后数分钟至1小时，患者出现畏冷、寒战、发热。轻者发热在38℃左右，严重者初起寒战，继之达40℃以上，并有恶心、呕吐、头痛、脉速等全身不适。

（三）护理措施

1. 预防

（1）输液前严格检查药液、输液用具质量及灭菌有效期。

（2）严格执行无菌操作。

（3）多种药物合用时关注有无配伍禁忌，加药后认真检查药液澄清度，发现异常，立即弃去。

2. 处理

（1）立即停止输液，立即报告医生、护士长。

（2）高热患者给予物理降温，必要时给予抗过敏药物或激素治疗。

（3）及时记录发热反应的时间，输入液体及药物的名称、批号、产地，剩余液量，患者主要症状、生命体征和意识状态等。密切观察病情变化与治疗效果。

（4）及时与患者及其家属沟通，由医、护、患三方当场对剩余溶液及输液器采用无菌技术封存，并三方签字，送制剂室与检验科进行细菌培养。如不能立即送检，4℃冰箱内保存，并尽快联系送检。

（5）由护士长填写输液反应报告单，报护理部、药剂科、医院感染管理科等部门。

（6）遵医嘱抽血行血培养及药物敏感试验。

二、循环负荷过重反应

（一）原因

短时间内输入液体过多，循环血容量急剧增加，心脏负荷过重；患者原有心肺功能不良。

（二）临床表现

患者突然出现面色苍白、胸闷、气促、呼吸困难、咳嗽、出冷汗、咯白色或粉红色泡沫样痰，严重时痰液由口鼻涌出，肺部听诊有广泛湿啰音，心率快且节律不齐。

（三）护理措施

1. 预防

（1）输液前了解患者病情、年龄、心肺功能，输入液体总量及药物性质。

（2）输液过程中，密切观察患者情况，控制输液速度和量，应对年老体弱、心肺功能不全及婴幼儿等患者加强观察。

2. 处理

（1）立即停止输液，通知医生，若病情许可，协助患者取端坐位，双腿下垂，以减少下肢静脉血回流，减轻心脏负担。安慰患者，缓解患者紧张情绪。

（2）给予高流量吸氧，氧流量为6～8L/min，以提高肺泡内氧分压，使肺泡内毛细血管渗出液减少，增加氧弥散，改善低氧血症。用20%～30%乙醇湿化，因乙醇可降低肺泡内泡沫表面张力，使泡沫破裂消散，改善肺部气体交换。

（3）按医嘱给予镇静、平喘、强心、利尿、扩血管等治疗，增强心肌收缩力，加速液体排出，舒张周围血管，减少回心血量，减轻心脏负担。

（4）必要时四肢轮扎，用橡胶止血带或血压计袖带做适当加压，以阻断静脉血回流，而动脉血仍保持通畅。每5～10分钟轮流放松止血带，达到有效减少静脉血回流的目的。

(5) 密切观察患者呼吸、脉搏、面色，及时记录病情变化。

三、静脉炎

(一) 原因

1. 化学因素 主要是输注高浓度、刺激性较强的液体，引起局部静脉壁发生化学性炎症反应。

2. 物理因素 反复静脉穿刺，或静脉血管通路留置时间过长，造成静脉壁的机械性刺激，导致炎症反应。

3. 其他因素 也可由于在输液过程中未能严格执行无菌操作，引起局部静脉的感染。

(二) 临床表现

沿静脉走向出现条索状红线，局部组织出现红、肿、热、痛，甚至伴有畏寒、发热等全身症状。美国静脉输液协会（INS）将静脉炎按严重程度分五级（表 13 - 2）；视觉化的静脉炎等级量表（表 13 - 3）在临床上是切实可行的，适用于成人患者或儿童患者。

表 13 - 2 静脉炎量表

等级	临床标准
0 级	无临床症状
1 级	输液部位发红，有或无疼痛
2 级	输液部位疼痛，伴有发红和（或）水肿
3 级	输液部位疼痛，伴有发红和（或）水肿；条索样物形成；可触摸到条索状的静脉
4 级	输液部位疼痛，伴有发红和（或）水肿；条索样物形成；可触及条索状的静脉长度大于 2.54cm；有脓液流出

表 13 - 3 视觉化的静脉炎

评分	观察
0	输液部位正常
1	靠近输液部位微痛或输液部位轻微发红
2	输液部位明显的疼痛，伴有明显的红斑和（或）肿胀
3	沿着输液管路路径发生明显的疼痛、局部硬化
4	沿着输液管路路径发生明显的疼痛、局部硬化；可触及条索状的静脉
5	沿着输液管路路径发生明显的疼痛、红斑、硬化；可触及条索状的静脉明显且广泛；发热

(三) 护理措施

1. 预防

(1) 严格无菌操作，输注刺激性强的药物时，应充分稀释，减慢滴速。同时输注几种刺激性强的药物时，两瓶间应输入少量无菌生理盐水溶液，以减少药物对静脉的刺激性。

(2) 合理使用血管，避免同一部位多次、长时间输液。

(3) 尽量选用最短、最细穿刺针，减少穿刺损伤。对输注抗肿瘤药、凝血机制障碍或静脉留置针患者，拔针后按压时间适当延长。

2. 处理

(1) 立即停止在此部位输液，报告医生与护士长。

(2) 患肢抬高、制动，局部可用 50% 的硫酸镁湿热敷或活血化瘀中药湿敷。

(3) 超短波理疗，每日 1 次。

(4) 合并感染时遵医嘱使用抗生素。

（5）抗肿瘤药物、血管活性药物引起的静脉炎，可用特异性解毒剂、拮抗剂局部封闭。若有局部组织坏死，则应及时清除坏死组织、抗感染等，促进创面愈合。

（6）及时与患者及其家属沟通，避免纠纷发生。

四、空气栓塞

空气栓塞是由于空气进入静脉形成气栓，随血流先进入右心房，后进入右心室。若空气量少，则随心脏的收缩被右心室压入肺动脉，并分散到肺小动脉内，最后经毛细血管吸收，故损害较小；若空气量大，空气在右心室内阻塞肺动脉入口，使右心室内的血液不能进入肺动脉内，气体交换发生障碍，引起机体严重缺氧而死亡（图 13－5）。

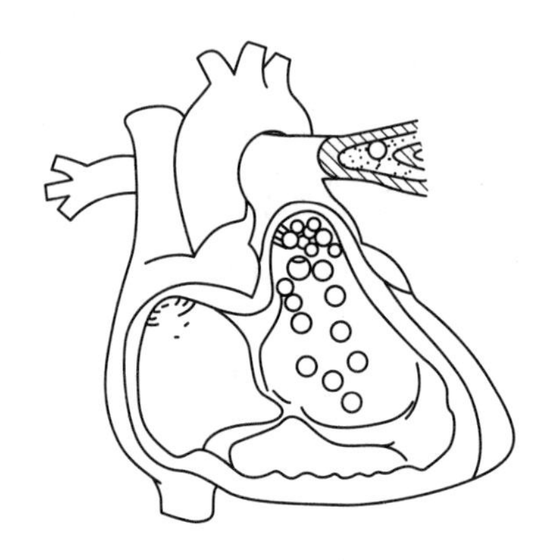

图 13－5　空气在右心室内阻塞肺动脉入

（一）原因

（1）输液导管内未排尽空气，导管连接不紧，有漏气。

（2）加压输液、输血时无人守护，液体输完未及时更换药液或拔针。

（3）拔出较粗的、近胸腔的深静脉导管后，穿刺点封闭不严密。

（二）临床表现

患者感到胸部不适或胸骨后疼痛，继之出现呼吸困难和严重发绀，并伴有濒死感。心前区听诊可闻及响亮、持续的“水泡声”，心电图呈心肌缺血和急性肺心病样改变。

（三）护理措施

1. 预防　输液前应认真检查输液器的质量，各部位衔接是否紧密，排尽输液管内空气；输液过程中应加强巡视，及时添加药液或更换输液瓶；加压输液、输血时应专人守护；输液完毕及时拔针，深静脉插管输液结束拔管时，必须严密封闭穿刺点。

2. 处理

（1）发生上述临床表现时，应立即停止输液，将患者置于头低足高左侧卧位。该体位可使气泡向上漂移到右心室尖部，避开肺动脉入口，并随着心脏的舒缩，空气被血液振荡成泡沫，分次小量进入肺动脉内，最后逐渐被吸收（图 13－6）。

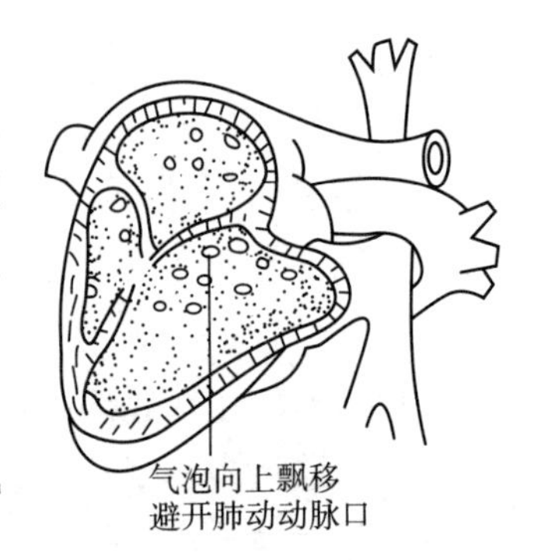

图 13－6　气泡避开肺动脉入口

（2）立即通知医生，进行紧急救护。

（3）立即给予高流量氧气吸入，流量可达 10L/min，以提高患者血氧浓度，纠正严重缺氧状态。

（4）有条件时可通过中心静脉导管抽出空气。

（5）严密观察患者病情变化，如有异常及时对症处理。

（6）心理护理，消除患者恐惧等不良情绪。

答案解析

目标检测

一、选择题

A1/A2 型题

1. 静脉输液最常见的输液反应是（　）

A. 发热反应　B. 循环负荷过重反应　C. 静脉炎

D. 空气栓塞　E. 过敏反应

2. 下列液体不是晶体溶液的是（　）

A. 10% 氯化钠　B. 5% 葡萄糖　C. 5% 葡萄糖氯化钠

D. 20% 甘露醇　E. 5% 白蛋白

3. 中心静脉导管成人首选置管部位是（　）

A. 锁骨下静脉　B. 颈内静脉　C. 股静脉

D. 颈外静脉　E. 贵要静脉

4. 静脉补液应遵循的原则是（　）

A. 先晶后胶　B. 先盐后糖　C. 宁酸勿碱

D. 宁少勿多　E. 以上均是

5. 经中心静脉输液，拔针后保持穿刺点密闭时间是（　）

A. 4h　B. 24h　C. 48h

D. 96h　E. 按压至不出血，不需要覆盖

6. 患者，男性，24 岁。腹泻 7 天，给予快速输液患者引起空气栓塞，处理的方法不正确的是（　）

A. 端坐位　B. 高流量氧气吸入，流量可达 10L/min

C. 可通过中心静脉导管抽出空气　D. 严密观察患者病情变化

E. 心理护理

7. 留置针固定前将外套管送入静脉至距外套管根部（　）

A. 1～2cm　B. 1～2mm　C. 1cm

D. 1～3mm　E. 2mm

8. 沿着输液管路径发生明显的疼痛、局部硬化；可触及条索状的静脉。视觉化的静脉炎评分是（　）

A. 1 分　B. 2 分　C. 3 分

D. 4 分　E. 5 分

9. 3 级静脉炎临床标准是（　）

A. 无临床症状

B. 输液部位发红，有或无疼痛

C. 输液部位疼痛，伴有发红和（或）水肿

D. 输液部位疼痛，伴有发红和（或）水肿；条索样物形成；可触摸到条索状的静脉

E. 输液部位疼痛，伴有发红和（或）水肿；条索样物形成；可触及条索状的静脉长度大于

2. 54cm；有脓液流出

10. 循环负荷过重患者采取四肢轮扎，错误的做法是（　）

A. 用橡胶止血带做适当加压

B. 动脉血保持通畅

C. 每5～10分钟轮流放松止血带

D. 也用血压计袖带做适当加压

E. 每1～2小时轮流放松止血带

二、思考题

患者，女性，65岁。严重烧伤，入院两周后开始静脉高营养治疗。为防止高营养液在开放条件下被污染，采用了氮气加压封闭输液装置。在封闭输液进行到第10天时，患者突然呼吸困难、胸部不适，家属立即呼叫护士。护士立即赶来发现液体已滴完，空气已进入体内。及时捏紧输液管阻断空气，通知医生积极抢救。

请问：

1. 该患者发生了什么情况？
2. 发生此情况可能的原因有哪些？
3. 给予患者采取何种体位？为什么？
4. 护士应采取哪些措施预防此情况发生？

（赵立双）

书网融合……

本章小结

微课

题库

第十四章　静脉输血

学习目标

1. 通过本章学习，重点把握输血目的和原则、常用输血技术、输血反应及护理。
2. 学会常用静脉输血方法，具有娴熟的操作技术、较强的责任心、关心爱护患者的意识。

情境导入

情境描述　患者，男性，48岁。因车祸导致脾破裂大出血，夜间入院。医嘱：输血1000ml。输血50分钟后，护士在巡视病房时，患者述说皮肤瘙痒，口唇肿胀，头痛。查体：患者前胸、后背有片状荨麻疹。

讨论　1. 患者出现了何种反应？发生原因是什么。

2. 根据患者临床表现，应该采取哪些护理措施？如何预防此症状发生？

静脉输血（blood transfusion）是将血液或血制品通过静脉输入体内的方法。静脉输血是临床上急救和治疗疾病的重要措施之一，护理人员必须熟练掌握静脉输血的目的及使用原则，确保患者输血安全。

第一节　概　述

PPT

一、静脉输血的目的及原则

（一）静脉输血的目的

1. 补充血容量　增加有效循环血量，促进全身血液灌流，提升血压。用于急性失血、失液引起的血容量减少或休克患者。

2. 纠正贫血　补充血红蛋白，促进血液携氧功能。用于纠正各种原因所致贫血及某些慢性消耗性疾病的患者。

3. 改善凝血功能　补充血小板和各种凝血因子，改善凝血机制，有助于止血。用于凝血功能障碍患者。

4. 补充抗体和补体　补充抗体、补体，增强机体抵抗力。用于严重感染、烧伤患者。

5. 补充血浆蛋白　纠正低蛋白血症，维持血浆胶体渗透压，减轻组织渗出和水肿。用于低蛋白血症患者。

6. 排除有害物质　用于一氧化碳、苯酚等化学物质中毒的患者。

（二）静脉输血的原则

（1）输血前必须做血型鉴定和交叉配血试验。

（2）提倡成分输血。成分血不仅可以一血多用，节约血源，而且副作用小，便于保存和运输，是医院目前最常用的输血方法。

（3）同型血液输注，无论输全血还是成分血，均应同型输血。但在紧急情况下，如无同型血，可选用O型血输给患者，但一次只能输入少量血液，全血最多不要超过400ml，红细胞制品控制在2个单位为宜，且输入速度要缓慢。

二、血液制品的种类

（一）全血

全血指采集的血液未经任何加工而保存的血液。全血可分为新鲜血和库存血两类。

1. 新鲜血 指在2～6℃环境中保存时间少于一周的血液。它基本保留了血液的所有成分，适用于血液病患者，可补充各种血细胞、凝血因子和血小板。

2. 库存血 指在2～6℃环境中保存2～3周的血液。库存血主要保留了血液中的血细胞与血浆蛋白，主要适用于各种原因引起的大出血。由于随着保存时间的延长，血液中白细胞、血小板、凝血酶原等成分破坏增多，钾离子含量增多，酸性增高，故大量输注时，要防止高血钾和酸中毒。

（二）成分血

成分血是将血液中各种细胞成分用科学的方法加以分离、提纯，加工成高浓度、高纯度、低容积的血液制剂，根据患者治疗需要，有针对性地输入。其优点为一血多用，节约血源，针对性强，治疗效果好，不良反应少。

1. 血浆 为全血分离后所得的液体部分。其主要成分为血浆蛋白，不含血细胞，无凝集原，因此不出现凝集反应，不必化验血型，保存期较长。可用于补充蛋白质、凝血因子和血容量。常用的血浆可分为以下几种。

（1）新鲜血浆 在采血后立即分离，除红细胞外，含全部凝血因子，适用于凝血因子缺乏者。

（2）保存血浆 除血浆蛋白外，其他成分逐渐被破坏，常可保存6个月，适用于低血容量、低血浆蛋白的患者。

（3）冰冻血浆 普通血浆在-30℃低温环境下保存，有效期1年，应用时放在37℃温水中融化，并于6小时内输入。

（4）干燥血浆 是将冰冻血浆放在真空装置下干燥而成，保存时间为5年，使用时加适量等渗盐水或0.1%枸橼酸钠溶液溶解。

2. 红细胞

（1）浓缩红细胞 指新鲜全血经离心或沉淀去除血浆后剩余的部分，仍含少量血浆，在2～6℃环境中保存。可直接输入也可加等渗盐水加工成红细胞悬液后备用，用于携氧功能缺陷和血容量正常的贫血患者。

（2）悬浮红细胞 是全血经离心去除血浆后的红细胞，加入等量红细胞保养液制成的血液制品。2～6℃环境中保存，适用于战地急救及中小手术者。

（3）洗涤红细胞 指红细胞经生理盐水溶液洗涤数次后，再加入适量生理盐水制成，2～6℃环境下保存时间不超过24小时。因含抗体物质少，适用于免疫性溶血性贫血患者、对血浆蛋白有过敏反应的贫血患者、器官移植及反复输血者等。

（4）冰冻红细胞 200ml中含红细胞170～190ml，不含血浆，在甘油媒介中-65℃保存3年，适应证同洗涤红细胞。

3. 白细胞浓缩悬液 指新鲜全血经离心后取其白膜层的白细胞，于4℃环境下保存，48小时内有效，适用于粒细胞缺乏伴严重感染的患者。现在临床已很少应用，多使用促白细胞生成素刺激造血，很少单独输注白细胞。

4. 血小板浓缩悬液　经全血离心所得，20～24℃环境下保存，24 小时内有效，用于血小板减少或血小板功能障碍所致的出血患者。

5. 各种凝血制剂如凝血酶原复合物等，适用于各种凝血因子缺乏的出血性疾病。

（三）其他血液制品

1. 白蛋白制剂　从血浆提纯而来，能提高血浆蛋白含量和胶体渗透压，适用于低蛋白血症患者，如外伤、肝硬化、肾病及烧伤等。

2. 纤维蛋白原　用于纤维蛋白缺乏症，弥散性血管内凝血（DIC）患者。

3. 抗血友病球蛋白浓缩剂　用于血友病患者。

三、血型鉴定和交叉配血试验

（一）血型

血型（blood group）是指红细胞膜上特异性抗原类型。血型一般分为 ABO 血型、Rh 血型、MNS 血型、P 血型等多个不同的红细胞血型系统。与临床关系最为密切是“ABO 血型系统”和“Rh 血型系统”（表 14－1）。

表 14－1　ABO 血型系统

血型	凝集原	凝集素
A	A	抗 B
B	B	抗 A
AB	A、B	无
O	无	抗 A＋抗 B

1. ABO 血型系统　根据人类红细胞膜上所含凝集原的不同，将血型分为 A、B、AB、O 四种类型。红细胞膜上只有 A 凝集原，血清中含有抗 B 凝集素者为 A 型；只有 B 凝集原，抗 A 凝集素者为 B 型；含有 A、B 凝集原，无凝集素者为 AB 型；不含 A、B 凝集原，含有抗 A 和抗 B 者为 O 型。

2. Rh 血型系统　人类红细胞膜上除含 A、B 抗原外，还有 C、c、D、d、E、e 六种抗原，称为 Rh 抗原（也称 Rh 因子），其中 D 抗原的作用最强。通常，医学上将红细胞膜上含有 D 抗原者称为 Rh 阳性，D 抗原缺乏者称为 Rh 阴性。汉族人中，约 99% 为 Rh 阳性，1% 为 Rh 阴性。

（二）血型鉴定

为确保输血安全，受血者与献血者间必须进行血型鉴定和交叉配血试验。血型鉴定主要是鉴定 ABO 血型、Rh 血型。

1. ABO 血型鉴定　通常用已知的抗 A、抗 B 血清来检测红细胞的抗原并确定血型。若只在抗 A 血清中发生凝集，抗 B 血清中不发生凝集，说明被检血液为 A 型；若只在抗 B 血清中发生凝集，抗 A 血清中不发生凝集，说明被检血液为 B 型；若在抗 A 血清和抗 B 血清中均凝集，说明被检血液为 AB 型；若在抗 A 血清和抗 B 血清中均不凝集，则被检血液为 O 型。

2. Rh 血型鉴定　主要用抗 D 血清来鉴定 Rh 血型。若受检者的红细胞遇抗 D 血清发生凝集反应，则受检者为 Rh 阳性；若受检者红细胞遇抗 D 血清后不发生凝集反应，则受检者为 Rh 阴性。

（三）交叉配血试验

由于血清中含有不同的凝集素，为了保证输血安全，输血前不仅要检测受血者和供血者的血型是否相同，还要做交叉配血试验，检测两者之间是否有不相容的抗体（表 14－2）。

表 14－2　交叉配血试验

	直接交叉配血试验	间接交叉配血试验
供血者	红细胞	血清
受血者	血清	红细胞

1. 直接交叉配血试验　指用受血者血清与供血者红细胞进行配合试验，目的是检查受血者血清中有无破坏供血者红细胞的抗体。

2. 间接交叉配血试验　指用供血者血清和受血者红细胞进行配合试验，目的是检查供血者血清中有无破坏受血者红细胞的抗体。

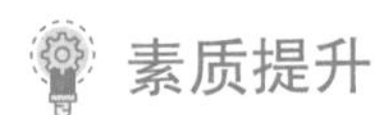

输血新技术——血浆置换术

血液是一种特殊的资源，它在临床救治患者的过程中发挥着极其重要的作用。血浆置换术（PE）是利用血细胞分离机将全血引出体外分离成血浆和细胞成分，将患者的血浆舍弃，然后以同等速度将新鲜血浆、白蛋白溶液、平衡液等血浆代用品代替分离出的血浆回输进体内的过程，达到减轻病理损害、清除致病物质的目的。血浆置换已经成为一种常见的体外循环血液净化疗法。作为一名临床护士，在给患者输血的过程中，一定要严格执行“三查八对”制度，遵守操作规程，严防差错和事故的发生。通过输血过程，培养护士严谨、细致的工作态度，高度的责任心以及对患者救死扶伤、大爱无疆的医者精神。

PPT

第二节　静脉输血法

目前临床上静脉输血法可分为直接静脉输血法和间接静脉输血法两种。由于直接静脉输血副反应多，在国内已少用，只在急需输血又无血库，以及婴幼儿少量输血时使用。

一、输血前准备

1. 知情同意　输血前告知患者或其家属输血的必要性与不良反应，对方理解后在输血协议书上签字，以保证安全医疗。

2. 备血　根据医嘱抽取患者静脉血标本 2ml，与输血申请单和配血单一起送血库做血型鉴定和交叉配血试验。每次采集血标本只允许采 1 人份。

3. 取血　根据输血医嘱，护士凭取血单取血，并与血库人员共同做好“三查八对”。“三查”指检查血液有效期、血液质量和输血装置是否完好。正常血液分为两层：上层为血浆呈浅黄色半透明，下层为红细胞呈暗红色，两者界限清楚，血液无变色、无浑浊、无凝块、无气泡或其他异物。确认血液在有效期内，血袋完整无破漏。“八对”是指核对床号和姓名、性别和年龄、住院号、血袋号、血型、交叉配血试验结果、血液种类和血量。

4. 取血后　血液制品防剧烈震荡，以免红细胞大量破坏而溶血。如为库存血，应于室温下放置 15～20 分钟后再输入。血制品不能加温，防止血浆蛋白凝固变性而引起输血反应。

5. 输血前核对　血液在输入之前，再次由两名护士在患者床旁进行认真核对，详细核对“三查八对”内容。

二、静脉输血方法

【评估】

1. 核对医嘱、输血卡 两人核对患者床号和姓名、性别和年龄、住院号、血袋号、血型、交叉配血试验结果、血液种类和血量。

2. 评估患者情况 包括患者病情、生命体征、意识状态、心肺功能、肝肾功能及目前的治疗情况等；血型、输血史、过敏史及是否发生输血反应等。穿刺部位皮肤的完整性，有无瘢痕、破损、发红、硬结、皮疹等情况。静脉位置、充盈程度、弹性等血管情况。心理状态、配合程度及相关知识等。

【计划】

1. 护士准备 着装整洁、符合要求，修剪指甲、洗手，戴口罩。

2. 用物准备

（1）间接静脉输血法 一次性输血器（9 号及以上粗针头）、无菌生理盐水溶液、血液制品（根据医嘱准备）、其余物品同密闭式静脉输液。

（2）直接静脉输血法 同静脉注射，另备无菌注射盘、一次性 50ml 注射器（据输血量而定）、3.8% 枸橼酸钠溶液。

3. 环境准备 环境安静、整洁、宽敞、明亮，适宜输血操作。

4. 患者准备 理解输血目的、方法、配合要点及注意事项，签署知情同意书，排空大小便，取舒适体位。

【实施】

1. 操作方法

（1）间接静脉输血法

1）核对解释 两名护士进行核对医嘱，经“三查八对”后携用物至床旁，再次核对床号、供血者及患者的姓名、血型、交叉配血试验结果，核对无误后，两名护士分别签名，严防差错事故的发生。向患者解释操作目的与过程，协助患者取舒适体位，将无菌生理盐水溶液瓶及血袋挂于输液架上。

2）开放静脉 按密闭式静脉输液法，用一次性输血器建立静脉通道，输入少量无菌生理盐水，冲洗输血器管道。

3）输入血液 戴手套，轻轻摇匀血液，打开血袋封口，常规消毒血袋上塑料管，将输血器针头插入贮血袋塑料管内，挂于输液架上，调节输血滴数为 20 滴/分以内，观察 10～15 分钟，倾听患者主诉。

4）调节记录 如患者无不良反应，再根据患者病情、年龄及血液种类调节滴速，一般成人 40～60 滴/分，儿童酌减，年老体弱、严重贫血、心肺功能不良者应谨慎，滴速宜慢。再次核对无误后，记录输血时间、滴速，并签全名。

5）巡视观察 脱手套，洗手，告知患者注意事项，加强巡视，观察生命体征及患者病情变化，仔细倾听患者主诉，保持输血通畅。

6）续血处理 如需输入两袋及以上的血液，应在上一袋血液即将滴完时，输入少量生理盐水后，再用相同于第一袋输血的方法连接下一个血袋继续输血。无菌生理盐水冲管能避免两袋血之间发生不良反应。

7）冲管拔针 输血完毕，再继续滴入少量无菌生理盐水溶液，直到将输血器内的血液全部输入体内后，拔针，按压至不出血为止，协助患者取舒适卧位。

8）整理记录 整理好床单位及用物，垃圾分类处理，血袋夹闭返回血库低温（4℃）保存 24 小时。洗手，记录输血时间、种类、血型、输血量、血袋号、有无输血反应及相关处理等。

(2) 直接静脉输血法

1) 核对解释　核对医嘱，经“三查八对”确认无误后，向供血者与患者解释，取得配合，请供血者与患者分别仰卧于床上，并露出一侧手臂。

2) 备注射器　操作人员戴手套，一次性50ml注射器抽入3.8%枸橼酸钠溶液5ml，轻轻转动，筒壁沾上3.8%枸橼酸钠溶液，排气后放入无菌盘内备用。

3) 选择静脉　选取粗大静脉（以肘正中静脉为主），缠绕血压计袖带于供血者上臂并充气（压力为100mmHg左右），常规消毒穿刺部位。

4) 抽血输血　再次核对双方姓名、血型及交叉配血试验结果，三人合作：一人按静脉穿刺法抽血，一人传递，另一人按静脉注射法将血液缓慢输入受血者体内，如此重复至所需量。连续抽血时，不拔针头，只换注射器，在更换期间放松袖带，并用手指压迫穿刺部位前端静脉处，以减少出血。

5) 拔针按压　输血完毕，拔出针头，用无菌纱布按压至不出血，安置供血者及受血者体位，并交代注意事项，整理床单位。

6) 整理记录　垃圾分类处理，洗手，记录。

2. 注意事项

(1) 血标本的采集必须根据医嘱及输血申请单，并且一次只采集一位患者的血标本，严禁同时采集两位及以上患者的血标本，以免发生混淆。

(2) 严格执行无菌操作和查对制度，输血时必须由两人认真核对，准确无误后方可输入。

(3) 血制品内不得加入药物，如钙剂、酸性或碱性药物、高渗或低渗溶液，以防血液变质或出现凝集、溶解等现象。冷藏血制品禁忌加温，以防血浆蛋白凝固变性而引起不良反应。

(4) 输血前、后及输入两袋血之间，都应输入少量无菌生理盐水溶液，防止发生不良反应。

(5) 加强输血过程中的巡视，观察输血是否顺利，有无输血反应的发生，一旦出现异常情况立即停止输血，及时处理。

(6) 输入成分血时还应注意，除红细胞外须在24小时内输完，除血浆、白蛋白制剂外均需做交叉配血试验，一次输入多个献血者的成分血时，按医嘱给予抗过敏药物，以防发生过敏反应；若患者全血与成分血同时输注时，应先输成分血后输全血，保证成分血新鲜输入，应严密监护输注成分血的全过程。

(7) 输血后，血袋应放入4℃冰箱中保存24小时以上，患者无反应，再按医疗垃圾处理。

3. 健康教育

(1) 向患者介绍静脉输血目的、血型及输血相关知识。静脉输血的操作流程及注意事项。

(2) 向患者解释输血速度的调节依据，强调勿擅自调节。

(3) 向患者说明常见输血反应的症状及防治方法，一旦出现不适症状，及时呼叫。

【评价】

1. 护士能严格执行查对制度及无菌操作原则，操作熟练，沟通有效，安全输血。

2. 患者满意，输血顺畅，无输血反应发生。

三、自体输血和成分输血

（一）自体输血

自体输血（autologous transfusion）是指采集患者体内的血液或收集患者术中丢失的血液，经过洗涤、加工、再回输给患者本人的方法。自体输血是最安全的输血方法。其优点是不需做血型鉴定和交叉配血试验，节约血源，防止输血反应，对一时无法获得同型血的患者也是唯一的血源。

1. 适应证　腹腔或胸腔内出血，出血量在1000ml以上的大手术，手术后引流血液回输（在术后6小时内的血液）；特殊血型，很难找到供血者等。

2. 禁忌证　腹腔或胸腔内已经污染的血液，癌细胞污染的血液，贫血、凝血因子缺乏，腹腔或胸腔开放性损伤4小时以上，合并心脏病等患者。

3. 输血方法　输血方法有预存式自体输血、术前稀释血液回输和回收式自体输血。

（1）预存式自体输血　经患者签字同意，术前采集患者自身的血液进行血库低温保存，待手术期间输用。对符合自身输血条件的择期手术患者，在术前3～5周内采血贮存，需血量多的患者每3～4天采集一次，量为200～400ml，术前3天停止采集。

（2）术前稀释血液回输　即术前采集血液，在术中或术后按先采集的血液先回输的原则，给患者输入血液，一般在手术日手术开始前抽取患者一定量的自体血保存备用，同时输入采血量3～4倍的胶体溶液或等渗晶体溶液以维持血容量（血液经适度稀释，降低血细胞比容，使手术出血时血液的有形成分丢失减少，减少术中红细胞损失）。根据术中失血及患者情况将自身血回输给患者，手术中失血量达300ml即可开始回输自体血液。

（3）回收式自体输血（术中失血回输）　是将患者体腔积血、手术失血及术后引流血液进行回收，经血液回收机收集后进行抗凝、滤过、洗涤等处理，达到一定质量标准，然后回输给患者。适用于脾破裂、输卵管破裂的腹腔内出血，血液在6小时内，无污染或无凝血块才能回收，但回收总量不宜过多，应限制在3500ml，同时应适当补充新鲜血浆和血小板。出现下列情况，不能回输血液：①如怀疑流出的血液被细菌、粪便、羊水或毒液污染。②怀疑流出的血液含有癌细胞。③流出血液的红细胞已被严重破坏。

（二）成分输血

1. 成分输血的概念　成分输血（component transfusion）是根据血液成分密度不同，将血液的各种成分加以分离提纯。依据病情需要输注有关成分。目前，国际上输注成分血的比例已达到90%以上，输全血不到10%，发达国家比例已超过95%。成分输血也是目前我国临床常用的输血类型。

2. 成分输血的优点

（1）成分血中单一成分少而浓度高，除红细胞制品以每袋100ml为一单位外，其余制品，如白细胞、血小板，凝血因子等每袋规格均以25ml为一单位。

（2）成分输血每次输入量为200～300ml，即需要8～12单位（袋）的成分血，这意味着一次给患者输入8～12位供血者的血液。

3. 成分输血的注意事项

（1）某些成分血，如白细胞、血小板等（红细胞除外），存活期短，为确保成分输血的效果，以新鲜血为宜，且必须在24小时内输入体内（从采血开始计时）。

（2）除白蛋白制剂外，其他各种成分血在输入前均应进行血型鉴定及交叉配血试验。

（3）成分输血时，由于一次输入多个供血者的成分血，因此在输血前应根据医嘱给予患者抗过敏药物，以减少过敏反应的发生。

（4）由于一袋成分血只有25ml，几分钟即可输完，故在输成分血时，护士应全程守护在患者身边，进行严密的监护，不能擅自离开患者，以免发生危险。

（5）如患者在输成分血的同时，还需输全血，则应先输成分血，后输全血，以保证成分血能发挥最好的效果。

第三节 常见输血反应与护理

PPT

静脉输血是具有一定危险性的治疗措施，会引起输血反应，严重者可危及患者生命。因此，在输血过程中，护士必须认真核对，严格按输血操作规程进行操作，预防输血反应的发生。输血过程中，护士应严密观察患者情况，发现输血反应，应积极采取有效措施处理各种输血反应，保证患者的安全。常见的输血反应有以下几种。微课

一、发热反应

发热反应是输血反应中最常见的反应，发生率为1% ~2%。

（一）原因

1. 血液、保养液或输血器等被致热原污染。
2. 输血时未严格遵守无菌操作原则，导致污染。
3. 多次输血后，受血者体内产生过敏性抗体，当再次输血时发生免疫反应而发热。

（二）临床表现

常发生在输血中或输血后1 ~2 小时内，患者出现畏寒、寒战、发热，体温可达38 ~41℃，并伴有恶心、呕吐、头痛、皮肤潮红、肌肉酸痛、脉速等全身症状，一般血压无下降。发热持续时间不等，轻者持续1 ~2 小时可缓解。

（三）护理措施

反应轻者，减慢滴速，加强观察，严重者立即停止输血，告知医生，畏寒、寒战者保暖；高热者物理降温，必要时按医嘱给予解热镇痛药和抗过敏药，密切观察生命体征，将输血器、剩余血与贮血袋一并送检，查找原因。

（四）预防

严格管理保养液及输血用具，避免致热物质污染；严格执行无菌技术操作，避免细菌污染。

二、过敏反应

（一）原因

1. 患者为过敏体质，输入血液中的异体蛋白与机体内的组织细胞结合，形成全抗原而致敏。
2. 输入血液中含致敏物质，如供血者在采血前服用可致敏的食物和药物。
3. 多次输血产生过敏性抗体，再次输血时，抗原、抗体相互作用而导致过敏反应的发生。

（二）临床表现

其症状轻重不一，出现越早，反应越严重。轻者可有皮肤瘙痒、局部或全身出现荨麻疹。中度反应出现血管神经性水肿，表现为眼睑、口唇高度水肿，常在数小时后消退。重度反应可因喉头水肿、支气管痉挛而导致呼吸困难，听诊两肺可闻及哮鸣音，甚至出现过敏性休克。

（三）护理措施

根据过敏反应程度给予不同的处理。

1. 反应轻者减慢输血速度，重者立即停止输血，通知医生。

2. 对症处理　呼吸困难者及时氧气吸入，喉头水肿伴严重呼吸困难者可行气管插管或气管切开；皮肤瘙痒者，及时给予抗过敏药物，如地塞米松、苯海拉明、异丙嗪等。

3. 若出现过敏性休克，则遵医嘱立即皮下注射0.1%盐酸肾上腺素0.5~1ml，按过敏性休克处理。

4. 严密观察、记录病情及生命体征变化。

（四）预防

1. 对有过敏史的患者，在输血前遵医嘱预防性给予抗过敏药物。

2. 加强对供血者的筛选和管理，禁止采集有过敏史供血者的血液；供血者在采血前4小时内不宜进食高蛋白、高脂肪食物；不宜服用易致敏的药物，避免血液中含有致敏物质。

三、溶血反应

溶血反应是受血者或供血者血细胞发生异常破坏或溶解引起的一系列临床症状。是最严重的输血反应。

（一）原因

1. 输入异型血　即供血者与受血者血型不符而造成血管内溶血，反应迅速，输入10~15ml血液即出现症状，后果严重。

2. 输入变质血　输血前红细胞已溶解破坏，如血液贮存过久、温度过高、被剧烈震荡或被细菌污染，高渗或低渗溶液，影响pH的药物等加入血液内，均导致红细胞破坏溶解。

3. Rh因子所致溶血　Rh阴性者首次输入Rh阳性血时不发生溶血反应，但输入2~3周后体内即产生抗Rh阳性抗体。若再次输入Rh阳性血液，则可发生溶血反应。Rh因子不合所引起的溶血反应发生较慢，可在输血后几天或几周发生，并且症状较轻，较少见。

（二）临床表现

在输入10~15ml血液时即出现临床症状，通常分为三个阶段。

1. 第一阶段　由于受血者血清中的凝集素与输入血中红细胞表面的凝集原发生凝集反应，导致红细胞凝集成团，阻塞部分小血管而出现组织缺血缺氧。患者出现头部胀痛、面部潮红、恶心、呕吐、心前区压迫感、四肢麻木、腰背部剧痛等反应。

2. 第二阶段　凝集的红细胞发生溶解，大量血红蛋白释放入血浆。患者出现黄疸和血红蛋白尿，伴有寒战、高热、呼吸困难和血压下降等休克症状。

3. 第三阶段　大量血红蛋白由血浆进入肾小管，遇酸性物质形成结晶，阻塞肾小管，以及抗原和抗体的相互作用，引起肾小管内皮缺血、缺氧、坏死脱落，进一步加重了肾小管的阻塞。患者出现管型尿和蛋白尿、少尿或无尿、高钾血症、酸中毒等急性肾衰竭症状，严重者因尿毒症而死亡。

（三）护理措施

1. 立即停止输血，报告医生、护士长与科主任。

2. 更换输血器，输注无菌生理盐水溶液，立即吸入氧气。

3. 采集患者静脉血与血袋剩余血一并送检。

4. 碱化尿液，遵医嘱静脉滴注碳酸氢钠溶液，促进血红蛋白结晶溶解，防止肾小管阻塞。

5. 保护肾功能，双侧腰部封闭并热敷，以达到解除肾血管痉挛、保护肾脏的目的。

6. 严密观察生命体征及尿量的变化，对少尿、无尿者，遵医嘱按急性肾衰竭处理，有休克症状者按抗休克处理。

7. 心理护理，关心、安慰患者，消除其紧张、恐惧心理。

(四) 预防

1. 确保血型鉴定和交叉配血试验结果正确无误。

2. 严格执行查对制度和操作规程。

3. 严格执行血液采集及保存制度等，防止血液变质。

四、与大量输血有关的反应

大量输血指在24小时内输血量大于或等于患者总血容量。最常见的有急性肺水肿（循环负荷过重）、出血倾向、枸橼酸钠中毒、酸碱平衡失调、体温过低等反应。

(一) 急性肺水肿（循环负荷过重）

发生原因、临床症状及护理同静脉输液反应。

(二) 出血倾向

1. 原因　长期反复输血或短时间内大量快速输血超过了患者原血液总量时，库血中血小板、凝血因子已被破坏，使凝血功能障碍，导致出血。

2. 临床表现　患者皮肤、黏膜出现瘀点、瘀斑，穿刺部位大块瘀血，手术切口渗血、伤口渗血，牙龈出血，严重者可出现血尿。

3. 护理措施　密切观察患者有无出血倾向，观察意识、血压、脉搏等变化，观察皮肤、黏膜或手术伤口有无渗血等，对症处理。

4. 预防　大量输血时，根据医嘱间隔输入新鲜血液或血小板悬液，每输入3～5个单位库存血，输注1个单位新鲜血，补充血小板与凝血因子，以免出血倾向的发生。

(三) 枸橼酸钠中毒反应

1. 原因　大量输血导致过多的枸橼酸钠进入体内，若患者肝功能不全，枸橼酸钠未被完全氧化与排出，并与血中游离钙结合使血钙下降，导致凝血功能障碍、毛细血管张力降低、血管收缩不良以及心肌收缩无力等。

2. 临床表现　血压下降、手足抽搐、出血倾向、心率缓慢，心室纤颤，甚至发生心搏骤停。

3. 措施　密切观察患者反应，对症处理。

4. 预防　遵医嘱每输入库血1000ml，静脉注射10%葡萄糖酸钙或氯化钙10ml，以防止发生低血钙。

(四) 酸碱平衡失调

1. 原因　枸橼酸钠抗凝的库存血随着时间的延长，血液成分变化大，血钾升高，酸性增强。

2. 临床表现　休克及代谢性酸中毒的表现，大量输库存血时，酸中毒症状反而加重。

3. 措施　遵医嘱按血液酸碱度补充碱性药物，纠正酸中毒。

4. 预防　避免一次输入大量库存血，反复输血时，库存血和新鲜血应交替使用，遵医嘱每输入库存血500ml给予5%碳酸氢钠30～70ml静脉注射。

(五) 体温过低

1. 原因　大量输入库存血，尤其是手术麻醉中的患者，易出现体温过低。

2. 临床表现　体温降至35℃以下，可引起心房纤颤，心排血量减少，降低组织灌注，心率减慢，甚至引起心搏骤停。

3. 措施　保暖，观察病情变化，做好心理护理。

4. 预防　避免一次输入大量库存血，库存血和新鲜血应交替使用。

五、其他反应

如空气栓塞、微血管栓塞、细菌污染反应等，远期还可有输血传染的疾病，如病毒性肝炎、艾滋病、疟疾、梅毒等。

严格把握采血、储血与输血各环节，严格执行无菌操作及查对制度，确保患者安全输血，是预防上述输血反应的关键。

答案解析

目标检测

一、选择题

A1/A2 型题

1. 最适宜血液病患者输入的是（　）
   A. 白蛋白　B. 水解蛋白　C. 新鲜血
   D. 血浆　E. 库存血
2. 大量输入库存血后，患者易出现（　）
   A. 低血钾　B. 高血钾　C. 高血钠
   D. 高血铁　E. 低血磷
3. 发生溶血反应后，为增加尿中血红蛋白的溶解度，常用（　）
   A. 枸橼酸钠　B. 氯化钙　C. 乳酸钠
   D. 碳酸氢钠　E. 葡萄糖酸钙
4. 下列关于输血前准备，错误的是（　）
   A. 抽取血标本作血型鉴定　B. 禁止同时采集两位患者的血标本
   C. 从血库取血时应认真核对　D. 应检查血制品的质量
   E. 如血制品温度太低，可在热水中稍加温
5. 最为严重的输血反应是（　）
   A. 发热反应　B. 溶血反应　C. 过敏反应
   D. 疾病感染　E. 大量输血后反应
6. 以下操作，错误的是（　）
   A. 检查库血质量，血浆呈红色，不能使用
   B. 血液从血库取出，应在室温内放置 15 分钟后再输入
   C. 在血中加入异丙嗪 25mg，以防发生过敏反应
   D. 两人核对供、受血者姓名、血型和交叉配血试验结果
   E. 先给患者静脉滴注 0.9% 氯化钠溶液

二、思考题

1. 静脉输血的目的有哪些？
2. 静脉输血前应该做好哪些准备工作？
3. 患者，男性，52 岁。因车祸致大出血准备急诊手术。术前医嘱输血 400ml。护士从血库冷藏室取

回血后，为尽早输血，便将血袋放热水中升温，15 分钟后给患者输入。当患者输入库血 10 分钟后，突然感到头部胀痛，伴恶心、呕吐，腰背部剧痛。

请问：

(1) 患者可能出现了什么反应?

(2) 发生此反应的可能原因是什么?

(3) 应如何抢救护理?

（李　建）

书网融合……

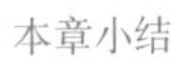

本章小结

微课

题库

第十五章　标本采集

学习目标

1. 通过本章学习，重点把握标本采集的意义、标本采集的原则。
2. 学会采集各种标本的方法，具有娴熟的操作技术、较强的责任心、关心爱护患者的意识。

在临床诊断及治疗过程中，通过对患者的血液、分泌物、排泄物、体液及组织细胞等标本的实验室检查，获得反映患者机体功能状态、病因、病理变化等的客观资料，结合其他临床资料对患者病情进行综合分析、判断。因此，为保证检验标本的质量，护士应熟练、正确进行标本采集、保管及运送，以确保临床标本检验结果成为疾病诊断、临床治疗、护理及预后的重要依据。

情境导入

情境描述　某普外科夜班护士于清晨6时为住院患者采集了19例血标本，均使用了抗凝真空采血管。上午9时病区护士长接到医院检验科的紧急通知，已经送检的标本有9例发生了凝血，需重新采集。

讨论　1. 血标本发生凝血的原因是什么？

2. 护士在临床标本采集中应遵循哪些原则？

第一节　标本采集的意义和原则

PPT

一、标本采集的意义

标本采集（specimen collection）是指采集患者少许的血液、体液（胸腔积液、腹腔积液、脑脊液）、排泄物（尿液、粪便）、分泌物（痰、鼻咽分泌物、白带等）、呕吐物以及组织脱落细胞等样本，经过物理、化学、生物学的实验室技术和方法进行检验，其检验结果可作为判断患者机体功能和结构有无病理变化的客观依据。因此，标本检查具有如下意义：①协助明确疾病诊断。②观察病情变化，推测病程进展。③作为制定治疗、护理措施的依据。④进行疗效评价，判断预后。

二、标本采集的原则

（一）遵照医嘱采集标本

采集各种标本均应按医嘱执行。医生填写检验申请单，要求项目填写完整，目的明确，字迹清楚，医生签全名。护士根据医嘱核实化验单后进行采集，凡对医嘱、检验单有疑问者必须及时核实，核准后方可执行。

（二）做好采集前准备

1. 采集标本前应明确检验项目、检验目的，选择采集的方法，确定采集标本的量，了解注意事项。

2. 应认真评估患者的病情、心理反应与合作程度。耐心向患者解释检验的目的及注意事项，消除患者顾虑，取得患者信任和合作。

3. 根据检验目的准备物品，选择适当的容器，容器外按要求贴上标签，注明患者的科别、病室、床号、姓名、住院号、检查目的和送检日期。

（三）严格执行查对制度

采集前须认真查对医嘱及化验单，核对申请项目、患者姓名、科室、床号、住院号、采集容器上标签或条形码。采集中根据化验单核对患者床号、姓名及腕带信息，确认无误后方可执行。采集后再次核对容器标签上内容，确保标本采集无误。

（四）正确采集标本

1. 要确保标本质量，必须掌握正确的采集方法、采集时间和采集的量。如作妊娠试验要留晨尿，因为晨尿内绒毛膜促性腺激素的含量高，容易获得阳性检验结果。

2. 培养标本的采集应严格执行无菌操作技术，标本须盛放于无菌容器内，且容器无裂缝，瓶塞干燥，不可混入防腐剂、消毒剂及其他药物，培养基应足量，无浑浊、变质，以免影响检验结果的准确性。尽量在使用抗生素之前采集，已经使用抗生素，应在血药浓度最低时采集，并在检验单上注明已使用的抗生素的名称、剂量、时间。

（五）及时送检

标本采集后应及时送检，不能放置过久，避免污染或变质而影响检验结果，特殊标本还应注明采集时间或加入防腐剂。

第二节　各种标本采集法

PPT

一、血标本采集法

血液检查是判断机体各种功能及异常变化的重要指标之一，是临床最常用、最重要的检验项目。临床上血液标本采集方法包括毛细血管采血法、静脉采血法以及动脉采血法。毛细血管采血法主要用于血常规检查，一般由检验人员执行，临床护理人员要求掌握静脉及动脉采血法。静脉血标本分全血标本、血清标本、血培养标本。

【目的】

1. 全血标本　用于血常规、血沉检查及测定血液中某些物质的含量，如血糖、尿素氮、肌酐、尿酸、肌酸、血氨。

2. 血清标本　用于测定血清酶、脂类、电解质和肝功能等。

3. 血培养标本　用于查找血液中的病原微生物。

4. 动脉血标本　用于做血气分析。

【评估】

1. 护士准备　确认血标本采集的目的，掌握血标本采集相关知识与方法，着装整洁，洗手、戴口罩。

2. 用物准备　根据检验项目选择容器，容器外贴条形码或标签，标签上注明科别、床号、姓名、性别、检验目的和送检日期。

（1）治疗车上层　备检验申请单、条形码、一次性注射器或一次性采血针（直刺式双向采血针、头皮针式蝶翼采血针）、标本容器（密封瓶、真空采血管）、持针器、无菌手套、皮肤消毒剂、棉签、止血带、弯盘、一次性小治疗巾、无菌纱布、胶布、手消毒液。采集血培养标本时备酒精灯、火柴。动脉采血时另备一次性血气针（或5ml 注射器、0.5ml 肝素、橡胶塞）。

（2）治疗车下层 备医用垃圾桶、生活垃圾桶、锐器盒。

3. 环境准备 安静、整洁、宽敞、光线充足，符合采血要求。

4. 患者准备 采血局部皮肤清洁，患者了解采血目的、注意事项，能主动配合并做好准备。

【实施】

1. 操作方法

（1）静脉采血法（intravenous blood sampling）

1）核对解释 核对医嘱、检验申请单及条形码无误，将条形码贴于标本容器上，携用物至床旁，核对床号、姓名、腕带信息，向患者解释采血目的和配合方法，协助患者取舒适体位。

2）选择血管 选择合适的静脉，垫治疗巾，在静脉穿刺点上方约6cm 处扎止血带，常规消毒皮肤2 遍。

3）采集血标本

①注射器采血：嘱患者握拳，按静脉穿刺法穿刺血管，见回血后固定好针头，抽取所需血量。采血完毕，松止血带，嘱患者松拳，迅速拔针，用无菌干棉签按压穿刺点2～3 分钟（凝血功能障碍患者，拔针后延长按压时间至10 分钟）。将注射器活塞略向后抽以免血液凝固堵塞针头。标本处理。

血培养标本：自密封瓶内注入法：先除去铝盖中心部分，常规消毒瓶盖，更换无菌针头后将血液注入瓶内，轻轻摇匀。自三角烧瓶注入法：先点燃酒精灯，将瓶口纱布松开，取出瓶塞，迅速在酒精灯火焰上消毒瓶口，取下针头，将血液注入瓶内，轻轻摇匀，再将瓶塞和瓶口经火焰消毒后盖紧，扎紧封瓶纱布（注意无菌操作，防止污染）。

全血标本：取下针头，将血液顺管壁缓慢注入抗凝试管内，立即轻轻转动试管，使血液和抗凝剂混匀。

血清标本：取下针头，将血液沿管壁缓慢注入干燥试管内，勿注入泡沫，不可摇动，防止红细胞破裂造成溶血。

②真空采血器采血（双向采血针为例）：旋开双向采血针，取下针套，暴露针的后端，将双向针后端按顺时针方向旋入持针器中；嘱患者握拳，操作者左手绷紧皮肤，右手持针（斜面向上）与皮肤成20°角穿刺；示指和中指钩住持针器的凸缘，拇指将采血管推到持针器顶端，见回血即将瓶塞穿刺针刺入真空管内，若需采集多管采血标本，第一管采完后，拔出瓶塞穿刺针再刺入另一真空管，如此反复进行多管采血。若为抗凝标本，采集完后，立即将真空管轻轻来回倾倒6～8 次，使血液和添加剂充分混匀。拔针按压：同注射器采集法。

4）再次核对 操作后再次核对床号、姓名、检验项目。

5）安置患者 脱手套，整理患者衣物、床单位，协助患者取舒适体位。

6）用物处理 将针头放入锐器盒，脱下手套，洗手。

7）及时送检 将血标本分类，连同化验单及时送检，特殊标本注明采集时间。

（2）动脉采血法（arterial blood sampling）

1）核对解释 核对医嘱、检验申请单及条形码无误，将条形码贴于标本容器上，携用物至床旁，核对患者床号、姓名、腕带信息及检验项目，解释采血标本目的、注意事项，协助患者取舒适体位。

2）选择动脉 选择合适的动脉，充分暴露穿刺部位，若选用股动脉，协助患者仰卧，下肢稍屈膝外展，可垫沙袋于腹股沟下，常规消毒局部皮肤2 遍，抽吸肝素0.5ml 入注射器，抽动活塞、转动注射器，使注射器内壁湿润后，弃去余液。

3）穿刺抽血　操作者戴无菌手套，用左手示指和中指在已消毒的范围内触及动脉搏动最明显处，固定于两指间，右手持注射器，在两指间垂直刺入或与动脉走向成40°角刺入动脉，见鲜红色回血后，右手固定注射器，左手轻拉活塞，抽取所需血量。

4）拔针按压　采血完毕，迅速拔针，用无菌纱布加压按压穿刺点5～10分钟，必要时用沙袋压迫止血，防止皮下血肿。

5）隔绝空气　拔针后立即将针尖斜面刺入无菌橡胶塞内以隔绝空气，摇动注射器使血液与抗凝剂混匀。

6）安置患者　脱手套，整理患者衣物、被服，协助患者取舒适体位。

7）用物处理　用物按消毒、隔离原则处理，预防交叉感染，洗手记录。

8）及时送检　连同化验单及时送检。

（3）毛细血管采血法（capillary blood sampling）　毛细血管采集法是自外周血或末梢血采集标本的方法。世界卫生组织推荐毛细血管采血法的部位以中指或无名指内侧为宜，采血部位必须无水肿、发绀、炎症或其他循环不良等现象。用血量较少的检查一般可从手指采血，该法操作方便，可获较多血量。采血部位成人多选左手无名指，婴幼儿多从拇指或足跟部采血。特殊患者视情况而定，如严重烧伤患者，可选择皮肤完整处采血。因外周血或末梢血的血液循环差，易受气温、运动、外力挤压等因素影响而发生改变，所以检查结果不够恒定。

2. 注意事项

（1）严格执行查对制度及无菌技术操作原则。

（2）做生化检验，应在清晨空腹时采集血标本，提前通知患者抽血前勿进食、饮水，以免影响检验结果。

（3）采集细菌培养标本尽可能在使用抗生素前或伤口局部治疗前、高热寒颤期进行标本采集。已经使用抗生素或不能停用的药物应予以注明。一般血培养标本取血5ml；亚急性细菌性心内膜炎患者，采血10～15ml，以提高培养阳性率。

（4）采集血培养标本时应防止污染，严格执行无菌操作技术，抽血前应检查培养基是否符合要求，瓶塞是否干燥，培养液是否充足。血培养标本应注入无菌容器内，不可混入药物、消毒剂、防腐剂，以免影响检验结果。

（5）肘部采血时，不要拍打患者前臂，结扎止血带时间以不超过40秒为宜，避免结扎时间过长引起局部淤血、静脉扩张，影响检验结果。

（6）严禁在输液和输血的肢体或针头处抽取血标本，应在对侧肢体采集。若女性患者做了乳腺切除术，应在手术对侧的手臂进行采血。

（7）使用真空管采血时，不可在穿刺成功前先将真空采血管与采血针头相连，以免试管内负压消失而影响采血；真空采血器采血时，多个检测项目同时进行时按以下顺序采血：血培养标本、无添加剂标本、凝血试验标本、含抗凝剂标本、含促凝剂标本。

（8）动脉采血时，桡动脉穿刺点为前臂掌侧腕关节上2cm，桡动脉搏动明显处；股动脉穿刺点为腹股沟股动脉搏动明显处。新生儿宜选用桡动脉，不宜选用股动脉穿刺，因股动脉穿刺垂直进针时易伤及髋关节。拔针后局部用无菌纱布或沙袋加压止血，以免出血或形成血肿。

（9）采集血气分析标本时，抽血的注射器内不能有气泡，抽出后立即封闭针头与空气隔绝，采集后立即送检；有出血倾向者慎用动脉穿刺法采集血标本。

3. 健康教育

（1）向患者及家属解释静脉采血的目的和注意事项，消除患者的思想顾虑，取得配合。

（2）向患者及家属介绍血标本化验项目的正常值。

（3）指导患者拔针后按压的时间，防止皮下血肿的发生。

【评价】

1. 严格遵守无菌技术操作要求，认真查对。

2. 采集的血标本符合检验项目的要求。

3. 患者配合，对操作满意。

附：采血试管用途与分类

试管名称	盖管颜色	检验项目	分类	采血量（ml）
快速血清管	橘红色	急诊血清生化实验	血清	3.0～5.0
普通血清管	红色	血清生化、血库和血清学相关检验	血清	3.0～5.0
肝素抗凝管	绿色	血浆生化、血液流变学实验	血浆	3.0～5.0
血浆分离管	浅绿色	常规和急诊血浆生化检验	血浆	3.0～5.0
血清分离胶促凝管	金黄	急诊血清生化、血库和血清学相关检验	血清	3.0～5.0
EDTA 抗凝管	紫色	全血实验 、血型鉴定、交叉配血	全血	2.0～5.0
枸橼酸钠凝血管	蓝色	血液凝固实验	血浆	1.8～3.6
枸橼酸钠血沉管	黑色	血细胞沉降率实验	全血	1.6～2.4

二、尿标本采集法 微课

尿液是血液经肾小球滤过，肾小管和集合管的重吸收、排泄、分泌产生的终末代谢产物。尿液的组成和性状不仅与泌尿系统疾病直接相关，也受机体各系统功能状态的影响，并反映机体的代谢状况。临床上常采集尿标本作物理、化学、细菌学等检查，以了解病情、协助诊断、观察疗效。

临床上尿标本可分为：常规标本、培养标本、12 小时或 24 小时标本。

【目的】

1. 尿常规标本　检查尿液的颜色、透明度，检查有无细胞及管型，测定尿比重，作尿蛋白及尿糖定性检测等。

2. 尿培养标本　主要采集清洁尿标本（如中段尿、导管尿、膀胱穿刺尿等）作细菌培养或细菌敏感试验，以了解病情，协助疾病的诊断与治疗。

3. 12 小时或 24 小时尿标本　用于各种尿生化检查，如钠、钾、氯、17－羟类固醇、肌酐、肌酸及尿糖定量检查或尿浓缩查结核杆菌等。

【评估】

1. 核对医嘱，查对患者身份信息，解释操作目的。

2. 评估患者年龄、意识、病情、治疗用药情况；患者会阴部卫生情况、女性有无月经等出血情况；患者心理状态、合作程度，既往有无留取尿标本的体验，对疾病、标本采集的目的及注意事项的了解程度。

【计划】

1. 护士准备 了解患者病情与尿标本采集的目的，掌握尿标本采集相关知识与能力，着装符合护士执业规范。

2. 用物准备

（1）治疗车上层 备检验申请单、条形码或标签、薄膜手套、手消毒液，根据检验目的备标本容器（一次性集尿杯、容量为3000～5000ml的清洁带盖集尿瓶、无菌试管）、防腐剂，尿培养标本另备试管夹、酒精灯、火柴、无菌手套、外阴冲洗及消毒用物、必要时备导尿包。

（2）治疗车下层 备便盆或尿壶、医用垃圾桶和生活垃圾桶。

3. 环境准备 安静、舒适、安全、隐蔽，注意保护患者的隐私。

4. 患者准备 患者能理解采集尿标本目的、方法及注意事项，主动配合。

【实施】

1. 操作方法

（1）核对解释 核对医嘱及申请单，贴标签于容器上，注明科别、床号、姓名、性别、检验目的。携用物至床旁，核对患者床号、姓名、腕带信息及检验项目，向患者或家属解释留取尿标本目的、方法及注意事项，取得合作。协助患者取舒适体位。

（2）标本采集

1）常规标本 ①自理的患者，给予标本容器，嘱其留取清晨第一次尿液约50ml于标本瓶内（测量尿比重留取100ml）。因晨尿浓度高，未受饮食的影响，检验结果准确。②行动不便的患者，协助患者在床上使用便器或尿壶，再收集尿液于标本容器中。③留置导尿的患者，于集尿袋下方引流孔处打开橡胶塞收集尿液。

2）培养标本 ①中段尿留取法：用于清醒合作者，屏风遮挡，协助患者取舒适卧位，妥善放置便器，按导尿法清洁、消毒外阴；嘱患者自行排尿，弃去前段尿液，用试管夹夹住无菌试管，并在酒精灯上消毒试管口，留取中段尿约5ml，再将无菌试管口及棉塞在酒精灯火焰上消毒，立即盖紧棉塞，防止污染，熄灭酒精灯。操作完毕，协助患者穿裤，整理用物，及时送检。②导尿术留取法：按照导尿术插入导尿管将尿液引出，留取尿标本。

3）12小时或24小时尿标本：①标签上注明留取尿液起止时间，贴于容器壁上，嘱患者先将尿液排在便盆或便壶内，再倒入集尿瓶，留取最后一次尿液后，测总量。②12小时尿标本：嘱患者于晚7时排空膀胱，弃去尿液后，开始留取尿液至次晨7时留取最后一次尿液。③24小时尿标本：嘱患者于清晨7时排空膀胱，弃去尿液后，开始留取尿液至次晨7时留取最后一次尿。④根据检验目的加入相应的防腐剂（表15－1）。

（3）安置患者 协助患者穿裤、取舒适体位，整理床单位

（4）用物处理 用物按消毒、隔离原则处理，洗手。

（5）记录送检 记录尿液总量、颜色、气味等，将标本连同化验单及时送检。

表15－1 常用防腐剂的作用及方法

名称	作用	用法	检查项目
甲醛	固定尿液中有机成分，防腐	每30ml尿液中加40%甲醛1滴	艾迪计数
浓盐酸	使尿液保持在酸性环境中，防止尿液中激素被氧化，防腐	24小时尿液中加5～10ml	17－羟类固醇、17－酮类固醇
甲苯	可形成一薄膜盖于尿液表面，防止细菌污染，以保持尿液的化学成分不变	应在第一次尿液倒入后再加，按每100ml尿液加0.5%～1%甲苯2ml，若测定尿液中的钠、钾、氯、肌酐、肌酸等需加入10ml	尿生化检验，如尿蛋白定量、尿糖定量及钠、钾、氯、肌酐、肌酸定量检查

2. 注意事项

（1）女性患者在月经期不宜留取尿标本，必要时先清洁外阴，再用无菌干棉球塞住阴道后留取（未婚女性慎用）。

（2）不可将粪便混于尿液中，以防粪便中的微生物使尿液变质。会阴部分泌物过多时，应先清洗，再留取尿标本。

（3）小孩或尿失禁患者可用尿袋或集尿器等协助收集。

（4）昏迷或尿潴留患者可导尿留取标本，男性患者可用假性导尿套固定接尿。留置导尿者可于集尿袋下方引流孔处打开橡胶塞收集尿液。

（5）留取12小时或24小时尿标本，应根据检验要求加入相应防腐剂，并将集尿瓶放置于阴凉通风处。

（6）留取尿培养标本，应严格无菌操作，以防污染尿液标本影响检验结果。

3. 健康教育　根据不同检验目的向患者介绍留尿标本的方法及注意事项，消除紧张情绪，取得患者的理解。

【评价】

1. 留取标本符合检验项目的要求，无污染。

2. 护患沟通有效，患者配合无不适。

三、粪便标本采集法

粪便标本的检验结果有助于临床评估患者的消化系统功能、协助诊断、观察疗效。根据不同的检验目的，粪便标本分为常规标本、培养标本、潜血标本及寄生虫和虫卵标本。

【目的】

1. 常规标本　用于检查粪便颜色、性状、其中的混合物和细胞等。

2. 培养标本　用于检查粪便中的病原微生物。

3. 寄生虫、虫卵标本　用于检查粪便中的寄生成虫、幼虫及虫卵。

4. 隐血标本　用于检查粪便中肉眼不能观察到的微量血液。

【评估】

1. 核对医嘱，查对患者身份信息，解释操作目的。

2. 评估患者年龄、意识、病情、治疗用药情况；患者大便排泄情况；患者心理状态、合作程度，既往有无留取粪便标本的体验，对疾病、标本采集的目的及注意事项的了解情况。

【计划】

1. 护士准备　了解患者病情与粪便标本采集的目的，掌握标本采集相关知识与方法，着装符合护士执业规范。

2. 用物准备　根据检验目的选择适当容器，贴标签于容器上，注明科别、床号、姓名、性别、检验目的和送检日期。

（1）治疗车上层　备检验申请单、检便盒（内附检便匙或棉签）、透明胶带、载玻片、薄膜手套、无菌培养瓶、无菌棉签、手消毒液。

（2）治疗车下层　备医用垃圾桶、生活垃圾桶、清洁便盆。

3. 环境准备　安静、舒适、安全、隐蔽，注意保护患者的隐私。

4. 患者准备　患者能理解采集粪便标本目的、方法及注意事项，主动配合。

【实施】

1. 操作方法

（1）核对解释　核对医嘱及申请单，贴标签于容器上，注明科别、床号、姓名、性别、检验目的。备齐用物至床旁，核对患者床号、姓名、腕带信息及检验项目，向患者及家属解释留取粪便标本目的、方法及注意事项，协助患者取舒适体位。

（2）标本采集法

1）常规标本和潜血标本　嘱患者排尿后，排便于清洁便盆内，用检便匙取粪便中央部分或黏液、脓血等异常粪便5g左右（相当于蚕豆大小），放于检便盒内（重症患者由护士协助留取，腹泻患者应将水样便盛于容器中送检）。

2）寄生虫或虫卵标本　①检查寄生虫卵：嘱患者排便于清洁便盆内，用检便匙取不同部位带血或黏液粪便5～10g，放于检便盒内。如患者服用驱虫药或做血吸虫孵化检查，应留取全部粪便。②检查蛲虫：晚上12点或清晨未起床前，将透明胶带贴在患者肛门周围，取下胶带，将粘有虫卵的一面贴在载玻片上或相互对合。也可在23点左右，患者感觉肛门周围发痒时，用无菌棉签蘸生理盐水，自肛门周围皱壁处拭取，然后插入试管内，塞好管口。③检查阿米巴原虫：在采集标本前，应先将便盆加温，再嘱患者排便于便盆内，并连同便盆立即送检，以保持阿米巴原虫的活动状态，因阿米巴原虫在低温环境中可失去活力，难以查找。

3）培养标本　嘱患者排便于已消毒的便盆内，用无菌棉签在粪便中央或取黏液、脓血等异常粪便2～5g，放于无菌培养瓶内盖紧瓶塞。如患者无便意，可用无菌长棉签蘸0.9%生理盐水，轻轻插入肛门6～7cm，沿肛周壁旋转一周退出，将棉签放于无菌培养瓶中，盖紧瓶塞。

（3）安置患者　再次核对，协助患者穿裤并取舒适卧位，整理床单位。

（4）用物处理　用物按消毒、隔离原则处理，消毒双手。

（5）记录送检　记录粪便颜色、量、性状、气味。将标本连同化验单及时送检。

2. 注意事项

（1）采集潜血标本时，嘱患者检查前3天禁食肉类、动物肝脏、动物血、绿叶蔬菜以及含铁丰富的药物和食物，第4天采集标本，以避免出现假阳性。

（2）采集寄生虫标本时，若患者服用驱虫药或做血吸虫孵化检查，应将大便排于清洁便盆内，留取全部粪便送检。

3. 健康教育　根据不同检验目的向患者或家属介绍留取粪便标本的方法及注意事项，消除紧张情绪，取得患者的理解。

【评价】

1. 留取的粪便标本符合检验的要求，及时送检。
2. 护患沟通有效，患者配合无不适。

四、痰标本采集法

痰液是肺泡、支气管和气管内所产生的分泌物，其主要成分是黏液和炎性渗出物。正常情况下分泌很少，当肺部炎症或肿瘤时痰量增多，常伴有性状的改变。临床通过收集痰标本，观察痰液的性状和检查痰液内容物，协助诊断、观察疗效。

痰标本（sputum specimen）按检验目的分为痰常规标本、痰培养标本、24小时痰标本三种。

【目的】

1. 痰常规标本　检查痰液的一般性状，涂片后经特殊染色，查细菌、虫卵和癌细胞。

2. 痰培养标本　用于检查痰液中的致病菌。

3. 24小时痰标本　用于观察24小时痰液的量和性状。

【评估】

1. 核对医嘱，查对患者身份信息，解释操作目的。

2. 评估患者年龄、意识、病情、治疗用药情况；口腔黏膜及咽部情况，听诊肺部呼吸音、痰鸣音，咳嗽、咳痰等情况；患者心理状态、合作程度，既往有无留取痰标本的体验，对疾病、标本采集的目的及注意事项的了解程度。

【计划】

1. 护士准备　了解患者病情与痰标本采集的目的，掌握痰标本采集相关知识与方法，洗手、戴口罩。

2. 用物准备

（1）治疗车上层　备检验申请单、条形码或标签、薄膜手套、手消毒液，常规标本备一次性痰盒；培养标本备无菌培养盒或无菌集痰器、漱口溶液200ml、必要时备无菌手套；24小时标本备痰杯或清洁的玻璃广口瓶（容量为500ml）。

（2）治疗车下层　备医用垃圾桶及生活垃圾桶。

3. 环境准备　安静、舒适、安全。

4. 患者准备　患者能理解采集痰标本目的、方法及注意事项，主动配合。

【实施】

1. 操作方法

（1）核对解释　核对医嘱及申请单、贴标签于容器上，注明科别、床号、姓名、性别、检验目的。备齐用物至床旁，核对患者床号、姓名、腕带信息及检验项目，向患者及家属解释留取粪便标本目的、方法及注意事项，取得合作。

（2）标本采集

1）常规痰标本　①能自行咳痰患者：嘱患者清晨醒来未进食前，用清水漱口去除口腔中杂质，深呼吸数次后用力咳出气管深处的痰液盛于痰盒内。②无力咳痰或昏迷患者：协助患者取合适体位，叩击胸背部（自下而上），使痰液松动，然后将集痰器分别连接吸引器和吸痰管吸痰（集痰器开口高的一端接吸引器，开口低的一端接吸痰管），置痰液于集痰器中，加盖。

2）培养痰标本　①能自行咳痰的患者：嘱患者清晨醒来未进食前，先用朵贝尔溶液漱口，去除口腔细菌，再用清水漱口，以清洁口腔，在深呼吸数次后用力咳出气管深处的痰液，留于无菌集痰器内，加盖。②无力咳痰或昏迷患者：取合适体位，叩击胸背部3～5分钟（自下而上），使痰液松动，戴无菌手套，将无菌集痰器分别连接吸引器和吸痰管（集痰器开口高的一端接吸引器，开口低的一端接吸痰管），按吸痰法吸入2～5ml痰液于集痰器中。

3）24小时痰标本　清洁广口瓶贴好标签，注明起止时间，并作好交接班，嘱患者清晨起来，漱口后，将晨7时开始至次日晨7时的全部痰液留在容器中。交代患者不可将漱口液、唾液等混入。

（3）安置患者　协助患者漱口，必要时做口腔护理，整理床单位。

（4）用物处理　用物按消毒、隔离原则处理，防止交叉感染，洗手。

（5）记录送检　记录痰液的量、颜色和性状，将标本连同化验单及时送检。

2. 注意事项

（1）若留痰标本查找癌细胞，应立即送检，也可用10%甲醛溶液或95%乙醇溶液固定。

（2）采集标本过程中，应嘱患者不可将唾液、漱口水、鼻涕等混入痰液中。

(3)收集痰液时间宜选择在清晨，因此痰量较多，痰内细菌也较多，以提高阳性率。

(4)采集痰标本，应严格无菌操作，以免影响检验结果。

3. 健康教育

(1)采集标本前向患者说明正确留取痰标本的重要性，介绍留取方法及注意事项，取得患者的理解配合。

(2)教会患者有效咳嗽的方法，正确咳痰，保证检验结果准确。

【评价】

1. 留取标本无污染，符合检验要求。

2. 与患者进行有效沟通，取得合作，患者无不适。

五、咽拭子标本采集法

【目的】

从咽部或扁桃体采集分泌物作细菌培养或病毒分离，以协助临床诊断、治疗和护理。

【评估】

1. 核对医嘱，查对患者身份信息，解释操作目的。

2. 评估患者年龄、意识、病情、治疗用药情况；口腔、咽喉部黏膜有无破损、出血、溃疡、炎症等；患者心理状态、合作程度，既往有无留取咽拭子标本的体验，对疾病、标本采集的目的及注意事项的了解程度。

【计划】

1. 护士准备　了解患者病情与咽拭子标本采集的目的，掌握咽拭子标本采集相关知识与能力，着装整洁、洗手、戴口罩。

2. 用物准备

(1)治疗车上层　备检验申请单、无菌咽拭子培养试管、条形码或标签、酒精灯、火柴、无菌手套、压舌板、手电筒、手消毒液。

(2)治疗车下层　备医用垃圾桶及生活垃圾桶。

3. 环境准备　安静、舒适、安全、光线充足。

4. 患者准备　患者能理解采集咽拭子标本目的、方法及注意事项，主动配合。

【实施】

1. 操作方法

(1)核对解释　核对医嘱及申请单，贴标签于容器上，注明科别、床号、姓名、性别、检验目的。备齐用物至床旁，核对患者床号、姓名、腕带信息及检验项目、向患者及家属解释留取标本目的、方法及注意事项，取得合作，操作者戴手套。

(2)标本采集　点燃酒精灯，嘱患者张口发“啊”音(必要时用压舌板)，取出培养管内的无菌长棉签，快速擦拭腭弓两侧、咽、扁桃体的分泌物。在酒精灯火焰上消毒试管口，将棉签插入试管，塞紧试管口。

(3)安置患者　整理床单位，协助患者取舒适体位。

(4)用物处理　用物按消毒、隔离原则处理，防止交叉感染，洗手。

(5)记录送检　记录采集时间，将标本连同化验单及时送检。

2. 注意事项

(1)采集方法正确，注意棉签不要触及其他部位，防止污染标本，影响检验结果。

（2）应避免在患者进食后2小时内采集标本，防止呕吐，同时动作应轻、稳。

（3）采集真菌培养标本，应在口腔溃疡面上取分泌物。

3. 健康教育　向患者讲解采集咽拭子标本的目的，指导患者正确配合方法及注意事项，消除紧张情绪，取得患者的理解。

【评价】

1. 留取标本无污染，符合检验标本要求。
2. 与患者进行有效沟通，取得配合，患者无不适。

六、呕吐物标本采集法

当患者呕吐时，用弯盘接取呕吐物送检，不明原因中毒的患者，送检洗胃前抽出的胃内容物标本。

素质提升

标本采集理念

近年来，临床诊断对标本采集要求不断提高，学会并掌握正确的标本采集技术符合当代医学发展的规律及原则，有助于提高：第一，职业道德——慎独精神，耐心、爱心、细心和责任心，爱岗敬业、认真严谨课程专业性很强。要求学生踏实刻苦、严谨创新的学习态度。课程注重学生的精神引领，树立正确的价值观和科学的思维，启发学生认识、分析、解决问题的能力。第二，法治精神——法律意识、诚实守信，通过讨论法，引导学生讨论违反血液标本采集规范的后果，帮助树立学生的法制观念，增强学生的法律意识。

答案解析

目标检测

一、选择题

A1/A2 型题

1. 采集血清标本时，为了防止溶血，下列错误的是

   A. 选用干燥试管　　B. 选用干燥注射器及针头　　C. 立即送检

   D. 抽血后快速注入试管内　　E. 血中泡沫勿注入试管内

2. 用注射器采集静脉血，同时进行多项化验检查时，血液注入各试管的顺序是（　）

   A. 血常规试管→查电解质的试管→血培养瓶

   B. 血常规试管→血培养瓶→查电解质的试管

   C. 血培养瓶→查电解质的试管→血常规试管

   D. 血培养瓶→血常规试管→查电解质的试管

   E. 查电解质的试管→血培养瓶→血常规试管

3. 采集血清标本做肝功能检查时，下列错误的是（　）

   A. 用干燥试管　　B. 在清晨空腹抽血　　C. 顺管壁将血液注入试管

   D. 注入血液速度宜缓慢　　E．轻轻摇动试管防止血凝固

4. 尿常规标本用于测定尿比重时留清晨第一次尿，量约（　）

A. 50ml　B. 100ml　C. 150ml

D. 200ml　E. 250ml

5. 痰常规标本采集的目的，下列错误的是

A. 检查痰内的细菌　B. 检查痰内有无癌细胞　C. 检查痰内有无寄生虫卵

D. 观察痰的颜色　E. 观察痰量

6. 患者，男性，45 岁。诊断为泌尿系感染，医嘱做尿培养，患者神志清楚，护士可用留取尿标本的方法是（　）

A. 随机留尿 100ml　B. 留取中段尿　C. 行导尿术留尿

D. 收集 24 小时尿液　E. 留晨首次尿液 100ml

7. 患者，女，28 岁。按医嘱服驱虫药后，需留取大便标本检查寄生虫，护士告知患者留取粪便的正确方法是（　）

A. 留取全部大便　B. 取不同部位粪便　C. 取边缘部位粪便

D. 取前段粪便少许　E. 取带血或黏液部分粪便

8. 患者，男性，65 岁。近 3 个月来，无明显原因体重下降 6kg，出现刺激性咳嗽，持续痰中带血。既往有吸烟史 20 余年，怀疑为支气管肺癌。需取痰找癌细胞确定诊断。用于固定痰内癌细胞的溶液应选用（　）

A. 1% 过氧乙酸　B. 10% 甲醛　C. 50% 乙醇

D. 浓盐酸　E. 3% 含氯石灰

二、思考题

患者，男性，68 岁。既往患有高血压、糖尿病病史 15 年。近 3 天出现发热（体温 39.5℃）、厌食、恶心、呕吐、腹泻、体重下降等症状，以发热待查收入院，为进一步明确诊断，医嘱：行血培养、肝功能、血糖、尿糖定量、大便常规等检查。

请问：

1. 如何正确采集血标本？采集血标本的注意事项是什么？
2. 如何留取尿糖定量标本？怎样添加防腐剂？
3. 如何正确指导患者留取大便常规标本？

（刘晨晨）

书网融合……

本章小结

微课

题库

第十六章 医疗和护理文件记录

学习目标

1. 通过本章学习，重点把握医疗护理文件书写的原则与管理要求。

2. 学会医嘱的处理方法，体温单的绘制方法，护理记录单、病室交班报告的书写和出、入院病历的排列顺序，具有医嘱单的基本处理能力、体温单绘制能力和常见护理文件的书写能力。

情境导入

情境描述 患者，女性，67岁。因反复咳嗽咳痰10年，活动后气促、下肢水肿加重10天。于当日11：00入院。查体：T 38℃，P 90次/分，R 28次/分，BP 180/100mmHg。门诊已经做完部分检查。医嘱：内科护理常规，一级护理，低盐低脂饮食，持续低流量氧气吸入，氨茶碱0.1g po tid，硝苯地平10mg po st，行血常规、空腹血糖、心电图等检查。

讨论 护士如何准确处理医嘱单上的医嘱？并正确书写、排序相应的医疗护理文件？

医疗和护理文件（medical and nursing documents）又称病历，是指医务人员在医疗护理活动过程中形成的文字、符号、图表、影像、切片等资料的总和，包括门（急）诊病历和住院病历。病历归档以后形成病案。目前，全国各地医院医疗与护理文件记录方式不尽相同，但遵循的原则基本一致，都必须规范书写并妥善保存。

第一节 医疗和护理文件的记录与管理

微课

PPT

护士在医疗和护理文件记录与管理中，必须明确准确记录的重要意义，做到认真、负责、细致，并遵守专业技术规范。

一、记录的意义

（一）提供信息

病历是关于患者病情变化、诊疗护理以及疾病转归全过程的客观、全面、及时的动态记录，是医护人员进行正确诊疗、护理的依据，同时也是医护人员之间交流合作的纽带。

护理记录内容如生命体征、出入量、危重患者观察记录等，是医生了解患者病情进展、明确诊断、制订和调整治疗方案的重要参考依据。

（二）提供评价依据

病历是医院管理中重要的信息资料，可以较全面反映医院的医疗护理质量、管理水平和医务人员的业务素质。因此，病历可作为评价医院工作质量和管理水平的重要指标之一。

（三）提供法律依据

病历是法律认可的证据性文件，可作为医疗纠纷、人身伤害、保险索赔、遗嘱和伤情查验等诉讼案件的证据。因此，规范的医疗和护理文件记录不仅可以有效地维护医护人员自身的合法权益，也可为患者及其家属提供处理以上相关事件的证明。

（四）提供教学与科研资料

一份完整的病历能够系统地反映出某个病例的全貌，是临床教学中极具生动性的教材。同时，病历也是临床科学研究的主要素材。通过对大量病历资料的总结、分析，寻求疾病发生、发展与转归的客观规律和内在联系，找出某些疾病有效的预防、治疗、护理措施，从而达到维护目标人群健康的目的。

二、记录的原则

病历记录的基本原则是客观、真实、准确、及时、完整、规范。护理文件是病历资料的重要组成部分，记录内容应当与病历资料有机结合，相互统一，避免矛盾和重复，并遵循上述基本原则。

（一）客观

客观是指患者所患疾病实际存在的、不以人的意志为转移的一切现象，是患者身上所反映出来的表现，医护人员通过观察和测量得到的信息。记录时内容要简明扼要，表述准确，反映事实，而不是主观臆断。如记录患者主观资料时，应记录其自诉或家属代述内容，并用引号标明，同时补充相应的客观资料。

（二）真实

记录的内容、时间、签名必须真实，做到谁执行、谁签字、谁负责，记录时间应为实际给药、治疗、护理的时间，而不是事先安排预定的时间。

（三）准确

记录的内容和时间必须准确、实事求是，不能漏记错记。对患者的主诉、客观行为和医疗护理措施应准确描述，做到记录的内容简洁、重点突出，避免笼统、含糊不清或过多修辞。

（四）及时

记录必须做到及时，不得提前或拖延，以保证记录的时效性。如因抢救危重患者未能及时记录，有关医护人员应在抢救结束后 6 小时内据实补记，并加以注明。如患者出现病情变化、拒绝接受治疗和护理、情绪特别不稳定或有自杀倾向等特殊情况，应及时记录并立即汇报、做好交接班。

（五）完整

病历应保持清洁、完整，防止撕毁、拆散和遗失。眉栏填写齐全，标注页码，排序正确；表格按要求逐项填写，避免遗漏。记录应连续，不留空白，每项记录后均应签全名。

（六）规范

应使用医疗机构规定的蓝（黑）墨水笔书写，使用医学术语和公认的缩写。文字工整、字迹清晰、标点正确。出现错字时，用双线划在错字上，保留原记录清楚可辨，并注明修改时间，修改人签名。不得采用涂、刮、粘等方法掩盖或去除原来的痕迹。一律使用阿拉伯数字书写日期和时间，时间采用 24 小时记录制，具体到分钟。计量单位采用我国国家法定计量单位。电子病历书写应符合原国家卫生和计划生育委员会《电子病历应用基本规范（试行）》（2017 版）要求，如需要打印纸质病历时，需要医务人员手写签名，各科室和个人不得擅自更改。

三、管理要求

医疗护理文件是医院重要的档案资料。医疗机构必须建立严格的病案管理制度，各级医护人员必须严格遵守。患者住院期间和出院后的病历，均应妥善保管。

（一）病历管理要求

1. 病历资料应按规定放置、记录和使用后必须放回原处。

2. 必须保持病历的清洁、整齐、完整，不得污染、撕毁、拆散、遗失。

3. 患者及家属不得随意翻阅病历，不得擅自将病历带出病区，因医疗活动或者复印等需要带离病区时，应当由病区指定专门人员负责携带和保管。

4. 门（急）诊病历原则上由患者负责保管，如由医疗机构保管的，保存时间自患者最后一次就诊之日起不少于15年；患者出院后，住院病历由病案管理部门统一保存和管理，保存时间自患者最后一次住院出院之日起不少于30年。

5. 医疗机构应严格病历管理，任何人不得随意涂改病历，严禁伪造、隐匿、销毁、抢夺和窃取病历；除按规定办理审批手续外，任何人不得随意调阅和外借病历。发生医疗纠纷时，应在医患双方同时在场的情况下封存或启封病历，封存的病历资料可以是复印件，封存的病历由医疗机构负责医疗服务质量监控的部门或专（兼）职人员保管。

（二）病历复印

患者本人或其代理人、死亡患者法定继承人或者其代理人、保险机构有权复印或复制患者的病历资料包括：门（急）诊病历和住院病历中的体温单、医嘱单、住院志（入院记录）、手术同意书、麻醉同意书、麻醉记录、手术记录、病重（病危）患者护理记录、出院记录、输血治疗知情同意书、特殊检查（特殊治疗）同意书、病理报告、医学影像检查资料、检验报告等辅助检查报告单等病历资料。

四、病历排列顺序

1. 住院病历的排列顺序

（1）体温单

（2）医嘱单（包括长期医嘱单、临时医嘱单）

（3）入院记录

（4）病程记录（含转科记录、查房记录）

（5）术前讨论记录

（6）手术同意书

（7）麻醉同意书

（8）麻醉术前访视记录

（9）手术安全核查记录

（10）手术清点记录

（11）麻醉记录

（12）手术记录

（13）麻醉术后访视记录

（14）术后病程记录

（15）护理记录单

（16）出院记录、死亡记录

（17）输血治疗知情同意书

(18) 特殊检查（特殊治疗）同意书

(19) 会诊记录

(20) 病危（重）通知书

(21) 病理资料

(22) 辅助检查报告单

(23) 医学影像检查资料

(24) 住院病历首页

(25) 入院通知单

2. 出院病历的排列顺序

(1) 住院病历首页

(2) 入院记录

(3) 病程记录

(4) 术前讨论记录

(5) 手术同意书

(6) 麻醉同意书

(7) 麻醉术前访视记录

(8) 手术安全核查记录

(9) 手术清点记录

(10) 麻醉记录

(11) 手术记录

(12) 麻醉术后访视记录

(13) 术后病程记录

(14) 出院记录

(15) 死亡记录

(16) 死亡病例讨论记录

(17) 输血治疗知情同意书

(18) 特殊检查（特殊治疗）同意书

(19) 会诊记录

(20) 病危（重）通知书

(21) 病理资料

(22) 辅助检查报告单

(23) 医学影像检查资料

(24) 体温单

(25) 医嘱单

(26) 护理记录单

(27) 入院通知单

第二节　医疗和护理文件的书写

护士需要书写的医疗护理文书包括体温单、医嘱单、手术清点记录单、病重与病危患者护理记录（特别护理记录单）单等，护理文书均可以采用表格式。

一、体温单

体温单（temperature chart）用于记录患者的生命体征及住院信息。主要内容有患者入院、手术、分娩、转科、出院或死亡时间及大小便、出入液量、血压、体重、身高、药物过敏等（附表16－1）。

（一）眉栏

1. 用蓝（黑）墨水笔填写患者姓名、年龄、性别、病室、科别、床号、住院病历号、入院日期及住院天数等项目。数字用阿拉伯数字填写。

2. 填写“日期”栏时，每页第1日应填写年－月－日（如：2022－12－28），其余6天只写日。如在6天中遇到新的年度或月份开始，则应填写年－月－日（如：2023－1－1）或月－日（如：4－1）。

3. 填写“住院日数”栏时，患者入院当天为第1日，按顺序连续写至出院日。填写“手术日数”栏时，自手术次日为术后第1日，连续填写14天，用“1、2、3……14”表示。如在14天内患者行第二次手术，术后天数记录则用分数式表示，第一次手术后日数为分母，第二次手术后日数为分子，如第一次手术当天又做第二次手术即写1，其他如1/2，2/3，3/4……14/15，连续写至第二次手术的第14天。

（二）体温单40～42℃之间书写

1. 用红墨水笔在40～42℃横线之间相应时间格内纵行填写入院、转科、手术、分娩、出院和死亡时间，除手术不写具体时间外，其余均按24小时制，精确到分钟。

2. 入院、转科、分娩、出院和死亡等项目后写“于”，其下用中文书写时间，如“入院于十时三十分”。手术不写具体手术名称和手术时间。转科由转入科室填写，如“转科于二十一时十五分”。

（三）体温、脉搏曲线的绘制及呼吸的记录

1. 体温曲线的绘制

（1）体温栏每一小格为0.2℃，用蓝笔绘制于体温单35～42℃之间。符号：口温为蓝点“●”，腋温为蓝叉“×”，肛温为蓝“○”，相邻两次的体温之间用蓝线相连。

（2）物理或药物降温后30分钟应重测体温，以红圈“○”表示，绘在物理降温前体温的同一纵格内，并用红虚线与降温前体温相连；下次测得的体温用蓝线仍与降温前体温相连。

（3）体温低于35℃时，为体温不升，应在35℃线以下相应时间纵格内用红墨水笔填写“不升”，不与相邻体温符号相连。

（4）若患者因拒测、外出进行诊疗活动或请假等原因未能测量体温时，则在体温单40～42℃横线之间用红墨水笔在相应时间纵格内填写“拒测”“外出”或“请假”，相邻两次体温断开不相连。

（5）需要密切观察体温变化的患者，如需每2小时监测一次体温时，其中属于体温单上规定时间的照常填写，其余时间测得的体温记录在护理记录单上。

2. 脉搏曲线的绘制

（1）符号　脉率符号为红点“●”，心率符号为红圈“○”，相邻的脉搏或心率用红线相连。脉搏

栏每一小格为4次。

（2）脉搏与体温相重叠时　先绘制体温符号，在外以红圈“○”表示脉搏，如系肛温，则先以蓝圈“○”表示体温，其内画红点“●”表示脉搏。

（3）脉搏短绌时　需两人同时测量脉率和心率，脉率用红点“●”表示，心率用红圈“○”表示，在脉率与心率之间用红墨水笔画线填满。

3. 呼吸的记录

（1）记录患者自主呼吸的次数，以阿拉伯数字表示，用蓝（黑）墨水笔记录在相应的时间栏内，先上后下错开填写。

（2）使用呼吸机患者的呼吸以“Ⓡ”表示，在体温单呼吸栏的相应时间内用蓝（黑）墨水笔画“Ⓡ”表示。

（四）底栏填写

底栏的内容包括血压、体重、尿量、大便次数、出入量及其他等。除药物皮试阳性用红墨水笔记录以外，其他均用蓝（黑）墨水笔填写，一律免写计量单位。

1. 大便次数

（1）每24小时记录1次，记前一天大便次数。

（2）记录符号　患者无大便，以“0”表示。灌肠后大便以“E”表示，分子记录大便次数，例，1/E表示灌肠后大便1次；0/E表示灌肠后无排便；11/E表示自行排便1次灌肠后又排便1次。“※”表示大便失禁，“☆”表示人工肛门。

2. 小便　已解小便以“+”表示；导尿以“C”表示，小便失禁以“※”表示；需要记录尿量时，以毫升（ml）为单位，记录前一日24小时的尿液总量，每天记录1次，例如：“1500/C”表示导尿患者前一日24小时的排尿总量1500ml。

3. 出入量　出入量以毫升（ml）为单位。记录前一日24小时的出入总量，遵医嘱或护理常规将24小时总摄入量和总排出量分别填写在相应时间栏内。

4. 血压　以mmHg为单位。

（1）记录方式为收缩压/舒张压。

（2）新入院患者应记录血压，住院患者每周至少记录血压1次。一日内连续测量血压时，则上午血压记录在前半格，下午血压记录在后半格内。术前血压记录在前面，术后血压记录在后面。如每日测量次数大于2次时，应记录在护理记录单上。

（3）如为下肢血压应标注，7岁以下患儿根据医嘱测量血压。

5. 体重　以kg为单位，一般新入院患者应测量并记录体重，住院患者每周测1次体重并记录。如病情危重或卧床不能测量体重时，分别用“平车”或“卧床”表示。

6. 身高　以cm为单位。一般新入院患者当日应测量身高并记录。

7. 药物过敏史　如有药物过敏史，应在此栏内用红墨水笔填写过敏药物的名称，多种药物过敏时可依次填写。

8. 空格栏　可作为机动，根据病情需要填写。如特殊用药、管路情况、腹围等。

9. 页码　用蓝（黑）墨水笔逐页填写。

随着现代科学技术的飞速发展，医院信息化的普及，部分医院陆续开始使用电子体温单。护士凭个人账号和密码登录护士工作站系统，进入生命体征录入界面，将患者生命体征分项目录入后保存，系统自动生成体温单。医生和护士可分别凭个人账号和密码登录工作站系统查阅体温单，也可根据需要打印体温单。符号标志同手工绘制法。

二、医嘱单

医嘱（physician order）是医生根据患者病情需要，为达到诊治的目的而拟定的书面嘱咐，由医护人员共同执行。医生将医嘱直接写在医嘱单上（附表16－2、附表16－3），或医生将医嘱直接输入计算机，实行微机处理。

（一）医嘱的内容

医嘱的内容包括日期、时间、床号、姓名、护理常规、护理级别、饮食、体位、药物（注明剂量、时间、用法）、各种检查及治疗、术前准备和医生护士的签名。医嘱由医生开写，一般由护士负责执行。

（二）医嘱的种类

按医嘱的有效时间和执行方法，分为长期医嘱、临时医嘱和备用医嘱三大类。

1. 长期医嘱　指从医生开写医嘱时起，至医嘱停止，有效时间在24小时以上的医嘱。如一级护理、病重、低盐饮食、依那普利10mg po qd。当医生注明停止时间后医嘱失效。

2. 临时医嘱　从医生开写医嘱时起，有效时间在24小时以内，应在短时间内执行，有的需立即执行（st），通常只执行1次。如哌替啶50mg im st；有的需在限定时间内执行，如手术、会诊、检查、检验等。另外，出院、转科、死亡等也列入临时医嘱。

3. 备用医嘱　根据患者的病情需要分为长期备用医嘱和临时备用医嘱。

（1）长期备用医嘱（prn）　指有效时间在24小时以上，必要时用，两次执行之间有间隔时间，由医生注明停止时间后方失效，每执行1次应在临时医嘱栏内记录1次。如哌替啶50mg im q6h prn。

（2）临时备用医嘱（sos）　指医生开写医嘱起12小时内有效，必要时用，只执行1次，过期未执行则失效。如哌替啶50mg im sos。

（三）医嘱的处理

1. 医嘱的处理原则

（1）先急后缓　处理多项医嘱时，首先判断需要执行医嘱的轻重缓急，合理、及时地安排执行顺序。

（2）先临时后长期。

2. 医嘱的处理方法

（1）长期医嘱　医生开写在长期医嘱单上，注明日期和时间，并签全名。护士核对无误后将长期医嘱分别转抄至各种执行单上（如服药单、注射单、治疗单、输液单、饮食单等），并在长期医嘱单上签全名。护士每次执行后均应在执行单上注明执行时间，并签全名（附表16－2）。

（2）临时医嘱　医生开写在临时医嘱单上，注明日期和时间，并签全名。护士将临时医嘱转抄至执行单上，两人核对无误后交其执行，护士执行后注明执行时间并签全名。需立即执行的临时医嘱，应安排在15分钟内执行（附表16－3）。

（3）备用医嘱　①长期备用医嘱（prn）：医生开写在长期医嘱单上，注明日期和时间，并签全名。护士按长期医嘱处理，在长期执行单上须注明“prn”，每次执行后，应在临时医嘱单内记录执行时间并签全名，以供下一次使用时参考。②临时备用医嘱（sos）：医生开写在临时医嘱单上，注明日期和时间，并签全名，12小时内有效。过时未执行，护士则用红墨水笔在该项医嘱执行时间栏内注明“未用”

两字，并签全名。

（4）停止医嘱　医生在长期医嘱“停止”栏内注明日期、时间和签全名。护士将相应执行单上的有关项目注销，并在长期医嘱单该项医嘱的“停止”栏后护士签名栏内签全名。

（5）重整医嘱　长期医嘱调整项目较多或长期医嘱超过3页时，应重整医嘱，由医生执行，在原医嘱最后一行下面用红墨水笔齐边框画一横线（上下均不得有空行），在红线下面的日期、时间栏内书写重整医嘱的时间，医嘱内容栏内用红墨水笔书写“重整医嘱”，将未停的医嘱按时间顺序依次抄于红线下栏内。抄录完毕核对无误后签全名。

当患者分娩、手术、转科后，也需要重整医嘱。即在原医嘱最后一行下面用红墨水笔齐边框画一横线，由医生在红线下重新开写“转入、术后、产后医嘱”，然后再由医生开写新医嘱，红线以上的医嘱自行停止。护士处理该类医嘱时，应先将各执行单上的原有医嘱注销，再写上新开医嘱。

（四）应用计算机处理医嘱

目前，国内很多医院已经使用临床信息系统对患者的诊疗和护理信息进行管理。其中医嘱系统是医院信息系统的重要组成部分。医生和护士凭个人账号和密码登录系统，在计算机辅助下完成医嘱的录入、审核、分类打印、执行过程，极大地减少了抄录所带来的错误，节省了时间，提高了医务人员的工作效率。

（五）注意事项

1. 医嘱必须由具备执业资格的医师开写，签名后方为有效。一般情况下，护士不得执行口头医嘱。在抢救过程中医生需下达口头医嘱时，执行护士必须复诵一遍，双方确认无误后方可执行。事后应及时据实补写医嘱。

2. 处理医嘱时，应先急后缓，即先执行临时医嘱，再执行长期医嘱。

3. 对有疑问的医嘱，必须及时与医生沟通，确认医嘱准确无误后方可执行，不得盲目执行和修改，需要取消医嘱时，由医生用红笔写“取消”两字并签名。

4. 医嘱执行后，由执行护士注明执行时间和签全名，观察效果与不良反应，必要时记录并及时与医生联系。

5. 凡需下班执行的临时医嘱要交班，并在护士交接班记录上注明。

6. 医嘱需每班、每日核对，每周总查对，查对后签全名。

三、手术清点记录单

手术清点记录是指巡回护士对手术患者术中所用血液、器械、敷料等的记录，在手术结束后即时完成（附表16－4）。

（一）记录内容

内容包括：患者姓名、住院号、手术日期、手术名称、术中所用各种器械和敷料数量、巡回护士和手术器械护士签名等。

（二）记录要求

1. 手术前　手术开始前，器械护士和巡回护士须清点、核对手术包中各种器械及敷料的名称、数量，并逐项准确填写。

2. 手术中

（1）手术中追加的器械、敷料应及时记录。手术中需要交接班时，器械护士、巡回护士要共同交接手术进展及该台手术所用器械、敷料清点情况，并由巡回护士如实记录。

（2）手术结束前，器械护士和巡回护士共同清点台上及台下的器械、敷料，确认数量核对无误，告知医生。并在清点记录单上签全名。清点时，发现器械、敷料的数量与术前不符，护士应当及时要求手术医生共同查找，如手术医生拒绝，护士应记录清楚，并由医生签名。

（3）记录时，记录单表格内的清点数必须用数字说明，不得用“√”表示。清点数目必须清晰，数字书写错误时应由当事人即时重新书写，不得采用刮、粘、涂等方法涂改。空格处可以填写其他手术物品。无菌包包外灭菌指示卡、植入体内医疗器具的相关标识、条形码粘贴于手术清点记录单背面指定处。

3. 手术后　术毕，巡回护士将手术清点记录单放于患者病历中，一同送回病房。

四、出入液量记录单

（一）记录内容及方法（详见第8章第四节出入液量记录）。

（二）出入液量记录单（附表16－5）

五、特别护理记录单

特别护理记录单适用于所有病危（重）患者、大手术后以及病情发生变化需要监护的患者（附表16－6）。

特别护理记录单应当根据相应专科的特点设计并书写，以简化、实用为原则，各医院设计的护理记录表单应报当地卫生行政部门审批备案。

（一）记录内容

主要包括患者生命体征、出入液量、病情动态、护理措施、药物治疗效果及反应等。《医疗事故处理条例》明确了护理记录为客观资料，是护士在医疗护理活动中唯一的举证资料，虽然护士在护理活动中无过失，但是由于护理记录的缺陷，破坏了护理记录的法律证据。在医疗纠纷中护士会因为记录上的差错或缺陷，也会承担不该承担的责任。

（二）记录要求

1. 眉栏填写　用蓝（黑）墨水笔书写，内容包括姓名、科别、病室、床号、住院号、诊断及页码等。记录时间应当具体到分钟。

2. 意识　根据患者实际意识状态选择填写：清醒、嗜睡、意识模糊、昏睡、浅昏迷、深昏迷、谵妄状态。

3. 生命体征　在体温、脉搏、呼吸和血压记录栏内填写具体数值，不写数据单位。

4. 出入液量　填写量，不写数据单位，还应将排出物的颜色及性状记录于病情栏内。

5. 血氧饱和度　根据实际填写数值。

6. 吸氧　根据实际情况在相应栏内填入数值，不写数据单位，在病情记录栏内记录吸氧方式，如鼻导管、面罩等。

7. 皮肤情况　根据患者皮肤出现的异常情况选择填写，如压疮、出血点、破损、水肿等。

8. 管路护理　根据患者置管情况填写，如静脉置管、导尿管、引流管等。

9. 病情观察及护理措施　客观及简要记录患者病情变化和护理措施，签全名。不宜转抄医生的记录。

10. 患者出院或者死亡　特别护理记录单应随病历留档保存。

六、病室交班报告

病室交班报告是值班护士书写的书面交班报告，其内容为值班期间病区的情况及患者病情的动态变化（附表16－7）。通过阅读病区交班报告，接班护士可全面掌握病区患者的情况，明确需要继续观察的问题和实施的护理措施。

（一）交班内容

1. 出院、转出、死亡患者　出院者写明离开时间；转出者注明转往的医院、科别及转出时间；死亡者注明死亡时间。

2. 新入院及转入患者　应写明入院或转入时间、主诉、主要症状、体征、既往重要病史（尤其是过敏史），存在的主要护理问题以及下一班需观察及注意的事项，护理措施及效果。

3. 危重患者、有异常情况以及需做特殊检查或治疗的患者　应写明主诉、生命体征、神志、病情动态、特殊抢救及治疗护理，下一班需重点观察和注意的事项。

4. 手术患者　准备手术的患者应写明术前准备和术前用药情况等。当天手术患者需写明麻醉种类，手术名称及过程，麻醉清醒时间，回病房后的生命体征、伤口、引流、排尿及镇痛药使用情况。

5. 产妇　应报告胎次、产式、产程、分娩时间、会阴切口或腹部切口及恶露情况等；自行排尿时间；新生儿性别及评分。

6. 老年、小儿及生活不能自理的患者　应报告生活护理情况，如口腔护理、压疮护理及饮食护理等。

此外，还应报告上述患者的心理状况和需要接班者重点观察及完成的事项。

（二）书写顺序

1. 用蓝黑墨水笔填写眉栏各项，如病区、日期、时间、患者总数和入院、出院、转出、转入、手术、分娩、病危及死亡患者数等。

2. 先写离开病区的患者（出院、转出、死亡），再写进入病区的患者（入院、转入），最后写本班重点患者（手术、分娩、危重及有异常情况的患者）。同一栏内的内容，按床号先后顺序书写报告。

（三）记录要求

1. 交班报告书写时间应在各班下班前完成。
2. 书写内容应全面、真实，简明扼要、重点突出。
3. 字迹清楚，不得涂改、粘贴，书写者签全名。
4. 护士长应对每班的病区交班报告进行检查，符合质量后签全名。

七、护理病历

在临床应用护理程序过程中，有关患者的健康教育、护理诊断、护理目标、护理措施、护理记录和效果的评价等，也构成护理病历。目前，各医院的护理病历设计和书写模式不尽相同，包括入院评估表、住院评估表、护理计划单及实施记录单、出院指导及健康教育表单，一般不需随患者住院病历留档保存。

第三节　临床电子化护理信息的处理

PPT

随着医疗水平和信息技术的迅速发展，临床电子化信息系统普遍应用。医院信息系统（Hospital Information System，HIS）利用电子计算机和通讯设备，为医院提供患者诊疗信息，完成行政、财务、影像、检验、药品管理信息的收集、存储、处理、提取和数据交换。在医院各计算机运行子系统中，护理信息系统（Nursing Information System，NIS）是医院信息系统的重要组成部分，包括医嘱处理系统、护士移动工作站等，NIS 的推广和应用，简化了工作流程，提高了工作效率，减轻了工作强度，降低了护理风险，为进一步提高临床护理工作质量和效率奠定了基础。

一、医嘱处理系统

（一）医嘱的处理

1. 医嘱的录入　医生凭个人账号和密码登录医生工作站系统，直接录入医嘱，并下达护士工作站。

2. 医嘱的审核　护士凭个人账号和密码登录护士工作站系统，直接提取医生录入的医嘱，并双人核对医嘱，核对内容包括医嘱类别、内容及执行时间等。确认无误后方可执行。对有疑问的医嘱及时向医生查询，不得盲目执行。

3. 医嘱执行　处理医嘱护士通过各自的终端机直接打印当天的各种治疗单，包括注射、口服、输液等医嘱治疗单并执行。医嘱汇总生成后，中心药房或静脉配置中心根据网络信息摆药、配药、分发针剂等。

（二）医嘱处理的监控

1. 在医嘱录入、校对、汇总、生成、修改、删除等每一个处理环节中，实行账号及密码管理，与操作人员一一对应，操作人员的姓名可在总台显示。

2. 职能部门可通过监控系统浏览、查对住院或出院患者的全部医嘱，从而监控各个科室医嘱处理的环节质量和终末质量。

二、护士移动工作站系统

护士移动工作站是借助无线网络和个人数码助理（PDA），充分利用 HIS 数据资源，实现 HIS 向病房的扩展和延伸的床旁工作终端系统。PDA 轻便、小巧、携带方便，与护士站电脑通过无线网络实现信息共享，可实现床旁患者信息查询、生命体征录入、全程跟踪医嘱执行情况、护理工作量统计、条码扫描等功能，使护士在执行医嘱时更加准确、安全、及时，在护理记录时将现场观察的数据直接输入，自动存储并自动生成各种表格，既节约时间又提高准确性，让护士有更多的时间和精力服务患者。

素质提升

信息技术在医疗系统中的应用

随着信息技术在医疗系统中的应用，护理电子病历中的体温单已经实现了床旁实时监测的数据采集，病区的交班报告也实现了护理交班报告信息化。护士从电子护理记录中自动提取相关内容，生成病区交班报告初稿，修改完善形成交班报告终稿，内容准确又省时。作为信息时代的护理工作者，如何适应信息时代快速发展带来的护理变革，紧跟信息技术节奏，为患者提供更加优化的护理工作流程、安全高质量的护理，是当今护理工作者需要迫切思考的问题。信息技术对提升护理工作效率，提高护理管理水平有着重要意义。因此，护理工作者必须充分利用信息技术，灵活应用方便、快捷的工作渠道，为患者提供更加优质的护理服务。

附表 16－1　体温单

体　温　单

姓名 李　某　　科室 外科　　床号 18　　入院日期 2016-12-29　　住院病历号 20091156

日　期	2016-12-29	30	31	2017-1-1	2	3	4
住院天数	1	2	3	4	5	6	7
术后天数			1	1 / 2	2 / 3	3 / 4	4 / 5

日期	时间	3	7	11	15	19	23
2016-12-29	体温栏注记			入院于十时十分			
	呼吸（次/分）			20	18	18	
30	体温栏注记			转科于十一时十分		手术	
	呼吸（次/分）		20	20	22		22
31	体温栏注记					分娩于十九时十五分	手术2
	呼吸（次/分）		20	18	22	22	24
2017-1-1	时间	3		11	15	19	23
	体温栏注记					不升	
	呼吸（次/分）	®	®	®	®	24	22
2	呼吸（次/分）		20	18	20		
3	体温栏注记				外出		
	呼吸（次/分）						
4	体温栏注记			出院于十一时三十分			
	呼吸（次/分）	20	18				

脉搏（次/分）／体温（℃）刻度：180／42，160／41，140／40，120／39，100／38，80／37，60／36，40／35，20／34

项目	2016-12-29	30	31	2017-1-1	2	3	4
大便（次/日）	2	※	1/E	0	1		
小便	＋	1580	1800	1500	2000		
体重（kg）	平车						
身高（cm）							
血压(mmHg)	130/80						
入量（ml）		2380	2690	2260			
出量（ml）		2460	2880	2200			
药物过敏	氨苄西林	细胞色素c					

附表 16-2 长期医嘱单

姓名： 床号： 科别： 病房： 住院号：

起始		长期医嘱	医生签字	护士签字	停止		医生签字	护士签字
日期	时间				日期	时间		

附表 16－3　临时医嘱单

姓名：　　　　床号：　　　　科别：　　　　病房：　　　　住院号：

起始		临时医嘱	医生签字	护士签字	停止		医生签字	护士签字
日期	时间				日期	时间		

附表 16－4　手术清点记录单

手术间：＿＿＿＿＿　手术日期：＿＿＿＿＿　姓名：＿＿＿＿＿　性别：＿＿＿＿＿　年龄：＿＿＿＿＿
住院病历号：＿＿＿＿　科室：＿＿＿＿＿　床号：＿＿＿＿＿　术前诊断：＿＿＿＿＿
手术名称：＿＿＿＿＿＿＿＿＿＿＿＿＿＿＿　出室时间：＿＿＿＿＿

品名	术前清点	术中加数	关体腔前	关体腔后	品名	术前清点	术中加数	关体腔前	关体腔后
纱布					棉片				
纱垫					棉球				
缝针									
棉签									
弯血管钳					取石钳				
直血管钳					胆道探子				
弯蚊血管钳					肠钳				
直蚊血管钳					肾蒂钳				
巾钳					咬骨钳				
针持					阻断钳				
卵圆钳					血管夹				
刀柄					脊柱牵开器				
剪刀					骨刀				
压肠板					骨凿				
无齿短镊					骨膜剥离器				
有齿短镊					黏膜剥离器				
无齿长镊					特殊器械				
拉钩									
组织钳									
有齿血管钳									
髓核钳									
电刀头									

主刀医师/管床医师签名：　　　　巡回护士签名：

备注：

附表 16－5　出入液量记录单

姓名：__________床号：__________科别：__________病房：__________住院号：__________

日期	时间	入量		出量		签名
		项目	量（ml）	项目	量（ml）	

附表 16－6　特别护理记录单

姓名：　　　　床号：　　　　科别：　　　　病房：　　　　住院号：

日期	时间	生命体征				入量		出量		病情观察及处理	签名
		体温（℃）	脉搏（次/分）	呼吸（次/分）	血压（mmHg）	项目	（ml）	项目	（ml）		

附表 16－7　病室交接班报告

年　　　月　　　日

班次	原有	现有	出院	转出	死亡	入院	转入	手术	分娩	病危	病重	特护	一级护理	发热	心理行为障碍
白班	34	33	1	1		1		1		1		1	11	15：00 02－38.9℃ 11－39.8℃	跌倒高危：15床
晚班	33	33								1		1	11	19：00 02－38.0℃ 11－38.8℃	压疮高危：20床
夜班	33	33								1		1	11	7：00 11－38.0℃	

项目	床号	姓名	诊断	白（A）班	晚（P）班	夜（N）班
出院	01	刘云	胃癌	10：00 出院		
转出	30	王芳	甲亢	10：00 转院		
入院	05	张雄	甲亢	9：00 步行入院		
手术	20	胡明	脾破裂		18：00 急诊入院，20：00 术毕回病房，详见护理记录单	7：00 腹腔引流血性液体 300ml
病危	16	王晓	肝癌		上腹部疼痛，遵医嘱予以镇痛处理	夜间入睡困难

目标检测

答案解析

一、选择题

A1/A2 型题

1. 属于长期医嘱的是（　）
   A. 地塞米松 5mg iv qd　　B. 奎尼丁 0.2g poq 2h×5　　C. B 超
   D. 地西泮 5mg po sos　　E. 呋塞米 5mg im st
2. 7：00pm 下达医嘱 sos，失效时间为（　）
   A. 今天 12：00am　　B. 次日 7：00am　　C. 次日 7：00pm
   D. 次日 12：00am　　E. 次日 12：00pm
3. 护士可以执行医生口头医嘱的情况是医生在（　）
   A. 抢救患者时　　B. 手术结束后　　C. 电话告知时

D. 外出会诊时　　E. 换药期间

4. 出院患者的病历排列首页是（　）

A. 体温单　　B. 入院记录　　C. 住院病案首页

D. 病程记录　　E. 出院记录

5. 某护士在书写日间病室交班报告时，首先应写的内容是（　）

A. 4 床，刘某，于上午 10 时入院

B. 6 床，李某，于下午 3 时转科

C. 7 床，向某，于上午 9 时手术

D. 16 床，聂某，于下午 4 时手术

E. 29 床，胡某，病危，治疗护理过程

6. 护士在书写交班报告时，首先应写（　）

A. 4 床，患者甲，上午 9 时转呼吸科

B. 18 床，患者乙，上午 9 时入院

C. 21 床，患者丙，上午 8 时 40 分手术

D. 24 床，患者丁，下午行胸腔闭式穿刺术

E. 25 床，患者戊，下午行冠状动脉造影术

二、思考题

患者，女性，35 岁。行阑尾切除术，患者于 14：25 返回病房。病情稳定，17：40 主诉伤口疼痛，值班医生医嘱：哌替啶 50mg im st。23：40 患者又诉伤口疼痛，难以入睡。

请问：

1. 此医嘱属何种医嘱？

2. 你作为晚班值班护士，如何处理？

3. 医嘱的种类有哪几种？请举例说明。

4. 护理记录单应记录哪些内容？

（董凤鸽）

书网融合……

本章小结

微课

题库

第十七章　病情观察及危重患者的抢救

学习目标

1. 通过本章学习，重点把握病情观察的方法及内容；危重患者的支持性护理；吸痰、吸氧的目的及注意事项；氧疗副作用；洗胃目的、常用洗胃溶液及注意事项。

2. 学会正确实施给氧、吸痰、洗胃等抢救技术；具有严谨的工作态度和娴熟的操作技术、较强的无菌观念、关心爱护患者的意识。

情境导入

情境描述　患者，女性，46 岁。因服农药（药物标签已撕）被送入院。查体：患者意识模糊，面色苍白，呼吸困难，皮肤潮湿。P 130 次/分，R 35 次/分，BP 150/99mmHg，$PaCO_2$ 47mmHg，SaO_2 65%。

讨论　1. 患者缺氧，遵医嘱给予吸氧，纠正缺氧状态。

2. 患者农药中毒，遵医嘱给予洗胃，减少毒物的吸收。

病情观察是医护人员对患者的病史和现状进行的全面细致的评估，并对病情做出判断的过程。危重患者是指病情严重，变化迅速，随时可能出现危及生命。因此，护士应及时、准确、全面的观察患者病情病化，熟悉抢救基本流程，做好抢救物品的管理，积极配合抢救工作，准确实施如吸氧、吸痰、洗胃等抢救技术，确保抢救工作顺利、有效进行。

第一节　危重患者的支持性护理

PPT

一、危重患者的病情评估 微课

（一）病情观察的意义

病情观察（clinical observation）是医护人员在诊疗、护理工作过程中运用视觉、听觉、嗅觉、触觉等感觉器官或借助工具获得患者信息的过程，临床护理工作中对患者病情观察的主要意义包括以下几个方面。

1. 为诊断疾病、制订治疗方案、护理计划提供依据。
2. 有助于判断疾病的发展趋势、转归及愈后。
3. 可及时了解治疗、护理的效果。
4. 有助于及时发现危重症患者病情变化或并发症，以便及时采取措施，防止病情恶化。

（二）病情观察的方法

1. 直接观察法

（1）视诊（inspection）　指用视觉观察患者的全身状态和局部情况的观察方法。包括患者的全身状态，如年龄、性别、发育、营养状态、肢体活动、姿势体位、意识状态、面容表情、皮肤和黏膜颜色等。通过视诊可以了解患者分泌物、引流物、呕吐物、排泄物的颜色、性质、量等。视诊时光线要充足，避开有色光线，并充分暴露观察部位。

（2）触诊（palpation） 用手直接触摸或按压患者某些部位，通过手的感觉感知患者身体某部位有无异常。通过触诊可了解患者皮肤的温度、湿度，弹性，光滑度；某些脏器的大小、形状、软硬度、移动情况；肿瘤的位置、大小和性质等。触诊时应指导患者放松受检部位。

（3）叩诊（percussion） 利用手指叩击或手掌拍击患者身体被检查部位，使之震动产生音响，并根据所产生的震动或音响来了解被检查部位有无病变和病变性质的观察方法。叩诊主要用于观察及确定患者的脏器大小、形状、位置及密度，有无腹水及腹水的量等。

（4）听诊（auscultation） 利用耳直接或借助听诊器及其他仪器听取患者身体被检查部位发出的声音，通过分析声音来判断患者病情状况的观察方法。听诊主要用于观察患者的咳嗽、呼吸音、心音、肠鸣音以及说话的语气、语调等。

（5）嗅诊（smelling） 利用嗅觉来辨别患者的各种气味，以了解其临床意义的观察方法。患者的气味可以来自皮肤、黏膜、呼吸道、胃肠道以及分泌物、呕吐物、排泄物、伤口渗出液等。

2. 间接观察法 通过与医生及患者的家属、亲友交流，查阅病历、阅读检查报告及相关资料、床旁和书面交班等获取患者有关病情信息的观察方法。

（三）病情观察的内容

1. 一般情况

（1）发育与体型 发育状况通常以年龄与身高、体重、智力及第二性征之间的关系来综合判断。个体的发育情况与遗传、营养代谢、体育锻炼、生活条件等内、外因素有密切关系。成人发育正常的判断指标包括：胸围约为身高的一半，坐高等于下肢的长度，两上肢展开的长度约等于身高。临床上的发育异常与内分泌的关系最为密切。如在发育成熟前垂体前叶功能亢进时，体格异常高大，称为巨人症。反之，垂体功能减退时，体格异常矮小，称为垂体性侏儒症。体型是身体各部发育的外观表现，包括骨骼、肌肉的成长与脂肪分布状态等。

临床上成人体型有三种：①均称型（正力型）：身体各部分匀称适中。②瘦长型（无力型）：身体瘦长，颈长肩窄，胸廓扁平，腹上角 $<90°$。③矮胖型（超力型）：身短粗壮，颈粗肩宽，胸廓宽厚，腹上角 $>90°$。

（2）饮食与营养 饮食在疾病治疗方面起着重要作用。护士应注意观察患者的食欲、食量、饮食习惯、特殊嗜好或偏食等情况。营养状态与食物的摄取、消化、吸收和机体代谢有关，是判断机体健康状况的重要指标，也是判断患者疾病程度以及转归的指标之一。护士通过了解患者的体重指数、皮下脂肪厚度、肌肉发育状况、皮肤弹性、光泽度、毛发指甲的润泽程度等情况，对其营养状态进行综合判断，临床上将营养状态分为良好、中等、不良三个等级。

（3）姿势与步态 姿势是指举止的状态，依靠骨骼、肌肉的紧张度来维持，并受到健康状态和精神状态的影响。步态是指患者走路时所表现出的姿态。健康成人躯干端正、肢体活动自如、步态平稳。患者可出现特殊的姿势，某些疾病可表现出特殊的步态，如小脑疾患、巴比妥中毒的患者走路时躯干重心不稳、步态紊乱如醉酒状，为醉酒步态；双侧先天性髋关节脱位、进行性肌营养不良的患者，走路时身体左右摇摆，称为蹒跚步态。突发的步态改变是病情变化的征兆之一，如高血压患者突然出现跛行，则提示有发生脑血管意外、偏瘫的可能。

（4）表情与面容 健康人表情自然，神态安详。疾病与情绪变化使人的表情与面容发生变化，通常表现为痛苦、忧虑、疲惫和烦躁等面容与表情。某些疾病发展到一定的程度，会出现特征性的面容和表情。

临床上常见的典型面容有：①急性病容：患者表现为面色潮红、烦躁不安、呼吸急促、表情痛苦等，多见于急性感染性疾病。②慢性病容：表现为面容憔悴、面色苍白或灰暗、消瘦无力、精神萎靡等，常见于恶性肿瘤晚期、结核病、肝硬化等慢性消耗性疾病。③病危面容：表现为表情淡漠、双目无神、反应迟钝、面容枯槁、面色苍白或发绀等，常见于休克、脱水、大出血等患者。④甲亢面容：表现为表情惊愕，眼裂增大，眼球突出，兴奋、烦躁。⑤二尖瓣面容：表现为双颊紫红、口唇发绀，见于风湿性心脏病患者。⑥贫血面容：表现为面色苍白、结膜色淡、疲乏无力，见于各种贫血患者。

（5）皮肤与黏膜　皮肤、黏膜的异常可反应某些全身疾病的情况。观察皮肤、黏膜时，要注意其弹性、颜色、温度、湿度，有无黄疸和发绀、出血、溃疡、水肿、皮疹、皮下结节等情况。①贫血患者皮肤苍白。②胆道梗阻、溶血性疾病患者巩膜、皮肤黄染。③缺氧患者口唇、面颊、指端皮肤发绀。④休克患者皮肤湿冷。⑤脱水患者皮肤干燥且弹性减弱。⑥出血性疾病患者皮肤、黏膜可见瘀点、瘀斑、紫癜。⑦心源性水肿多表现为下肢水肿。⑧肾性水肿多于晨起眼睑、颜面水肿。

2. 生命体征　生命体征是衡量机体内在活动状况的一种客观指标，体温、脉搏、呼吸、血压通过大脑皮层、神经、体液的控制，保持相对恒定。当机体患病时，生命体征变化最为敏感，因此，生命体征的观察在患者病情观察中占重要地位，应贯穿于患者护理的全过程。

3. 意识状态　意识状态是人体大脑功能活动的综合表现，是生命个体对环境的知觉状态。正常人意识清晰，反应敏捷，语言流畅、准确，思维合理，情感活动正常，对时间、地点、人物的判断和定向力正常。任何原因影响大脑功能时，都会引起不同程度的意识障碍。意识障碍是指个体对外界环境刺激缺乏正常反应的一种精神状态，表现为对自身及外界环境的知觉、记忆、思维、情感等精神活动的不同程度的异常改变。根据意识障碍的程度一般可分为嗜睡、意识模糊、昏睡、昏迷。也可出现谵妄，谵妄是一种以兴奋性增高为主的高级神经中枢的急性失调。

（1）嗜睡（somnolence）　是最轻的意识障碍，患者处于持续睡眠状态，可被轻度刺激或语言唤醒，醒后能正确、简单而缓慢地回答问题，反应迟钝，停止刺激后又很快入睡。

（2）意识模糊（confusion）　表现为思维和语言不连贯，表情淡漠，对时间、地点、人物的定向力部分或完全发生障碍，患者可出现错觉、幻觉、烦躁不安、谵语或精神错乱。

（3）昏睡（stupor）　患者处于熟睡状态，不易被唤醒，压迫眶上神经、摇动身体等强烈刺激可唤醒，醒后回答问题含糊或答非所问，停止刺激很快又进入熟睡状态。

（4）昏迷（coma）　是最严重的意识障碍，也是病情危重的信号。按程度不同又可分为浅昏迷和深昏迷。①浅昏迷：患者意识大部分丧失，无自主活动，对周围事物及光、声刺激无反应，对强烈刺激（如压迫眶上神经）可有痛苦表情或躲避反应（如肢体退缩）。角膜反射、瞳孔对光反射、眼球运动、吞咽反射、咳嗽反射等可存在。生命体征一般无明显改变，可有大小便潴留或失禁。②深昏迷：患者意识完全丧失，对各种刺激均无反应，全身肌肉松弛，各种深、浅反射均消失，偶有深反射亢进或病理反射出现，机体仅能维持呼吸与血液循环的最基本功能，呼吸不规则，血压下降，大小便潴留或失禁。

观察患者意识状态，应根据其语言反应，了解其思维、反应、情感活动、定向力等，必要时可通过观察神经反射，如瞳孔对光反应、角膜反射、对强烈刺激的反应、肢体活动等来判断患者有无意识障碍以及意识障碍的程度；也可用格拉斯哥昏迷评分（GCS）量表（表 17－1），对患者的意识障碍及程度进行观察与测评。使用时，对每一个项目（睁眼反应、语言反应、运动反应）进行测评并计分，各项目的分值相加求其总和，即为患者意识障碍程度的客观评分。GCS 量表最高分是 15 分，最低分是 3 分，分数越高，意识状态越好。总分8分以下为昏迷，低于3分为深昏迷。

表17-1　格拉斯哥昏迷评分量表

项目	状态	分数
睁眼反应	自发性的睁眼反应	4
	声音刺激有睁眼反应	3
	疼痛刺激有睁眼反应	2
	任何刺激均无睁眼反应	1
语言反应	对人物、时间、地点等定向问题清楚	5
	对话混淆不清，不能准确回答有关人物、时间等定向问题	4
	言语不流利，但可分辨字意	3
	言语模糊不清，对字意难以分辨	2
	任何刺激均无语言反应	1
运动反应	可按指令动作	6
	能确定疼痛部位	5
	对疼痛刺激有肢体退缩反应	4
	疼痛刺激时肢体过屈（去皮质强直）	3
	疼痛刺激时肢体过伸（去大脑强直）	2
	疼痛刺激时无反应	1

4. 瞳孔　瞳孔变化是颅内疾病、药物中毒、昏迷等病情变化的一个重要指征。观察瞳孔要注意以下两个方面。

（1）瞳孔的形状　正常人瞳孔呈圆形、位置居中、边缘整齐、两侧对等。瞳孔的形状异常可因眼科疾病引起，如瞳孔呈不规则形，常见于虹膜粘连；瞳孔呈椭圆形并伴有散大，常见于青光眼。

（2）瞳孔的大小及对称性　在自然光下，正常瞳孔直径为2~5mm。瞳孔直径大于5mm，称为瞳孔散大。双侧瞳孔散大多见于颠茄类药物中毒、颅内压增高、颅脑损伤及濒死状态；一侧瞳孔散大、固定，常提示同侧颅内病变导致的小脑幕切迹疝发生。瞳孔直径小于2mm，称为瞳孔缩小，小于1mm为针尖样瞳孔。双侧瞳孔缩小，多见于有机磷农药、氯丙嗪、吗啡等药物中毒；一侧瞳孔缩小，常提示存在早期同侧小脑幕切迹疝。

（3）瞳孔对光反射　瞳孔对光反应可分为灵敏、迟钝和消失。正常情况下，当光线照射瞳孔时，瞳孔立即收缩变小，移开照射光源后，瞳孔又可迅速恢复到原来的大小。正常人瞳孔对光反射灵敏，如果瞳孔大小不随光线刺激的变化而改变，称瞳孔对光反应消失，一般见于深昏迷患者。

5. 心理状态　护士应从患者对疾病的认识、对住院的反应、对健康问题的理解及处理能力等方面，观察患者的语言和非语言行为，判断患者的认知能力、思维能力、情绪状态等有无异常，如有无记忆力减退、思维混乱、反应迟钝，有无焦虑、忧郁、绝望、恐惧等异常情绪。

6. 特殊检查、治疗或用药后的观察

（1）特殊检查和治疗后的观察　临床实际操作中，协助疾病诊断的某些特殊检查，如胃镜、肠镜检查，胆囊造影、冠状动脉造影，胸穿、腹穿等均会给患者带来不同程度的创伤。护士应掌握检查前、后的注意事项，加强检查后的观察，倾听患者的主诉，防止并发症的发生，如冠状动脉造影后要对患者局部止血情况进行观察；腰椎穿刺后的患者，应注意观察其生命体征、意识状态、瞳孔变化，以便及时发现颅内压降低及脑疝情况。患者置有引流管时，护士应注意观察引流管是否通畅，有无受压、扭曲、脱落的现象，并加强对引流液的量、性质、颜色等的观察。

（2）特殊药物治疗后的观察　药物治疗是临床最常用的治疗方法，对实施药物治疗的患者，护士应注意观察其疗效、副作用及毒性反应，如服用强心剂的患者应注意心率的变化；服用降压药的患者应注意血压的变化；注射胰岛素的患者应观察有无心慌、出冷汗、神志不清等低血糖反应；患者使用易产生过敏反应的血清类和抗生素类药物时，应注意观察有无过敏反应等。

7. 其他方面的观察　除对以上内容的观察外，护士还应了解患者的睡眠情况、自理能力。可通过观察患者的活动能力及耐力，综合判断患者的自理能力，如自己完成进食、如厕、穿衣、上下床等活动的情况。也可以应用日常生活活动能力量表（ADL）来测评患者的生活自理能力，或应用总的生活能力状态（TLS）评定患者的病残程度。

素质提升

急救意识

急救意识，是护士对急危重症患者的病情能时刻保持警惕，在抢救时也能做到分秒必争。现在，急救意识已成为每一位合格护士必须具备的基本素质。面对急危重症患者的病情变化作出快速反应，做到稳、准、快，真正做到为患者的生命安全负责。

二、危重患者支持性护理

危重患者的护理，既要实施高技术性的专科护理，也要加强患者的基础生活护理，满足患者的基本生理需要、舒适安全需求，预防压疮、坠积性肺炎、失用性肌肉萎缩、下肢静脉血栓形成等并发症。

1. 病情观察与监测　危重患者病情严重、复杂多变，护士须密切观察患者的生命体征、意识、瞳孔及其他情况，对各系统器官功能进行持续监测，动态了解患者的整体情况，尤其要注意随时了解心、肺、脑、肝、肾等重要脏器的功能及治疗反应与效果，并做好记录。

2. 保持呼吸道通畅　清醒患者，护士应定时协助翻身、指导其做深呼吸，轻拍患者背部，以助痰液咳出。昏迷患者应安置去枕仰卧位，头偏向一侧，防止因咳嗽、吞咽反射消失，呼吸道分泌物积聚咽喉部而引起呼吸困难甚至窒息。要及时吸出呼吸道分泌物，保持呼吸道通畅，并通过呼吸咳嗽训练、肺部物理治疗、吸痰等方法，预防坠积性肺炎及肺不张等并发症。

3. 加强临床基础护理

（1）保持身体清洁

①眼部护理：眼睑不能自行闭合的患者，由于眨眼少，角膜干燥，易发生溃疡、角膜炎，可涂金霉素眼膏或盖凡士林纱布，以保护角膜。

②口腔护理：保持口腔清洁、湿润，促进舒适，对不能经口腔进食者，应做好口腔护理，防止发生口腔炎症、口腔溃疡、腮腺炎、中耳炎、口臭等并发症。

③皮肤护理：危重患者由于长期卧床、大小便失禁、大量出汗、营养不良及应激等因素，有发生皮肤完整性受损的危险，应加强皮肤护理，做到“六勤一注意”，即：勤观察、勤翻身、勤按摩、勤擦洗、勤更换、勤整理，注意交接班。

（2）肢体活动　卧床患者若病情平稳，应协助患者进行肢体被动运动，每天 2 ~ 3 次全范围关节活动，同时按摩受压部位，以促进血液循环，增加肌张力，帮助恢复功能，防止肌腱、肌肉萎缩，关节僵直，静脉血栓和足下垂的发生。

（3）补充营养及水分　危重患者机体分解代谢增强、消耗大，对营养物质的需要量增加，而患者多食欲不佳，消化功能减退，为保证患者有足够营养和水分，维持体液平衡，应采取措施增进患者饮食。自理缺陷的患者应协助其进食，不能经口进食者可采用鼻饲或完全胃肠外营养；大量引流或额外体液丧失等水分丢失较多的患者，应注意补充足够的水分。

（4）维持排泄功能　行动不便患者，协助其大小便，卧床患者可将便盆、尿壶放在患者易取处，若发生尿潴留，可采取诱导排尿的方法，以减轻患者的痛苦，必要时导尿。留置导尿者，要保持引流管的通畅，防止泌尿系统感染。便秘者可给予缓泻药物或灌肠，粪便嵌塞者，护士可戴手套进行人工取便。

4. 加强管道护理　危重患者身上常置有多种引流管，如导尿管、胃肠减压管、伤口引流管等，应注意妥善固定、安全放置，加强观察，做好标记，防止扭曲、受压、堵塞、脱落，保持通畅，同时对患者及家属做好宣教。护士在更换引流管或倾倒引流液时，要遵守操作要求，严格执行无菌操作，防止逆行感染。

5. 确保患者安全　准确及时执行医嘱，确保患者的医疗安全。年老体弱、意识丧失的患者，防止坠床或跌倒，必要时安置床挡；谵妄、躁动、精神异常患者，要保证其安全，必要时可使用保护器具；牙关紧闭、抽搐的患者，可用牙垫或开口器放于上下臼齿之间，以免因咀嚼肌痉挛而被咬伤。同时室内光线宜柔和，工作人员动作要轻稳，避免患者因外界刺激而引起抽搐。

6. 注重心理护理　在对危重患者进行诊治的过程中，由于频繁的检查、治疗、抢救，给患者带来极大的心理压力，表现出各种各样的心理问题，如急性病患者或突发意外损伤患者常表现为恐惧、焦虑、悲伤、过分敏感等；慢性疾病患者会因病程长、治疗效果不佳，而出现消极、多疑、绝望等情绪变化。因此，在抢救危重患者时，护士举止应沉着稳重，操作应认真娴熟，及时向患者和家属解释各种抢救措施的目的及作用，给患者以安全感和信任感。同时，密切观察患者的心理变化，病情允许时，鼓励家属多来探视和陪伴患者，鼓励患者表达引起其不安的因素。

第二节　危重患者的抢救

PPT

危重患者（critical clients）是指病情严重，随时可能发生生命危险的患者。危重患者通常存在多脏器功能不全，病情严重而复杂多变，随时有生命危险，需要密切、连续的病情观察和全面的治疗、监护，并随时做好抢救的准备。抢救工作必须做到严密、科学的组织管理，及时、有效地实施抢救措施，以挽救患者的生命。

一、抢救工作管理

（一）抢救工作的组织管理

1. 建立职责明确的抢救小组　接到抢救任务应立即组成抢救小组，指定抢救负责人。抢救工作分为全院性和科室（病区）性抢救两种，全院性抢救常见于大型事故、灾害等突发事件，由院长（医疗院长）组织实施，各科室参与抢救工作；科室性抢救一般由科主任、护士长负责组织实施，各级医护人员参与并听从指挥。在抢救过程中态度要严肃、认真，动作要迅速、准确，既要明确分工，又要密切配合。

2. 制定抢救方案　根据患者情况，制订抢救方案，护士参与抢救方案的制订，并根据抢救方案制订抢救护理计划，明确护理诊断与预期目标，制定有针对性的护理计划，认真落实护理措施，解决患者存在的健康问题。

3. 严格查对、规范记录　各种急救药物须严格查对，经两人核对无误后方可使用。执行口头医嘱前须向医生复述一遍，双方确认无误后方可执行，抢救完毕及时由医生补写医嘱和处方。抢救过程中使用的各种药物安瓿、输液空瓶、输血空袋（瓶）应集中放置，以便查对。抢救记录要按要求及时书写，字迹清晰、详细、全面、准确、无涂改，并注明执行时间与执行者。

4. 密切观察病情 责任护士应随医生参加每次查房、会诊、病例讨论，熟悉危重患者病情、重点监测项目，了解治疗方案。注意抢救后的病情观察，随时掌握病情的动态变化。

5. 抢救药品和物品管理 抢救室内应备有充足的抢救药品和功能完好的抢救设备，严格执行“五定”制度，护士应熟悉抢救物品性能和使用方法，并能排除一般故障。抢救药品和物品使用后按要求及时清理、补充，归还原处。

6. 做好交接班工作 包括物品交接和患者交接。抢救室内物品完好率要求达100%，且物品一律不得外借，值班护士要班班交接，并作记录；患者交接包括床边交接、书面交接和口头交接，以保证抢救工作和护理措施的连续性。

（二）抢救设备管理

1. 抢救室 急诊科和病区均应设有抢救室，病区抢救室应邻近护士办公室。抢救室要宽敞、明亮、安静、整洁。

2. 抢救床 以多功能床为宜，另备木板一块，以便实施胸外心脏按压时使用。

3. 抢救车 车上按要求配置各种常用急救药品和急救物品。

（1）常用急救药品（表17－2）。

（2）各种无菌急救包 静脉切开包、气管切开包、气管插管包、各种穿刺包（心穿包、胸穿包、腹穿包、腰穿包）、导尿包、缝合包等。护士对临床常用抢救技术掌握的程度直接影响着抢救方案的有效实施，甚至关系到抢救的成败。因此，护士必须掌握常用的急救知识和技能，配合医生做好抢救工作。

（3）各种无菌用品 各种型号一次性注射器、输液器、输血器、静脉留置针、吸痰管、氧气导管、吸痰管、鼻胃管、开口器、舌钳、牙垫、无菌手套、无菌敷料、止血带、皮肤消毒剂等。

（4）其他物品 血压计、听诊器、体温计、手电筒、夹板、止血带、多用电源插座等。

4. 抢救器械 包括给氧装置（氧气筒或中心供氧系统）、电动吸引器或中心负压吸引装置、简易呼吸器、心电图机、呼吸机、洗胃机、除颤仪、心电监护仪等，各种抢救器械要加强维护，保证性能完好。此外，配备自动传呼机、电话、对讲机等通信设备，以便抢救中科室、部门之间的联系与协作。

表17－2 常用急救药品

类别	药物
呼吸兴奋药	尼可刹米、山梗菜碱
升压药	去甲肾上腺素、盐酸肾上腺素、异丙肾上腺素、间羟胺、多巴胺
降压药	硝普钠、利舍平、乌拉地尔、硝酸甘油
强心剂	乙酰毛花苷丙、毒毛花苷K
脱水利尿药	20%甘露醇、呋塞米、25%山梨醇
抗心律失常药	利多卡因、普罗帕酮、维拉帕米
止血药	氨甲苯酸、垂体后叶素
镇痛镇静药	哌替啶、吗啡、苯巴比妥、氯丙嗪
解毒药	阿托品、解磷定、氯解磷定、亚甲蓝、硫代硫酸钠
抗过敏药	异丙嗪、苯海拉明、氯苯那敏
抗惊厥药	地西泮、苯巴比妥钠、硫酸镁、阿米妥钠
碱性药	5%碳酸氢钠、11.2%乳酸钠
其他	地塞米松、氢化可的松、生理盐水、平衡液、各种浓度的葡萄糖溶液、右旋糖酐、代血浆、氯化钾、氯化钙等

二、常用抢救方法

（一）洗胃法

洗胃法（gastric lavage）是将胃管由口腔或鼻腔插入胃内，经胃管反复灌入和吸出一定量的洗胃溶液，以冲洗胃腔并排出胃内容物的方法。

【目的】

1. 解毒　清除胃内毒物或刺激物，减少有毒物质的吸收，并利用不同的灌洗溶液中和毒物，以达到解毒目的，用于急性食物或药物中毒的患者，服毒后6小时内洗胃最佳。

2. 减轻胃黏膜水肿　幽门梗阻患者通过洗胃能将胃内潴留食物排除，减少潴留物对胃黏膜的刺激，消除或减轻胃黏膜水肿与炎症。

3. 为手术或某些检查前做准备　如食管下段、胃十二指肠手术前准备。

【评估】

1. 核对医嘱，查对患者身份信息，解释操作目的。

2. 评估患者病情、年龄、疾病诊断、治疗用药情况；有无活动义齿，口、鼻腔黏膜有无损伤，近期有无上消化道出血；心理状态、合作程度及疾病知识。

【计划】

1. 护士准备　着装整洁，洗手、戴口罩。

2. 用物准备

（1）口服催吐洗胃法

1）治疗车上层　备量杯、压舌板、毛巾、塑料围裙、水温计、快速免洗手消毒液。

2）治疗车下层　备盛水桶2只（分别盛洗胃溶液和污水）。

3）洗胃溶液　遵医嘱根据毒物性质准备洗胃液10000～20000ml，温度25～38℃。毒物不明时，备生理盐水或温开水。常用洗胃溶液见表17－3。

（2）胃管洗胃法

1）治疗车上层　备治疗盘内置无菌洗胃包（内置胃管或漏斗胃管、镊子、纱布、压舌板、开口器）、量杯、液状石蜡、棉签、10ml注射器、50ml注洗器、胶布、弯盘、听诊器、手电筒、水温计、一次性垫巾、标本瓶（必要时备）、快速免洗手消毒液等。

2）治疗车下层　备盛水桶2只（分别盛洗胃溶液和污水）、医用垃圾桶、生活垃圾桶。

3）洗胃设备　自动洗胃机或电动吸引器及三通管、止水夹、输液架、开放式输液瓶及输液导管。

4）洗胃溶液　同口服催吐法。

3. 环境准备　安静、整洁、光线适中，温度适宜。必要时，用床帘遮挡。

4. 患者准备　清醒患者了解操作目的、程序、所需时间、操作过程中的配合方法，并根据病情和洗胃法的要求取合适卧位；拒绝治疗的服毒患者必要时进行约束；有活动义齿者应取下义齿。

表17－3　常用洗胃溶液

毒物种类	灌洗溶液	禁忌药物
酸性物	镁乳、蛋清水①、牛奶	强酸药物
碱性物	5%醋酸、白醋、蛋清水、牛奶	强碱药物
氰化物	3%过氧化氢溶液②引吐后，1：15000～1：20000高锰酸钾洗胃	
巴比妥类（安眠药）	1：15000～1：20000高锰酸钾洗胃，硫酸钠导泻	硫酸镁③

续表

毒物种类	灌洗溶液	禁忌药物
敌敌畏	2%～4%碳酸氢钠、1%盐水、1∶15000～1∶20000高锰酸钾	—
1605、1059、4049(乐果)	2%～4%碳酸氢钠	高锰酸钾④
敌百虫	1%盐水或清水、1∶15000～1∶20000高锰酸钾	碱性药物⑤
DDT、666	温开水或生理盐水洗胃，50%硫酸镁导泻	油性泻药
灭鼠药（磷化锌）	1∶15000～1∶20000高锰酸钾洗胃；0.5%～1%硫酸铜溶液每次10ml，每5～10min口服一次，并用压舌板刺激舌根催吐	牛奶、鸡蛋、脂肪及其他油类食物⑥
发芽马铃薯	1%活性炭悬浮液	—
毒蕈、河豚、生物碱	1%～3%鞣酸	—
异烟肼	1∶15000～1∶20000高锰酸钾洗胃，硫酸钠导泻	—
百草枯	碱性溶液洗胃，口服白陶土、活性炭等吸附强酸药物	高浓度氧疗

注：①蛋清水、牛奶等可黏附于胃黏膜上起保护作用，并减轻疼痛。②氧化剂可将化学性毒物氧化，改变其性能，减轻或去除其毒性。③硫酸镁对心血管和神经系统有抑制作用，可加重巴比妥类中毒。④1605、1059、4049（乐果）等中毒禁用高锰酸钾洗胃，以免氧化形成毒性更强的物质。⑤敌百虫中毒禁用碱性药物，以免分解出毒性更强的敌敌畏，其分解过程随药物碱性的增强和温度的升高而加速。⑥磷化锌易溶于油类物质，故禁用脂肪类食物，以免促进磷的溶解与吸收。

【实施】

1. 操作方法

(1) 核对解释　携用物至床边，核对患者床头卡及腕带信息，解释目的和配合方法。尊重患者，严格查对，耐心解释，取得患者配合。

(2) 安置体位　口服催吐法：坐位；胃管洗胃法：中毒较轻者取坐位或半坐位，中毒较重者取左侧卧位；昏迷患者取去枕平卧位，头偏向一侧，必要时用压舌板、开口器撑开口腔，置牙垫于上下磨牙之间。动作轻稳，正确指导患者。

(3) 洗胃　根据患者病情，采用不同洗胃方法。

1) 口服催吐法　适用于意识清醒、愿意配合的患者。

患者坐于椅上，胸前戴围裙，座位前置水桶。用压舌板刺激患者咽部引发呕吐，必要时留取标本送检以明确毒物性质。嘱患者自饮洗胃液，每次300～500ml，然后用压舌板压其舌根或刺激咽部引发呕吐，如此反复进行，直至吐出的灌洗液澄清无味为止。耐心指导，鼓励患者。

2) 漏斗胃管洗胃法　利用虹吸原理，将胃内容物及毒物排除。

协助患者取合适体位，弯盘置口角处，盛水桶放于床头下方。将胃管前端涂液状石蜡油后自口腔插入，证实胃管在胃内后用胶布固定，置漏斗低于胃部的位置，挤压橡胶球抽尽胃内容物，必要时送检标本。举漏斗高过头部30～50cm，将洗胃液缓慢倒入漏300～500ml，当漏斗内尚余少量溶液时，迅速将漏斗降至低于胃的位置，倒置于盛水桶内进行引流，反复灌洗直至洗出液澄清无味为止（图17－1）。注意观察患者情况及洗出液性状，询问患者感觉并鼓励患者。

3) 注洗器洗胃法　主要用于幽门梗阻和胃手术前洗胃。

协助患者取合适体位，弯盘置口角处，盛水桶放于床头下方；将胃管由鼻腔插入胃内并固定，用注洗器抽尽胃内容物后注入洗胃液200ml，再抽吸，反复进行，直至抽出液澄清无味。注意观察患者情况及洗出液性状，询问患者感觉并鼓励患者。

4) 电动吸引洗胃法　利用负压吸引原理进行洗胃，调节负压在13.3kPa左右。

装灌洗装置：接通电源，检查吸引器性能；三通管主管与输液瓶上输液导管相连，其余两管分别连接洗胃管和储液瓶的引流管，输液瓶内倒入灌洗液，夹紧输液管，挂于输液架上（图17－2）。管道连接正确，吸引器性能良好。

协助患者取合适体位，弯盘置口角处，盛水桶放于床头下方；将胃管前端涂液状石蜡后自口腔或鼻腔插入，证实胃管在胃内后固定。正确指导患者配合插管，若有不适举手示意。开动吸引器，抽尽胃内容物后关闭，必要时取胃内容物送检。夹住引流管，开放输液管，使溶液流入胃300～500ml，夹住输液管，开放引流管，打开吸引器开关，吸出灌入液体，反复灌洗至洗出液澄清无味为止。注意观察患者情况及洗出液性状，询问患者感受并鼓励患者。

5）自动洗胃机洗胃法　将3根橡胶管分别与洗胃机上的进水接口、排水接口、胃管接口相连（图17－3）。连接进水接口橡胶管的另一端放入洗胃溶液桶内，连接排水接口橡胶管的另一端放入空水桶内，连接胃管接口的橡胶管与胃管连接。接通电源，打开开关，检查调试自动洗胃机，性能良好方可使用。管道连接正确、紧密、无漏气，洗胃机性能良好。

将胃管前端涂液状石蜡后自口腔插入，证实胃管在胃内后固定抽吸胃液：按“手吸”键，吸出胃内容物，必要时送检。反复冲洗：按“自动”键，反复冲洗直至洗出的液体澄清无味，再按“停机”键，机器停止工作。注意观察患者情况及洗出液性状，询问患者感受并鼓励患者。

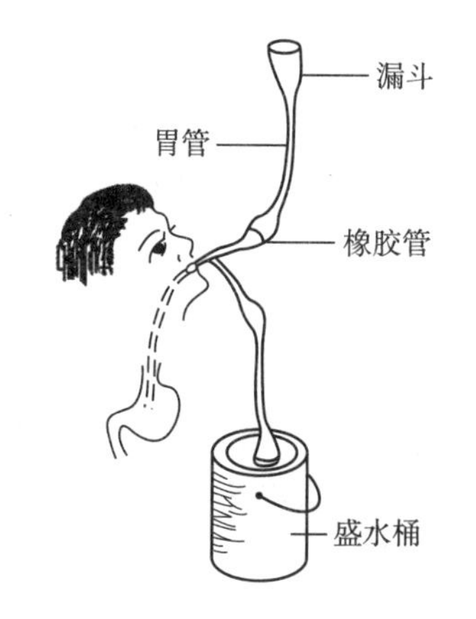

图17－1　漏斗胃管洗胃法

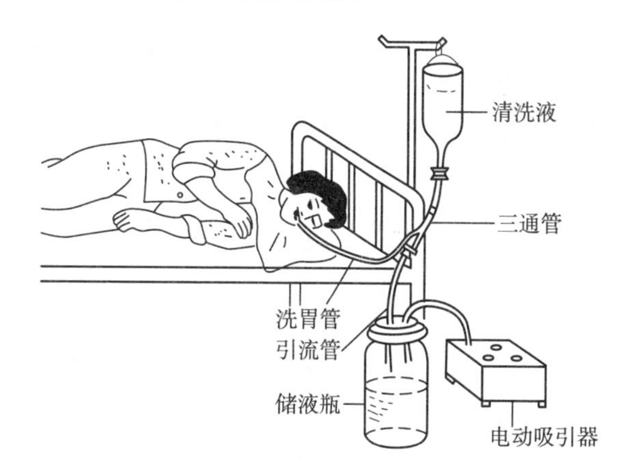

图17－2　电动吸引洗胃法

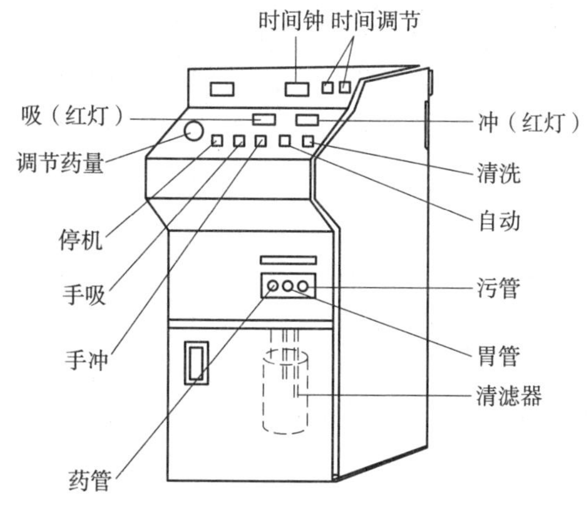

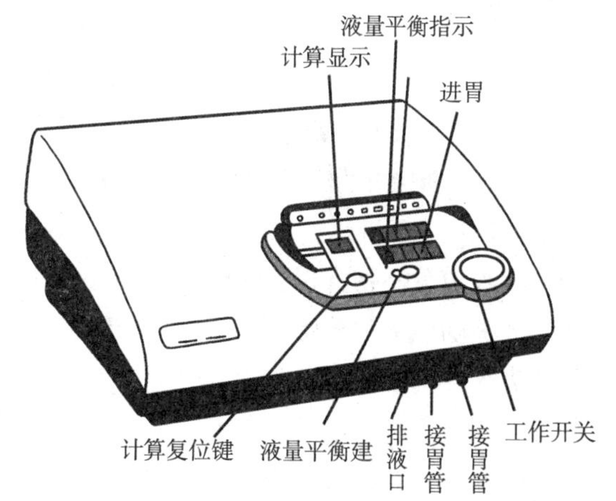

图17－3　自动洗胃机

（4）拔管整理　洗胃完毕，拔出胃管，协助患者漱口、洗脸，取舒适卧位，整理床单位，清理用物。反折胃管末端快速拔出胃管。

（5）消毒设备　清洗机器及管道：将3根橡胶管同时放入消毒液中，按“清洗”键，反复冲洗消毒洗胃机及各管路30分钟，而后用清水冲洗5分钟，提出3根橡胶管，待机器内的水完全排净后，按“停机”键，关机。

（6）观察记录　洗手，记录洗胃液的名称、量，洗出液的性质、气味、颜色和量，观察患者面色、脉搏、呼吸、血压有无异常。

2. 注意事项

（1）洗胃前注意了解患者中毒情况，如中毒时间、途径及毒物种类、剂量等，询问入院前有无呕吐。

（2）准确掌握洗胃的适应证和禁忌证　非腐蚀性毒物中毒，如有机磷农药、安眠药、食物中毒等可行洗胃；肝脏疾病伴有食管－胃底静脉曲张、上消化道大出血、胃穿孔、胃癌、吞服强酸或强碱等腐蚀性药物者禁忌洗胃。吞服强酸或强碱等腐蚀性药物者可按医嘱给予物理性对抗剂，如牛奶、豆浆、蛋清、米汤等保护胃黏膜。昏迷患者洗胃需谨慎。

（3）急性中毒的患者，若清醒能配合，应迅速采取口服催吐法，必要时进行洗胃，以减少毒物的吸收。当中毒物不明时，先抽出胃内容物送检，洗胃液可选用温开水或生理盐水。

（4）胃管洗胃插管时，动作要轻稳迅速，切勿损伤食道黏膜或误入气管。洗胃过程中要严密观察患者的面色、生命体征、意识、瞳孔变化情况，若有腹痛、血性液体出现、急性胃扩张等现象发生，应立即停止洗胃，并做好相应的急救措施。

（5）洗胃溶液每次灌入量成人以 300～500ml 为宜，婴幼儿以 100～200ml 为宜，保持进出液量的平衡，以免造成窒息或急性胃扩张。

（6）为幽门梗阻患者洗胃，宜在饭后 4～6 小时或睡前进行，并记录胃内潴留量。

3. 健康教育

（1）向患者及家属讲解洗胃的重要性，并指导患者洗胃过程中的配合方法，嘱咐洗胃后注意事项。

（2）对服毒自杀拒绝治疗者应给予耐心开导，使其配合治疗并获得生活的信心。

【评价】

1. 操作熟练规范、动作轻巧准确，无创伤或其他并发症。

2. 患者及家属理解洗胃目的，接受操作并主动配合。

（二）吸痰法

吸痰法（aspiration of sputum）是指利用负压经口、鼻腔、人工气道，将患者呼吸道内的分泌物吸出，以保持呼吸道通畅的方法。临床上主要用于昏迷、危重、年老体弱、麻醉未清醒等不能有效咳嗽、排痰的患者，可预防吸入性肺炎、肺不张、窒息等并发症。

【目的】

1. 清除呼吸道分泌物，保持呼吸道通畅。

2. 促进呼吸功能，改善肺通气。

3. 预防吸入性肺炎、肺不张等并发症。

【评估】

1. 核对医嘱，查对患者身份信息，解释操作目的。

2. 评估患者病情、年龄、疾病诊断、治疗用药情况；呼吸有无鼾声、有无痰鸣音，双肺呼吸音、口腔、鼻腔黏膜情况；心理状态、合作程度及疾病相关知识。

【计划】

1. 护士准备　着装整洁、洗手、戴口罩。

2. 用物准备

（1）吸引装置

1）中心负压吸引装置　中心负压装置的吸引管道连接到各病室病床单位，使用时安装吸引瓶（内盛100ml消毒液)，连接吸痰导管，开启开关，调节吸引负压后即可吸痰（图17－4）。

2）电动吸引器 由马达、偏心轮、气体过滤器、负压表、贮液瓶（内盛100ml消毒液)、安全瓶组成（图17－5）。安全瓶与贮液瓶通过橡胶管相互连接，安全瓶瓶塞上另一导管连接吸引器，贮液瓶瓶塞上另一导管连接吸痰管。

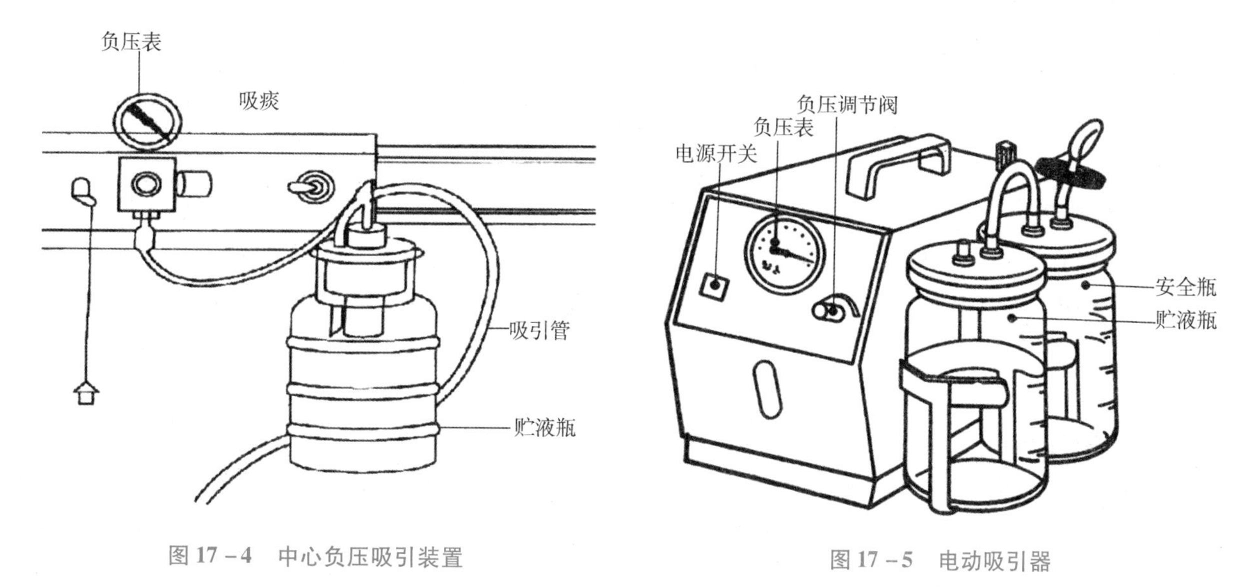

图17－4 中心负压吸引装置

图17－5 电动吸引器

（2）治疗车上层 备治疗盘内置一次性吸痰包（一次性吸痰管、无菌手套）、治疗碗2只（内盛无菌生理盐水，试吸检查吸痰管通畅和冲洗吸痰管用）、无菌弯盘（内有纱布数块、压舌板）、棉签、纸巾、手电筒、带盖无菌盒（内盛开口器、舌钳、牙垫）、浸泡瓶（内盛消毒液）、快速免洗手消毒液。

（3）治疗车下层 备医用垃圾桶、生活垃圾桶。

3. 环境准备 环境安静、光线充足、温度适宜。

4. 患者准备 清醒患者了解操作目的、注意事项、配合方法；体位舒适，情绪稳定；昏迷患者协助其头偏向一侧。

【实施】

1. 操作流程

（1）核对解释 携用物至床旁，核对床头卡及腕带信息，解释操作目的，取得患者合作。礼貌称呼患者，耐心解释。

（2）检查性能 ①电动吸引器：接通电源，打开开关，调节吸引压力（成人40.0～53.3kPa，儿童低于33.0～40.0kPa)，检查吸引器性能，关闭开关。②中心负压吸引装置：挂好贮液瓶，安装压力表，调节吸引压力，检查吸引器性能。

（3）检查准备 检查患者口、鼻腔，若有活动性义齿应取下，听诊呼吸音，必要时进行背部叩击，松懈痰液以利痰液吸出，动作轻柔，正确指导患者配合。

（4）安置体位 协助患者取舒适体位，头偏向一侧，面向护士。

（5）调节试吸 打开一次性吸痰包，右手戴手套后取出吸痰导管，与吸引器连接，打开开关，试吸生理盐水通畅。操作规范，防止感染。

（6）吸痰冲洗 左手折叠吸痰管末端，右手持吸痰管插入患者口咽部，松开吸痰管末端，向上提拉吸痰管的同时左右旋转吸痰管，吸净口咽部分泌物，退出吸痰管，吸生理盐水冲洗。更换吸痰管试吸通畅后，按上述同样方法再吸净患者气管内分泌物，每次吸引时间不可超过15秒。气管切开者，先经气管切开处吸净气管内痰液，再换管吸口腔、鼻咽处痰液。嘱患者若有不适举手示意，耐心指导患者配合。无菌操作，防止感染。

（7）用物处置　关闭开关，分离吸痰管，将吸引器（吸引瓶）上的引流管末端插入浸泡瓶内，脱下右手手套并包裹吸痰管，弃于医用垃圾桶内。

（8）观察患者　用纸巾擦净患者脸部，检查口、鼻腔有无损伤及气道是否通畅，观察呼吸、面色、心率和吸出液的色、量、性质，必要时给予患者高流量吸氧3～5分钟。动作轻稳，询问患者感受，告之吸痰效果。

（9）安置整理　取舒适体位，整理床单位，健康宣教，耐心解答患者疑问。

（10）洗手记录　洗手，取下口罩，记录吸痰时间、痰液量和性质。

2. 注意事项

（1）吸痰前，检查电动吸引器或中心负压吸引装置的性能，管道连接、负压调节是否正确。

（2）严格执行无菌操作，无菌生理盐水每次更换，吸痰管每吸一次更换1根，其他吸痰用物每天更换1次；贮液瓶内放入100ml消毒液，瓶内液体及时倾倒，不能超过2/3；贮液瓶及连接导管每天清洁消毒。

（3）吸痰动作轻柔，防止呼吸道黏膜损伤。

（4）吸痰前试吸生理盐水，确保吸痰管通畅；每次吸痰后再吸生理盐水，以及时冲洗管道，防止堵塞。

（5）每次吸痰时间不超过15秒，以免患者缺氧；若痰液较多需要再次吸引，应间隔3～5分钟。用呼吸机或缺氧严重者，吸痰前后需高流量给氧3～5分钟。

（6）痰液黏稠者，可协助其变换体位，配合叩拍胸背、雾化吸入等方式稀释痰液后再吸痰。

（7）经口腔吸痰困难者可经鼻腔吸痰，但颅底骨折患者不可经鼻腔吸痰；气管切开患者应先吸净气管切口处痰液，再吸净口腔、鼻腔分泌物。

3. 健康教育

（1）指导清醒患者吸痰时正确配合，及时、有效地清除呼吸道分泌物，确保气道通畅。

（2）向患者和家属讲解呼吸道疾病的预防保健知识。

【评价】

1. 护士操作规范、熟练，患者感觉舒适，无呼吸道黏膜损伤。

2. 患者呼吸道分泌物被及时吸出，气道通畅，呼吸功能得到改善。

3. 护患沟通有效，患者及家属对操作满意。

（三）氧气吸入法

氧气吸入法（oxygenic therapy）是指通过给氧，提高动脉血氧分压、血氧饱和度，增加动脉血氧含量，纠正各种原因导致的缺氧状态，促进组织细胞新陈代谢，维持机体生命活动的一种治疗方法。

1. 吸氧适应证　血气分析检查是用氧的指标，当患者的动脉血氧分压低于50mmHg，则应给氧。

（1）呼吸系统疾病　因呼吸系统疾病而影响肺活量者，如哮喘、支气管肺炎或气胸等。

（2）心肺功能不全　因肺部充血而致呼吸困难者，如心力衰竭时出现的呼吸困难。

（3）各种中毒引起的呼吸困难　因氧不能由毛细血管渗入组织而导致缺氧，如巴比妥药物中毒、一氧化碳中毒等。

（4）昏迷患者　如脑血管意外或颅脑损伤患者。

（5）其他　某些外科手术前后，大出血休克患者以及分娩时产程过长或胎心音不良等。

2. 缺氧分类

（1）低张性缺氧　由于吸入气体氧分压过低，外呼吸功能障碍，静脉血分流入动脉血所致。主要特点为动脉血氧分压降低，使动脉血氧含量减少，组织供氧不足。常见于高山病、慢性阻塞性肺部疾病、先天性心脏病等。

（2）血液性缺氧　由于血红蛋白数量减少或性质改变，造成血氧含量降低或血红蛋白结合的氧不易释放所致。常见于贫血、一氧化碳中毒等。

（3）循环性缺氧　由于组织血流量减少使组织供氧量减少所致。其原因为全身性循环性缺氧和局部性循环性缺氧。常见于休克、心力衰竭、栓塞等。

（4）组织性缺氧　由于组织细胞利用氧异常所致。常见于大量放射线照射、氰化物中毒等。

以上四类缺氧中，低张性缺氧疗效最好。

3. 缺氧程度的判断　判断缺氧程度时，应观察患者临床表现，分析患者动脉血氧分压（PaO_2）、血氧饱和度（SaO_2）后综合判断（表 17－6）。

表 17－6　缺氧程度判断

程度	发绀	呼吸困难	神志	PaO_2（kPa）	SaO_2
轻度	轻	不明显	清楚	＞6.67	＞80%
中度	明显	明显	烦躁	4～6.67	60%～80%
重度	显著	严重，三凹征明显	昏迷	＜4	＜60%

4. 供氧装置

（1）氧气筒及氧气表

1）氧气筒　氧气筒是一圆柱形无缝钢筒。一般容积为 40 升，筒内可容高压达 15MPa（150kg/cm^2）氧气，容纳氧气量约 6000L，氧气筒顶部有一总开关，控制氧气的进出。总开关下方侧面有一气门，可与氧气表衔接，是筒内氧气输出口。

2）氧气表　氧气表由压力表、减压器、安全阀、流量表和湿化瓶组成。

①压力表：可测知氧气筒内的压力，以 MPa（kg/cm^2）表示，压力越大表示筒内氧气越多。

②减压器：是一种弹簧自动减压装置，可将来自氧气筒内的压力减小至 0.2～0.3MPa（2～3kg/cm^2），使氧气流量平稳，保证用氧安全。

③安全阀：位于减压器的下方，当氧气流量过大、压力过高时，内部的活塞自行上推，四周小孔开放，过多的氧气由四周小孔流出，确保用氧安全。

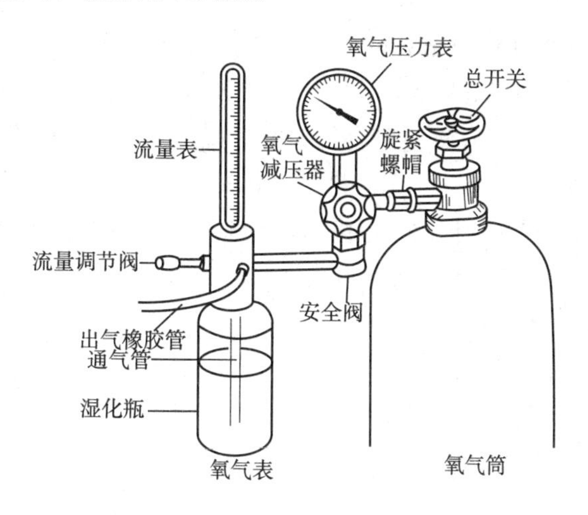

图 17－6　氧气筒及氧气表

④流量表：可测量每分钟氧气的流出量。流量表内有浮标，打开流量开关，浮标浮起，浮标上端平面所指的刻度，即为每分钟氧气的流出量。

⑤湿化瓶：内装1/3～1/2的无菌水以湿化氧气，防止干燥氧气对患者鼻、咽及呼吸道黏膜的刺激，瓶内通气管浸没水中，出气口与输氧导管相连。

3）装表方法　将氧气表装在氧气筒上，以备急用。装表时，将氧气筒置于氧气架上，打开氧气筒上总开关，放少量氧气从气门处流出后迅速关闭开关，以清洁气门，防止灰尘吹入氧气表内。将氧气表置于氧气筒气门上，稍向后倾，用手初步旋紧，再用扳手拧紧，安装好的氧气表应直立于氧气筒一侧。取下湿化瓶盛水后连接好，输氧导管连接湿化瓶上出气口。确认流量开关呈关闭状态后，打开总开关，再打开流量开关，检查氧气装置无漏气，氧气流出通畅，关闭流量开关，将氧气筒推至病室待用。

（2）中心供氧装置　医院设有氧气供应站，氧气管道通至病房、门诊、急诊的病床单位床头，床头有中心供氧出口。使用时，将流量表插入氧气出口，湿化瓶连接在流量表下方。打开流量开关，调节流量后即可使用。

5. 氧疗方法

（1）鼻导管给氧法　有单侧鼻导管给氧法和双侧鼻导管给氧法两种。①单侧鼻导管给氧法是将氧气鼻导管末端连接供氧装置上的输氧导管，另一端由一侧鼻孔经鼻腔插入至鼻咽部，以此给氧的方法。鼻导管插入的长度为患者鼻尖至耳垂长度的2/3，此给氧方法由于鼻导管插入较深，导管对局部刺激较大，患者不易耐受，并且导管易被分泌物堵塞，因此，目前临床不常用。②双侧鼻导管给氧法是将双侧鼻导管插入患者鼻孔内约1cm，导管环绕耳部后固定妥当即可，此法操作简单，患者较为舒适，容易接受，是目前常用的给氧方法之一（图17－7）。

（2）鼻塞给氧法　是将球状鼻塞塞入患者一侧鼻前庭内给氧的方法，刺激性小，患者较为舒适，两侧鼻孔可交替使用，适用于长时间用氧的患者（图17－8）。

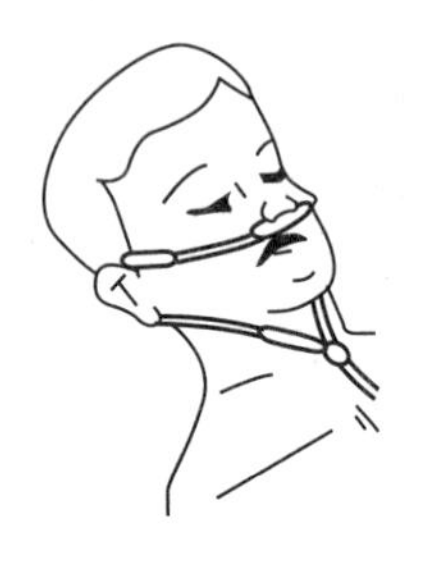

图17－7　双侧鼻导管给氧法

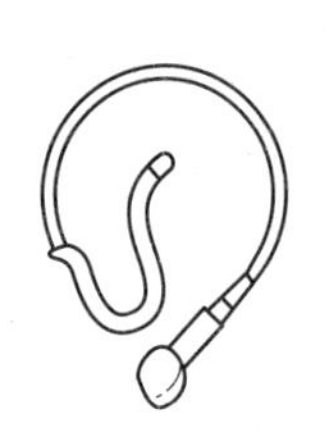
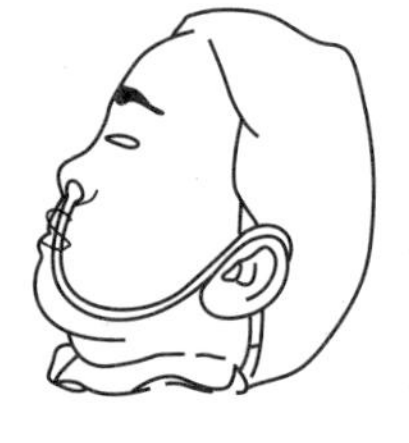

图17－8　鼻塞给氧法

（3）面罩给氧法　将给氧面罩置于患者的口鼻部供氧，氧气自面罩下端输入，患者呼出的气体从面罩两侧小孔排出（图17－9）。此法由于口、鼻部都能吸入氧气，效果较好，多用于病情较重、氧分压明显下降或张口呼吸的患者。给氧时必须要有足够的氧流量，一般调节氧流量为6～8L/min。

（4）头罩式给氧法　此法多用于小儿。是一种将患者头部置于氧气头罩里，将氧气通过导管输入头罩内供给患者氧气的方法（图17－10）。使用时头罩与患者颈部之间保持适当的空隙，防止二氧化碳潴留及重复吸入。头罩上面有多个小孔，通过调节该孔可保持罩内一定的氧浓度、温度和湿度，防止氧中毒。

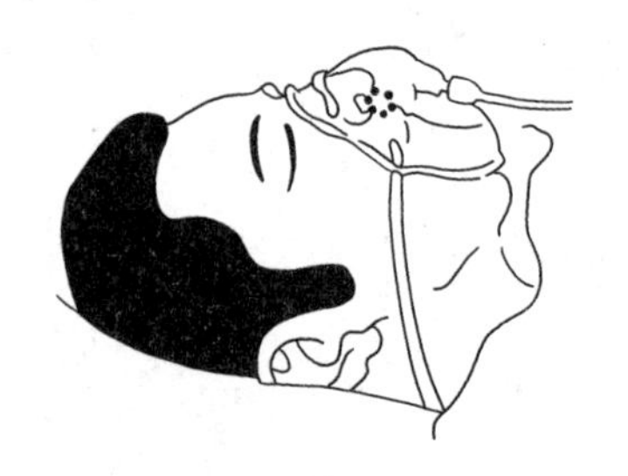

图17－9　给氧面罩

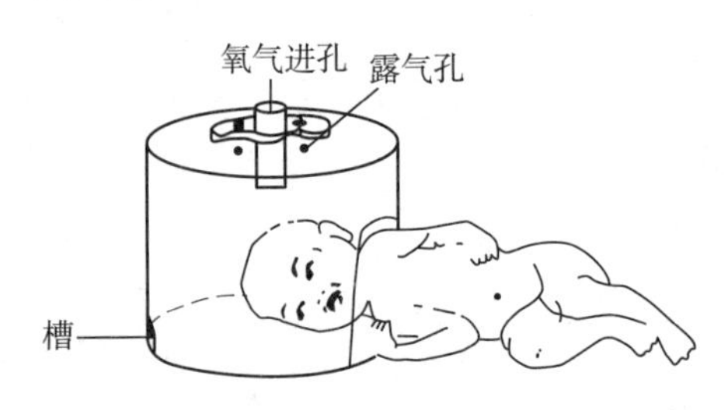

图17－10　头罩式给氧

（5）氧气枕（袋）给氧法　氧气枕是一长方形橡胶袋，袋的一角有橡胶管，上有调节器，可调节用氧流量（图17－11）。氧气枕充入氧气后，连接湿化瓶即可使用。氧气枕体积小，携带方便，多用于家庭氧疗、现场急救及患者转运途中用氧。

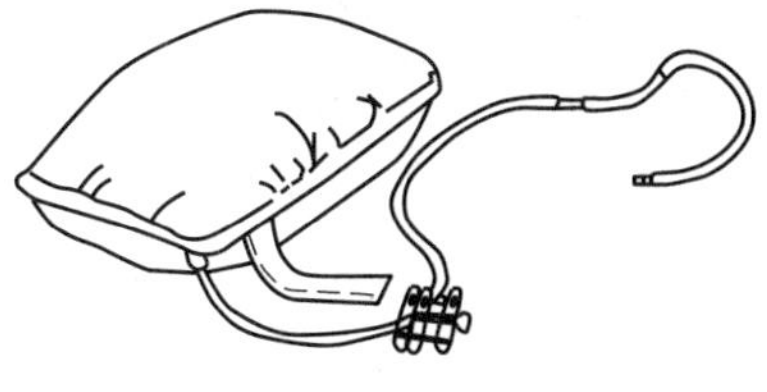

图17－11　氧气枕（袋）

【目的】

1. 纠正各种原因造成的缺氧状态，提高动脉血氧分压、血氧饱和度，增加动脉血氧含量。

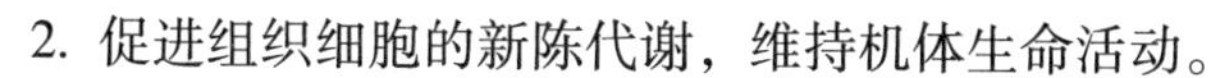

2. 促进组织细胞的新陈代谢，维持机体生命活动。

【评估】

1. 核对医嘱，查对患者身份信息，解释操作目的。

2. 评估患者病情、年龄、疾病诊断、治疗情况；心理状态、合作程度及疾病知识。

【计划】

1. 护士准备　着装整洁，洗手、戴口罩。

2. 用物准备

（1）治疗车上层　备治疗盘内备小杯（内盛冷开水）、一次性双侧给氧鼻导管（或其他给氧用具，如面罩、鼻塞）、弯盘（内盛纱布数块）、棉签、扳手。治疗盘外备用氧记录单、快速免洗手消毒液。

（2）治疗车下层　备医用垃圾桶、生活垃圾桶。

（3）氧气筒及氧气表或中心供氧装置。

3. 环境准备　安静整洁、光线充足、温湿度适宜、远离明火和热源，有安全用氧标识。

4. 患者准备　了解吸氧的目的、方法、注意事项及配合要点；体位舒适，情绪稳定，愿意配合。

【实施】

1. 操作流程　氧气吸入疗法（双侧鼻导管给氧法）。

（1）核对解释　携用物至床前，核对床头卡和患者腕带信息，解释给氧目的。礼貌称呼患者，耐心解释。

（2）清洁鼻腔　检查患者鼻腔情况，无菌棉签蘸水后清洁双侧鼻腔。动作轻柔，棉签不滴水。

（3）检查连接氧气筒　检查一次性给氧鼻导管包的有效期及包装，取出鼻导管，与湿化瓶上出气口连接。

（4）检查插管　打开流量表开关，调节氧流量，湿润鼻导管前端，检查鼻导管是否通畅。动作轻柔，询问患者固定松紧度是否合适。

（5）固定告知　将氧气导管轻轻插入患者双侧鼻腔，导管环绕患者两侧耳廓后向下固定于下颌处，调节松紧适宜，观察用氧情况，告知相关注意事项。嘱咐患者及家属勿自行调节流量，注意用氧安全。

（6）洗手记录　洗手，记录用氧时间和流量。

（7）巡视观察　患者用氧过程中，加强巡视，观察患者缺氧症状有无改善、供氧装置是否通畅、有无用氧不良反应。询问患者感受，观察缺氧症状有无改善。

（8）停用氧气　核对患者，做好解释；取下氧气导管并与湿化瓶分离，关闭流量开关，氧导管放入医疗垃圾桶。礼貌称呼患者，耐心解释，动作轻柔。

（9）清洁整理　帮助患者清洁鼻面部，整理床单位，协助患者取舒适体位。

（10）卸表处理　氧气筒：关闭总开关，放出余气，关闭流量开关，卸下氧气表。中心供氧：关闭流量开关，取下氧气表，盖好防尘帽。耐心解答患者问题。健康宣教。

（11）洗手记录　洗手，记录停氧时间及效果配合。

2. 注意事项

（1）用氧前检查供氧装置性能，是否完好，有无漏气，是否通畅。

（2）严格遵守操作规程，注意用氧安全，切实做好“四防”（防火、防油、防热、防震）。氧气筒应放于阴凉处，周围禁止烟火及易燃品，距离明火至少5m，距离暖气至少1m，以防引起燃烧或爆炸。搬运氧气筒时避免倾倒撞击，氧气表及螺旋口勿上油，也不可用带油的手装卸。

（3）使用氧气时应调节氧流量后再插管使用；停用氧气时先拔出鼻导管再关闭氧气开关；中途需调节氧流量时，先分离鼻导管与湿化瓶连接处，调节好流量后再连接上。防止开关不当，大量氧气冲入患者呼吸道而致肺部组织损伤。

（4）保持湿化瓶内有1/3～1/2无菌水，并每日更换。急性肺水肿者用20%～30%乙醇湿化氧气，乙醇有降低肺泡内泡沫表面张力的作用，使泡沫破裂、消散，有利于改善肺通气。

（5）随时观察用氧效果，持续用氧者保持给氧管道、呼吸道通畅。单侧鼻导管吸氧每日更换鼻导管2次以上，双侧鼻孔交替使用；鼻塞每日更换1次，面罩应4～8小时更换1次。湿化瓶和通气管应定期消毒。

（6）氧气筒内压力保持$5kg/cm^2$（0.5MPa）以上，筒内氧气不能用尽，以防再次充气时引起爆炸。

（7）对未用或已用空的氧气筒应分别悬挂“满”“空”的标志，已经用尽的氧气筒要及时调换，以防急救时搬运错误，影响抢救速度。

3. 用氧浓度与流量的调节

（1）用氧浓度与流量的关系　给氧浓度（%）=21+4×氧流量（L/min）

（2）氧气筒内氧气供应时间计算

氧气筒内氧气可供时间（h）=（压力表压力$5kg/cm^2$）×氧气筒容积（L）/$1kg/cm^2$×氧气流量（L/min）×60分钟

4. 氧疗监测

（1）观察缺氧症状　患者心率、呼吸、血压逐渐平稳，皮肤红润温暖，由烦躁不安变为安静，表示缺氧症状有所改善。

（2）分析实验室检查结果　主要观察氧疗后PaO_2（正常80～100mmHg）、$PaCO_2$（正常值35～45mmHg）、SaO_2（正常值95%以上）等血气分析指标，可作为氧疗监测的客观指标。

（3）确保用氧装置性能良好　使用前要检查供氧装置性能，连接正确，管道通畅无漏气。氧疗过程中要经常观察，防止给氧导管因患者翻身或其他医疗护理操作而脱落、受压、扭曲，并对患者和家属做好宣教。

（4）预防氧疗的副作用　若吸氧浓度过高，持续吸氧时间过长，可出现氧疗的副作用。

1）氧中毒　若吸氧浓度高于60%，持续时间超过24小时，可出现氧中毒。患者自感胸骨下不适、疼痛、灼热感，继而呼吸增快、恶心、呕吐、烦躁不安、进行性呼吸困难、脉搏减弱、血压下降，甚至昏迷。应避免长时间、高浓度氧疗，经常进行血气分析，注意观察氧疗效果，调整给氧浓度和流量。

2）肺不张　表现为烦躁，呼吸、心跳加快，继而呼吸困难，发绀，昏迷。主要是高浓度吸氧后，肺泡内氮气被大量置换，一旦支气管阻塞，易致肺泡塌陷，引起肺不张。应鼓励患者多咳嗽、深呼吸，经常更换体位、姿势，防止呼吸道被分泌物阻塞。

3）呼吸道分泌物干燥　氧气是一种干燥气体，吸入后可导致呼吸道黏膜干燥，分泌物黏稠，不易咳出，且可抑制呼吸道纤毛运动。因此，氧疗时应加强氧气湿化，并注意对患者进行雾化吸入，以湿化呼吸道。

4）晶状体后纤维组织增生　高浓度吸氧引起新生儿（特别是早产儿）视网膜血管收缩、视网膜纤维化，出现不可逆的失明。因此，新生儿给氧要严格控制吸氧浓度和吸氧时间。

5）呼吸抑制　见于Ⅱ型呼吸衰竭的患者，此类患者由于$PaCO_2$长期处于较高水平，呼吸中枢失去了对二氧化碳的敏感性，呼吸的调节主要依靠缺氧对周围化学感受器的刺激来维持，高浓度吸氧后，缺氧对呼吸的刺激作用解除，使呼吸中枢抑制加重，甚至导致呼吸停止。因此，此类患者应低浓度低流量持续吸氧，氧流量一般为 1～2L/min，维持 PaO_2 在 8kPa 即可。

5. 健康教育

（1）向患者及家属解释给氧治疗的目的及重要性，使其能配合操作。

（2）指导患者及家属用氧方法、注意事项，使患者及家属能理解“四防”的重要性，不在病室内抽烟、使用明火，不自行调节氧气流量。

（3）向患者及家属宣传相关疾病保健知识和有关改善呼吸的知识。

【评价】

1. 护士操作规范、熟练，患者无呼吸道黏膜损伤及其他意外发生。
2. 患者缺氧症状改善、呼吸平稳。
3. 护患沟通有效，患者配合，对操作满意。

目标检测

答案解析

一、选择题

A1/A2 型题

1. 患者，女，39 岁。因车祸急诊入院。患者意识丧失，无自主运动，压迫眼眶有躲避反应，护士判断该患者意识状态为（ ）
   A. 深昏迷　B. 谵妄　C. 昏睡　D. 嗜睡　E. 浅昏迷
2. 患者，男，20 岁。以车祸入院治疗，在用氧过程中，私自将鼻导管氧流量调至 10L/min，16 分钟后患者出现烦躁不安、急性呼吸困难等表现。该患者最可能出现了（ ）
   A. 肺水肿　B. 氧中毒　C. 肺气肿　D. 肺不张　E. 心力衰竭
3. 患者，女性，20 岁。因与朋友发生争执后口服地西泮 90 片，被家人送入院。下列错误的护理措施是（ ）
   A. 立即洗胃　B. 立即催吐　C. 监测血压　D. 0.9% 生理盐水洗胃　E. 硫酸镁导泻
4. 安装氧气表前打开总开关的目的是（ ）
   A. 清洁气门，保护氧气表　B. 测知氧气筒内氧气压力　C. 检查氧气筒内是否有氧气　D. 估计氧气筒内氧气流量　E. 了解氧气流出是否通畅
5. 患儿，男性，2 岁。因高热后惊厥父母急送医院。患儿去病房的过程中，最佳的吸氧方式是（ ）
   A. 鼻导管　B. 面罩法　C. 氧气枕　D. 鼻塞法　E. 头罩法
6. 患者，女性，81 岁。因慢性肺气肿合并脑病，肺部听诊有痰鸣音，给予持续氧气雾化吸入。巡视病房时护士发现患者出现呼吸困难、发绀，这时应采取的措施是（ ）
   A. 乙醇湿化　B. 使用呼吸兴奋剂　C. 加压吸氧

D. 吸痰　　　　　　　　E. 大流量氧气吸入

7. 关于吸痰的操作，错误的是（　）

A. 插管时，关闭负压吸引　　　　B. 插管前应检查导管是否通畅

C. 吸痰时从深部向上提拉，左右旋转　　　　D. 每次吸痰时间不超过20秒

E. 吸痰导管每次使用后更换

二、思考题

1. 患者，女性，51岁。自感胸闷不适，出现明显的呼吸困难，口唇紫绀。实验室检查：PaO_2为40mmHg。请问：

（1）患者的缺氧程度如何？

（2）如何才能缓解患者的缺氧症状？

（3）在操作过程中应注意什么？

（林晓燕）

书网融合……

本章小结

微课

题库

第十八章 临终护理

学习目标

1. 通过本章学习，重点把握临终关怀的概念；临终患者的心理反应及护理；现代死亡的判断标准；死亡过程的分期及各期的临床表现；尸体护理的操作方法及注意事项。

2. 学会为死者正确实施尸体护理，具有尊重患者，关爱和同情患者及家属的意识。

情境导入

情境描述 患者，女性，80岁。诊断为多器官功能衰竭，现患者表现为意识模糊、肌张力消失、心音低钝、血压68/40mmHg、潮式呼吸，脉搏快而弱并逐渐消失。

讨论 1. 患者处于什么状态？

2. 什么时候可以做尸体护理？如何做尸体护理？

生、老、病、死是人类发展的自然规律，完整的生命过程应该包括死亡过程。死亡是生命历程的最后阶段，是无法抗拒的，任何人都不可能逃避死亡。在护理工作中，护士既面临着新生命的到来，又面对着生命的逝去，生与死的感受使得护理工作更加艰巨和神圣。在护理临终患者时，要求护士不但应具备熟练的护理技能，而且还应树立正确的生死观和高度的职业情操，尊重患者、尊重生命的价值，富有爱心和责任心，为临终患者实施身心两方面的人性化护理，从而提高生命和生活的质量，使其安静、坦然地面对死亡，有尊严地到达人生的终点站。同时给予家属安慰和指导，使其早日释怀，得以解脱，保持身心健康。

第一节 临终关怀

PPT

临终关怀是实现人生临终健康的一种重要方式，也是医学人道主义精神的具体体现。临终关怀作为一种社会文化现象，越来越被社会认可和重视。护士应掌握相关的理论知识和技能，了解患者的身心反应，帮助临终患者减轻痛苦以提高生存质量，引导患者树立正确的死亡观，使其正确面对死亡。

一、临终关怀的概述

（一）概念

临终关怀（hospice care），又称善终服务、安宁照顾等。是向临终患者及其家属提供一种全面的照顾，包括生理、心理、社会等方面，使临终患者的生命得到尊重，症状得到控制，生命质量得到提高，家属的身心健康得到维护和增强，使患者在临终时能够无痛苦、安宁、舒适地走完人生的最后旅程。临终关怀不仅是一种服务，而且也是一门以根据临终患者的生理、心理发展特点为临终患者提供全面照料，减轻患者家属精神压力为研究对象的一门新兴学科。

（二）意义

1. 对临终患者的意义 通过对临终患者实施全面照顾，使他们的生命得到尊重，疾病症状得以控制，生命质量得到提高，使其在临终时能够无痛苦、安宁、舒适地走完人生的最后旅程。

2. 对患者家属的意义　能够减轻死者家属的精神痛苦，帮助他们接受亲人死亡的现实，顺利度过沮丧期，尽快适应亲人去世的生活，缩短悲伤过程，还可以使家属的权利和尊严得到保护，获得情感支持，保持身心健康。

3. 对医学的意义　临终关怀是以医学人道主义为出发点，以提高人的生命质量为服务宗旨的医学人道主义精神和生物－心理－社会医学模式的具体体现。作为一种新的医疗服务项目，是对现行医疗服务体系的补充。

4. 对社会的意义　临终关怀能反映人类文化的时代水平，它是非物质文化中的信仰、价值观、伦理道德、审美意识、宗教、风俗习惯、社会风气等的集中表现，从优生到优死的发展是人类文明进步的重要标志。

（三）发展史

临终关怀的概念起源于西方，Hospice 一词原意为“收容院”“救济院”的意思，中世纪西欧的修道院和济贫院内设有 Hospice，旨在为长途劳累或患病的朝圣者提供休息和照料，为濒死的患者提供关怀和照顾，使其得到最后的安宁。现代临终关怀创始于 20 世纪 60 年代，创始人桑德斯博士（Dame Cicely Saunders）于 1967 年在英国创办了世界上第一所“圣·克里斯多弗临终关怀院”（St Christopher′s Hospice），被誉为“点燃了世界临终关怀运动的灯塔”。从此以后，美国、法国、日本、加拿大、荷兰、瑞典、挪威、以色列等近百个国家相继建立了多种形式的临终关怀机构。

在中国，追溯到两千多年前，春秋战国时期已有人们对濒死者、年老者的照顾和关怀的记载；1986 年在中国香港成立了善终服务中心；1988 年 7 月，我国天津医学院成立了中国第一个临终关怀研究中心，同年 10 月在上海诞生了中国第一家临终关怀医院——南汇护理院；1992 年在北京成立了中国大陆第一所民办临终关怀医院——松堂医院；1993 年成立了“中国心理卫生协会临终关怀委员会”；1996 年创办了“临终关怀杂志”。这些都标志着我国已跻身于世界临终关怀研究与实践的行列。此后，沈阳、北京、南京、河北、西安、广州、深圳等省市相继建立了临终关怀机构。从 2001 年开始，北京、天津、上海、广州等城市的多家重点医院设立了免费宁养医疗服务机构。

二、临终关怀的内容

（一）临终患者及家属的需要

1. 临终患者的需求　包括生理、心理及社会方面的需求。

2. 临终患者家属的需求　包括家属对临终患者的治疗和护理要求、心理需求及为其提供殡丧服务等。

（二）临终患者的全面照护

临终患者的全面照护包括患者医疗护理、生活护理、心理护理，尤其应注意控制临终患者的疼痛，并给予相应的心理照护。临终关怀的核心是控制疼痛及其他主要的不适如恶心、呕吐、便秘、食欲减退、口腔炎、吞咽困难、焦虑、抑郁、意识障碍、惊厥及呼吸困难等，因为这些不适时刻困扰着患者并使他们产生不适、焦虑甚至恐惧。

（三）临终患者家属的照护

临终患者家属在面对亲人死亡时心理都是十分复杂的，应对其家属进行生死观教育，提供心理、社会支持，使家属做好心理准备，坦然面对和接受患者的死亡。

（四）临终关怀的模式

由于东西方文化的不同导致患者对死亡的态度存在着很大的差异，这种差异决定了中国的临终关怀项目应具有中国的特色。因此，探讨适合我国国情的临终关怀模式和特点，并从社会学角度寻求因地制宜地开展临终关怀工作的途径，成为临终关怀研究的重要内容之一。

素质提升

家庭－社区－医护人员模式

家庭－社区－医护人员模式提出由家庭为临终患者提供全部或部分医疗费用，创造患者满意的临终环境，家庭成员作为临终团队主要成员进行生活护理、精神抚慰及其他帮助；社区帮助组织安排志愿者组成临终团队进行资金的筹集，如单位提供医疗费用，协助落实保险金、贫困人口医疗补助金，募捐等，并监督家庭中临终关怀的实施。由社区医疗机构或医院的临终关怀中心的医务人员进行其他相关的临终关怀服务。这种模式覆盖面广，可行性和实用性最强的。在一定程度上减轻了社区在人员、技术等方面的负担。家庭－社区－医护人员模式在目前中国发展阶段较为适用，医护人员将关怀生命、维护尊严、尊重临终患者权利、满足临终患者意愿落实在临终关怀的实践中。

（五）其他

1. 研究临终关怀机构所采用的医疗体系。
2. 临终医师应遵守的医疗护理原则。
3. 临终关怀机构的管理、实施的研究与实践。
4. 临终关怀工作人员的构成与培训。
5. 临终关怀与其他学科的关系。
6. 临终关怀与社会发展的关系等。

三、临终关怀的组织形式和理念

（一）临终关怀的组织形式

1. 临终关怀专职医院　配备完善的医疗、护理设备，具有一定的娱乐设施。照护人员技术专业化、规范化、人性化、组织管理科学化，能独立为临终患者提供专业化服务。

2. 综合型医院内附设临终关怀病房　是目前最主要的临终关怀形式，是根据医院的条件，利用现有资源，组建临终关怀病房或病区，为临终患者提供医疗、护理和生活照料。如天津第二医院开设的“安宁病房”。

3. 居家照护关怀服务　根据临终患者病情，医护人员定期上门访视，为其提供医疗、护理、心理支持，生活照料等服务，使患者在人生的最后旅途依然感受着家人对他的关心和体贴，从而缓解患者生理和心理痛苦，同时也满足家属照料患者的需求，使生者无愧、无憾。

（二）临终关怀的理念

1. 以对症为主的医疗照料　临终关怀是针对处于各种疾病的末期，如晚期肿瘤，治疗不再有效，生命即将结束的患者。对这些患者不以延长其生命时间为主，而是对其提供姑息性治疗，施行全面的身心照料，控制症状，解除痛苦，获得心理、社会支持，使其得到最后的安宁。

2. 提高患者的生命（存）质量　临终关怀不是以延长患者生存时间为主，而是让临终患者在有限的生存时间里，接受关怀，有意义、有尊严的生活，以提高其生命质量为宗旨，为临终患者营造一种舒适、宁静、安详的生活氛围。临终关怀充分显示了人类对生命的热爱与尊重。

3. 尊重临终患者的尊严和权利　临终患者是临近死亡而尚未死亡的生命个体，其个人的尊严和权利仍应该受到尊重。医护人员应该维护临终患者的尊严，尊重他们的权力。不能因生命活力降低而忽视了患者的个人尊严，因身体衰弱而剥夺了患者的个人权力。应尽量满足患者的合理需求，鼓励患者参与医护方案的制定，保留患者原有的生活方式等。

4. 注重临终患者家属的心理支持　临终患者及其家属在面对死亡时心理都是十分复杂的，在全面照料临终患者的同时，也应对其家属进行生死观教育，提供心理、社会支持，帮助家属适应患者病情的变化和死亡，缩短哀伤过程，增强自我调节的能力。

四、临终患者的生理反应及护理

（一）临终患者的生理变化

1. 循环衰竭　表现为皮肤苍白、湿冷，口唇、四肢发绀，大量出汗，脉搏快而弱、不规则甚至无法测出，血压逐渐下降或测不出，心尖冲动常为最后消失。

2. 呼吸衰竭　表现为呼吸频率由快变慢，呼吸深度由深变浅，出现点头样呼吸、潮式呼吸、张口呼吸等，最终呼吸停止。由于分泌物在支气管内潴留，出现痰鸣音和鼾声呼吸。

3. 胃肠道功能紊乱　表现为呃逆、腹胀、食欲不振、便秘或腹泻、脱水、口干等。

4. 肌张力丧失　患者肛门和膀胱括约肌松弛导致大小便失禁；喉部肌肉松弛导致吞咽困难；四肢肌肉张力丧失导致肢体软弱无力，不能进行自主躯体活动，无法维持良好舒适的功能体位；出现希氏面容（面肌消瘦、面部呈铅灰色、眼眶凹陷、双眼半睁半滞、下颌下垂、嘴微张）。

5. 感知觉、意识改变　病变未累及中枢神经系统时，患者直至死亡神志尚可清醒；若病变累及脑部，可表现为嗜睡、意识模糊、谵妄、昏睡或昏迷等。视觉功能逐渐减退，由仅能看近物发展到只有光感，最后视力丧失。听觉常是人体最后消失的一种感觉。

6. 疼痛　表现为烦躁不安，血压及心率改变，呼吸变快或减慢，瞳孔放大，不寻常的姿势，疼痛面容（五官扭曲、眉头紧锁、眼睛睁大或紧闭、双眼无神、咬牙）。

7. 临近死亡的特征　各种反射逐渐消失，肌张力减退、丧失，脉搏快而弱，血压降低，呼吸急促、困难、出现潮式呼吸，皮肤湿冷。通常呼吸先停止，随后心跳停止。

（二）常见护理问题

1. 排便失禁　与肛门括约肌松弛有关。

2. 尿失禁　与膀胱括约肌张力降低有关。

3. 活动无耐力　与肌肉张力降低、体力丧失、疼痛有关。

4. 皮肤完整性受损　与大小便失禁、无法自行改变体位、循环不良、营养缺乏有关。

5. 营养失调（低于机体需要量）　与吞咽困难、食欲不振、肠蠕动缓慢有关。

6. 体液不足　与液体摄入量减少有关。

7. 清理呼吸道无效　与咳嗽无力、呼吸道分泌物增多有关。

8. 自理能力缺陷　与体力下降、疲劳有关。

9. 感知改变　与濒死过程有关。

10. 疼痛　与疾病性质有关。

11. 有误吸的危险　与意识障碍、吞咽困难、喉部肌肉松弛有关。

（三）护理目标

1. 患者临终期间生理需要基本得到满足。

2. 患者在临终期间的症状得到控制、疼痛减轻，平静、安详、舒适地度过人生的最后阶段。

（四）临终患者的身体护理

1. 促进患者舒适

（1）可以按照患者要求在房间内适当放置一些绿色植物和鲜花，摆放一些装饰物品，如装饰画、照片、慰问卡、宗教物件等，摆在患者看得见的地方，增加病房中的温馨气氛，减轻患者焦虑、绝望的情绪。

（2）重视皮肤护理，严防压疮发生。大、小便失禁者，注意保持局部皮肤的干燥、清洁，必要时留置导尿管，大量出汗者，应勤擦洗、勤更换衣裤，床单位应清洁、平整、干燥、无碎屑。

（3）加强口腔护理，晨起、睡前、餐后协助患者漱口，口唇干裂者可抹唇膏或液状石蜡，也可间断喂水，还可用湿棉签湿润或在唇上覆盖湿纱布。有溃疡或真菌及细菌感染者可酌情涂药，选用相应的漱口液漱口。

（4）保持舒适、良好的体位，定时翻身。

2. 增进食欲，加强营养

（1）了解患者饮食习惯，最大限度的满足其饮食要求。同时给予恶心、呕吐等原因的解释，从而减轻焦虑，获得心理支持。食物应色、香、味俱全，增进食欲，少食多餐，以缓解恶心症状。

（2）给予热量足够、营养均衡的流质或半流质饮食，便于患者吞咽。必要时采用鼻饲法或完全胃肠外营养（TPN），保证患者营养供给。

（3）加强监测，观察患者电解质指标及营养状况。

3. 改善血液循环

（1）观察体温、脉搏、血压、四肢末梢血液循环情况以及皮肤色泽和温、湿度等。

（2）患者四肢冰冷不适时，应加强保暖，必要时给予热水袋，并保持皮肤清洁、干燥。

4. 改善呼吸功能

（1）保持室内空气新鲜，温、湿度适宜，定时通风换气。

（2）神志清醒者，采用半卧位，扩大胸腔容量，减少回心血量，改善呼吸困难。

（3）昏迷者，头偏向一侧，防止呼吸道分泌物误入气管，引起肺部并发症或窒息。呼吸道分泌物较多或黏稠者，应给予患者翻身、拍背或雾化吸入等措施促进排痰。必要时给予吸痰，保持呼吸道通畅。

（4）呼吸困难者，给予吸氧，改善缺氧状态。

5. 减轻感、知觉改变的影响

（1）及时用湿纱布拭去眼部分泌物，若患者眼睑不能闭合，可涂金霉素、红霉素眼膏或覆盖凡士林纱布，以保护角膜，防治角膜干燥发生溃疡或结膜炎。

（2）听觉常是人体最后消失的感觉，护理中应避免在患者周围窃窃私语，以免增加患者的焦虑。

（3）可采用触摸患者的非语言交流方式，配合柔软温和的语调、清晰的语言进行交谈，使临终患者感到即使在生命的最后时刻，也同样受到人们的关爱，并不是孤独面对死亡。

6. 减轻疼痛

（1）晚期癌症患者常伴有疼痛，护理中应注意观察疼痛的性质、部位、程度及持续时间。指导和协助患者选择减轻疼痛的最有效的方法。

（2）给予药物镇痛后注意观察用药后的反应，把握好用药的阶段、时间，选择恰当的剂量和给药方式，达到控制疼痛的目的。

(3) 也可采用其他镇痛方法，如松弛术、音乐疗法、外周神经阻断术、针灸疗法、生物反馈法等。

(4) 护理人员应同情、安慰、鼓励患者，多与患者交谈，稳定患者情绪，并适当引导分散患者注意力，从而减轻患者疼痛。

五、临终患者的心理反应及护理 微课

(一) 护理评估

个体接近死亡时，其心理反应是十分复杂的。美国精神病学家通过观察400位临终患者，提出临终患者的心理反应可分为五期，即否认期、愤怒期、协议期、忧郁期和接受期。这五个心理反应期因人而异，有的可以重合，有的可以提前，有的可以推后，有的可以始终停留在否认期。

1. 否认期（denial） 当患者得知自己病重将面临死亡时，其心理反应是“不，这不会是我，那不是真的!”以此极力否认、拒绝接受事实，他们怀着侥幸的心理四处求医，希望是误诊，无法接受任何对病情的解释和说明。几乎所有患绝症的患者都会出现否认心理。这段时间的长短因人而异，大部分患者能很快停止否认，而有些人会持续到死亡。

2. 愤怒期（anger） 当否认无法再继续下去，患者常表现为生气与激怒，产生“为什么是我，这不公平”的心理，患者变得难以接近或不配合，往往将愤怒的情绪向身边的人发泄。患者会经常斥责医护人员和家属，或者对医院的制度、治疗等方面表示不满，以发泄内心的苦闷与无奈。

3. 协议期（bargaining） 愤怒的心理逐渐消失，患者逐渐接受临终的事实。此期患者为了尽量延长生命，言行举止都变得友善，甚至会做出许多承诺作为交换条件，希望对自己的病情有所帮助，并且能很好地配合治疗。

4. 忧郁期（depression） 随着病情的日益加重，患者真切地感到自己正接近死亡，任何努力都无济于事。因此，他不得不承认这一事实“好吧，那就是我”，表现出明显的忧郁、悲伤、退缩、情绪低落、沉默、哭泣等反应，要求与亲朋好友见面，希望有他喜爱的人陪伴照顾。

5. 接受期（acceptance） 这是临终的最后阶段，在一切的努力、挣扎之后，变得平静、安详，身心均极度疲劳、衰弱，静静地等待死亡的来临，喜欢独处，有的则进入嗜睡状态。

(二) 常见护理问题

1. 恐惧 与疼痛、身体衰竭、死亡的威胁有关。

2. 焦虑 与预感到的死亡威胁及与亲人的永久离别有关。

(三) 护理目标

1. 患者的恐惧、焦虑情绪有所减轻。

2. 患者逐渐接受事实，配合治疗，无意外发生。

(四) 护理措施

1. 否认期护理 护理人员不要急于揭穿患者的心理防卫，让其有较多的时间调整自己、接受事实。根据患者对病情的认识情况，进行沟通，在交谈中因势利导、循循善诱，使其建立正确的生死观，并注意医护人员及家属对病情言语的一致性，言行举止要体现真诚、关爱、理解和尊重。

2. 愤怒期护理 护理人员应多理解、多包容患者的言行，提供一定的时间和空间让患者进行情感的合理宣泄，对其健康也是有帮助的。当有破坏性行为时，护理人员应加强安抚和疏导，必要时采取制止措施，防止意外事件的发生。

3. 协议期护理 此期的心理反应对患者是有利的，护理人员应加强对患者的照护，鼓励其表达出

内心的感受，尽量满足患者提出的各种需求，减轻痛苦，控制症状。

4. 忧郁期护理　护理人员应多给予同情和照顾，经常陪伴患者，允许患者用不同方式宣泄情感，表达忧伤，尽量满足患者的合理需求，注意预防自杀。同时动员亲朋好友多探望患者，给予精神支持，让其感到自己依然被关爱，生活在温暖中，忘记孤独和烦恼，保持较好的心境。

5. 接受期护理　护理人员应继续尊重、关心、支持患者，不要强迫与其交谈。为其创造一个安静、清洁、舒适、明亮、单独的环境，减少外界干扰。尽量帮助患者了却未尽的心愿，加强生活护理，让其安详、平静地告别人世。

六、临终患者家属的护理

（一）护理评估

患者的临终过程也是其家属心理应激的过程。家属在感情上难以接受即将失去亲人的现实，在行动上四处求医以望奇迹出现，延长亲人的生命。当看到亲人死亡不可避免时，他们的心情十分沉重、苦恼、烦躁不安。临终患者家庭可出现以下改变。

1. 个人目标的改变　一人生病，牵动全家，尤其是高额的治疗费用，更会造成经济条件的改变、平静生活的失衡、精神支柱的倒塌，家庭成员不得不放弃或改变自己既定的人生目标，如升学、就业、结婚、出国等。

2. 家庭角色的调整与适应　临终患者在家庭中角色缺如，家庭必须重新调整有关成员的角色，如慈母兼严父、长姐如母、长兄如父，保持家庭的稳定。

3. 压力增加，社会互动减少　照料临终患者期间，家属因精力、体力、财力的消耗而感到心力交瘁，可能对患者产生欲其生又欲其死的矛盾心理，这也常引起家属的内疚与罪恶感。由于东西方文化的差异，我们倾向于向患者隐瞒病情。因此，家属不得不压抑自我的哀伤。家属长期照料患者，与亲友、同学、朋友间的社会互动减少，内心的苦恼无处宣泄，这些都加重了家属的身心压力。

（二）常见护理问题

1. 焦虑　与亲人面临死亡的威胁有关。

2. 家庭应对无效（妥协性）　与面对濒死的亲人有关。

（三）护理目标

1. 家属能逐渐正确认识临终患者不同阶段的生理和心理反应，并能进行适当的调节和适应。

2. 家属对护理工作感到满意和精神宽慰。

（四）护理措施

1. 满足家属照顾患者的需要　1986 年费尔斯特和霍克提出临终患者家属的七大需要。

（1）了解患者病情、照顾等相关问题的发展。

（2）了解临终关怀医疗小组中哪些人会照顾患者。

（3）参与患者的日常照顾。

（4）知道患者受到临终关怀医疗小组良好照顾。

（5）被关怀与支持。

（6）了解患者死亡后相关事宜。

（7）了解有关资源经济补助、社会资源、义工团体等。

2. 指导家属照护患者　家属在照护亲人的过程中获得心理慰藉，也可减轻患者的孤独无助感。在病情允许的情况下，安排家庭活动，以增进患者的心理调适能力，保持家庭完整性，与亲人共享天伦之乐。

3. 鼓励家属表达感情 护理人员要积极与家属沟通，建立良好信任关系，鼓励其表达内心情感，理解、同情他们，耐心倾听他们内心感受，使他们的痛苦体验得到缓解与释放。

4. 满足家属的身心需求 多关心体贴家属，帮助其安排陪伴期间的生活，调动患者的支持系统，关心家属，尽量为他们解决实际困难。同时教会家属一些减轻心理压力的自我疏导方法，如松弛术、气功、饮食调理等。

第二节 濒死与死亡

PPT

一、濒死及死亡的定义

（一）濒死

濒死（dying）即临终。是生命活动的最后阶段。指患者已接受治疗性和姑息性的治疗，虽然意识清楚，但病情加速恶化，各种迹象显示生命即将终结。临终的时限可长可短，目前世界上尚无统一的界定标准，各个国家都有自己的观点。

1. 美国将临终定义为患者已无治疗意义，估计只能存活 6 个月。
2. 日本以患者只有 2 ~ 6 个月存活时间为临终阶段。
3. 英国以患者存活期 1 年或不到 1 年为临终期。
4. 其他不少国家倾向于以垂危患者住院治疗至死亡，平均 17.5 天为标准。
5. 我国学者提出当患者处于疾病末期，死亡在短期内（估计存活时间为 2 ~ 3 个月）不可避免地要发生时即属于临终阶段，并指出对晚期癌症患者，只要出现生命体征和代谢方面的紊乱即可开始实施临终护理。

（二）死亡

死亡（death）是个体生命活动和新陈代谢永久性的终止。美国《布莱克法律辞典》（1951）定义死亡为："生命之终结，人之不存在；即自医生确定血液循环全部停止以及由此导致的呼吸、脉搏等生命活动终止之时。"

二、死亡的诊断标准

随着医学科学的发展和进步，尤其是器官移植和复苏术的广泛应用，传统的死亡标准（呼吸、心跳停止），已不再构成对人整体死亡的威胁。心肺功能停止的患者，可以借助药物、机器和器官移植来维持生命，只要大脑功能保持完整，一切生命活动都有可能恢复。因此，医学界人士提出新的比较客观的标准，即脑死亡标准。

脑死亡（brain death），即全脑死亡，包括大脑、中脑、小脑和脑干的不可逆死亡。不可逆的脑死亡是生命活动结束的象征，其诊断基本沿用 1968 年美国哈佛大学在世界第 22 次医学会上提出的脑死亡标准。

1. 对刺激无感受性及反应性。
2. 无运动、无呼吸。
3. 无反射。
4. 脑电波平坦。

凡符合上述标准并在24小时内反复复查无改变，并排除体温过低（低于32℃）及中枢神经系统抑制剂的影响，即可做出脑死亡的诊断。脑死亡诊断标准的确立具有非常重要的意义：①减少医疗资源的浪费。②为器官移植开辟广泛的前景。③减轻了患者家属等待无望的痛苦，让患者“死”得有尊严，能促使人们对生存质量的探寻。④死亡还是个法律概念，科学、准确地判断一个人的死亡时间，在司法工作中具有重要的意义。

三、死亡过程的分期

死亡并不是骤然发生的，而是一个连续进展的过程，是一个从量变到质变的过程。一般将死亡分为濒死期、临床死亡期和生物学死亡期三个时期。

（一）濒死期

濒死期（agonal stage），又称临终状态。此期机体各系统的功能出现严重障碍，中枢神经系统脑干以上部位的功能丧失或深度抑制，患者表现出神志不清、循环衰竭、呼吸衰竭、代谢紊乱、各种反应迟钝、肌张力减弱或丧失等。濒死期持续时间的长短可因患者机体状况及死亡原因而异，年轻强壮者及慢性病患者较年老体弱者及急性病患者濒死期长；猝死、严重颅脑损伤者可不经此期直接进入临床死亡期。濒死期生命处于可逆阶段，若得到积极有效的救治，生命可复苏，反之，则进入临床死亡期。

（二）临床死亡期

临床死亡期（clinical death stage），又称个体死亡或躯体死亡，此期中枢神经系统的抑制过程已由大脑皮质扩散到皮质下部分，延髓处于极度抑制状态，患者表现为心跳、呼吸完全停止，瞳孔散大，各种反射消失。但各种组织细胞仍有微弱而短暂的代谢活动。此期一般持续5～6分钟，超过这个时间，大脑将发生不可逆的变化。但在低温条件，尤其是头部降温，脑细胞耗氧量降低时，临床死亡期可延长达1小时或更久。临床上失血、窒息、触电等致死患者，及时采取积极有效的急救措施仍有复苏的可能。因为，此期重要器官的代谢过程尚未停止。

（三）生物学死亡期

生物学死亡期（biological death stage）是死亡过程的最后阶段，又称全脑死亡、细胞死亡或分子死亡。从大脑皮质开始，整个神经系统以及各器官的新陈代谢相继停止，无任何复苏希望。随着生物学死亡期的进展，相继出现早期尸体现象（尸冷、尸斑、尸僵）和晚期尸体现象（尸体腐败）。

1. 尸冷 是最先发生的尸体现象，死亡后机体内产热停止而散热仍然继续，尸体温度逐渐降低，称尸冷。死亡后尸体温度的下降有一定的规律，一般死亡后10小时内尸温下降速度约为每小时1℃，10小时后为每小时0.5℃，24小时左右，尸温降至与环境温度相同。测量尸温常以直肠温度为准，对估计死亡时间有一定参考价值。

2. 尸斑 死亡后血液循环停止，由于地心引力的作用，血液向身体的最低部位坠积，透过皮肤呈现条纹或暗红色斑块，称尸斑。尸斑的出现时间是死亡后2～4小时，故若患者死亡时为侧卧或俯卧，则应将其转为仰卧位。尸体护理时，应注意头下置枕，以防面部淤血青紫。

3. 尸僵 尸体肌肉僵硬，并使关节固定，称为尸僵。形成机制主要是死亡后肌肉中三磷酸腺苷酶（ATP酶）分解而不能再合成，导致肌肉收缩、关节固定，尸体变硬。一般在死亡后1～3小时先从小块肌肉开始，如由咬肌、颈肌开始，向下至躯干、上肢和下肢。4～6小时扩展到全身，12～16小时发展至高峰，24小时后尸僵开始减弱，肌肉逐渐变软，称为尸僵缓解。

4. 尸体腐败 是最常见的晚期尸体现象。死后机体组织的蛋白质、脂肪和碳水化合物在腐败细菌作用下分解的过程称为尸体腐败。一般在死亡24小时后出现，并与环境温度有关，表现为尸臭、尸绿等。尸臭是肠道内有机物分解，产生以硫化氢和氨为主的腐败气体，从口腔、鼻腔、肛门逸出。尸绿是死后 24 ~48 小时，腐败气体与血红蛋白及其衍生物结合成硫化血红蛋白，或与血液中的游离铁结合成硫化铁，透过皮肤呈绿色，死后一般先出现在右下腹，逐渐扩展到全腹，最后波及全身。

PPT

第三节　死亡后护理

死亡后护理包括死亡者的尸体护理和死者家属的护理。尸体护理是对临终患者实施整体护理的最后步骤，也是临终关怀的重要内容之一，是对死者生前良好护理的继续，不仅是对死者人格的尊重，而且也是对家属心灵的安慰，体现人道主义精神和崇高的护理职业道德。尸体护理应在确认患者死亡，医生开出死亡诊断书后尽快进行，以防尸体僵硬，同时也避免死者对其他患者产生不良的影响。护理人员应以严肃认真的态度做好尸体护理工作，尊重患者的遗愿，满足家属的合理要求。护理人员对死者家属应给予情绪上的支持和心理疏导，缓解其身心的痛苦，使其早日从悲痛中解脱出来。

一、尸体护理

【目的】

1. 保持尸体整洁，表情安详，姿势良好，易于辨别。
2. 避免体液外流及疾病的传播。
3. 安慰家属，减轻哀痛。

【评估】

1. 核对医嘱，医生确定患者死亡，开具死亡医嘱或死亡诊断书。
2. 死者生前的诊断、治疗、抢救过程、死亡原因及时间；尸体清洁程度、有无伤口、引流管及医疗器械等；家属的心理状况及对患者死亡的态度。

【计划】

1. 护士准备　着装整齐，表情严肃，洗手，戴口罩、手套，熟练掌握尸体护理操作程序。

2. 用物准备

（1）治疗车上层　备清洁衣裤、尸单、血管钳、不脱脂棉球、剪刀、尸体识别卡 3 张（表 18 -1）、梳子、松节油、绷带、敷料、擦洗用具、手消毒液。必要时备隔离衣。

（2）治疗车下层　备锐器盒、医用垃圾桶、生活垃圾桶、污水桶。

3. 环境准备　保持安静、肃穆，拉上床帘。

4. 死者及家属准备　停止死者的一切治疗和护理。劝慰家属暂离开病房。

表 18 -1　尸体识别卡

姓名＿＿＿＿＿住院号＿＿＿＿＿年龄＿＿＿＿＿性别＿＿＿＿＿
病室＿＿＿＿＿床号＿＿＿＿＿籍贯＿＿＿＿＿诊断＿＿＿＿＿
住址＿＿＿＿＿＿＿＿＿＿＿＿＿＿＿＿＿＿＿＿
死亡时间＿＿＿＿　＿＿＿＿年＿＿＿月＿＿＿日＿＿＿时＿＿＿分
＿＿＿＿＿医院　护士签名＿＿＿＿＿

【实施】

1. 操作方法

（1）准备物品　洗手、戴口罩，填写尸体识别卡，备齐用物携至床边，必要时拉上床帘遮挡。物品要齐全，注意维护死者隐私，减少对其他患者的影响。

（2）劝慰家属 劝慰家属节哀保重，请家属暂离病房。若家属不在医院，应尽快通知死者亲属来医院。

（3）撤除用物 撤去一切治疗用物，去除尸体身上的各种导管（如输液管、氧气管、导尿管、气管套管或插管等），移除呼吸机、除颤器等抢救仪器。便于尸体护理，防止受压、皮肤破损。

（4）安置体位 将床放平，使尸体仰卧，头下置一枕头，双臂放于身体两侧，留一大单遮盖尸体。防止面部淤血变色，保护死者隐私。

（5）清洗脸部 洗脸，有义齿者为其装上，闭合口眼。若眼睑不能闭合，可用毛巾湿敷或在上眼睑下垫少许棉花，使上眼睑下垂闭合；若嘴不能闭合，轻揉下颌或用绷带托住。梳理头发。

（6）填塞孔道 用血管钳将棉花填塞口、鼻、耳、阴道及肛门等孔道，防止体液外溢，棉花勿外露。

（7）清洁身体 脱去衣裤，依次洗净上肢、胸、腹、背、臀、下肢。若有胶布痕迹用松节油擦净；有创口者应更换敷料；有引流管者应拔出后并缝合创口或用蝶形胶布封闭，再用纱布盖上包扎。

（8）更衣包裹 为死者穿上衣裤，将第一张尸体识别卡系在尸体右手腕部，用尸单包裹尸体，在胸部、腰部、踝部用绷带固定，将第二张尸体识别卡系在尸体腰前的尸单上，也可将尸体放入尸袋里。

（9）运送尸体 盖上大单，将尸体送至太平间，置于停尸屉内，置第三张识别卡于停尸屉外。

（10）终末处理 处理床单位及各种用物。

（11）洗手记录 洗手，填写死亡通知单，完成各项记录，在体温单上记录死亡时间，注销各种执行单（治疗、药物、饮食卡等），整理病历、归档，办理结账。

（12）交接遗物 清点遗物交给家属。非传染病患者按一般出院患者处理，传染病患者按传染病患者终末消毒处理。

2. 注意事项

（1）患者经过抢救无效，由医生开出死亡医嘱，方能进行尸体护理。

（2）态度要严肃认真，一丝不苟，注意维护死者的隐私，避免影响其他患者。

（3）尸体识别卡放置正确，便于识别。

（4）清点遗物交给家属，若家属不在，应由2名护士共同清点，将贵重物品列出清单，2人签全名后交护士长保存，以便交还死者家属或工作单位。

（5）床单元处理 非传染病患者按一般出院患者方法处理，传染病患者按传染病患者终末消毒方法处理。

【评价】

1. 尸体整洁，表情安详，姿势良好，易于辨别。

2. 对死者家属进行有效的劝慰，减轻家属的哀痛。

二、丧亲者的护理

丧亲者即死者家属，主要指失去父母、配偶、子女者。死亡对患者来讲是痛苦的结束，对亲属来说是悲哀的延续，是一个重大的生活事件。在霍姆斯（Holmes）和拉赫（Rahe）编制的“社会再适应评定量表（SRRS）”中，按照生活改变单位（LCU）排列出重大生活事件，其中丧偶高达100LCU，是最强的应激事件，直接影响丧亲者的身心健康。因此，护理人员应理解和帮助他们，尽力做好家属的护理工作。

（一）丧亲者的心理反应

美国社会学家帕克斯提出，悲伤的过程可分成不同的阶段并且是循序进展的，而每个阶段的转换是逐渐推进的，中间并无明显界限。他将失去亲人的临终患者家属所产生的悲伤反应分成四阶段。

1. 麻木震惊阶段　丧失亲人的第一个反应是麻木和震惊，特别是突然或意料外的亲友死亡。产生这种反应的人，可能会发呆几分钟、几小时或者几天，而不能发泄自己的悲伤。

2. 渴望阶段　麻木之后的反应是悲伤，渴望和思念已逝去的亲人，希望死去的人能够回来。反复回忆死者在世时的情形，检视自己以往对死者的过错。有时，临终患者家属会强烈感觉死者的存在，看到影子或听到声音，就以为死者已经回来。

3. 颓丧阶段　寻求死者复生的努力失败，临终患者家属开始接受这个永久的事实，痛苦的程度和次数随着时间渐渐削减，但人会变得颓丧，感到人生的空虚及平淡，对一切事物不感兴趣。

4. 复原阶段　随着时间的流逝，家属逐渐接受现实，悲痛渐渐地减弱，并且开始探索他可以面对的世界。意识到只有放弃不现实的希望，放弃原有的“自我”，重新建立起一种新的生活取向，才能有新的开始，才能恢复正常生活。

据帕克斯的观察，临终患者家属经历上述四个阶段，大约需要一年的时间，有时候临终患者家属在许多年之后，会偶然触景生情，思念失去的亲人，这种思念会成为临终患者家属新生活的一个组成部分。

（二）影响丧亲者调适的因素

1. 对死者的依赖程度　家属对死者经济上、情感上、生活上依赖性越强，面对患者死亡后的调适越困难。常见于配偶关系。

2. 病程的长短　急性死亡病例，由于家人对突发事件毫无思想准备，易产生自责、内疚心理；慢性死亡病例，家人已有心理准备，则较能调适。

3. 死者的年龄　死者若为高龄年长死亡，一般会认为是自然规律，民间称之为“老喜丧”。对这样的死者，亲人的悲痛时间较短，悲伤的程度也较轻。死者若为中壮年或青少年，“白发人送黑发人”历来是最悲哀的事情，那么死者的配偶、父母或其他亲友自然会悲痛欲绝。

4. 家属的支持系统　家属存在其他支持系统，且能提供支持援助，则较易度过哀伤期。

5. 失去亲人后的生活改变　失去亲人后的生活改变越大、越难调适，如中年丧夫、老年丧子。

（三）丧亲者的护理

1. 做好尸体护理　体现了对生者的抚慰，对死者的尊重。

2. 陪伴鼓励家属　死亡是患者痛苦的结束，而对丧亲者则是悲哀的高峰，必将影响其身心健康和生存质量，护理人员对家属关怀的方法是陪伴、鼓励及认真倾听，诱导他们把痛苦的感情全部宣泄出来，再做出全面评估，针对不同的心理反应制定护理措施。

3. 加强心理疏导　根据丧亲者不同的心理问题采取心理疏导，协助其表达内心痛苦、悲伤、愤怒、罪恶等各种情绪，疏导过程中尊重家属的宗教信仰及文化差异。护理人员可采用移情与解释相结合的方式使家属能正视现实，正确认识疾病及其他问题，从而平衡自己的心理状态。

4. 提供生活指导　护理人员深入了解家属的实际困难，根据具体情况对不同对象予以指导，如经济问题、家庭组合、社会支持系统等，使丧亲者感受人世间的温暖。

5. 追踪随访家属　对死者家属进行追踪式服务和照护，可通过信件、电话、访视形式开展随访工作。鼓励家属参加社会活动，建立新的生活方式。

目标检测

答案解析

一、选择题

A1/A2 型题

1. 脑死亡的判断标准不包括（ ）
   A. 不可逆的深昏迷　B. 深反射消失　C. 自发呼吸停止　D. 脑干反射消失　E. 脑电波消失
2. 临终患者最后消失的感觉是（ ）
   A. 听觉　B. 视觉　C. 味觉　D. 触觉　E. 嗅觉
3. 最先发生的尸体现象是（ ）
   A. 尸斑　B. 尸僵　C. 尸冷　D. 尸体腐败　E. 尸臭
4. 尸体护理时头部垫枕头的主要目的是（ ）
   A. 安慰家属　B. 保持舒适　C. 防止面部淤血　D. 保持姿势　E. 便于辨认
5. 患者，男性，晚期肝癌治疗效果不佳，肝区剧烈疼痛，腹水伴呼吸困难，患者经常生气、愤怒、抱怨医护人员，并与家属争吵。此心理反应属于（ ）
   A. 忧郁期　B. 愤怒期　C. 否认期　D. 接受期　E. 协议期
6. 某患者因抢救无效死亡。护士为其进行尸体护理的依据是（ ）
   A. 呼吸、心跳停止　B. 各种反射消失　C. 心电波平直　D. 脑死亡　E. 医生做出死亡诊断后
7. 某护士为患者进行尸体护理时，发现死者有活动义齿。其正确的处理是（ ）
   A. 取下义齿丢弃　B. 将义齿装入死者口中　C. 取下义齿浸泡在冷水中　D. 取下交回死者家属　E. 取下义齿，在死者口中填塞棉花

二、思考题

患者，男性，50 岁。体检时 B 超发现肝脏有 8cm × 7cm 包块，初步诊断为原发性肝癌。患者自我感觉身体状况良好，对检查结果不相信，并到其他医院反复检查。

请问：

1. 该患者此时的心理反应属于哪个阶段？
2. 请阐述患者此阶段患者的心理反应特点。
3. 请列举患者此阶段患者的主要护理措施。

（黄思琪）

书网融合……

本章小结

微课

题库

第十九章 出院护理

学习目标

1. 通过本章学习，重点把握患者出院前、出院中及出院后的护理。
2. 学会终末处理方法，能娴熟操作、关心爱护患者、维护患者的尊严。

情境导入

情境描述 患者，女性，58 岁。胃大部切除术后 2 周，患者恢复良好，医生医嘱出院。

讨论 1. 患者出院前，护士应为其提供哪些护理服务？

2. 患者出院后，护士应完成哪些护理工作？

出院护理（discharge nursing）是指患者经过住院期间的治疗和护理后，病情好转、稳定、痊愈可以出院或因病情需要转院，或不愿接受医生的建议而自动离院时，护士应对其进行一系列的出院护理工作。

第一节 患者出院护理

PPT

医生评估患者病情后，确定出院日期，开具出院医嘱，护士根据出院医嘱为患者办理出院手续。

医务人员要做好对患者的出院指导；协助其尽快适应原来的生活和工作，并能遵照医嘱继续接受治疗或定期复诊；指导患者办理出院手续；对患者居住的病室及使用的用物进行终末处理。 微课

一、出院前护理

通知患者及家属。护士根据医生开具的医嘱，提前通知患者及家属，帮助其做好出院的准备。如患者疾病尚未痊愈，但因个人原因等仍要求出院时，需要填写“自动出院”字据，由医生开具“自动出院”的医嘱。如患者病情需要转往其他医院进行治疗时，需要医生开具出院医嘱，需要告知患者及家属进行转院。

二、出院中护理

（一）填写出院通知单

协助患者及家属到住院处办理出院手续，结算住院费用。

（二）用药指导

如患者出院后仍需继续服药，应凭医嘱处方到药房领取药物交予患者及家属，并给予用药指导。

（三）填写患者出院护理评估单

出院前，护士应对患者身心状况进行评估，及时填写出院护理评估单，以便根据患者康复情况提供适合的健康教育。

（四）健康教育

根据患者的康复情况为其进行健康教育，给予适当的休息、饮食、卫生清洁、用药治疗、功能锻炼和定期复查等注意事项，提高患者的自我护理能力。

（五）征求意见

患者离院时，征求患者及家属对医疗、护理工作的意见，以便不断提高医院的整体医疗水平及护理质量。

（六）护送患者出院

协助患者及家属办理出院手续，护士收到出院证后，应协助患者及家属整理用物，归还寄存物品。根据患者情况，选择步行或采用轮椅、平车护送患者出院。

三、出院后护理

（一）有关文件处理

1. 停止一切医嘱　用红笔在各种执行单上填写“出院”，撤去诊断卡、床头（尾）卡，填写出院登记本。

2. 填写出院时间　在体温单上 40 ~42℃之间用红笔书写出院时间。

3. 病案归档　按照出院顺序排列整理病历，交病案室保管。出院病案排列顺序为住院病历首页、住院证、出院或死亡记录、入院记录、病史及体格检查、病程记录、会诊记录、各种检验和检验报告单、知情同意书、特别护理记录单、医嘱单、体温单。

（二）床单位及病室处理

护士应等患者离开病室后，再进行物品及病室的终末处理，避免给患者带来心理上的不适。

1. 撤去污被服放入污衣袋内，根据疾病种类选择清洗、消毒方法。
2. 床垫、床褥、棉胎、枕芯放于日光下曝晒 6 小时或用紫外线灯进行消毒。
3. 病床、床旁桌椅、地面用消毒液擦拭。非一次性面盆、痰杯、便盆等用消毒液浸泡。
4. 病室开窗通风。
5. 传染病患者的用物及病室，按照传染病终末消毒法进行处理。
6. 铺好备用床，准备迎接新患者。

第二节　患者出院后持续照护

PPT

一、居家照护

（一）生活照护

1. 晨晚间护理。详见晨晚间护理。
2. 鼻饲法协助进食/水。详见鼻饲法。
3. 协助翻身与肢体锻炼。详见卧位与活动。
4. 叩背排痰。叩背排痰是通过胸壁震动气道使附着在肺、支气管内的分泌物脱落，通过体位引流使分泌物到达细支气管，通过患者咳嗽排出体外。

（1）叩背前，协助患者取坐位或侧卧位，指导患者学习有效咳嗽。

（2）护士五指并拢呈空杯状，叩背力度以患者不感觉疼痛为宜，以腕部力量叩击患者背部，叩击原则由下至上、由外向内。

（3）叩背过程中，注意询问患者的感受及观察痰液情况。

（4）排痰后协助患者漱口、休息。如排痰效果不佳，可前往医院遵医嘱为其进行雾化，必要时进行吸痰。

5. 清洁护理　包括口腔护理、皮肤护理、头发护理。详见清洁护理。

6. 排泄护理　包括便秘护理、腹泻护理、失禁护理。详见排泄护理。

7. 安全防护与健康教育

（1）休养环境指导　针对患者病情，指导适宜的休养环境，包括温、湿度等。

（2）饮食指导。

（3）训练指导。

（4）用药指导。

（5）心理护理

（二）医疗护理

1. 压疮的预防与指导。详见压疮。

2. 雾化吸入。详见雾化吸入。

3. 留置导尿管的更换及护理。详见导尿术。

4. 协助滴眼药、耳药、鼻药。详见局部给药。

二、社区照护

（一）社区保健服务

社区保健服务是指向社区各类人群提供不同年龄阶段的身心保健服务，其重点人群为妇女、儿童、老年人。

（二）社区慢性身心疾病患者的管理

社区慢性身心疾病患者的管理是指向社区的所有慢性疾病、传染病及精神疾病患者提供他们所需要的护理及管理服务。

（三）社区急、重症患者的转诊服务

社区急、重症患者的转诊服务是指帮助那些在社区无法得到适当的救护、治疗的急、重症患者转入上一级或适当的医疗机构，使患者得到及时、必要的救治。

（四）社区临终关怀

社区护士为居家的临终患者提供临终护理服务，以减轻临终患者的身心痛苦，维护其尊严，改善其生活质量，使临终患者能平静舒适地度过人生的最后阶段。同时为临终患者的家属提供心理、精神支持，帮助丧亲者安全度过居丧期。

（五）社区健康教育

社区健康教育是指以促进和维护居民健康为目标，向社区各类人群提供有计划、有组织、有评价的健康教育活动，从而提高居民对健康的认识，促进健康生活方式及行为的养成，提高其健康水平。

（六）社区康复服务

社区康复服务是指向社区残障者提供康复护理服务，帮助其改善健康状况，恢复功能。

（七）传染病的防治

社区护士参与社区传染病的预防与控制工作，对社区居民进行预防传染病的知识培训，提供一般消毒、隔离技术等护理咨询与指导。

（八）社区护士的职责

1. 照顾 照顾是护士的基本职责。社区护理的对象包括个人、家庭、社区和社会，这就要求社区护士既要熟悉临床护理的知识和技能，为患者进行整体护理，又要具有流行病学的知识，能及时发现疾病的致病因素并进行预防。

2. 健康教育 社区健康教育更多侧重在疾病的康复、预防和建立健康的行为与生活方式方面。护士是社区健康教育的主要实施者，应运用健康教育程序，有计划、有目的、系统地实施教育，把知识和技术教给患者、家庭、社区人群。要充分认识人的行为改变的艰巨性和长期性，开展持之以恒的健康教育。

3. 健康咨询 护士运用沟通技巧，通过解答护理对象的问题，提供相关信息，给予患者情绪支持及健康指导，澄清护理对象对疾病与健康有关问题的疑惑，使护理对象清楚地认识自己的健康状况，并且以积极有效的方法应对及处理问题，提高其健康水平。

4. 健康协调 在对护理对象的服务过程中，护士需联系并协调与相关人员及机构之间的相互关系，维持有效沟通，以便诊断、治疗、救助、护理或其他卫生保健工作得以顺利进行，保证护理对象获得最适宜的全面医护照顾。

5. 健康合作 合作是双方或多方共同决定某项活动或工作。在社区，护士需要合作的部门与人员很多，社区护士可能需要与居委会、学校、厂矿或当地行政机构通力合作，才能做好社区卫生工作。

6. 康复训练 护士运用相关专业知识和技能，对患者进行心理康复教育，协助并训练患者在疾病限制下发挥其身体最大的能力，利用残肢或矫正用具工作或生活，使其能自我照顾，减除对家庭、社会的依赖。

7. 护理研究 目前我国社区护理尚处于起步阶段，有许多问题需研究探讨，社区护士有责任针对社区护理中涉及的问题进行研究探讨，形成能真正指导社区护理实践的具有中国特色的社区护理理论，以推动我国社区护理的有序发展。

三、养老机构照护

（一）养老机构

养老机构是指为老年人提供饮食活动、清洁照护、生活照护、健康服务和文体娱乐活动等综合性服务的机构。

（二）养老机构环境设置

1. 调节适宜的温、湿度。

2. 开窗通风，保持室内空气流动。

3. 减少噪音，使用噪音小的家电、门窗，采用隔音效果好的材料。

4. 保持室内光线明亮，日间保证阳光照射，阳光照射可以促进老年人感到舒适；夜间设置低亮度地灯，保证老年人夜间行动安全。

5. 使用安全性高的家具物品，保持地面平整无障碍。减少台阶门槛的设置，在合适的高度设置扶手，保证老年人行动安全。

（三）照护计划设置

1. 生活照护　包括饮食照护、日常活动、清洁护理、睡眠照料、排泄护理等。

2. 护理内容　疾病照护、康复训练、用药护理等。

3. 康复服务　针对疾病康复期的老年人制订康复计划，根据老年人情况可以制订长期计划或短期计划。

4. 日常娱乐活动　丰富的娱乐活动可以促进老年人身心健康，有利于提高老年人的生活质量。

5. 心理护理。

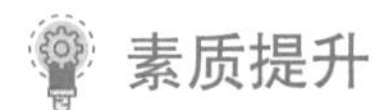

病房终末消毒新技术

干雾过氧化氢消毒技术具有无毒、高效、杀菌范围广、扩散性好，对仪器基本无影响、可自动化操作等优势，用于医院消毒将减少医院感染的发生、保障清洁人员的安全性，还可以减少医疗设备的耗损、降低医院经济成本。病房消毒最理想的状态是一次性全面覆盖物体表面和空气，达到高效消毒且不损害物品和设备，并对人员无伤害，特别在疫情当下，终末消毒工作变得更加紧迫。作为护士，不仅要有专业基础知识和专业技能，更应该不断学习新技术、新仪器设备的使用，把新知识运用到护理工作的每一个环节当中，在不断的探索和学习中，使护理工作达到高效、优质，提升整体护理工作水平。

目标检测

答案解析

一、选择题

A1/A2 型题

1. 以下不是社区护理的工作内容的是（　）
   A. 社区保健服务　　B. 社区急、重症患者的转诊服务
   C. 急危重症治疗　　D. 社区临终关怀
   E. 传染病的防治

2. 患者出院后，对病床单元的处理中，下列不妥的是（　）
   A. 撤下被服送洗　　B. 床垫、棉胎置于日光下曝晒 6 小时
   C. 痰杯、便盆浸泡于消毒液中　　D. 病床单元用消毒液擦拭
   E. 立即铺好暂空床

3. 患者因糖尿病住院治疗，出院后社区护士教患者注射胰岛素的方法。该护士的角色为（　）
   A. 健康教育者　　B. 照顾者　　C. 健康合作者
   D. 健康协调者　　E. 康复训练者

4. 患者阑尾炎术后康复出院，护士送其出院，以下用语不妥的是（　）
   A. 欢迎再来　　B. 请多保重　　C. 请定期检查
   D. 慢走，注意安全　　E. 请按时服药

5. 患者诊断为“肺结核”，经过治疗病情稳定，经医生同意后出院，该患者出院时的终末消毒处理

中，不妥的是（　）

A. 患者洗澡，换清洁衣裤
B. 个人用物消毒后方可带离病区
C. 被服及时送洗衣房清洗
D. 室内空气采用喷洒过氧乙酸消毒
E. 病床、桌椅用消毒液擦拭

6. 患者，男性，57 岁。因糖尿病足入院做截肢手术，术后恢复良好，医生医嘱出院。以下出院护理的措施中，不妥的是（　）

A. 办理出院手续
B. 通知患者和家属
C. 协助患者整理用物
D. 介绍出院后注意事项
E. 停止用药

二、思考题

患者，男性，87 岁。有冠心病史，近期常发心绞痛入院。经治疗后，病情稳定，医生开具出院医嘱。请问：

1. 患者出院当日，护士应为其提供哪些护理服务？
2. 患者出院后，床单位如何处理？

（王　玥）

书网融合……

本章小结

微课

题库

参考文献

[1] 叶玲，刘艳．基础护理学［M］．北京：中国医药科技出版社，2018.

[2] 周春美，陈焕芬．基础护理技术［M］.2 版．北京：人民卫生出版社，2019.

[3] 谢晖．基础护理学［M］．郑州：郑州大学出版社，2018.

[4] 张连辉，邓翠珍．基础护理学［M］.4 版．北京：人民卫生出版社，2019.

[5] 左凤林，何凤云．护理学基础［M］.1 版．北京：中国医药科技出版社，2022.

[6] 罗先武，王冉．全国护士执业资格考试轻松过［M］．北京：人民卫生出版社，2021.

[7] 邢爱红，王君华．基础护理技术［M］.3 版．北京：科学出版社，2020.

[8] 田芬霞，高玲．基础护理学［M］．北京：化学工业出版社，2019.

[9] 尚少梅，李小寒．基础护理学实践与学习指导［M］．北京：人民卫生出版社，2018.

[10] 王霞，李爱夏，邱智超．基础护理学［M］．北京：中国协和医科大学出版社，2018.

[11] 胡宇琳，王丽娟，周玉华．基础护理与技术［M］．上海：同济大学出版社，2021.

[12] 张立新，张斌．养老护理员［M］．北京：中国劳动社会保障出版社，2019.

[13] 黄丽，李宇，许娟．基础护理学［M］．武汉：华中科技大学出版社，2018.

[14] 洪震，朱蓓．基础护理学［M］.3 版．南京：江苏凤凰科学技术出版社，2018.

[15] 罗仕蓉，周香凤．基础护理学［M］．北京：北京大学医学出版社，2019.

[16] 吴橙香，秦淑英．基础护理与技术［M］．北京：中国中医药出版社，2018.